# 口腔科诊疗常规

## （2019 年版）

孙 正 主 编

北京医师协会 组织编写

中国健康传媒集团

中国医药科技出版社

# 内容提要

本书是一本关于临床口腔科医师日常工作的指导用书，根据原卫生部《医师定期考核管理办法》的要求，由北京医师协会组织全市口腔科专家、学科带头人及中青年业务骨干共同编写而成，介绍了口腔科医师日常工作的基本知识和技能。体例清晰、明确，内容具有基础性、专业性、指导性及可操作等特点，既是口腔科医师应知应会的基本知识和技能的指导用书，也是北京市口腔科领域执业医师"定期考核"业务水平的唯一指定用书。本书适合广大执业医师、在校师生参考学习。

## 图书在版编目（CIP）数据

口腔科诊疗常规 / 孙正主编. —2版. —北京：中国医药科技出版社，2020.6

（临床医疗护理常规：2019年版）

ISBN 978-7-5214-1636-7

Ⅰ.①口… Ⅱ.①孙… Ⅲ.①口腔疾病—诊疗 Ⅳ.①R78

中国版本图书馆CIP数据核字（2020）第034220号

美术编辑　陈君杞

版式设计　南博文化

出版　**中国健康传媒集团** ｜ 中国医药科技出版社

地址　北京市海淀区文慧园北路甲22号

邮编　100082

电话　发行：010-62227427　邮购：010-62236938

网址　www.cmstp.com

规格　787×1092mm $\frac{1}{16}$

印张　32 $\frac{1}{2}$

字数　700千字

初版　2012年9月第1版

版次　2020年6月第2版

印次　2020年6月第1次印刷

印刷　三河市万龙印装有限公司

经销　全国各地新华书店

书号　ISBN 978-7-5214-1636-7

定价　**119.00 元**

获取新书信息、投稿、为图书纠错，请扫码联系我们。

# 《临床医疗护理常规（2019 年版）》
## 编委会

主　　任　郭积勇

副 主 任　周保利　张永利　许　朔　吕　鹏　邱大龙
　　　　　赵玉沛　董家鸿　邱贵兴

办公室主任　许　朔（兼）

办公室成员　赵艳华　徐殿祥　许东雷　陈　平　郭建平

编　　委（以姓氏笔画为序）

# 《口腔科诊疗常规（2019 年版）》
# 编委会

主　编　孙　正（首都医科大学口腔医学院）

副主编（按姓氏笔画排序）

白玉兴（首都医科大学口腔医学院）

刘洪臣（中国人民解放军总医院）

刘静明（首都医科大学口腔医学院）

李铁军（北京大学口腔医学院）

郑东翔（首都医科大学附属北京佑安医院）

郭传瑸（北京大学口腔医学院）

编　委（按姓氏笔画排序）

万　阔（中国医学科学院北京协和医院）

王　昊（首都医科大学附属北京天坛医院）

厉　松（首都医科大学口腔医学院）

白玉兴（首都医科大学口腔医学院）

朱洪平（北京大学口腔医学院）

任卫红（首都医科大学口腔医学院）

华　红（北京大学口腔医学院）

刘雨楠（北京大学口腔医学院）

刘树铭（北京大学口腔医学院）

刘洪臣（中国人民解放军总医院）

刘静明（首都医科大学口腔医学院）

关晓兵（首都医科大学口腔医学院）

江青松（首都医科大学口腔医学院）

祁森荣（首都医科大学口腔医学院）

孙　正（首都医科大学口腔医学院）

苏家增（北京大学口腔医学院）

李铁军（北京大学口腔医学院）

李鸿波（中国人民解放军总医院）

杨亚东（北京大学口腔医学院）

时　清（首都医科大学口腔医学院）

何　伟（北京大学口腔医学院）

张　益（北京大学口腔医学院）

欧阳翔英（北京大学口腔医学院）

罗海燕（北京大学口腔医学院）

岳　林（北京大学口腔医学院）

郑东翔（首都医科大学附属北京佑安医院）

郑树国（北京大学口腔医学院）

赵燕平（北京大学口腔医院）

贺　洋（北京大学口腔医学院）

夏　斌（北京大学口腔医学院）

侯本祥（首都医科大学口腔医学院）

徐　莉（北京大学口腔医学院）

郭玉兴（北京大学口腔医学院）

郭传瑸（北京大学口腔医学院）

韩正学（首都医科大学口腔医学院）

韩永成（首都医科大学口腔医学院）

傅开元（北京大学口腔医学院）

温　颖（首都医科大学附属北京中医医院）

谭建国（北京大学口腔医学院）

## Foreword

# 序 言

　　为适应现代医疗卫生事业的发展需要，及时更新医学知识，北京医师协会 2018 年 10 月决定对北京市《临床医疗护理常规（2012 年版）》的内容进行补充修订。北京医师协会与北京地区 52 个专科医师分会组织医学专家和业务骨干，以现代医学理论为指导，致力于促进北京地区医疗质量与患者安全的持续改进和提高。经过有关专科医师分会和专家的共同努力，修编后的《临床医疗护理常规（2019 年版）》内容更加丰富，相关知识、技能更加先进，更加适合于北京地区临床一线医师的需求。《作为北京市各级各类医疗机构医务人员日常医疗护理工作规范，各类专科医师应知应会的基本知识与技能，北京市执业医师定期考核唯一指定用书，《临床医疗护理常规（2019 年版）》必将有效地帮助医疗机构提高工作质量，规范医疗行为，维护医务人员合法权益，推动北京地区临床医疗护理工作的持续改进和提高，为实现健康中国的宏伟目标作出积极的贡献。

　　在此，也向积极参与《临床医疗护理常规（2019 年版）》修编工作的各位专家和业务骨干表示衷心的感谢。

**郭积勇**

2019 年 12 月

# 《临床医疗护理常规（2019 年版）》
# 修编说明

2012 年 3 月北京医师协会受北京市原卫生局委托，组织北京地区 35 个专科医师分会的医学专家和业务骨干，以现代医学理论为指导，结合北京地区临床实践经验，对《临床医疗护理常规（2002 年版）》进行了认真修编，推出了《临床医疗护理常规（2012 年版）》。

《临床医疗护理常规（2012 年版）》是按照北京医师协会已经成立的各专科医师分会所涉及的医疗专业类别进行编写的。推出 7 年来，对提高各级各类医疗机构医疗质量，规范医护人员医疗行为，保障医务人员及患者安全方面发挥了重要作用。

随着我国医疗卫生事业的快速发展，涌现出许多新的医疗技术手段，北京医师协会的专科医师分会也由 2012 年的 35 个发展到目前的 59 个。为了更好地规范医疗服务行为，适应现代医疗卫生工作的需要，借鉴、吸收国内外先进经验，紧跟医学发展步伐，自 2018 年 10 月开始，北京医师协会组织专科医师分会对《临床医疗护理常规（2012 年版）》有关内容进行补充修编，现共计推出 33 个专科的《临床医疗护理常规（2019 年版）》。《临床医疗护理常规（2019 年版）》凝聚着有关专家和业务骨干的心血，是北京地区临床医疗护理工作的一份宝贵财富。

尚需说明：

1. 关于《临床医疗护理常规（2019 年版）》的修编，内科医师分会、康复医学科医师分会、泌尿外科医师分会、烧伤科医师分会、耳鼻咽喉科医师分会认为本专科技术变化不大，未进行修编。原《儿科诊疗常规》分为《儿内科诊疗常规》和《儿外科诊疗常规》两册。由于北京医师协会近期成立了重症专科医师分会和疼痛专科医师分会，故本次修订增加了《重症医学科诊疗常规》和《疼痛科诊疗常规》，还增加了《男科诊疗常规》。全科医学医师分会提前对《全科医学科诊疗常规》进行了修订，已于 2018 年 7 月出版。老年专科医师分会于 2017 年成立后即出版了本专科的《老年医学诊疗常规》。

2. 为进一步完善北京市医师定期考核工作，保证医师定期考核工作取得实效，修编后的《临床医疗护理常规（2019 年版）》旨在积极配合专科医师制度的建设，各专科分册独立程度高、专业性强，为各专科医师提供了应知应会的基本知识和技能。《临床医疗护理常规（2019 年版）》将成为各专科执业临床医师定期考核业务水平测试的重要内容。

3.《临床医疗护理常规（2019 年版）》的修编仍然是一项基础性工作，目的在于为各级医护人员在临床医疗护理工作中提供应参照的基本程序和方法，以利于临床路径工作的开展，促进医学进展的学术探讨和技术改进。

4. 本次修编仍不含中医专业。

北京医师协会
2019 年 10 月

# Preface 前 言

　　《口腔科诊疗常规》是北京医师协会受北京市原卫生局委托，组织北京地区口腔各科专家编写，于 2012 年 9 月出版发行。近年来，口腔医学取得了前所未有的飞速发展，很多新理论、新技术、新方法、新材料不断涌现，口腔科临床诊疗方式和执业行为也发生了许多变化。因此有必要对《口腔科诊疗常规》进行修订。

　　本次修订以强调"三基（基本理论、基本知识、基本技能）"为宗旨，以明确定位和体现整体优化为原则，着重突出以下特点：①内容精炼概括，力求全面覆盖；②理论联系实践，循序渐进指导；③专业衔接紧凑，避免重复脱节；④体现学科发展，力争知识更新。

　　全书共三十三章，包括口腔科临床工作中常见的牙体牙髓病、牙周病、儿童口腔病、口腔黏膜病、口腔颌面外科、口腔修复、口腔正畸、口腔颌面医学影像和口腔组织病理。本书体例清晰、明确，内容具有基础性、专业性、指导性、可操作等特点，既是专科医师应知应会的基本知识和技能的指导用书，也是北京市口腔科执业医师定期考核业务水平的唯一指定用书。

　　本书编写过程中限于编者水平难免会有错误或疏漏之处，希望广大读者对本书不足给予指正。希望本书的出版发行，能够进一步推动各级口腔医疗机构临床诊疗工作的规范化、标准化，提高口腔科临床诊疗水平。

编　者

2019 年 10 月

# Contents

**目　录**

**第一章　龋病**……………………………………………………………001

　　第一节　龋病的诊断和治疗原则………………………………………001

　　第二节　龋病的治疗方法………………………………………………004

**第二章　非龋牙体疾病**…………………………………………………012

　　第一节　着色牙…………………………………………………………012

　　第二节　牙发育异常……………………………………………………013

　　第三节　牙外伤…………………………………………………………016

　　第四节　牙慢性损伤……………………………………………………020

　　第五节　牙本质过敏症…………………………………………………024

**第三章　牙髓病**…………………………………………………………026

　　第一节　可复性牙髓炎…………………………………………………026

　　第二节　不可复性牙髓炎………………………………………………027

　　第三节　牙髓坏死………………………………………………………030

　　第四节　牙髓钙化………………………………………………………031

　　第五节　牙内吸收………………………………………………………032

**第四章　根尖周炎**………………………………………………………033

　　第一节　急性根尖周炎…………………………………………………033

　　第二节　慢性根尖周炎…………………………………………………035

**第五章　牙髓病的诊治方法**……………………………………………037

　　第一节　牙髓诊断性试验………………………………………………037

　　第二节　橡皮障隔离术…………………………………………………039

　　第三节　间接盖髓术……………………………………………………040

第四节　直接盖髓术 ·················· 041

第五节　活髓切断术 ·················· 042

第六节　开髓、拔髓术及牙髓失活法 ·········· 042

第七节　根管治疗术 ·················· 044

第八节　根尖手术 ··················· 048

**第六章　牙周疾病和种植体周疾病** ··········· 051

第一节　牙龈病 ···················· 051

第二节　牙周炎 ···················· 059

第三节　牙周炎的伴发病变 ·············· 066

第四节　种植体周疾病 ················· 071

**第七章　口腔黏膜病** ················· 073

第一节　口腔黏膜感染性疾病 ············· 073

第二节　口腔黏膜变态反应性疾病 ··········· 083

第三节　口腔黏膜溃疡类疾病 ············· 086

第四节　大疱性皮肤黏膜病 ·············· 089

第五节　口腔黏膜斑纹类疾病 ············· 093

第六节　唇舌疾病 ··················· 100

第七节　性传播疾病口腔表征 ············· 106

第八节　系统性疾病口腔表征 ············· 110

**第八章　儿童口腔病** ················· 118

第一节　牙发育异常 ·················· 118

第二节　龋病 ····················· 126

第三节　牙髓病与根尖周病 ·············· 130

第四节　儿童牙外伤 ·················· 138

第五节　咬合诱导 ··················· 149

**第九章　口腔预防** ·················· 154

第一节　龋病和牙周疾病常用指数 ··········· 154

第二节　龋病预防 ··················· 155

第三节　牙周病的预防 ················· 163

第四节　椅旁口腔健康教育 ·············· 167

**第十章　口腔颌面部感染** ··············· 175

第一节　牙槽脓肿 ··················· 175

第二节　牙周脓肿 ··················· 176

第三节　智牙冠周炎 ………………………………………………………………177

第四节　干槽症 …………………………………………………………………………177

第五节　面颈部淋巴结炎 …………………………………………………………178

第六节　面部疖和痈 ………………………………………………………………179

第七节　口腔颌面部蜂窝织炎与脓肿 ………………………………180

第八节　化脓性颌骨骨髓炎 ……………………………………………………181

第九节　新生儿颌骨骨髓炎 ……………………………………………………183

第十节　颌骨放射性骨坏死与骨髓炎 …………………………183

第十一节　药物相关性颌骨坏死 ……………………………………………185

**第十一章　涎腺非肿瘤性疾病** …………………………………………187

第一节　急性化脓性腮腺炎 ……………………………………………………187

第二节　慢性复发性腮腺炎 ……………………………………………………188

第三节　涎石病 ………………………………………………………………………189

第四节　流行性腮腺炎 ……………………………………………………………189

第五节　腮腺瘘 ………………………………………………………………………190

第六节　舍格伦综合征 ……………………………………………………………191

第七节　黏液囊肿 ……………………………………………………………………192

第八节　舌下腺囊肿 ………………………………………………………………192

**第十二章　口腔颌面部缺损畸形** ……………………………………194

第一节　唇缺损 ………………………………………………………………………194

第二节　颊部缺损 ……………………………………………………………………195

第三节　口角畸形 ……………………………………………………………………197

第四节　舌缺损 ………………………………………………………………………198

第五节　腭部缺损 ……………………………………………………………………200

第六节　颌骨缺损 ……………………………………………………………………201

**第十三章　口腔颌面部恶性肿瘤** ……………………………………207

第一节　舌癌 …………………………………………………………………………207

第二节　牙龈癌 ………………………………………………………………………209

第三节　颊黏膜癌 ……………………………………………………………………211

第四节　腭癌 …………………………………………………………………………212

第五节　口底癌 ………………………………………………………………………213

第六节　唇癌 …………………………………………………………………………214

第七节　口咽癌 ………………………………………………………………………216

第八节　皮肤癌 …………………………………………………………… 217

第九节　上颌窦癌 ………………………………………………………… 218

第十节　中央性颌骨癌 …………………………………………………… 221

第十一节　纤维肉瘤 ……………………………………………………… 222

第十二节　骨肉瘤 ………………………………………………………… 224

第十三节　恶性淋巴瘤 …………………………………………………… 225

第十四节　恶性黑色素瘤 ………………………………………………… 226

**第十四章　唾液腺肿瘤** ………………………………………………… 229

第一节　多形性腺瘤 ……………………………………………………… 229

第二节　沃辛瘤 …………………………………………………………… 230

第三节　黏液表皮样癌 …………………………………………………… 231

第四节　腺样囊性癌 ……………………………………………………… 234

第五节　多形性腺瘤癌变 ………………………………………………… 235

第六节　腺泡细胞癌 ……………………………………………………… 236

**第十五章　颞下颌关节疾病** …………………………………………… 238

第一节　颞下颌关节紊乱病 ……………………………………………… 238

第二节　类风湿关节炎 …………………………………………………… 241

第三节　颞下颌关节肿瘤 ………………………………………………… 242

第四节　颞下颌关节强直 ………………………………………………… 242

第五节　颞下颌关节脱位 ………………………………………………… 243

**第十六章　口腔颌面部神经疾病** ……………………………………… 245

第一节　口腔颌面部神经痛 ……………………………………………… 245

第二节　面神经疾患 ……………………………………………………… 247

**第十七章　口腔颌面部囊肿** …………………………………………… 251

第一节　皮脂腺囊肿 ……………………………………………………… 251

第二节　皮样或表皮样囊肿 ……………………………………………… 251

第三节　甲状舌管囊肿（瘘） …………………………………………… 252

第四节　鳃裂囊肿（瘘） ………………………………………………… 253

第五节　牙源性颌骨囊肿 ………………………………………………… 254

第六节　面裂囊肿 ………………………………………………………… 256

第七节　创伤性骨囊肿 …………………………………………………… 256

第八节　畸胎样囊肿 ……………………………………………………… 257

第九节　牙龈囊肿 ………………………………………………………… 257

第十节　静止骨腔 ……………………………………………258

第十一节　动脉瘤样骨囊肿 ……………………………………258

**第十八章　口腔颌面部良性肿瘤及瘤样病变** ………………260

第一节　乳头状瘤 ……………………………………………260

第二节　色素痣 ………………………………………………260

第三节　牙龈瘤 ………………………………………………261

第四节　纤维上皮性息肉 ……………………………………261

第五节　假上皮瘤样增生 ……………………………………262

第六节　损伤性神经瘤 ………………………………………262

第七节　嗜酸性细胞增生性淋巴肉芽肿 ……………………263

第八节　脂肪瘤 ………………………………………………263

第九节　神经鞘瘤 ……………………………………………263

第十节　神经纤维瘤 …………………………………………264

第十一节　颈动脉体瘤 ………………………………………265

第十二节　平滑肌瘤 …………………………………………265

第十三节　畸胎瘤 ……………………………………………266

第十四节　牙瘤 ………………………………………………266

第十五节　牙骨质瘤 …………………………………………267

第十六节　成釉细胞瘤 ………………………………………267

第十七节　成釉细胞纤维瘤 …………………………………268

第十八节　牙源性黏液瘤 ……………………………………268

第十九节　牙源性钙化上皮瘤 ………………………………268

第二十节　牙源性腺样瘤 ……………………………………269

第二十一节　牙源性钙化囊肿 ………………………………269

第二十二节　骨纤维异常增殖症 ……………………………270

第二十三节　巨颌症 …………………………………………270

第二十四节　巨细胞肉芽肿 …………………………………271

第二十五节　畸形性骨炎 ……………………………………271

第二十六节　骨瘤 ……………………………………………272

第二十七节　骨化纤维瘤 ……………………………………272

第二十八节　骨巨细胞瘤 ……………………………………273

**第十九章　血管瘤与脉管畸形** ………………………………274

第一节　婴幼儿血管瘤 ………………………………………274

第二节　静脉畸形 …………………………………………………………276

第三节　鲜红斑痣 …………………………………………………………277

第四节　淋巴管畸形 ………………………………………………………278

第五节　动静脉畸形 ………………………………………………………280

第六节　假性动脉瘤 ………………………………………………………281

**第二十章　口腔颌面部损伤** ……………………………………………283

第一节　概述 ………………………………………………………………283

第二节　口腔颌面部损伤伤员的急救 ……………………………………284

第三节　口腔颌面部软组织损伤 …………………………………………286

第四节　颌面骨骨折 ………………………………………………………288

第五节　口腔颌面部火器伤 ………………………………………………293

**第二十一章　口腔颌面先天性、发育性畸形** …………………………295

第一节　唇裂 ………………………………………………………………295

第二节　腭裂 ………………………………………………………………296

第三节　牙槽突裂 …………………………………………………………298

第四节　腭咽闭合不全 ……………………………………………………299

第五节　面裂 ………………………………………………………………301

**第二十二章　牙槽外科手术** ……………………………………………303

第一节　牙拔除术 …………………………………………………………303

第二节　断根取出术 ………………………………………………………306

第三节　阻生牙拔除术 ……………………………………………………308

第四节　牙种植术 …………………………………………………………309

第五节　牙槽骨修整术 ……………………………………………………311

第六节　系带修整术 ………………………………………………………311

第七节　唇颊沟加深术 ……………………………………………………313

第八节　口腔上颌窦瘘修补术 ……………………………………………314

**第二十三章　颌骨发育性畸形** …………………………………………316

第一节　上颌前突畸形 ……………………………………………………316

第二节　上颌后缩畸形 ……………………………………………………317

第三节　下颌前突畸形 ……………………………………………………318

第四节　下颌后缩及小颌畸形 ……………………………………………318

第五节　上颌前突伴下颌后缩畸形 ………………………………………320

第六节　上颌后缩伴下颌前突畸形 ………………………………………321

第七节　双颌前突畸形 ………………………………………………………………… 322

第八节　颏后缩畸形 …………………………………………………………………… 322

第九节　下颌角肥大伴咬肌肥大畸形 ………………………………………………… 323

第十节　颅缝早闭 ……………………………………………………………………… 324

**第二十四章　牙体缺损的修复** ………………………………………………………… 326

第一节　修复原则 ……………………………………………………………………… 326

第二节　常用修复体类型 ……………………………………………………………… 328

**第二十五章　牙列缺损的修复** ………………………………………………………… 345

第一节　固定义齿 ……………………………………………………………………… 345

第二节　可摘局部义齿 ………………………………………………………………… 350

第三节　固定 – 活动联合修复 ………………………………………………………… 355

**第二十六章　牙列缺失的修复** ………………………………………………………… 361

第一节　全口牙列缺失的修复 ………………………………………………………… 361

第二节　单颌牙列缺失的修复 ………………………………………………………… 373

**第二十七章　颌面缺损的修复** ………………………………………………………… 376

**第二十八章　种植义齿** ………………………………………………………………… 381

第一节　种植义齿组成结构及分类 …………………………………………………… 381

第二节　种植义齿的适应证和禁忌证 ………………………………………………… 382

第三节　种植义齿术前检查和预后评估 ……………………………………………… 384

第四节　种植义齿治疗计划制定及术前准备 ………………………………………… 387

第五节　种植义齿修复技术 …………………………………………………………… 390

第六节　种植义齿的随访和维护 ……………………………………………………… 393

第七节　种植牙并发症及防治 ………………………………………………………… 395

**第二十九章　修复后可能出现的症状及处理** ………………………………………… 399

第一节　牙体缺损修复后可能出现的症状及处理 …………………………………… 399

第二节　固定义齿修复后可能出现的症状及处理 …………………………………… 400

第三节　可摘局部义齿修复后可能出现的症状及处理 ……………………………… 404

第四节　全口义齿修复后可能出现的症状及处理 …………………………………… 407

**第三十章　正畸** ………………………………………………………………………… 411

第一节　牙列拥挤 ……………………………………………………………………… 411

第二节　牙列间隙 ……………………………………………………………………… 413

第三节　前牙反𬌗 ……………………………………………………………………… 414

第四节　前牙深覆盖 ··································································· 416

第五节　后牙反𬌗 ···································································· 418

第六节　锁𬌗 ········································································· 419

第七节　深覆𬌗 ······································································ 420

第八节　开𬌗 ········································································· 422

第九节　唇腭裂正畸 ································································· 424

第十节　阻塞性睡眠呼吸暂停低通气综合征的正畸治疗 ············· 425

**第三十一章　牙科治疗焦虑与恐惧** ··············································· 428

第一节　牙科治疗焦虑与恐惧的概念与评估 ···························· 428

第二节　控制牙科治疗焦虑与恐惧的常用方法 ························· 434

第三节　常用治疗技术操作规范 ·············································· 435

**第三十二章　口腔颌面医学影像诊断** ············································· 441

第一节　牙及牙周疾病 ···························································· 441

第二节　颌面骨炎症 ································································· 445

第三节　口腔颌面部囊肿、肿瘤和瘤样病变 ··························· 448

第四节　颌面骨骨折 ································································· 456

第五节　系统病在口腔及颅颌面骨的表现 ································ 457

第六节　唾液腺疾病 ································································· 459

第七节　颞下颌关节疾病 ························································· 461

**第三十三章　口腔病理诊断** ························································· 465

第一节　活体组织病理检查常规 ·············································· 465

第二节　术中冰冻病理检查常规 ·············································· 466

第三节　口腔黏膜疾病 ···························································· 467

第四节　口腔颌面部肉芽肿性疾病 ·········································· 471

第五节　口腔癌与癌前病变 ····················································· 472

第六节　唾液腺非肿瘤性疾病 ·················································· 473

第七节　唾液腺肿瘤 ································································· 475

第八节　牙源性肿瘤 ································································· 486

第九节　颌骨囊肿 ···································································· 493

第十节　颌骨的非牙源性肿瘤及瘤样病变 ································ 496

第十一节　口腔颌面部软组织肿瘤及瘤样病变 ························· 499

# 第一章 龋 病

## 第一节 龋病的诊断和治疗原则

龋病是发生在牙体硬组织上的慢性细菌性进行性的破坏性疾病。临床表现为牙体硬组织色、形、质各方面发生变化，随着硬组织脱矿和有机物分解的进行，最终牙体组织崩解形成不可自体修复的龋洞。病变如果继续发展，细菌感染可波及牙髓、根尖周组织，引起牙髓和根尖周组织的病变。目前公认的龋病病因学说是四联因素理论，即龋病是宿主、微生物、饮食和时间四种因素共同作用下产生的。

【诊断标准】

龋病的诊断仅限于无牙髓或根尖周组织病变的活髓牙。因龋继发牙髓病或根尖周病的患牙，应按牙髓病或根尖周病诊断。龋病的分类较多，临床最常用的是按病变程度进行分类的方法。

### 一、按病变程度分类

#### （一）浅龋

牙冠部浅龋是指仅限于釉质受损的龋坏，根据部位又有窝沟龋和光滑面龋之分。牙根面的浅龋，多发生于牙骨质或始发于根部牙本质表层。

浅龋的临床表现为：

1.一般无自觉临床症状。

2.牙齿表面呈白垩色或棕褐色，可伴表面硬组织的缺损。

3.发生在釉质的浅龋，探诊时可以感觉到牙釉质的完整性已经破坏，表面粗糙，硬度下降。发生在窝沟的浅龋有可能卡住探针。发生在暴露的牙根面的浅龋，可呈棕色，探诊粗糙、质软，但缺损不明显。

4.对不易确定的、发生在邻面的龋损，拍摄咬合翼片可见釉质层X线透射区。

#### （二）中龋

指龋病进展到牙本质浅层。

**1.临床症状**

可表现为对冷热或甜酸刺激一过性酸痛或敏感，无持续性疼痛症状。

**2.可形成龋洞**

发生在邻面或窝沟处的龋，边缘嵴或窝沟边缘釉质呈墨浸样变。

**3. 探诊**

可及窝洞，洞底质软，探查洞壁轻度敏感。

4. 对不易确诊的发生在邻面的龋，可以通过拍摄咬合翼片确诊。

### （三）深龋

龋病进展到牙本质中层或深层。

1. 临床上出现明显的冷热酸甜刺激敏感症状，或有食物嵌塞后的一过性疼痛，但无自发痛。

2. 龋洞深，近牙髓。发生在窝沟下的龋坏，有时洞口不大，但洞缘两侧呈墨浸色的范围较大，提示病损的范围大。

3. 探诊可及龋洞，洞底位于牙本质中层或深层，探诊敏感，但无穿髓孔。

4. 咬合翼片可显示龋损，但一般小于实际病损范围。

## 二、按病变进展速度分类

### （一）急性龋

1. 发生于易感个体，如儿童和青少年。

2. 病变牙本质着色浅，质软，可用手动器械去除。

3. 病变发展快，早期即可波及牙髓。

### （二）慢性龋

1. 发生在成年人及老年人的龋多属于此类。

2. 病变牙组织着色深，呈棕褐色，质硬，不易用手动器械去除。

### （三）静止龋

1. 多见于磨牙浅碟样的𬌗面和无邻牙接触的牙齿光滑面。

2. 病损区呈浅褐色、质硬而光滑。

## 三、其他分类

### （一）猛性龋

为特殊类型的急性龋。表现为口腔短期内（6~12个月）同时有多个牙齿、多个牙面，尤其是一般不发生龋的下颌前牙也发生龋，又称猖獗龋。可见于儿童初萌牙列，可能与牙齿发育钙化不良有关。也可见于成年人头颈部放疗后或患严重口干症的患者。由于头颈部放疗导致的猛性龋又称为放射性龋。

### （二）继发龋

1. 做过充填治疗的患牙，在修复体的边缘或洞底发生的龋坏。

2. 洞缘有着色，充填体与洞壁间可探及缝隙，质软。

3. X线片可见充填体与洞底间有透影区。

4.原发龋已充填治疗的牙齿，在其他部位新发生的龋损称为再发龋，以此与继发龋相区别。

## 四、鉴别诊断

### （一）深龋与可复性牙髓炎鉴别

1.深龋冷测不敏感，冷水进洞可敏感；而可复性牙髓炎常规冷测即可出现敏感症状。

2.深龋对任何刺激，不出现持续性或延缓性疼痛症状；而可复性牙髓炎时在刺激去除后可有短暂的一过性疼痛症状。

### （二）深龋与慢性闭锁性牙髓炎鉴别

1.深龋无自发痛史；慢性牙髓炎可有自发痛史。

2.深龋叩诊时无异常反应；慢性牙髓炎可有叩诊异常。

3.深龋常规温度测验无疼痛；慢性牙髓炎热测时可诱发迟缓性疼痛。

4.深龋时龋损不波及牙髓；慢性牙髓炎时多已波及牙髓。

### （三）与牙髓坏死鉴别

1.深龋无自发痛史；死髓牙可有自发痛史或反复激发痛史。

2.深龋探诊敏感；死髓牙探诊无反应。

3.深龋温度测验同正常对照牙，牙髓电活力测验有活力。而死髓牙牙髓活力测验无反应。

【治疗原则】

**1.龋齿治疗**

应保护正常牙体组织和牙髓，有效修复龋损部分，恢复牙齿形态、外观和功能，预防继发龋和再发龋。

2.明确特定患者易患龋的因素，有针对性地进行防龋指导，如有效的牙齿保健方法、局部用氟和饮食控制等。

3.对多发性龋、急性龋、猛性龋患者，在治疗患牙的同时，应给予适当预防措施，如局部用氟、口腔卫生宣教等。

4.早期龋、牙根面浅龋，可通过防龋指导、局部涂氟和再矿化的方法予以治疗，并于半年到1年间定期复查，如有明显龋洞形成，则应行充填治疗。

5.已形成龋洞的牙齿必须通过去腐、备洞进行充填治疗。

6.充填治疗前，必须去除所有病变和感染的牙体组织，并保护正常牙髓。

**7.定期复查**

急性龋、猛性龋患者建议每3个月复查1次，儿童应每半年复查1次，一般患者应1年复查1次。

# 第二节 龋病的治疗方法

## 一、化学药物疗法

**【适应证】**

1.发生于恒牙光滑面，且尚未形成龋洞的早期釉质龋；

2.接近替换期的乳前牙邻面浅龋和乳磨牙骀面的广泛性浅龋；

3.恒牙釉质发育不全并发骀面广泛性浅龋且备洞困难者。

**【方法】**

### （一）药物种类

**1.氟溶液**

2%氟化钠溶液；1.23%酸性氟磷酸钠（APF）溶液；8%氟化亚锡溶液。

**2.氟凝胶**

1.23%酸性氟磷酸钠纤维素凝胶，4%氟化亚锡纤维素凝胶。

**3.氟涂料**

以环氧树脂为基质的含氟涂料，可以在牙面上停留24小时以上，增加牙齿吸收氟的量。

**4.氟化钠甘油糊剂**

75%氟化钠甘油。

**5.氟化氨银**

常用浓度为38%。

### （二）治疗步骤

1.清洁牙面。

2.隔湿，吹干牙面。

3.将含氟溶液的小棉球从窝沟到邻面压在牙面上，使其湿润约3~4分钟。

4.取出隔湿棉球后，30分钟内不漱口、不进食。确保氟与牙面尽可能的长时间接触。

5.氟化氨银可用小毛刷蘸取药物反复涂于龋损部位约4分钟。

### （三）注意事项

1.涂氟过程中注意隔湿，应将多余的药液吸出，防止患者咽下。

2.涂氟治疗应在1个月内重复4次以上。

3.可以与自用低浓度氟化物（例如：氟化物牙膏，氟漱口液）同时进行。

4.涂氟所用均为高浓度氟化物，必须由专业人员施行。

5.氟化氨银涂布后可导致牙面变黑。

## 二、再矿化疗法

【适应证】

1.发生于恒牙光滑面、尚未形成龋洞的早期釉质龋。

2.急性龋、猛性龋在进行充填治疗的同时，辅以再矿化疗法。

3.进行头颈部放疗患者，应在放疗前、中、后做再矿化治疗以预防猛性龋。

4.正畸治疗前、治疗中及摘除矫治器后的固定矫治器患者。

【方法】

### （一）个别牙齿的再矿化

1.用橡皮杯清除牙面的菌斑和唾液膜，如有腐质，则用球钻除净。

2.隔湿，棉球擦干牙面。

3.用纸片或棉球蘸再矿化液贴于牙面脱矿部位。每日1次，每次15分钟，连续15~20次为1个疗程。可连续做2~3个疗程，每疗程间隔1周。

### （二）全口多个牙齿再矿化

适用于口内多个牙治疗：①含氟再矿化液含漱，每日3次，于3餐饭后，每次含漱2~3口，每口含3~5分钟；②含氟牙膏刷牙；③含漱持续时间：因人因病情而异，对牙齿敏感症者，待症状消失即可停止含漱。若为预防目的，则应从治疗前1周开始含漱，直至治疗停止后3个月或更长时间；④定期复查时间为半年、1年、2年。

### （三）注意事项

1.再矿化液含漱前，一定认真刷牙或漱口，含漱后2小时内不进食。

2.对急性龋、猛性龋患者，再矿化治疗只是整体治疗设计的一部分，必须对全口患牙进行综合治疗，全面设计。

3.积极治疗患者的全身疾病。

## 三、窝沟封闭

【适应证】

用于预防窝沟龋，特别是萌出不久且沟裂深、窄、陡的牙齿。一般认为，在牙齿萌出后的4~5年内，越早做越好。

【方法】

### （一）清洗牙面

用机用小毛刷或牙刷蘸不含氟的抛光膏或牙膏清洗牙面和窝沟，目的是去除表面和窝沟内的软垢、菌斑和有机物。因氟易与牙齿矿物质形成氟化钙而影响后面的酸蚀效果，故不用含氟牙膏。

## （二）术区隔湿

推荐使用橡皮障，也可用棉卷。对唾液分泌多者，可在术前30min，酌情口服阿托品片剂，减少唾液分泌。隔湿的效果决定封闭效果。

## （三）酸蚀

使用树脂类封闭剂须用35%磷酸凝胶对封闭部位进行酸蚀30s。由于乳牙釉质表层多为无釉柱层并含有较多有机物，对乳牙的酸蚀时间可略延长。酸蚀的范围应包括窝沟两侧各1.5mm的牙面。

## （四）彻底冲洗干燥

用清水彻底冲洗牙面，不能遗留酸。然后，以气枪吹干。冲洗吹干后的牙面必须重新隔湿，不得再受唾液的污染。

## （五）放置封闭剂

光固化类材料可直接涂于窝沟内，然后遵照材料说明书的要求进行光照。玻璃离子体类材料，可调和成浓乳状，以探针导入窝沟，依据材料说明书的要求，让其自然凝固或光固化。初凝的玻璃离子水门汀表面，涂以凡士林软膏可以防止进一步固化过程中丧失或吸收过多的水分。

## （六）调整咬合

材料固化后，应适当调整影响咬合的部分。

## （七）注意事项

1.牙表面的处理是窝沟封闭的必要步骤，没有清洁完全或酸蚀不充分，会妨碍封闭剂的固位和防龋效果。

2.放置封闭剂的关键步骤是术野的绝对干燥，在材料固化以前，绝对不可受唾液或其他水分的污染。万一酸蚀后被唾液污染，需重新酸蚀10秒钟以上。

3.严格掌握适应证，注意对窝沟状态进行正确判断，不可将已有浅龋的窝沟不做其他处理而单纯进行窝沟封闭，否则会导致洞底病损继续发展。

4.牙齿窝沟封闭后的最初3年，尤其对于那些诊断为可疑龋和早期龋的病例，应每年复查1次，以便发现龋齿并及时治疗。

# 四、复合树脂直接粘接修复术

【适应证】

1.前牙Ⅰ、Ⅲ、Ⅳ类洞。

2.前牙和后牙Ⅴ类洞。

3.色泽异常和形态异常美容修复。

4.后牙Ⅰ、Ⅱ类洞的充填修复。

5.冠修复前的缺损修复。

**【方法】**

**（一）洞形制备**

牙体粘接修复洞形，应充分利用釉质粘接强度高的特点。

1. 洞外形依龋坏大小而定，只需去除龋坏组织。

2. 洞缘釉质壁制备成45°角的短斜面，为了防止飞边，也可采用凹形斜面。使用杵状金刚砂钻将洞缘釉质厚度的外2/3磨成凹形，使洞缘与充填体呈90°角的接触关系。

3. 承受力部位应修整为底平壁直的盒状洞形，以使复合树脂充填体具最佳抗力形，并顺应龋坏情况做出一定固位形，不必过多削磨牙体组织。

4. V类洞釉质壁面积比较大，可以不制洞形。

5. 前牙切角缺损、牙体的严重缺损，应将牙体缺损区边缘外3~5mm的正常釉质磨除部分，深度为0.5mm，以便扩大酸蚀粘接面积，增加充填体与牙齿的固位，但应尽可能不损伤邻面接触点区。

**（二）比色**

关闭照明灯，利用自然光线，并使牙面潮湿，与患牙完整部位或与邻牙比色。应照顾到患者肤色，选择相应型号的复合树脂。

**（三）隔湿**

推荐使用橡皮障隔离，棉卷隔湿只能防止唾液的污染。

**（四）护髓与垫底**

近髓处可用氢氧化钙间接盖髓，玻璃离子水门汀垫底。复合树脂为非良导体，护髓与垫底的主要目的是隔绝树脂材料本身的化学刺激。因此只垫衬必须保护的部分，无粘接性的垫底材料不应过多覆盖牙本质，绝对不得覆盖釉质。

**（五）酸蚀**

根据患牙和窝洞特点选择酸蚀粘接系统，并根据说明书应用材料。釉质粘接建议使用酸蚀−冲洗系统，而牙本质粘接建议使用自酸蚀粘接系统。

**（六）涂粘接剂**

用聚酯薄膜与邻牙隔离。用小毛刷或小块泡沫塑料蘸粘接剂，均匀涂布于整个洞壁，气枪轻吹，使其薄层均匀分布。光照20秒。

**（七）变色牙可涂遮色剂**

根据变色程度选择不同颜色，涂2~3层方可遮色，或用不透光的树脂先覆盖一薄层，再用半透明树脂修复唇面。每涂一层应光照40秒。

**（八）充填**

将选好的树脂填入窝洞中，并修整外形，光照40秒使树脂固化。若洞深超过2mm，则分次充填，分层固化。每层材料厚度不得超过2mm。对变色牙还可在遮色剂上涂一层树脂，将选好的预成唇面盖于树脂上，使贴面就位。压挤出多余树脂，修整外形后光照40秒固化。

### （九）修整和抛光

树脂硬固后，用尖细锥形金钢砂钻磨除充填体飞边，调磨咬合高点，去除龈缘的树脂悬突和挤入牙间隙的多余树脂。然后用细砂石修磨充填体的各面，再用磨光砂条磨光邻面。最后用磨光砂片抛光，由粗砂到细砂顺序使用。

### （十）注意事项

1.充填前，应去除牙石、软垢，消除牙龈炎。

2.酸蚀-冲洗后的釉质必须呈白垩状，严禁唾液、血液污染，否则需再次酸蚀。酸蚀粘接系统使用前详阅产品说明书，根据材料特点使用。

3.固化灯工作端与修复体表面相距3mm左右为宜，切勿触到未固化的树脂充填体表面。

4.术后医嘱切勿用树脂充填的牙切咬硬物。

5.再次修复，需将旧充填物全部去净，并应磨除薄层釉质，按上述方法同样操作。

## 五、银汞合金充填术

【适应证】

1.后牙因龋病或非龋性牙体硬组织病所导致的牙体缺损，主要用于Ⅰ、Ⅱ类洞的充填。

2.后牙牙髓治疗后的牙体修复。

3.制作桩核冠的桩核（银汞核）。

【方法】

1.寻开口，扩大洞口。

2.去净腐质，以颜色、硬度为标准，必要时配合龋蚀检知液染色观察。

3.按窝洞预备原则备洞。

4.深龋洞需要用对牙髓无刺激的材料垫底。

5.调磨薄壁弱尖及对颌高陡的牙尖斜面。

6.检查窝洞是否包括了可疑窝沟，点线角是否清晰圆钝，是否底平壁直，洞形大小、深浅是否符合固位及抗力的要求。

7.清洗、隔湿、干燥窝洞。如复面洞应先装置成形片并加用楔子。

8.充填银汞合金用银汞合金输送器，逐次将合金送入窝洞中，选用大小合适的银汞充填器，用力加压，先充不易填满处，如龈阶、点线角处，逐层加压充填，使之与洞壁密合，排除多余汞后，使充填材料略高出窝洞表面。

9.修整充填体首先检查并去除邻面悬突，恢复与邻牙的接触点，修整殆面形态与周围牙面协调。恢复与对颌牙的咬合关系，勿增高咬合也勿降低咬合。

10.小面积充填体，或患者无复诊条件，可在修整外形后用光滑器压光充填体。有条件者，24小时后至3天复诊，磨光充填体。选用适当的磨光钻由牙面向充填体方向打磨，最后可用橡皮轮抛光表面，使表面光洁不易腐蚀。

**11.注意事项**

（1）调和好的银汞合金经揉搓后即刻使用，如已变硬，不应随意加汞调稀，挤出多余的汞不能再用来调制合金。

（2）取下成形片夹时，应先用探针刮掉贴在成形片上高出𬌗面的多余合金。成形片应从𬌗方取下，此时，切勿将充填体碰掉或掀起。

（3）修整龈阶处悬突时，应从充填体刮向龈方，再将刮下的合金碎屑取出，以防将邻面充填体折断。

（4）未修整𬌗面时，切勿让患者用力咬合，以免充填体受力过大而折断。

（5）若牙冠破坏过大，充填体无固位力或牙冠有劈裂可能，应于充填后做全冠修复。

（6）术后医嘱充填后24小时方可用患牙咀嚼。

（7）复诊磨光时，应进一步检查有无咬合高点，薄壁弱尖、充填体悬突，食物嵌塞等，进一步调磨修整。

（8）对汞过敏者禁用。

## 六、玻璃离子水门汀修复术

【适应证】

1.所有牙齿的楔状缺损（基牙除外）。

2.未累及咬合面的邻面龋、根面龋。

3.冠折未露髓的牙本质断端的覆盖。

4.复合树脂修复术的垫底材料。

5.猛性龋的充填。

6.患牙因故不能做冠修复时的暂时充填。

【方法】

（一）去净腐质，去除无基釉，非龋性缺损可用橡皮杯蘸细浮石粉糊剂打磨清洁缺损处及邻近部位，或用球钻磨除缺损处薄层表面。

（二）近髓处可用氢氧化钙制剂间接盖髓。

（三）隔湿、干燥牙面

（四）充填按比例调和玻璃离子水门汀（30~60秒内完成），即刻用充填器将材料一次性填入缺损处，在1~2分钟内完成外形修整。光固化玻璃离子不受时间限制，完成充填后光照20~40秒。

（五）涂凡士林油防止材料失水或吸水。光固化者不作此步骤。

（六）磨光24小时后用金刚砂钻精修，磨光杯磨光充填体。光固化者可即刻进行外形修整抛光。

### （七）注意事项

1.术前洁治，消除牙龈炎症。

2.充填和外形修整应尽快完成，材料一旦开始凝固，立即停止修整。

3.使用前详细阅读产品说明书，根据材料特点调制和使用。

## 七、椅旁CAD/CAM嵌体修复

**【适应证】**

剩余牙体组织可提供足够的抗力，能够进行充填修复的患牙均可选择嵌体修复。

**【禁忌证】**

1.龋易感或者因唾液腺功能破坏而导致猛性龋的患者，无法控制龋进程；

2.有口腔异常功能，如紧咬牙、夜磨牙等；

3.口腔卫生不佳，牙周炎症未得到控制；

4.间隙不足；

5.大面积缺损患牙，牙齿结构不足，无法保证剩余牙体组织抗力。

**【方法】**

**（一）去净腐质**

**（二）设计边缘线**

修复体面边缘线应该离开咬合接触点1mm。邻𬌗面洞的邻面洞缘线应扩展至自洁区，即在龈方应该位于邻面接触点以下，在颊舌向偏离接触区。尽量将龈阶置于龈上，同时保证光学印模的边缘线清晰和粘接时龈壁的绝对干燥。

**（三）制备固位形和抗力形**

1.根据设计的边缘线，用金刚砂车针扩展洞形。颊舌向扩展去除悬釉、修整洞壁，去除侧壁倒凹。侧壁较大的倒凹可以用树脂粘接充填。

2.修平洞底。为了保护牙髓，洞底较深处可以用树脂垫底形成平面。

3.瓷嵌体不需要设计洞缘斜面。如果缺损波及邻面，则需要预备邻面洞形（Ⅱ类洞形，需要预备鸠尾）。

4.嵌体窝洞龈阶宽度不能窄于1mm，𬌗面厚度不能小于1.5mm，颊舌面及邻面的轴壁厚度不能小于1.5mm，峡部宽度不能小于2mm。

## （四）精修完成

1.用细砂粒金刚砂车针修整窝洞各壁，将组织面打磨圆钝，使窝洞轮廓形成圆滑的曲线。窝洞侧壁和各壁之间的过渡部分修整圆钝，保证点线角清晰。

2.用咬合纸检查边缘线是否离开接触点1mm。

3.完成窝洞预备后，利用椅旁CAD/CAM系统的激光摄像头扫描口内预备体获取光学印模。

4.扫描前干燥牙面，从不同角度扫描预备体获得三维图像。

5.在计算机辅助下设计修复体的形态、咬合与邻面接触。

6.计算机将设计完成的修复体信息传输至数控研磨机，研磨获得嵌体。

## （五）试戴与粘固

修复体完成后进行必要的调磨至修复体完全就位、边缘密合后才能粘接。由于嵌体体积较小，要防止脱落误吞。

### 1.就位和固位

修复体就位后龈边缘应达到设计的位置，边缘密合，颊舌向和近远中向稳定没有翘动，咬合良好，没有明显高点。椅旁CAD/CAM嵌体修复主要依靠粘接固位，当修复体完全就位、修复体和预备体密合时，也有一定的固位力。

### 2.边缘和邻面接触区

修复体和预备体边缘密合，同时不能有悬突和台阶。恢复生理性的邻面接触，理想的邻面接触是用力使牙线能够勉强通过接触区。另外，嵌体外形应与邻牙、同名牙一致。

### 3.粘接

一般采用双重固化型树脂水门汀粘接全瓷修复体，常用酸蚀−冲洗粘接系统进行粘接。步骤如下：

（1）橡皮障隔湿

（2）粘接界面处理

瓷界面的处理可用5%氢氟酸酸蚀修复体组织面60秒，冲洗60秒，再涂布硅烷偶联剂60秒，吹干待用。氧化铝和氧化锆等多晶基瓷可用磷酸酯类的粘接前处理剂处理。牙齿界面的处理：首先用75%乙醇棉清洁牙齿表面，擦净喷粉。然后用37%的磷酸酸蚀釉质30秒、牙本质15秒，冲洗30秒。

（3）调拌水门汀：树脂水门汀调拌后用小刷子均匀涂布于窝洞内。

（4）放置修复体：迅速将嵌体放置入窝洞内，挤出并清除多余的粘接剂。

（5）光照固化：从颊舌、𬌗面等各个方向光照至少40秒。

（6）修形抛光：取下橡皮障，检查正中𬌗、侧方𬌗并进行调磨消除早接触和𬌗干扰。最后用细金刚砂车针进一步去除边缘残余粘接剂，修整外形，进行系列抛光。

# 第二章　非龋牙体疾病

## 第一节　着色牙

### 一、氟牙症

牙齿在发育期间，人体摄入氟量过高造成的特殊类型的釉质发育不全。

【诊断标准】

1.牙齿发育期间高氟区生活史。

2.无自觉症状。

3.波及同一时期发育的牙齿，呈对称性，多数累及全口牙。患牙釉质表面呈白垩状黄褐色或有实质性缺损。

轻度：牙面面积的1/2以下有白垩色和黄褐色斑点，可有少量小而散在的浅凹陷，表面坚硬有光泽。

中度：白垩色和黄褐色面积超过牙面1/2。

重度：白垩色或着色波及整个牙面，伴有缺损可呈蜂窝状，患牙可失去正常形态。

4.重症可伴有全身骨骼或关节的增殖性改变及活动受限（氟骨症）。

【治疗原则】

1.着色而无明显缺损者，可用脱色法处理。

2.有缺损者，可用复合树脂修复。

3.重度氟牙症用贴面或全冠修复。

### 二、四环素牙

在牙齿发育期间，过量使用四环素族药物致使萌出后牙齿的颜色和结构发生改变的疾病。

【诊断标准】

1.婴幼儿时期或母亲妊娠时期曾服用过四环素族药物。

2.全口牙齿呈均匀一致的黄色、灰色改变，患牙可在紫外光灯下显示荧光；按变色程度分为轻度：浅黄、浅灰；中度：黄棕色；重度：棕褐色、灰褐色。

3.牙冠外形一般正常，坚硬光滑，重度时合并釉质发育不全。

【治疗原则】

1.轻、中度可用脱色法处理。

2.重度可用复合树脂贴面或冠修复。

# 第二节　牙发育异常

## 一、釉质发育不全

牙齿发育期间，由于全身或局部不良因素的影响，造成釉质形成和矿化异常而遗留的永久性缺陷。

【诊断标准】

1.一般无自觉症状，若并发龋病或牙折，可出现相应症状。

2.同一时期发育的牙齿釉质上有颜色和结构上的改变。轻者，釉质出现白垩状或黄褐色横条状改变；重者，釉质表面出现着色深浅不一的窝状或沟状缺损，缺损部位光滑，坚硬；严重者釉质呈蜂窝状缺损或完全无釉质，牙冠失去正常形态。

3.患者在婴幼儿时期牙齿发育期间多有明显的局部不利因素和/或严重的全身性疾病，患病时间与釉质发育不全的部位相关。

【治疗原则】

1.无实质性缺损者不需处理，应注意口腔卫生。

2.牙冠外形无明显改变，釉质缺损可用复合树脂修复。

3.牙冠外形明显异常，可应用树脂贴面或烤瓷冠修复。

## 二、遗传性牙本质发育不全

它是一种常染色体显性遗传病，不分性别，乳、恒牙均可受累，偶见隔代遗传，符合常染色体显性遗传规律。牙本质发育不全，牙齿外观呈特殊的半透明乳光色，又称遗传性乳光牙本质。

【诊断标准】

1.全口牙冠呈浅黄色、棕灰色半透明样，光照下呈现乳光。

2.釉质剥脱，牙本质磨损，重者磨损至龈缘，可伴发牙髓炎或根尖周炎，也可继发颞颌关节功能紊乱等疾病。

3.X线片显示牙根短，髓腔大部分钙化或完全闭锁。

4.乳、恒牙均可受累，临床上牙齿一般无明显自觉症状。

5.有家族遗传史。

【治疗原则】

1.牙冠尚存时，可采用全冠修复牙冠外形。

2.并发牙髓炎或根尖周炎者需做牙髓治疗。

3.重度磨损者可用覆盖义齿修复。

4.继发颞颌关节功能紊乱者应做相应治疗。

## 三、先天性梅毒牙

胚胎发育后期及生后初期，牙胚受梅毒螺旋体侵犯所造成的牙釉质及牙本质发育不全。10%~30%的先天性梅毒患者有牙表征。

【诊断标准】

1.双亲之一有梅毒史，本人血清康-瓦反应阳性。

2.恒中切牙和下切牙呈半月形，磨牙牙冠呈桑葚状，可伴有牙齿数目和萌出异常。

3.部分患者可有先天性梅毒的其他症状，如听力或视力差，口周有深色、放散样条纹。

【治疗原则】

1.康-瓦反应阳性者，先做抗梅毒治疗。

2.对形态异常的切牙可用复合树脂修复，第一磨牙可做高嵌体或全冠修复。

## 四、畸形中央尖

常见的一种牙齿形态发育异常，表现为前磨牙（偶见磨牙）𬌗面中央出现额外的牙尖。

【诊断标准】

1.好发于下颌前磨牙𬌗面中央，也可见于牙尖内斜嵴，圆锥形突起，有时可达2mm高，外层包绕牙釉质。

2.中央尖极易因咬合力而折断，牙本质暴露，暴露的牙本质呈圆形小环。中央尖折断易导致牙髓感染，发展为牙髓炎或根尖周炎。

3.牙髓组织常可突入中央尖，X线片可见髓室顶突入中央尖内。

【治疗原则】

1.高而锐的中央尖及早处理。低而圆钝、不影响咬合的中央尖可不予处理。

2.年轻恒牙X线片显示有髓角突入者可根据活髓切断的原理和方法，一次性磨除突出的牙尖，并深入牙本质，在正常髓室顶的位置行直接盖髓术并充填修复。或者采用复合树脂加固中央尖，并逐步分次调磨刺激形成修复性牙本质。

3.髓角未突入中央尖者可采用分次调磨的办法，刺激形成修复性牙本质，以封闭突向中央尖的牙髓通道。

4.对因中央尖折断出现早期牙髓炎症状的年轻恒牙，可行活髓切断术。

5.对已有根尖感染的年轻恒牙，可行根尖诱导成形术，保护牙乳头，促使牙根的发育。

6.成人畸形中央尖并发牙髓炎或根尖周炎，应做根管治疗。

## 五、牙内陷

牙齿发育期，造釉器过度卷叠或局部过度增生，深入至牙乳头中所致。临床上分为畸形舌侧窝、畸形舌侧沟、畸形舌侧尖和牙中牙。

【诊断标准】

1.上颌侧切牙多见，中切牙及尖牙偶见。

2.畸形舌侧窝患牙舌侧窝呈囊状凹陷，深浅不等，窝内常有色素沉着，可继发龋齿。

3.畸形舌侧沟舌侧窝可见异常发育沟越过舌隆突延伸至舌侧根面，沟的长短深浅不等，重者可达根尖，将牙根分裂为二，可继发牙周组织感染。

4.畸形舌侧尖舌隆突呈圆锥形突起，有时突起似牙尖，又称指状舌尖，有时内有髓角深入，易磨损折断，可继发牙髓病和根尖周病。

5.牙中牙的牙齿呈圆锥形，X线片显示内陷的牙釉质似大牙中的小牙。

【治疗原则】

1.无症状而探针尖可探入舌侧窝，应做充填治疗。

2.出现牙髓炎或根尖周炎的做牙髓治疗，出现牙周感染的应做牙周治疗，并发重度牙周炎者需拔除患牙或试做牙齿扭转术。

3.根管畸形而无法进行根管治疗者可行根尖倒充填术、牙再植术。

## 六、额外牙

牙齿数目多于正常牙数，常见多1个或几个，又称多生牙。

【诊断标准】

1.乳牙列少见额外牙。恒牙列多见，90%以上发生在上颌前牙区，尤其是中切牙之间。男性发生率是女性的2.4倍。

2.额外牙多呈圆锥形，根短小，也有呈正常牙形态者。

3.约20%的额外牙埋伏在颌骨内，有的呈逆生状态。埋伏的额外牙本身可形成含牙囊肿。X线检查可以确诊。

4.额外牙对相邻恒牙的发育常造成影响，如迟萌、牙间隙增大、扭转、错位、牙根外吸收等。

**【治疗原则】**

1.已萌出的额外牙应及时拔除。

2.埋伏较深的额外牙，如无任何病理变化可不处理。

3.埋伏的额外牙若已造成相邻恒牙的牙根外吸收、发育畸形等病理改变，则需手术摘除。

## 七、先天性缺额牙

先天性缺额牙又可分为个别缺牙、多数缺牙和全口缺牙3种情况。后两者又称无牙畸形，常为全身性发育畸形的部分表现。

**【诊断标准】**

1.个别缺牙多见于恒牙列，多呈对称性，乳牙列少见。第二磨牙缺失最为多见，也见有上颌侧切牙或下颌第二前磨牙缺失者。一般有家族遗传倾向。

2.无牙畸形表现为部分或全部无牙。有牙时，牙形态常为矮小牙或锥形牙，釉质可有发育不全。常伴有外胚叶发育障碍，如缺少毛发、指（趾）甲、皮脂腺、汗腺等。可有家族史。

**【治疗原则】**

1.乳牙列个别缺牙无需治疗。

2.恒牙列个别缺牙应根据缺牙的部位、数目以及牙列是否拥挤来设计治疗方案，可采用义齿修复、关闭间隙及牙冠整形等方法。

3.无牙畸形者应在3~6岁行义齿修复，恢复咀嚼功能，改善面形。义齿修复体必须随儿童颌骨发育而适时更换。

# 第三节　牙外伤

急性牙体组织损伤常为颌面部损伤的一部分，诊治之前必须查明有无颅脑损伤或其他主要部位的损伤，需在排除或控制这些问题之后，再对患牙进行处理。急性牙体损伤在青少年及儿童时期更为常见。

## 一、牙震荡

牙震荡指由于创伤所致的牙周膜轻度损伤，一般不伴有牙体硬组织的缺损。

**【诊断标准】**

1.外伤史。

2.牙体组织无折断或缺损。

3.患牙可有伸长、不适感或轻度钝痛，可有冷热刺激症状。

4.患牙可有轻度松动，叩诊不适。牙龈无渗血。

5.牙髓活力测试时可能出现反应迟钝或敏感。创伤可能改变牙髓的电反应性，因此需注意，外伤后近期无反应并不能表示牙髓已坏死。

【治疗原则】

1.X线片检查排除根折或牙槽突骨折。

2.症状轻者可不做处理。

3.疼痛重者可用0.5%~1.0%盐酸普鲁卡因封闭或理疗，如超短波治疗。

4.检查时应记录牙髓活力测试结果，按期复查牙髓活力及其他情况，若确定牙髓已坏死或已并发急慢性根尖周炎时应及时行牙髓治疗。

5.急性期过后如仍有创伤殆可适当调磨患牙。

## 二、牙半脱位

牙半脱位指由于创伤所致的牙周膜中重度损伤。

【诊断标准】

1.外伤史。

2.患牙伸长感，牙齿松动Ⅰ~Ⅱ度，有叩痛，可有扪痛，伴有龈缘出血。

【治疗原则】

1.X线片检查排除牙槽突骨折或根折。

2.局麻下固定，可适当调殆。

3.测定并记录牙髓活力，定期复查，直至最终明确牙髓状态。

## 三、牙脱位

牙齿受外力作用而偏离或者脱离牙槽窝称为牙脱位。外力大小及方向不同，临床分为脱出型牙脱位、侧方牙脱位、嵌入型牙脱位和撕脱伤（完全脱位）。

### （一）脱出型牙脱位

【诊断标准】

1.有外伤史。

2.患牙伸长，牙齿松动Ⅱ~Ⅲ度，有叩痛和扪痛，也可伴有龈缘出血。

3.X线片显示根尖牙周膜增宽。

【治疗原则】

1.X线片检查排除牙槽突骨折或根折。

2.局麻下复位、固定。

3.测定并记录牙髓活力，定期复查，若牙髓坏死应行根管治疗。

（二）侧方牙脱位

【诊断标准】

1.有外伤史。

2.患牙唇舌向移位，常伴有牙槽窝或牙槽骨骨折。牙齿松动不明显，有叩痛、扪痛和龈缘出血。

3.X线片显示根尖牙周膜增宽。

【治疗原则】

1.X线片检查排除牙槽突骨折或根折。

2.局麻下复位、固定。

3.根尖孔未发育完全的牙定期复查，若牙髓坏死应行根尖诱导成形术。

4.牙根发育完成的牙齿多会发展为牙髓坏死，需及早根管治疗。

（三）嵌入型牙脱位

【诊断标准】

1.有外伤史。

2.临床牙冠变短或伴有扭转，有叩痛和龈缘出血。

3.X线片显示牙周膜间隙消失。

【治疗原则】

1.拍摄X线片排除牙槽突骨折或根折。

2.嵌入较轻的年轻恒牙可不做处理，检查并记录牙髓活力，定期复查，并观察自行复位情况。

3.成年人嵌入较重的患牙在局麻下复位、固定、调整咬合并在2周内进行根管治疗。

4.定期复查时，若发现牙髓坏死、根尖周病或X线片出现根尖吸收；应做牙髓治疗。

（四）撕脱伤（完全脱位）

【诊断标准】

1.有外伤史。

2.牙齿完全脱出牙槽窝。

3.可伴有牙槽骨和软组织的损伤。

【治疗原则】

1.争取时间，尽早再植复位固定，并结合患牙在体外滞留的时间，向患者说明预后结果（脱位后1h内再植的成功率高，再植以后发生牙根吸收的可能性较小）。

2.若年轻恒牙完全脱位后1h内行再植术，可暂不做根管治疗，1~3周后，经观察后确定发生牙髓坏死再做根管治疗。对于脱落时间较长的患牙也可先在体外行根管治疗以后再进行植入。

3.定期复诊，检查咬合关系，必要时调殆。

## 四、牙折

牙齿外伤后所造成牙体硬组织任何一部分的折断或折裂。临床上可分为冠折、根折和冠根折。

### （一）冠折

【诊断标准】

1.外伤史。

2.根据冠折程度轻重不等，分为牙釉质折断、牙釉质–牙本质折断，和牙髓外露的复杂冠折。

3.可伴有牙震荡、半脱位、牙槽突骨折，或伴有牙髓充血、牙本质敏感症等。

【治疗原则】

1.拍摄X线片排除其他损伤，并检查牙齿根尖发育情况。

2.仅釉质折断而无牙本质暴露，可调磨锐利边缘或以树脂修复。

3.对于牙本质暴露者可用玻璃离子水门汀覆盖断面，8周后复查时患牙无症状，牙髓活力正常可修复缺损。

4.患牙牙根发育未完成已露髓者，可做直接盖髓术或活髓切断术，必要时应先做带环。

5.对保存活髓的患牙应在治疗后定期复查，若发生牙髓坏死或出现根尖病变应及时做牙髓治疗。

6.成人复杂冠折可做根管治疗后再修复缺损牙冠。

### （二）根折

【诊断标准】

1.外伤史。

2.按根折部位可分为颈1/3，根中1/3和根尖1/3根折。折裂线为水平型或斜型。有叩痛和程度不等的松动度。

3.X线片显示牙根上的X线透射线，若可疑折断透线不清可变换角度拍摄或2周后重摄X线片，也可以拍摄牙科锥形束CT（CBCT）确诊。

4.折断牙根部位相应牙根处有时可有扪痛，患牙与对殆牙咬合时可扪及断端异常动度，可见龈缘出血。

【治疗原则】

1.根折线于根尖1/3，患牙无症状，可适当调殆观察。

2.根折线与口腔相通多应拔除；其余部位根折若根折线与龈沟不相通，可复位固定，一般固定时间不超过3个月。

3.若残留牙根有一定长度，可摘除断冠后作根管治疗，必要时行龈切术或冠延长术等；或用正畸手段牵拉牙根至龈上，再以桩冠修复。

4.对保存活髓的根折牙需定期复查至2年，观察牙髓变化和症状以及根折愈合情况，若发生牙髓坏死和根尖病变则做牙髓治疗。

### （三）冠根折

**【诊断标准】**

1.外伤史。

2.斜向折裂，同时累及牙釉质、牙本质和牙骨质。叩痛，松动度明显，龈缘出血。

3.X线片显示透射线自颈部斜向根部或呈纵向折裂。

**【治疗原则】**

1.多数需要拔除。

2.若根折线距龈缘较近，可按根折处理原则3处理。

# 第四节　牙慢性损伤

牙慢性损伤是指一组由机械、物理、化学或综合刺激作用下形成的牙体组织慢性进行性损伤。

## 一、磨损

单纯机械磨擦作用而造成牙齿硬组织慢性丧失称为磨损。正常咀嚼造成的磨损称生理性磨损或磨耗，其他非咀嚼过程造成的病理现象称病理性磨损。

**【诊断标准】**

**1.轻度**

切缘或牙尖磨损，牙本质外露，可有牙齿敏感症状或无自觉症状。

**2.中度**

牙冠部硬组织大面积磨损，功能尖已磨平或在磨损的牙本质面上又出现凹陷的磨损面。可出现牙齿敏感及食物嵌塞、龈乳头炎及𬌗创伤。

**3.重度**

继发牙本质暴露或髓角暴露，可并发牙髓炎、牙髓坏死或根尖周炎。颌间距离变短，可出现颞下颌关节功能紊乱或损伤。

**【治疗原则】**

1.去除病因，改正不良习惯，修复缺失牙。

2.对症治疗，脱敏、调𬌗、牙髓或牙周治疗。

3.牙𬌗面有凹陷的可做充填治疗。

4.颌间距离变短或已并发颞下颌关节疾病者，需进行相关治疗。

## 二、楔状缺损

牙齿颈部硬组织在某些因素缓慢作用下逐渐丧失所形成的两个光滑斜面组成的楔形缺损。

**【诊断标准】**

1.牙颈部硬组织缺损，可呈程度不等的楔形、碟形及深而窄的沟状，唇颊面多见，也见于舌、腭侧。

2.缺损面光滑、坚硬，一般不着色。

3.可无任何症状或出现牙齿敏感症，亦可并发龋病或继发牙髓炎、根尖周炎。

**【治疗原则】**

1.消除病因，改正刷牙方法，矫正口腔内酸环境，改变喜酸饮食习惯，检查并调整𬌗关系，注意分散𬌗力负担。

2.对症治疗，牙齿敏感者可脱敏治疗，并发龋病者可做充填，出现牙髓炎或根尖炎者应做牙髓治疗。

3.无症状浅凹形可不处理，对较深的缺损可充填治疗。

## 三、牙隐裂

牙齿表面由于某些因素的长期作用而出现的临床不易发现的微细裂纹。

**【诊断标准】**

1.中老年人磨牙、前磨牙有长时间咀嚼痛和冷热刺激痛病史，可有咬在某一特定部位疼痛或曾有硬物咯伤的病史。

2.𬌗面隐裂与发育沟融合并延伸越过边缘嵴。

3.碘酊涂染后出现深染，投照检查时可见深入牙体内的细阴影。一般同名牙对称发生。

4.患牙𬌗面多有异常磨损和高陡牙尖，有侧方叩痛和咬合痛。

5.隐裂处常有色素沉着，可继发龋病、牙髓充血、牙髓炎、牙髓坏死、根尖周炎。

**【治疗原则】**

1.无牙髓症状者可做调𬌗或隐裂封闭，定期复查牙髓症状。调𬌗无改善，可按

第三条原则处理。

2.隐裂并发龋病可用复合树脂充填并调𬌗。

3.已出现牙髓炎、牙髓坏死或根尖周炎者应做牙髓治疗进行大量调𬌗，若隐裂已达髓腔壁，应在牙髓治疗前做带环，牙髓治疗后应尽快做全冠修复。

4.调整全口牙齿𬌗力负担，治疗对侧牙病，修复缺失牙。

## 四、酸蚀症

牙齿受内源性或/和外源性化学酸性物质的侵蚀，使牙体硬组织发生进行性丧失的一种疾病。

【诊断标准】

1.有喜食酸性饮料、食物，长期接触酸雾或胃病反酸的历史。

2.多数牙遇冷、热、酸、甜等刺激时敏感，或有咀嚼痛。

3.不同种类的酸蚀形成不同牙齿损害。硝酸、杂酸：口唇与牙面交界处牙齿唇面呈白或灰褐色斑或缺损；盐酸：前牙唇面呈刀削状的光滑面，严重者牙髓外露，呈残根状；胃酸：舌尖变平、变短，舌面釉质消失，表面光滑。

4.严重者口腔黏膜可有烧灼感和呼吸道刺激症状，味觉、嗅觉和食欲均可减退，甚至体力减弱。

【治疗原则】

1.注意防护，用含氟牙膏刷牙，或定期用2%苏打水含漱。

2.矫正喜酸食习惯，改善劳动环境，治疗全身相关疾病。

3.对牙本质敏感症可用钙或氟离子导入，出现牙髓炎和根尖周炎者应进行治疗。

4.缺损明显者应修复牙体外形并恢复功能。

5.对出现全身症状者可用药物治疗。

## 五、牙根纵裂

牙齿根部硬组织在某些因素作用下发生与牙长轴方向一致的沟通牙髓腔和牙周膜间隙的纵向裂纹。

【诊断标准】

1.中老年人磨牙牙冠完整无牙体疾患，未经治疗的牙齿出现牙髓炎或根尖周炎症状。

2.患牙有长期咬合不适，咀嚼疼痛或有反复肿胀病史。

3.患牙相应冠部叩诊浊音，叩痛，根裂相应牙龈红肿、扪痛，可有不同程度松动。

4.可探到深而细窄牙周袋，可并发牙周脓肿、疼痛，晚期可由牙周袋探到已折断的游离断根和断端。

5.X线片裂根根管影像呈直线状增宽，或根尖部根管影像增宽。晚期可见颈部根折的断片，并有移位或横行折断线；邻近牙周组织破坏；应注意对侧同名牙的X线检查。

6.患牙多有𬌗力负担过重，如多个磨牙未经治疗或缺失牙较多。

【治疗原则】

1.多根牙做牙髓牙周治疗后，可行截根术或牙半切除术，保留无病变牙根。

2.单根患牙松动明显应拔除。

3.治疗其他患牙，修复缺失牙以减轻𬌗力负担。

## 六、牙根外吸收

牙根表面发生进行性的病理性吸收。

【诊断标准】

1.患者多无自觉症状，可能有牙外伤、再植或髓腔内漂白治疗史，一般做常规X线检查时被发现。

2.X线片显示根尖圆钝、变短或根尖区外形有不规则缺损，有时可无根管影像。

3.外吸收患牙的邻近可发现埋伏牙或阻生牙。

4.当外吸收涉及牙髓和牙周组织时，可出现牙髓、牙周等相应疾病的症状。

【治疗原则】

1.对因治疗。

2.若出现症状做相应治疗，患牙牙根吸收少于根长1/2者可做根管治疗，先以氢氧化钙制剂做根管封药，分别于3个月、半年、1年复查观察患牙临床情况，拍摄X线片并更换氢氧化钙制剂，待吸收稳定后再做常规根管充填。

3.多根牙其中一个牙根吸收较多者，可做截根术或牙半切除术。

4.吸收大于根长1/2，且临床松动明显或有根尖周病变者，应拔除患牙。

## 七、创伤性根横折

承受咬合力较大的牙根在创伤性𬌗力的作用下所发生的牙根横折。

【诊断标准】

1.中老年人牙冠完整，无牙体疾病，有长期咬合不适或疼痛史或急性咬合外伤史。

2.叩诊不适或叩痛，根折侧叩诊浊音，有时可探到根折面。

3.患牙可有Ⅰ~Ⅱ度松动，以手指扪患牙颊侧面检查功能动度可达Ⅱ~Ⅲ度。

4.全口𬌗力分布不均，患牙侧方𬌗早接触明显即非工作侧较显著。

5.X线片可见患根的横折线，偶见根尖断端移位。

6.可并发牙髓炎、根尖周炎以及患根的牙周炎。

7.开髓后在折断线处探诊异常或根尖定位仪反应异常可帮助确诊。

**【治疗原则】**

1.牙髓活力正常，无牙周疾患者定期观察。

2.并发牙髓、根尖周病和牙周疾病者应做相应治疗。

3.解除殆干扰，调整全口殆力负担。

4.断根不与龈袋相通者做根管治疗，相通者做截根术或牙半切除术。

# 第五节　牙本质过敏症

牙齿受到外界刺激如温度、化学以及机械刺激等发生短而快的尖锐疼痛。不是独立疾病，而是多种牙体疾病的共同症状。

**【诊断标准】**

1.机械刺激时牙齿疼痛酸软，刺激去除后疼痛立即消失，或并发有对冷、热、酸、甜激惹痛，无自发痛。

2.用探针检查牙体时可找到敏感点，一般在牙本质暴露部位，釉牙本质交界处。

3.常伴有造成牙本质暴露的牙体疾病，如磨损、楔状缺损或冠折等。

4.患者可有神经官能症、妊娠、月经期等应激性增高的全身背景。

**【治疗原则】**

1.去除病因。

2.脱敏治疗。多数牙齿敏感，特别牙颈部敏感，可用激光或离子导入法脱敏，同时配合家庭脱敏法（如使用脱敏牙膏等）。

3.对于凹陷状小而深的敏感点可调磨边缘后充填治疗。敏感区脱敏治疗，注意检查调整对颌高陡牙尖。

4.少数患者脱敏治疗无效，伴有重度磨损且激发痛明显者可做冠修复和/或牙髓治疗。

## 脱敏治疗方法

### （一）家庭治疗

使用脱敏牙膏或脱敏剂等脱敏。

### （二）粘接材料脱敏

**1.药物**

树脂类粘接材料或玻璃离子水门汀。

**2.隔湿**

清洁并干燥牙面，用浸透粘接剂的棉球涂擦敏感区。点状或浅碟状缺损处可用玻璃离子水门汀充填。

### （三）氟化物脱敏

**1.药物**

多种氟化物制剂。如2%氟化钠溶液、0.76%单氟磷酸钠凝胶、75%氟化钠甘油等。

**2.隔湿**

清洁并干燥牙齿敏感部位用蘸有药剂的棉球涂擦患区，开始时患区敏感，随后疼痛明显减轻。

### （四）离子导入法脱敏

**1.药物**

2%氟化钠溶液和15%氯化钙溶液。

**2.用直流电疗机将$Ca^{2+}$、$F^-$导入敏感部位**

每次10~20分钟，每日1次，每10次1疗程。每疗程结束后可休息2~4日再做另一疗程。视患者情况可做1~3个疗程。

### （五）麝香草酚熨热脱敏

**1.药物**

50%麝香草酚酒精溶液。

**2.隔湿**

清洁并干燥牙面找准敏感部位。将浸透药液且大小与敏感部位相适应的棉片贴置于敏感区。用合适的加热充填器工作端熨烫蘸药棉片，同时令患者以口向外呼气或由护士用强力吸引器配合吸去熨热产生的烟雾。一个敏感区以上述同样方式处理三四次，至探针检查原敏感点消失为止。

### （六）注意事项

1.使用麝香草酚熨热脱敏时，必须找出确切的敏感区。熨烫时注意切勿灼伤软组织。牙本质暴露至中深层的敏感区，不宜用此法脱敏。

2.牙𬌗面脱敏治疗时，应同时检查对颌牙的尖嵴是否过于锐利、陡峭、应酌情予以适当调磨。

3.牙颈部敏感者，在脱敏治疗的同时，应教患者使用正确的刷牙方式。

4.义齿修复所致牙齿敏感者，除脱敏治疗外，应请修复科医师共同商讨解决。

5.用上述各方法脱敏治疗3次或3个疗程后，仍无明显疗效者，可酌情考虑局部备洞充填、冠修复或做牙髓治疗。

# 第三章 牙髓病

## 第一节 可复性牙髓炎

可复性牙髓炎是牙髓组织以血管扩张、充血为主要病理变化的初期炎症表现，又称作"牙髓充血"。在临床上若得到适当治疗，牙髓可恢复到原有状态。

【诊断标准】

**1. 诊断要点**

（1）患牙对温度刺激一过性敏感，尤其对冷刺激更敏感，但无自发痛的病史。

（2）可找到引起牙髓病变的牙体或牙周组织疾病，如：患牙有近髓的牙体硬组织损害（深龋、深楔状缺损等）、𬌗创伤或有深牙周袋。

（3）患牙对温度测验（尤其冷测）一过性敏感，反应迅速，去除刺激后症状随即缓解。

（4）叩诊同正常对照牙，即叩痛（－）。

**2. 鉴别诊断**

（1）与深龋鉴别

1）深龋时，患者也有主诉患牙对温度刺激敏感，但临床用冰棒进行冷测正常牙面时，患牙反应正常，当冰水进入深洞内可出现疼痛，刺激去除后症状不持续。

2）临床上若深龋与可复性牙髓炎难以区别，此时可按可复性牙髓炎的治疗进行处理。

（2）与慢性性牙髓炎鉴别

1）慢性牙髓炎一般有自发痛史。

2）温度刺激去除后，疼痛持续时间较长久。

3）临床上若可复性牙髓炎与无典型自发痛症状的慢性牙髓炎一时难以区分，可先按可复性牙髓炎的治疗进行处理（安抚），在观察期内视是否出现自发痛症状再明确诊断和下一步治疗。

（3）与牙本质过敏症鉴别

牙本质过敏症患牙往往对机械刺激（探、触）和化学刺激（酸、甜）更敏感，临床检查患牙无深龋洞，但有裸露的牙本质面，探针划探可探及敏感点。

**【治疗原则】**

避免外界温度刺激，给牙髓恢复正常提供条件。

（1）对因龋或其他牙体疾患所致的可复性牙髓炎，可行安抚治疗或间接盖髓术。

（2）对殆创伤所致的可复性牙髓炎，可行调殆处理。

# 第二节　不可复性牙髓炎

## 一、急性牙髓炎

急性牙髓炎的临床特点是发病急，疼痛剧烈。临床上绝大多数是慢性牙髓炎急性发作的表现（龋源性者尤为显著），无慢性过程的急性牙髓炎多出现在牙髓受到急性的物理损伤、化学刺激以及感染的情况下，如手术切割牙体组织所导致的过度产热，充填材料的化学刺激等。

**【诊断标准】**

**1. 诊断要点**

按照诊断三步曲实施：

（1）典型的疼痛症状

①自发性锐痛，阵发性发作或加剧，炎症牙髓化脓时可出现跳痛；②夜间疼痛较白天剧烈；③温度刺激可激发或加剧疼痛。炎症牙髓出现化脓或部分坏死时，可表现为热痛冷缓解；④放散性疼痛，沿三叉神经分布区域放散，常不能定位患牙。

（2）可查到引起牙髓病变的牙体损害或其他病原，如患牙有深龋或其他近髓的牙体硬组织疾患，或可见有充填体，或可查到深牙周袋。

（3）牙髓温度测验结果以及叩诊反应可帮助定位患牙，患牙对温度测验可表现为极其敏感或激发痛，且刺激去除后疼痛持续一段时间。也可表现为热测激发痛，冷测缓解或迟钝。叩诊可有不适或轻度疼痛，即叩痛（±）或叩痛（+）。

**2. 鉴别诊断**

（1）与三叉神经痛鉴别

1）疼痛发作多有"扳机点"。

2）温度刺激一般不引起疼痛。

3）三叉神经痛发作的时间很少在夜间。

（2）与牙龈乳头炎鉴别

1）疼痛性质为持续的胀痛，多可定位。有时也出现冷热刺激痛。

2）牙龈乳头局部充血、水肿，触痛明显。

3）患处两邻牙间有食物嵌塞的痕迹，或可问及食物嵌塞、刺伤等病史。

4）未查及引起牙髓炎的牙体及其他疾患。

（3）与上颌窦炎鉴别

1）疼痛性质为持续性胀痛，上颌双尖牙和磨牙可同时受累，出现叩痛。

2）未查及引起牙髓炎的牙体疾患。

3）上颌窦前壁有压痛。

4）同时伴有头痛、鼻塞、脓鼻涕等上颌窦的症状。

5）X线检查可见窦壁黏膜影像增厚。

【治疗原则】

（1）摘除牙髓，止痛，缓解急性症状。

（2）有条件可行一疗次根管治疗。

## 二、慢性牙髓炎

慢性牙髓炎是临床上最为常见的一种牙髓炎，可维持较长时间，临床症状有时不典型，容易误诊并延误治疗。

【诊断标准】

**1.诊断要点**

（1）自发性隐痛、钝痛或定时痛，多可定位，也可有剧烈自发痛病史或长期冷、热疼痛史。可有食物嵌入洞内激发痛史。也可有从无明显自发痛症状者。

（2）可查及深龋洞、充填体或其他近髓的牙体硬组织疾患，或是深牙周袋。洞内探诊较为迟钝。有时深探可引起较剧烈的疼痛和少量出血（溃疡型）；有时还可在洞内见到有突出的牙髓息肉（增生型）；也可有在去净腐质后仍无露髓孔者（闭锁型）。

（3）患牙对温度测验的反应多为迟缓性反应，尤其对热刺激的迟缓性疼痛反应更为明显；也可出现对冷、热敏感，或对冷迟钝；温度刺激去除后，症状常持续一段时间。

（4）叩诊轻度疼痛（＋）或不适（±），即叩痛（＋）或叩痛（±）。

临床诊断慢性牙髓炎一般不再细分为闭锁型、溃疡型和增生型。但探诊露髓并疼痛、出血，则明确为慢性溃疡型牙髓炎；对无典型临床表现的深龋洞患牙，在去腐未净时已经露髓，也诊断为慢性牙髓炎；年轻患者深大龋洞中呈现红色息肉且可探及洞底有较宽大的穿髓孔，并能判断出息肉来源于髓腔内的牙髓组织，应诊断为慢性增生性牙髓炎或牙髓息肉。

**2.鉴别诊断**

（1）与深龋鉴别

1）无自发痛。

2）患牙对温度测验的反应正常，仅在冷水进入深洞时才会出现一过性敏感，无迟缓性疼痛反应。

3）叩诊反应与正常对照牙相同，即叩痛（－）。

（2）与可复性牙髓炎鉴别

1）无自发痛。

2）患牙对温度测验的反应仅为很短暂的持续，即一过性敏感。

3）叩诊同正常对照牙，即叩痛（－）。

4）如行安抚治疗，需密切观察患牙是否出现自发痛以明确诊断。

（3）与牙龈息肉鉴别

1）探查息肉蒂部，判明其来源于邻面牙间隙的龈乳头。

2）自蒂部切除息肉后，可见出血部位位于邻面龋洞龈阶的外侧龈乳头位置。

（4）与牙周膜息肉鉴别

1）探查息肉来源于根分叉处。

2）可从根分叉处探及髓室底已穿通。

3）X线照片可辅助诊断。

（5）与干槽症鉴别

1）患侧近期有拔牙史。

2）牙槽窝骨面暴露，出现臭味。

3）拔牙窝处邻牙虽有冷、热痛和叩痛，但无明确牙髓疾患指征。

【治疗原则】

（1）牙髓摘除后根管治疗。

（2）有条件者可行一疗次根管治疗

## 三、残髓炎

残髓炎也属于慢性牙髓炎，发生在经牙髓治疗后的患牙。由于治疗中残留了少量炎症根髓或多根患牙遗漏了根管未作处理，进而在治疗后又出现慢性牙髓炎的症状，故称为残髓炎。

【诊断标准】

（1）有牙髓治疗史。

（2）患牙治疗后的近期或远期又出现自发性钝痛、放散痛、温度刺激痛等牙髓炎症状。也可有咬合不适感或轻咬合痛。

（3）强温度刺激可引起迟缓性痛和叩诊轻度疼痛或不适，即叩痛（＋）或叩痛（±）。

（4）探查根管至深部有感觉或疼痛，或发现遗漏根管且有探痛即可确诊。

**【治疗原则】**

去除残髓或找到并处理遗漏根管，重做根管治疗。

## 四、逆行性牙髓炎

**【诊断标准】**

（1）有长期牙周炎病史。

（2）近期出现急、慢性牙髓炎表现，如冷、热刺激痛，自发痛等。

（3）患牙无引发牙髓病变的牙体硬组织疾病。

（4）患牙有严重的牙周炎表现，如深达根尖区或根分叉的牙周袋、牙龈水肿充血、牙周袋溢脓；牙齿不同程度的松动；叩诊轻度疼痛（＋）～中度疼痛（＋＋），叩诊浊音；X线片显示广泛的牙周组织破坏或根分叉病变。

**【治疗原则】**

（1）根据患牙牙周病变的程度和牙周治疗的预后决定是否保留患牙。

（2）患牙如能保留，先摘除全部牙髓，消除急性症状，再行牙髓治疗。

（3）同时进行牙周系统治疗。

（4）如牙周病变严重，治疗预后差，则可直接拔除患牙止痛。

# 第三节　牙髓坏死

**【诊断标准】**

**1.诊断要点**

（1）无自觉症状。可有自发痛史、外伤史、正畸史或充填、修复史等。

（2）牙冠可存在深龋洞或其他牙体硬组织疾患，或是有充填物、深牙周袋等；也可见有完整牙冠者。牙冠变色、无光泽。

（3）牙髓活力测验（温度测验和电测验）无反应。

（4）叩诊同正常对照牙或不适，即叩痛（－）或叩痛（±）。

（5）牙龈无根尖来源的瘘管。

（6）X线片示根尖周影像无明显异常。

（7）探深龋洞的穿髓孔无反应，开放髓腔时可有恶臭。

**2.鉴别诊断**

与慢性根尖周炎鉴别。

（1）有瘘型慢性根尖周炎可在牙龈上发现根尖来源的瘘管。

（2）X线片表现为根尖周骨密度减低影像或根周膜影像模糊增宽。

**【治疗原则】**

（1）年轻恒牙做根管治疗。

（2）发育完成的恒牙做根管治疗。

（3）成人后牙也可做牙髓塑化治疗。

（4）可自髓腔内进行脱色治疗。

（5）牙髓治疗后，可行牙冠修复。

# 第四节  牙髓钙化

牙髓的血液循环发生障碍，可造成牙髓组织营养不良，出现细胞变性，钙盐沉积，形成微小或大块的钙化物质，又称作髓石。髓石或是游离于牙髓组织中，或是附着在髓腔壁上；有时髓室内呈弥漫性钙化样，甚至造成整个髓腔闭锁或根管阻塞。弥漫性钙化多发生在外伤后的牙齿，也可见于经氢氧化钙盖髓治疗或活髓切断术后的病例。

**【诊断标准】**

**1.诊断要点**

（1）一般无临床症状，个别情况出现与体位相关的自发痛，也可沿三叉神经分布区放散。

（2）牙髓温度测验可表现异常，迟钝或敏感。

（3）X线片显示髓腔内有阻射的钙化物（髓石）或呈弥漫性阻射而致髓腔的透射影像消失。若同时显示有根尖周病变者则诊断为"慢性根尖周炎"。

（4）询问病史有外伤或氢氧化钙治疗史，可作为参考。

（5）需在排除其他原因引起的自发性放散痛，并经过牙髓治疗疼痛得以消失，方能确诊。

**2.鉴别诊断**

与三叉神经痛鉴别

（1）髓石引起的疼痛无扳机点，主要与体位有关。

（2）X线检查结果作为参考。

（3）经诊断性治疗（牙髓治疗）后，视疼痛是否消失得以鉴别。

**【治疗原则】**

（1）无症状者无需处理。

（2）根管治疗。

（3）根管不通而有根尖周病变的患牙，需做根尖手术。

# 第五节 牙内吸收

正常的牙髓组织变为肉芽组织，从髓腔内部开始吸收牙体硬组织，使髓腔壁变薄，严重者可造成病理性牙折。牙内吸收的原因不明，多发生于受过外伤的牙齿、再植牙及做过活髓切断术或盖髓术的牙齿。

**【诊断标准】**

（1）多无自觉症状，也可出现自发性、阵发性痛、放散痛和温度刺激痛等牙髓炎症状。

（2）内吸收发生在髓室时，牙冠见有透粉红色区域或暗黑色区。发生在根管内时牙冠颜色无变化。

（3）牙髓温度测验反应可正常，也可表现为敏感或迟钝。

（4）叩诊同正常对照牙或不适，即叩痛（－）或叩痛（±）。

（5）X线片显示髓腔内有局限性不规则的膨大透影区域，严重者可见吸收区穿通髓腔壁，甚至出现牙根折断线。

（6）病史可作为参考。

**【治疗原则】**

（1）彻底去除肉芽性牙髓组织。

（2）根管治疗。

（3）根管壁穿通者，可先修补穿孔再作根管充填。

（4）根管壁吸收严重，硬组织破坏过多，患牙松动度大者应予以拔除。

# 第四章　根尖周炎

## 第一节　急性根尖周炎

### 一、急性浆液性根尖周炎

【诊断标准】

**1.诊断要点**

（1）患牙初期只轻微痛或不适、浮出、木胀，咬紧牙反而感觉舒服；继而自发钝痛、咬合痛、患牙浮起感，咬合时不仅不能缓解症状，反而引起较剧烈的疼痛，影响进食。浆液期临床持续时间很短，疼痛范围局限于患牙根部，不引起放散，患者能够指明患牙。

（2）患牙可见龋坏、充填体、其他牙体硬组织疾患、牙冠变色或深牙周袋等。

（3）患牙叩痛（+）~（++），可有I°松动。

（4）扣压患牙根尖部位出现不适或疼痛，牙龈尚无明显红肿。

（5）牙髓活力测验无反应，但年轻恒牙或乳牙可能在牙髓坏死前，炎症即扩散到根尖周，因而活力测验时可有反应，甚至疼痛。

（6）X线检查根尖周组织影像无明显异常表现。

**2.鉴别诊断**

（1）与创伤性根周膜炎和牙震荡鉴别

有明显的外伤史，如外来撞击，咬硬物或有𬌗创伤因素；牙髓活力基本正常，或对冷热刺激一过性敏感。

（2）与急性牙髓炎鉴别

疼痛性质为自发性、阵发性疼痛，放射性痛，常不能指明牙位；冷刺激可引起疼痛或使疼痛加重；叩痛不明显。

【治疗原则】

（1）评估患牙的可保留性，如不能保留可予以拔除。

（2）如患牙可保留或就诊当时无条件拔牙，可行开髓拔髓，清除根管内容物，疏通根管，引流根尖炎症渗出物。

（3）对可保留的患牙，在开通根管后，最好不要将髓腔外敞于口腔中，可将根管清理、成形并封以抑菌、抗炎消毒药；如就诊当时无上述治疗条件，可短暂开放髓腔，急性症状缓解后，完成根管治疗。

（4）全身应用抗生素，以广谱抗生素和针对厌氧菌的抗生素为首选；可应用非甾体类消炎止痛剂缓解症状并给予必要的全身支持疗法。

## 二、急性化脓性根尖周炎

包括慢性根尖周炎急性发作，又称为急性牙槽脓肿。

**【诊断标准】**

**1.诊断要点**

（1）患牙自发性疼痛和叩痛剧烈，松动明显，后期邻牙也可有轻度叩痛和松动，周围软组织亦有炎症表现。临床可分三个阶段：

1）根尖脓肿

患牙自发性、持续性剧烈跳痛，伸长感加重，叩痛（++）~（+++），松动Ⅰ°~Ⅱ°，根尖部牙龈潮红，轻度扪痛。

2）骨膜下脓肿

病程多已三五日，患者极其痛苦，影响睡眠和进食：1）患牙持续性、搏动性跳痛更加剧烈，疼痛达到最高峰，患牙更觉浮起、松动，轻触患牙即觉疼痛难忍；2）叩痛（+++），松动Ⅱ~Ⅲ度，根尖区牙龈潮红、肿胀、移行沟变平、扪痛并有深部波动感；3）区域淋巴结肿大、扪痛；下颌磨牙可伴有开口受限，严重病例可并发颌面部相应处的蜂窝织炎；4）患者痛苦面容，全身不适，可伴有体温升高（一般不超过38℃），白细胞计数增高。

3）黏膜下脓肿

患牙疼痛减轻，叩痛减轻，根尖区黏膜呈局限的半球形隆起，扪诊有明显波动感，全身症状缓解。

（2）患牙可见深龋洞、充填体、其他牙体硬组织疾病、牙冠变色或深牙周袋等。

（3）X线显示根尖区硬骨板消失，或牙周膜间隙增宽，或伴有根尖周的骨密度减低。也可无明显改变。若为慢性根尖周炎急性发作者，X线片可见有骨质破坏的透影区。

**2.鉴别诊断**

（1）与牙周脓肿鉴别

有长期牙周炎病史，患牙有深牙周袋，无深达牙髓的牙体疾病，牙髓活力存在；脓肿部位接近龈缘；患牙自发痛及叩痛程度均较轻，但松动更明显；X线片示：牙槽骨垂直或水平吸收。

（2）与急性中央性颌骨骨髓炎鉴别

急性中央性颌骨骨髓炎是颌骨骨膜、骨髓腔和骨髓的化脓性炎症，感染途径主要为根尖周炎和智牙冠周炎等牙源性感染，主要的发生部位是下颌骨体，也可弥散至下颌升支。起病急，全身中毒症状非常明显，高热可达39℃~40℃，血相中白细胞计数增高并可出现核左移；局部的表现比急性根尖周炎更广泛，除颌面部肿胀，皮温高，颌骨疼痛等典型的炎症表现外，还可出现下唇麻木、多数牙松动、牙周溢脓、口臭，张口困难等症状和体征，严重者可并发败血症或颅内感染。

（3）与口腔颌面部间隙感染（蜂窝织炎）鉴别

口腔颌面部间隙感染是指发生在口腔、颌骨周围、颜面及颈上部的肌肉、筋膜或皮下组织中的弥漫性急性化脓性炎症，又称蜂窝织炎。根尖周炎和冠周炎等牙源性感染是其主要病因。临床表现局部黏膜的红肿比急性根尖周炎的范围更大，且皮肤也出现红肿、发硬、皮温高、压痛和可凹性水肿，还可出现张口受限、吞咽困难等功能障碍，所属淋巴结肿大压痛。全身反应轻重不等，轻者无明显全身症状，重者有发热、畏寒、头痛、全身不适，甚至可伴发败血症、中毒性休克的严重并发症；血相中白细胞总数增高，分类中性粒细胞比例增多，血沉可加快。上颌前牙和前磨牙可引起眶下间隙感染，下颌前牙可引起颏下间隙感染，上、下颌磨牙可引起颊间隙、嚼肌间隙、颞间隙及颞下间隙感染，下颌后牙还可引起翼颌间隙、颌下间隙、舌下间隙的感染。

**【治疗原则】**

（1）应急处理开髓，清除根管内容物，疏通根管，引流根尖脓性渗出物，开放引流；脓肿形成后须局麻下切开引流。

（2）在开通根管后，短暂开放引流。骨膜下脓肿期和黏膜下脓肿期患牙应及时进行脓肿切开引流，如有条件可将根管清理、成形并封以消毒药物。

（3）全身应用抗生素并给予必要的全身支持疗法。

（4）急性期过后予以根管治疗，如患牙不能保留应予拔除。

# 第二节　慢性根尖周炎

**【诊断标准】**

**1.诊断要点**

（1）无明显自觉症状，有时咀嚼不适，既往可能有过疼痛和肿胀史。

（2）患牙可见深龋洞、充填体、其他牙体硬组织疾患、牙冠变色或深牙周袋等。

（3）叩诊无痛或轻度不适，即叩痛（-）或叩痛（±），患牙一般不松动，有时可见牙龈窦道口，偶见皮肤窦道口。

（4）牙髓活力测验无反应。

（5）X线片可见根尖周出现形态不同的透射区：慢性根尖周脓肿——边界不清楚，呈弥散性不规则形；根尖周肉芽肿——边界较清楚，呈圆形；根尖周囊肿——圆形、透射程度更强的破坏区，边界白线清晰；牙龈窦道内插入牙胶尖诊断丝可指示通过瘘管引流的病变部位。

（6）根尖周致密性骨炎的X线影像不表现为骨破坏后的透射影，而是根尖部骨质呈局限性的致密阻射，多在下颌后牙发现。

（7）根尖囊肿的患牙在打开髓腔后，根管内可有清亮囊液溢出，囊液涂片镜检可见胆固醇结晶。

**2.鉴别诊断**

（1）与根旁囊肿鉴别

X线片示在患牙根旁的牙槽骨内有圆形X线透射区，周围有白线包绕，但患牙牙髓活力测验反应正常。

（2）与颌骨正常骨孔鉴别

正常骨孔如颏孔、门齿孔、腭大孔，其X线影像与牙根尖相连时，测试牙髓活力反应正常；根尖部根周膜连续完整；变换投照角度，阴影与牙根分开。

（3）与颌骨囊肿及颌骨占位性病变鉴别

大根尖囊肿应与颌骨囊肿及颌骨占位性病变相鉴别，主要鉴别点在于检查牙髓活力。颌骨囊肿或颌骨占位性病变附近的牙齿牙髓活力可正常，X线片示根尖区根周膜连续完整；而大根尖囊肿的患牙，牙髓活力测验无反应，根尖区根周膜消失。

**【治疗原则】**

（1）评估患牙的可保留性，如不能保留应予以拔除。

（2）如患牙可保留，进行根管治疗。

（3）根管治疗2年后复查，根尖病变无好转或病变扩大的患牙可行根管再治疗。

（4）根管不通和无法进行根管再治疗的患牙可考虑根尖手术。

# 第五章　牙髓病的诊治方法

## 第一节　牙髓诊断性试验

牙髓诊断性试验是诊断牙髓病和根尖周病的一个非常重要的手段，包括温度测验（冷测、热测）和电测验（电测）。

**1. 冷测**

自制小冰棒或成品化学挥发剂罐（如四氟乙烷、氯乙烷、乙醚，等）。小冰棒的制作方法：取直径约为0.5cm、长约5cm的聚乙烯小管，将其一端加热并封闭管口使之成为盲端，由另一端注入清水。将小管直立放于冰箱的冰室内冷冻，冻结后备用。

**2. 热测**

牙胶棒，酒精灯，火柴或打火机。

**3. 电测**

电活力测验仪，导电胶或润湿的小滤纸片。

4. 棉纱卷。

【操作方法】

1. 告知受试者牙髓活力检查的目的和可能有的反应，如凉、热、钻入感、麻刺感、疼痛等，并教授有反应时的示意方式。

2. 用干纱卷放置于测试牙的唇（颊）和（或）舌侧，隔离唾液。

3. 先测健康对照牙，再测可疑牙。对照牙选择的顺序：同颌对侧同名牙为最好，如果该牙丧失或有病变，可选对颌对侧同名牙或对侧同名牙的邻牙中与待测牙萌出时间接近、体积相当的牙齿。

4. 测试牙面应选择没有牙体病损、也没有充填体的釉质完整的牙面，一般选牙齿的唇、颊面的中1/3，亦可在舌面测试，因为这些牙面不受磨耗等因素的影响。

**5. 冷测**

从冰箱中取出小冰棒放于手中稍加捂化，慢慢挤出冰棒头贴放在测试牙面上，观察牙齿反应。也可用小棉球蘸化学挥发剂放在牙面上测试。

**6. 热测**

将牙胶棒一端置于酒精灯火焰上加热，使之变软（约65℃~70℃左右），但不要冒烟燃烧，立即贴放在湿润的测试牙面，观察牙齿反应。

**7.电测**

在被测牙面上放少许导电剂或湿润的小纸片，将电测仪工作端放于牙面导电处，请患者一手扶持工作端的金属杆部或将挂钩挂于口角以构成电流回路。随着电流逐渐增大，对测试牙造成刺激，患者示意测试牙有感觉即应将工作端撤离牙面，记录表盘显示的读数。每牙测2~3次，取平均数值作结果。

**【测验结果的描述】**

**1.牙髓活力温度测验的结果**

经与对照牙比较，可分为正常、敏感、迟钝和无反应四级反应，应客观、规范地记录在病历中。不能用（+）（-）或疼痛、不痛等表示。

（1）正常：出现短暂的轻度感觉反应（如：凉、热，刺激传入，轻度痛感等），该反应随刺激源的撤除而立即消失，患牙的反应程度和时间与对照牙相同。

（2）敏感：反应速度快，疼痛程度强，持续时间长；比敏感反应稍轻者可表现为"一过性敏感"，指测试牙对温度刺激（尤其是冷刺激）反应迅速，有明确的疼痛感觉，持续时间极短暂，一般为可复性牙髓炎的反应；比敏感反应程度更重者表现为"激发痛"，指测试时诱发剧烈疼痛，且持续时间较长，一般为急性牙髓炎；有的急性化脓性牙髓炎，热刺激引起剧痛，冷刺激反而使疼痛缓解，又称热痛冷缓解。

（3）迟钝：测试后片刻才有反应，或施加强烈刺激时才有微弱的感觉；有时在测试片刻后感觉一阵较为剧烈的疼痛，称为迟缓反应性痛。多发生在慢性牙髓炎或部分牙髓已坏死的病例。

（4）无反应：反复测试，加大刺激强度均无反应者。一般为失去牙髓活力的死髓牙或经过牙髓治疗的无髓牙。

**2.牙髓活力电测验的结果**

用于反映测试牙的牙髓有无活力，不能反映不同的病理状态。在相同的电流输出档位下，测试牙与对照牙的电测值之差大于10时，表示测试牙的牙髓活力与正常有差异。如电测值到达最大时测试牙仍无反应，表示牙髓已无活力。因此，临床上对电测反应的描述仅为正常和无反应，没有敏感和迟钝。

**【注意事项】**

1.牙齿对温度和电的反应受年龄、病变等的影响，个体差异也大，没有可供参考的指标，故必须以患者自身的正常牙作对照，从对比中判断对温度或电刺激的反应。

2.测试对照牙与测试可疑牙时，二者被测试的条件应尽量一致，例如在相应的牙面，相同的部位，用相同的测试法，用相同的刺激强度等，以便于对比。

3.禁用两个可疑的牙齿互相对比，也不要在无对照的情况下仅根据患牙对测试的反应判断患牙状态。

4.冰棒冷测时，如有多个可疑牙，应从牙列后部向前逐个测验，以免冰水流入后牙，影响反应的客观性和准确性。不能用三用枪的气或水作冷测。

5.牙胶热测时，牙面应保持湿润，以防止牙胶粘于牙面，注意不要烫伤口腔软组织。

6.电测反应有假阳性和假阴性的问题，如刚萌出的年轻恒牙和新近外伤患牙对电测的反应常呈假阴性表现，牙髓坏死液化、患牙有大面积银汞充填体或全冠时可能出现假阳性或假阴性结果。

# 第二节　橡皮障隔离术

橡皮障隔离术用于将术区患牙隔离、隔湿、防止操作小器械落入口腔。橡皮障由橡皮布、打孔器、橡皮障夹、橡皮障夹钳和橡皮障支架5个部分组成。还有一些辅助用具，如：牙线、润滑剂、弹性绳、隔离纸巾、暂封材料、吸引器、剪刀、咬垫等。

【操作方法】

## 一、打孔

将橡皮布居中放置于张开的口腔表面，上缘能遮盖上唇并露出患者鼻孔，下缘和左、右边缘盖住口腔。用打孔器于橡皮布上打孔，上中切牙孔位距橡皮布上缘约2.5cm、下中切牙孔位距橡皮布下缘约5cm，且中切牙位于橡皮布纵向中线两侧。按照牙弓弧度向两侧延伸，确定各牙位的打孔位置。孔的大小依牙齿的大小而定，孔间距离2~3mm。进行牙髓治疗时只打一孔，将治疗牙位隔离露出即可；进行牙体修复时可打多孔，包括患牙和邻牙。

## 二、安装

### （一）翼法

为临床操作最简便的一种方法，最为常用。

1.将橡皮障夹的双翼穿过橡皮布的孔洞，橡皮障夹的弓通常放在隔离牙的远中，以免影响操作；

2.用橡皮障夹钳撑开套着橡皮布的橡皮障夹，将其安放到准备隔离的牙齿颈部，橡皮障夹的喙应位于牙齿的外形高点下方，与牙齿有四点接触；

3.撤除橡皮障夹钳，将两翼上方的橡皮布翻下，使橡皮布的孔缘紧贴所隔离牙齿的颈部；

4.隔离牙邻面用牙线帮助橡皮布通过接触点；

5.在口外用橡皮障支架撑开橡皮布。

**（二）橡皮布优先法**

前牙需暴露多个牙齿时用此法较方便。

1.双手撑开橡皮布，将孔套入隔离牙齿并推向牙颈部，若需同时隔离两个以上的牙齿，应从远中向近中——套入；

2.选择合适的橡皮障夹，用夹钳将其固定到隔离牙的颈部；多颗牙隔离时，橡皮障夹安放在最远端的隔离牙上。也可不用橡皮障夹，只用弹性绳或橡皮楔子固定橡皮布；

3.用橡皮障支架将橡皮布游离部分在口外撑开。

## 三、拆除

治疗完毕，可先用橡皮障夹钳取下橡皮障夹，或去掉两牙之间的弹性绳或橡皮楔子，再将橡皮障支架和橡皮布一并取下即可。也可在除去橡皮障夹或弹性绳后，先用剪刀剪断牙间的橡皮布，再摘取橡皮布和支架。

**【注意事项】**

（1）复面洞患牙可先做假壁，再上橡皮障；

（2）放置橡皮障后不应妨碍患者呼吸；

（3）安放橡皮障夹时避免损伤牙龈、牙颈部牙骨质、金属全冠和烤瓷冠的边缘等；

（4）治疗操作过程中，如橡皮障孔缘有渗漏，可用氧化锌类暂封材料、流动树脂等进行封闭；

（5）谨防橡皮障夹滑脱，进而导致误吞、误吸等严重不良后果。可将长约40~50cm的线绳缠绕在橡皮障夹的弓部并将线绳牵至口外以作预防。

（6）极少数的个体对橡皮布过敏，可在面部皮肤侧衬垫棉纸或更换非橡胶类隔离用品。

# 第三节　间接盖髓术

**【适应证】**

1.深龋或其他牙体缺损所致的可复性牙髓炎。

2.窝洞预备后，洞底近髓或患牙极敏感。

3.外伤冠折未露髓的患牙。

【方法】

1.窝洞预备，不强求底平，冲洗干净。

2.隔离患牙，棉球擦干窝洞。

3.仅有牙髓充血的患牙，用氧化锌丁香油糊剂安抚治疗；对深龋或牙体缺损极近髓的患牙，在近髓处置少许氢氧化钙糊剂，再以氧化锌丁香油糊剂和玻璃离子水门汀暂封。

4.封药1月以上复诊无症状，如选用银汞充填修复，则去除表层暂封物，以玻璃离子水门汀垫底，换永久充填；如采用复合树脂直接粘接修复，则需将原封物去净，暴需洞底洞壁牙本质，以提供最大有效的粘接面积，用自酸蚀粘接剂进行直接粘接修复。若患牙症状减轻但未全消失，可再观察一段时间。如症状加重，出现自发痛，则应做进一步的牙髓治疗。

【注意事项】

1.在近髓处应使用慢钻或手持器械去腐，勿向髓腔加压。

2.如深龋或可复性牙髓炎与慢性牙髓炎的诊断一时不能鉴别清楚，也可用氧化锌丁香油糊剂和玻璃离子水门汀暂封，根据症状变化进一步明确诊断（诊断性治疗）。

3.嘱患者如在观察期内出现自发痛及时就诊，根据情况可做进一步的牙髓治疗。

# 第四节 直接盖髓术

【适应证】

1.窝洞预备时意外穿髓的患牙，露髓孔直径在0.5mm以内者。

2.年轻恒牙外伤露髓者。

【方法】

1.清洁患牙，用接近体温的生理盐水缓慢地冲洗窝洞。

2.隔离患牙，用5.2%NaoCl棉球拭擦窝洞，消毒棉球擦干，禁止用气枪吹干。

3.于露髓孔处放置少许新鲜调制的氢氧化钙糊剂或生物陶瓷类盖髓剂，再以氧化锌丁香油糊剂和玻璃离子水门汀暂封窝洞。

4.2周后复诊，如无不适症状，牙髓活力测验正常，则去除部分暂封剂永久充填。如有不适或疼痛，可根据情况继续观察2周或做进一步的牙髓治疗。

【注意事项】

1.术中应以橡皮障隔离患牙，注意严格无菌操作。切勿向牙髓加压，避免对牙髓的各种刺激。

2.定期复查3、6、12个月、2年。询问自觉症状，叩诊及检查牙髓活力。如发生牙髓炎或牙髓坏死，应及时做牙髓治疗。

3.老年患者，应考虑到牙髓有退行性变化和机体恢复能力差，即使有意外穿髓，也不宜做直接盖髓术，应行根管治疗。

# 第五节　活髓切断术

**【适应证】**

1.乳牙深龋去腐露髓或有过疼痛史者。

2.牙根尚未发育完成，因外伤冠折、意外穿髓或龋源性露髓的年轻恒牙。

术前常规拍摄X线片排除根分叉病变、根尖病变、根折或牙内吸收。

**【方法】**

1.局部麻醉。

2.橡皮障或消毒纱卷和吸唾器隔离湿术区患牙，2%碘酊棉球消毒牙面。

3.用锐利挖匙或大球钻除净龋洞内腐质，并以3%过氧化氢液清洗窝洞，棉球擦干窝洞。

4.消毒的锐利裂钻或小球钻除去髓室顶，暴露髓室。

5.用消毒的锐利挖匙或圆钻齐根管口处将冠髓切断、去净，次氯酸钠冲洗，棉球压迫止血。

6.将调好的氢氧化钙糊剂或生物陶瓷盖髓剂，敷于牙髓断面上，厚度约为1mm，轻轻加压使糊剂与根髓断面密切接触.

7.氧化锌丁香油糊剂和玻璃离子水门汀暂封。

8.术后2周复诊，无症状及阳性体征，则除去部分暂封材料，银汞合金充填或复合树脂修复。

9.定期复查：术后3个月、6个月、1年、2年复查。拍X线片，观察牙根继续发育或乳牙根替换性吸收情况。

# 第六节　开髓、拔髓术及牙髓失活法

**【适应证】**

1.急性牙髓炎和急性根尖周炎的应急处理。

2.根管治疗的第一步骤。

**【方法】**

1.局部麻醉。

2. 橡皮障隔离患牙。

### 3. 髓腔进入

根据患牙的牙体和髓腔解剖形态，并结合牙冠破坏情况确定开髓部位和洞形，前牙通常在舌/腭面，后牙通常在𬌗面。钻磨至有落空感穿通髓腔。

### 4. 髓腔初预备

用锐利的裂钻或球钻提拉，将各髓角连通，揭除全部髓室顶，去除髓腔内牙颈部的牙本质凸起（牙本质领），形成顺畅的根管入路便宜形，定位根管口，必要时可用根管口扩大器或扩孔钻修整根管口。

### 5. 拔髓

于髓腔内滴入次氯酸钠溶液（或氯亚明），选取与根管粗细相适应的拔髓针插入根管至2/3的深度，轻轻旋转拔髓针后抽出，拔除完整活髓或坏死牙髓残片。根管较细较弯曲、拔髓针难以插入时，可选用小号根管锉在冲洗剂（如次氯酸钠溶液）伴随下，伸入根管内轻轻锉动，绞碎牙髓，然后冲洗，反复数次，去净牙髓。

### 6. 牙髓炎患牙的处理

可于拔髓后一次完成根管治疗。如无条件，前牙可于拔髓冲洗后，进行根管封药，二次复诊后完成根管治疗，不要开放髓腔，避免将非感染根管变成感染根管；后牙可于开髓后，隔离唾液，止血并擦干窝洞，将适量失活剂（米粒大小）准确地放置于穿髓孔处，使其紧贴在裸露的牙髓组织上，或揭顶后，将少量失活剂置于各根管口处（不要放在髓室底上），然后用氧化锌丁香油糊剂严密封闭窝洞。使用多聚甲醛失活，间隔2周复诊；使用金属砷失活，间隔1~2周复诊；使用三氧化二砷失活，间隔48小时复诊。患者第二次就诊时，需检查患牙叩痛和牙龈情况，确实取出失活剂，之后再行拔髓。

### 7. 急性根尖周炎患牙的应急处理

拔髓冲洗后，可用小号锉（如10# K锉）轻轻穿刺根尖孔进行引流，无条件进行根管清理、成形、封药和切开者，可开放髓腔（参见第四章第一节中的治疗原则）。

### 【注意事项】

1. 开髓过程中，注意钻针进入的方向、深度和患牙易被穿通的部位。揭髓室顶时严防磨损髓室底，并要注意充分暴露根管口，使髓室壁与根管口自然移行，避免形成台阶。

2. 封失活剂时，穿髓孔的直径应>1mm。涉及邻面或颊（舌）面的窝洞封失活剂时，龈壁腐质必须去净，牙龈出血时，先止血再封失活剂，万勿将失活剂封入牙龈进而引起牙周组织烧伤等严重不良后果。告知患者必须按预约日期准时复诊，取出失活剂，以免发生化学性根尖周炎。

3. 对心血管疾病患者施行开髓术应视病情于术前遵内科医嘱服药控制病情，或于心电监护下进行。

# 第七节　根管治疗术

【适应证】

1. 不可复性牙髓炎、牙髓坏死和各型根尖周病。

2. 外伤牙牙根已发育完成，牙冠折断牙髓暴露者；或牙冠折断虽未露髓，但修复设计需进行全冠或桩冠修复者；或根折患牙断根尚可保留用于修复者。

3. 某些非龋牙体硬组织疾病

（1）重度的釉质发育不全、氟牙症、四环素牙等牙发育异常患牙需行全冠或桩核冠修复者；

（2）重度磨损患牙出现严重的牙本质敏感症状又无法用脱敏治疗缓解者；

（3）隐裂牙需行全冠修复者；

（4）牙根纵裂患牙需行截根手术的非裂根管。

4. 牙周—牙髓联合病变患牙。

5. 因义齿修复需要，如：错位、扭转或过长而无其他牙体牙髓病损的牙齿，或牙冠大面积缺损、残根而需行全冠、桩核冠修复的患牙。

6. 因颌面外科需要，如：某些颌骨手术所涉及的牙齿。

7. 移植牙、再植牙。

【方法】

1. 拍摄术前X线根尖片，应包括根尖外约2mm的范围，最好采用平行投照法。仔细研读根尖片，了解髓腔、根管系统的解剖和牙根周围牙槽骨的情况。

2. 局部麻醉。

3. 橡皮障隔离患牙。

4. 髓腔进入，初预备形成入路便宜形，定位根管口，拔髓（参见本章第6节）。

5. 确定根管工作长度和初始工作宽度：在患牙术前X线片上量取由切端或牙尖至根尖的长度，将此值减1mm作为估计工作长度。用小号细锉（如10# K锉）作为通畅锉，预弯尖端后在根管冲洗液（如次氯酸钠溶液）的伴随下以捻转推进手法疏通根管。预敞根管口和根管上段后，在通畅锉的基础上选择初尖锉以代表根尖狭窄部的根管初始宽度，初尖锉指能够抵达工作长度、锉尖有紧缩感且不能超出根尖孔的那只锉。同时，再用根尖定位仪确定根尖狭窄部，以此作为操作止点。将初尖锉上的橡皮止动片固定在牙冠切端（前牙）或洞缘（后牙），取出锉针量取其尖端至止动片的距离定为根管工作长度。若用根尖定位仪不能成功获得工作长度，可按照估计工作长度将初尖锉插入根管拍摄诊断丝X线片，再调整确定工作长度。

**6.根管机械预备**

根管机械预备的目标是对根管进行清理和成形。得到清理的根管管壁应光滑流畅；塑形后的根管管径应扩大且有锥度，在根尖狭窄部的牙本质方形成底托样结构的根尖挡；与此同时，需保持根管原有的解剖位置和自然走行，避免出现根管改道偏移、过度切割和侧壁穿孔等并发症。为了达到上述预备标准，临床操作必须遵循以下原则：①术前充分研读X线片，了解根管解剖；②无痛、无菌、无害操作，避免医源性感染引入根管或推出根尖孔；③髓腔初预备到位，根管入路顺畅，无阻挡预备根管；④了解器械的性能，掌握器械的使用；⑤全部操作局限在根管空间内，准确掌握工作长度，明确工作宽度。

（1）冠下法：用大号器械由根管冠部逐渐向根尖部预备，为化学冲洗液和进入根尖的小号器械提供空间，更有利于根管内感染物的清除。大锥度机动镍钛器械预备根管的方式是冠下法预备的最佳体现。机用旋转镍钛锉的锥度设计有两大类，一类为恒定锥度，即锉针从尖端到螺纹末端每增加1mm其直径扩大的尺寸均为恒定，各锉针被分别制作成0.02锥度至0.12锥度，如Hero642，M Two，K3，TF等；另一类为变锥度，每根锉从尖端到螺纹末端的锥度各不相同，根据预备根管冠段或根尖部分的不同需要分别设计为锥度由小到大或由大渐小，其代表产品为Protaper。冠下法预备根管时，由大锥度锉针先行，敞开根管冠段，在顺序减小锥度的过程中使锉针逐步深入根管，直至到达根尖狭窄部，使根管根尖部成形（形成根尖挡）。镍钛锉预备后应再用手用K锉量取根尖部终末工作宽度（能到达全工作长度且尖端有紧缩感的主尖锉号数）。如恒定锥度镍钛锉系列：先用30＃—0.06锥度锉针进入根管，操作长度为WL –5mm，预备根管冠1/2部分；再用30＃—0.04锥度锉针预备根管中下部，操作长度为WL –2mm；最后用30＃—0.02锥度锉针预备根管根尖部，操作长度为全WL；再用30＃手用K锉进入根管视其是否符合主锉标准，调整锉号，以此作为终末工作宽度。又如变锥度镍钛锉系列：先用三支螺纹末端大锥度的成形锉（Protaper SX，S1，S2）预备根管达工作长度，敞开根管冠段，形成根管的大锥度形态；再用2~3支尖端锥度较大的完成锉（Protaper F1，F2，F3）进行根管根尖部的修形和清创，形成根尖挡；最后用手用K锉量取终末工作宽度。术者使用镍钛锉时须严格按照各系列生产厂家的使用说明进行操作。旋转机用镍钛器械操作要领如下：①必须先用手用器械通畅根管，至少要预备到15号锉；②限定马达的扭矩，保持恒定的低速旋转（300~600rpm）；③切勿向根尖用力施压，保持外拉手力；④遇阻力停转勿松脚闸，反转取出锉针，勿硬性拔出；⑤勿在同一根管深度停留时间过长或反复操作；⑥以手用器械探查、回锉根管，建立根尖挡，量取终末工作宽度（根尖部预备的主锉号数）；⑦锉针使用前、后必须仔细检查，一旦发现可疑损伤，应立即丢弃、更换；用后应清洁、高温高压消毒，勿超限次使用。

（2）步退法：将初尖锉以捻转法插入根管，遇有阻力时往返小于90度旋转推进器械，然后将器械紧贴一侧根管壁向外拉。沿管壁四周不断变换位置，重复上述动作，直至到达标记的工作长度。当该型号器械进出根管宽松无阻力时，按顺序换取大一号的器械，以上述动作要领继续操作。每次均要求到达工作长度，直至较初尖锉的型号大三个型号为止。由大于初尖锉第四个型号的器械开始，器械进入根管的深度较前一型号者递减1mm（年轻恒牙减0.5mm）。如此再连续扩大3~4个型号，使根管形成锥状。

### 7.根管冲洗

必须特别强调的是，在对根管实施机械预备操作时，应做到冲洗先行，频繁大量，充足浸泡，贯穿始终。目标是进一步清理根管。最有效的根管冲洗剂为2.5%~5.25%次氯酸钠溶液、17% EDTA和2%氯己定（洗必泰）。

根管预备中的冲洗程序如下：①完成髓腔进入初预备后，次氯酸钠须先于根管器械进入髓腔和根管系统，冲洗、浸泡作用要贯穿整个根管预备全过程；②在机械扩锉根管时，可用锉针蘸取EDTA凝胶进入根管伴随操作，以提供机械预备的润滑作用，每更换一支预备器械，根管均需用2~5ml次氯酸钠溶液冲洗；③根尖部的根管预备至少到30#，以使冲洗针头能尽量接近根尖；④机械预备全部完成后，须用大剂量次氯酸钠对每个根管进行充分冲洗，随后再用5ml EDTA溶液冲洗1分钟以清除玷污层；⑤超声荡洗1~3min；⑥终末冲洗采用次氯酸钠，每根管冲洗液量至少2ml，彻底置换EDTA并使次氯酸钠渗入开放的牙本质小管中，终末冲洗也可选用2%氯己定（尤其是再治疗病例），使用前需先用水或95%乙醇冲洗以避免次氯酸钠与氯己定相遇生成红色沉淀物；⑦根管充填前可选择应用95%乙醇进行冲洗，每根管用量3ml，干燥根管，降低表面张力。

### 8.根管消毒

在对活髓牙进行根管治疗时，一般不需要做根管封药，提倡根管预备和根管充填一次完成。对感染根管，尤其是伴有严重的肿痛症状或有活动性渗出的根管，有必要在根管中封入有效的抑菌药物，减轻临床症状后再行根管充填。目前根管封药更提倡使用杀菌力强的糊剂充填入已完成清理和成形的根管，如氢氧化钙糊剂，封药时间一般为7~14天。

### 9.根管充填

根管充填的目标是以生物相容性良好的材料严密堵塞根管，消除死腔，封闭根尖孔，为防止根尖周病变的发生和促使根尖周病变的愈合创造一个有利的生物学环境。根管充填的时机：①患牙无自觉症状；②检查患牙无叩痛、肿胀等阳性体征；③根管内干净、光滑，无渗出，无异味。

（1）冷牙胶侧方加压根管充填技术：①消毒纸尖擦干根管；②选择比主锉小一号数的消毒侧压器；③按照根管预备的终末工作宽度选择一根与主锉相同号数的ISO标准锥度牙胶尖作为主尖，标记工作长度，在根管内试主牙胶尖，插入主尖到达工作长度后有回抽阻力为合格；④选择数根与侧压器号数相同或小一号数的牙胶尖作为辅尖，75%酒精消毒备用；⑤用纸尖、主牙胶尖或根管螺旋充填器蘸根管封闭剂进入根管达工作长度，均匀涂布于管壁；⑥将主牙胶尖蘸少许封闭剂插入根管至工作长度；⑦沿主牙胶尖一侧插入侧压器同时将主牙胶尖朝根管壁侧向施压，保持15秒后左右捻转，同时离开主牙胶尖贴其对侧根管壁取出侧压器；⑧在侧压器形成的间隙内插入一根蘸有少许糊剂的辅尖，再行侧压并插入辅尖，直至侧压器只能进入根管口2~3mm不能继续插入辅尖为止；⑨用加热的器械（如烤热的充填器或携热器头）齐根管口或其下方1mm处切断牙胶尖，再向根方垂直压实根管内的牙胶尖。

（2）热牙胶垂直加压根管充填技术：①消毒纸巾擦干根管；②选择与主锉相同号数和锥度的携热器工作头，在短于工作长度4~5mm处标记；选择垂直加压器粗细各一支，细支可抵达根管内距根尖4~5mm处并作标记，粗支可进入根管口；选择回填注射针头，于短于工作长度4~5mm处并作标记；③按照根管预备的终末工作宽度选择一根与主锉相同号数的大锥度牙胶尖作为主尖（通常选0.06锥度），标记工作长度，在根管内试主牙胶尖，插入主尖到达工作长度后有回抽阻力，75%酒精消毒备用；④将主牙胶尖尖端约6mm蘸封闭剂插入根管至工作长度；⑤快速插入已加热至180℃~200℃的携热头至标记处，进入时间应短于4秒，停止加热并在原位加压10秒，之后加热1秒切断主尖迅速回撤工作尖，带出烫断的上部牙胶；⑥用带标记的细垂直加压器插入根管，压实牙胶断面；⑦插入回填注射针头，紧抵住牙胶断面，注射加热流动的牙胶，直至回退至根管口；⑧用粗垂直加压器压实根管口的牙胶。

完成上述操作后，用75%酒精棉球擦净髓腔各壁，以暂封剂封闭窝洞。拍摄根尖X线片，检查根管充填的情况。根充合格后，应及时完成牙冠的永久性修复。

【根管充填的标准判断】

**1.恰填**

X线片见根充物致密充盈于根管内，距根尖端0.5~2mm，根尖部根管无任何X线透射影像。此为所有根管充填均应达到的合格标准。

**2.超填**

X线片显示充填物不仅将根管填满，而且超出根尖孔进入根尖牙周膜间隙或根尖周病损区。临床上对于仅有少量糊剂的超填是可以接受的。

**3.欠填**

X线片显示根管内充填物与根尖端的距离大于2mm，根尖部无根充材料的根管区域遗留有X线透射影。还有一种情况是根充材料既超充又不密实，根管内（尤其是根尖处）充填不致密，有气泡或缝隙，同时又有根充物超填进入根尖周组织，称为超充差填。此种情况应取出充填物，重新做根管的预备和充填。

**【注意事项】**

1.根管口定位困难、根管内有异物、根管细窄钙化等情况可在根管显微镜放大及加强照明的辅助下进行操作。

2.防止操作意外，如器械根管内断离，器械滑脱导致误吞误吸。

3.避免操作缺陷，如遗漏根管，髓腔或根管壁穿孔、台阶，破坏根尖狭窄部，器械、药物、材料超出根尖孔等。

4.及时修复冠部缺损，防止微渗漏和牙齿劈裂。

# 第八节　根尖手术

**【适应证】**

1.根管治疗失败，不能进行根管再治疗或再治疗仍失败的患牙。

2.根尖囊肿较大的患牙。

3.根管不通并伴有根尖病变的患牙。

4.根管内有断离器械且超出根尖孔的患牙。

5.根管充填材料超填并长期伴有疼痛的患牙。

6.牙根穿孔的修补。

**【术前准备】**

1.了解患者全身健康情况；检查血常规，出、凝血时间；测量体温和血压；排除手术禁忌的全身疾病，女性患者须避开月经期。

2.对患牙进行完善的根管治疗并拍摄术后X线片和CBCT。检查咬合情况，必要时调𬌗。

3.进行口腔卫生宣教，清除菌斑、牙石，治疗牙龈炎或牙周炎。

4.向患者告知，令患者知情并征得同意。

5.术前给予抗生素。

6.氯己定含漱。

**【方法】**

1.局部麻醉

2.局部消毒，铺放孔巾。

3.切口和瓣膜设计

（1）龈沟内瓣：由一条水平的龈沟内切口和一侧或双侧的垂直切口组成。先在患牙近中和（或）远中一二颗邻牙牙根的骨隆突之间的凹槽中做垂直切口，切口从距龈颊沟1~2mm处起，切至目标牙的近中或远中唇/颊侧轴角处。再从一条垂直切口的龈缘止点沿龈沟内侧作水平连续切口至患牙另一侧二三颗牙的轴角或另侧的垂直切口的龈缘止点，形成三角形瓣或矩形瓣的水平边。沟内切口必须紧贴骨和游离龈组织，包括牙龈乳头。这是根尖手术的最佳切口瓣。

（2）扇形瓣：在手术区域的附着龈上做扇贝状水平切口及其两侧的垂直切口。垂直切口仍做在两牙根骨隆起之间的凹陷处，从距龈颊沟1~2mm处起，在附着龈上切至距龈缘和龈沟底3~5mm处。水平切口依照龈缘的形态切成扇贝形，连接两垂直切口。此切口瓣术后易留瘢痕。

切口下方应有骨组织支持，切时深达骨面，同时应注意避开龈乳头和唇、颊系带。

**4. 翻瓣**

完整剥离、翻起黏骨膜瓣，暴露患牙根尖区牙槽骨板。手术过程中应将组织瓣从术区牵开，在不损伤组织瓣及其周围组织的情况下，最大限度地为手术提供入路和视野。同时要注意保护翻起的黏骨膜瓣，不要过度牵拉或压迫。

**5. 去骨**

如患牙根尖区牙槽骨板已有破坏穿孔，可用消毒涡轮机细金刚砂钻针沿穿孔边缘去除少量骨质暴露根尖视野；如无穿孔，应按照量取的牙齿长度，在根尖区骨板上先钻一小孔，再逐渐扩大去骨直至能清楚地显露出根尖病变区。

**6. 搔刮**

用锐利挖匙沿破坏区骨壁刮除病变组织，注意将牙根舌侧面的炎症组织彻底刮净。刮出的组织应置于福尔马林内，以便术后病理检查。

**7. 根尖切除**

在根管显微镜下，用金刚砂钻针垂直于根长轴去除3mm根尖，截除根尖后，需能够清楚地识别和探查根尖部根管的开口、根管的根尖拉开部分、侧壁穿孔和两根管间峡部，牙根截面还应能提供足以制备I类洞的根管壁厚度。切除根尖后对病变区再做彻底搔刮。

**8. 根尖倒预备**

在根管显微镜下，用手术专用的超声工作尖从截除的根面倒行预备根管3mm须牙长轴平行，保证根管壁的厚度和足够洞深。

**9. 根管倒充填**

在根管显微镜下，于根尖预备的I类洞中倒行填入生物陶瓷材料。行倒充填前，可于病变区骨腔内放置生理盐水纱条，一方面可防止倒充填材料的碎渣掉入骨腔，另一方面有利于止血。倒充填完成后，一定注意将骨腔内置物去除干净。

### 10.检查冲洗

修整黏骨膜瓣内面，仔细检查骨腔内病变组织及充填材料残渣是否清除干净，用生理盐水彻底冲洗骨腔。

### 11.搔刮骨面

用刮匙轻刮骨面，使新鲜血液充盈骨腔。

### 12.缝合

将黏骨膜瓣复位，对齐切口，注意防止内卷。水平切口可采用间断缝合、褥式缝合以及悬吊缝合；垂直切口可采用间断缝合或十字交叉缝合。

### 13.次数

对术区相应的颜面部冷敷24小时。

【术后处理】

1.切除的病变组织须作病理学检查。

2.全身给予抗生素和止痛药，局部给以漱口水，保持口腔清洁。

3.术后3天内术区颜面可有肿胀，或伴轻度体温升高，38℃以下可不作处理。

4.术后5~7天拆线。

5.如术区感染，除全身用药外，局部应提前拆线，探查有无坏死物及异物，可作轻微搔刮，冲洗后填放碘仿纱条。如有溢脓，则应开放引流。

6.术后3个月、6个月、1年、2年复查，拍摄X线片，观察手术效果。

# 第六章　牙周疾病和种植体周疾病

## 第一节　牙龈病

牙龈病是指发生于牙龈组织的一组疾病，包括牙龈炎和全身疾病在牙龈的表现。牙龈病的病变仅限于牙龈组织内，一般不累及深层的牙周组织，即不累及牙骨质、牙周膜和牙槽骨。

### 一、慢性龈炎

慢性龈炎又称为菌斑性龈炎，也称为边缘性龈炎，以前曾称为单纯性龈炎，是由菌斑微生物引起的牙龈炎症，是牙龈病中最常见的类型，患病率高。每个人在其一生中的某个阶段都可能发生过牙龈炎。经过治疗后牙龈炎可以逆转，恢复正常。如果菌斑控制不佳，菌斑再堆积，疾病可复发。部分慢性牙龈炎患者可能发展为牙周炎。

【诊断标准】

（一）临床表现

**1.症状**

刷牙或咬苹果等硬物时牙龈出血，有些患者表现为牙龈痒胀不适感或口臭。多数患者可无明显症状。

2.检查可见局部刺激因素：龈缘附近牙面有菌斑、牙石、不良修复体或其他刺激因素。

3.检查可见牙龈炎症表现：牙龈缘和（或）龈乳头鲜红色或暗红色；龈缘水肿、变厚，龈乳头变得圆钝或肥大，质地松软，牙龈的点彩消失。

4.龈沟探诊后有出血，探诊深度多在3mm以内，也可大于3mm，但探查不到釉牙骨质界，此时形成的是假性牙周袋，无附着丧失。

（二）辅助检查

一般不需进行X线片检查。在通过探诊无法确定有无附着丧失时，才行X线片检查，牙龈炎时无牙槽骨吸收。

【治疗原则】

1.对患者进行有针对性的口腔卫生宣教和指导，教给患者正确地刷牙和菌斑控制方法。

2.通过洁治，去除龈上及龈沟内的菌斑和牙石，通过抛光，清洁、光滑牙面。

3.去除菌斑滞留因素，例如：去除充填体或修复体边缘悬突，改正不密合的修复体边缘、邻牙无接触状况，治疗龋及牙齿错位等。

4.机械方法清除菌斑、消除炎症效果不佳时，可辅助使用局部药物治疗。如患者不伴有全身性疾病，不应全身应用抗菌药物。

5.对于炎症消退后其牙龈外形仍肥大未恢复正常者，可行牙龈成形手术。

6.告知患者要坚持每半年到1年进行1次复查和维护治疗。

## 二、青春期龈炎

青春期龈炎是与青春期的内分泌变化相关、由菌斑引起的牙龈炎，属于受全身因素影响的牙龈炎之一。女性患病较男性稍多。

【诊断标准】

（一）临床表现

1.患者处于青春期，牙龈炎症与菌斑、内分泌和性激素的改变有关。

2.典型特征是牙龈炎症反应程度超过局部刺激物的程度。

3.病变好发于前牙唇侧牙龈缘和龈乳头。牙龈缘和龈乳头为鲜红色或暗红色，质地松软，易出血；牙龈肿胀明显，龈乳头呈球状突起。

4.龈沟加深，常大于3mm，形成假性牙周袋，无附着丧失，无牙槽骨吸收。

5.这种牙龈炎在治疗后易复发，青春期过后，炎症可部分消退或缓解。

（二）辅助检查

一般不需进行X线片检查，在通过探诊无法确定有无附着丧失时，才行X线片检查。X线片检查时无牙槽骨吸收。

【治疗原则】

1.对患者进行口腔卫生宣教和指导，教授其正确的控制菌斑方法，这是治疗和防止复发的关键。

2.行龈上洁治和抛光，去除局部刺激因素。必要时配合局部药物治疗，如0.12%氯己定液含漱等。

3.对于正在接受正畸治疗的患者，首先按前述原则治疗牙龈炎症，之后在正畸治疗中定期进行预防性洁治。

4.定期复查，维持疗效。

## 三、妊娠期龈炎

妊娠期龈炎是由菌斑引起的、与妇女妊娠期间体内内分泌改变即女性激素水平升高有关的牙龈炎，属于受全身因素影响的牙龈炎之一。

【诊断标准】

（一）临床表现

1.患者为妊娠期妇女，且在怀孕前患有牙龈炎，妊娠2~3个月后其牙龈炎症状加重，妊娠8个月时达高峰。分娩后炎症可减轻至妊娠前水平。

2.牙龈缘和龈乳头多呈鲜红色，也可为暗红色，质地松软，光亮，易出血。以前牙区为重。

3.个别牙龈乳头可形成妊娠期龈瘤（或称孕瘤），多见于下前牙，表现为桑椹样瘤样增生肥大，瘤体有蒂或无蒂，极易出血，一般无痛。

4.妊娠期龈瘤随着妊娠月份的递增而增大，因其易出血，严重者可影响进食。分娩后瘤体能够逐渐自行缩小。

【治疗原则】

1.加强口腔卫生宣教和指导，控制菌斑。

2.给予细致轻柔的龈上洁治，清除菌斑和局部刺激物。

3.对妨碍进食的妊娠期龈瘤，选择在妊娠4~6个月期间施行龈瘤切除术。

5.避免应用全身抗菌药物治疗。

6.在分娩后进行彻底的牙周治疗。

7.在妊娠前及时治疗牙龈炎和牙周炎，做好自我菌斑控制，可预防妊娠期龈炎的发生。

## 四、白血病的牙龈病损

白血病的牙龈病损是受全身因素影响的牙龈病，是白血病这种血液系统恶性疾病在口腔中的表现。

【诊断标准】

（一）临床表现

1.起病急，多有乏力、发热、贫血及出血现象。多见于儿童及年轻患者，也可见于成人。

2.常见主诉为牙龈出血，不易止住。

3.检查可见牙龈明显肿大，波及牙龈乳头、边缘龈和附着龈，覆盖部分牙面，外形不规则呈结节状，颜色苍白或暗红发绀。可有牙龈自发出血。

4.有时可见牙龈坏死，有疼痛，口臭。

5.可有局部淋巴结肿大。

（二）辅助检查

血常规和血涂片检查，可明确诊断。必要时到血液专科行骨髓穿刺检查。

**【治疗原则】**

1. 与普内科、血液科医师密切配合治疗。

2. 严禁手术和活检。

3. 口腔局部以保守治疗为主，压迫止血，局部、全身用止血药。在全身状况允许时，方可行简单的洁治术，应避免组织创伤，用含漱液辅助菌斑控制。

4. 口腔卫生指导。

## 五、药物性牙龈肥大

药物性牙龈肥大是由菌斑引起、与服用某些药物有关的牙龈病。它是指长期服用某种药物加上菌斑控制不佳而引起的牙龈组织体积增大或纤维增生。菌斑、牙石所导致的牙龈炎症，明显影响牙龈组织的肥大程度。

**【诊断标准】**

**（一）临床表现**

1. 患者有癫痫病、或高血压，或接受过器官移植，有长期服用苯妥英钠、或硝苯地平等钙通道阻滞剂、或环孢素等药物史。

2. 牙龈肥大始于龈乳头，上下前牙区较重，呈小球状或结节状。肥大增生牙龈表面呈桑椹样或分叶状。

3. 炎症明显时可呈鲜红色、暗红色，质地松软，易出血；炎症不明显时可呈淡粉红色，质地韧而有弹性，不易出血。一般无疼痛。

4. 牙龈肥大严重时，可覆盖部分或全部牙冠进而妨碍进食和咬合。牙齿缺失的部位不发生牙龈肥大增生。

5. 药物性牙龈肥大需与血液病造成的牙龈肿大、牙龈纤维瘤病相鉴别。

6. 如同时伴有牙周炎，则还有牙周炎的表现。

**（二）辅助检查**

一般不需进行X线片检查，在通过探诊无法确定有无附着丧失时，才行X线片检查。单纯的药物性牙龈肥大，X线片检查无牙槽骨吸收。如伴有牙周炎，则有牙槽骨吸收。为鉴别诊断，可行血常规检查，以除外血液性疾病。

**【治疗原则】**

1. 龈上洁治，必要时刮治，清除局部刺激物。

2. 口腔卫生宣教和指导，控制菌斑。这是治疗疾病和预防复发的重要措施。

3. 可配合局部药物治疗，如含漱药物的使用等。

4. 经牙周基础治疗后，牙龈炎症得到控制，如增生仍未消退者，在全身状况允许情况下，可行牙龈切除及成形术。

5. 与相关专科医生配合治疗，在全身疾病治疗允许情况下，可以考虑更换引起牙龈增生的药物。如果出于全身疾病治疗的需要，也可不必更换药物。

## 六、牙龈纤维瘤病

牙龈纤维瘤病是与遗传有关的一种较为罕见的牙龈病损，又称家族性或特发性牙龈纤维瘤病。

**【诊断标准】**

**（一）临床表现**

1.病因不明确，有的患者有家族史。

2.发病通常在恒牙萌出之后，早发者可见于乳牙萌出后。

3.牙龈增生广泛、严重，累及全口牙龈。增生的牙龈常覆盖大部分或全部牙面，影响咀嚼。

4.增生的牙龈可导致牙齿移位，有时发生恒牙萌出困难。

5.牙龈为正常的粉红色，质地坚实，表面光滑或呈结节状，不易出血，无疼痛。

6.本病应与药物性牙龈肥大鉴别，后者有服药史，增生程度相对较轻。

**（二）辅助检查**

恒牙萌出困难者，拍摄X线片。

**【治疗原则】**

1.口腔卫生宣教和指导，龈上洁治，控制菌斑。

2.妨碍咀嚼、咬合时，以及恒牙萌出困难者，可行牙龈切除术和成形术。

3.定期复查。

## 七、牙龈瘤

牙龈瘤是指发生在牙龈乳头部位的瘤样增生物，是牙龈组织长期慢性炎症的一种反应性增生。牙龈瘤来源于牙周膜及牙龈的结缔组织增生，虽然外形似肿瘤，但其不具有肿瘤的生物学特征和结构，并非真性肿瘤。

**【诊断标准】**

**（一）临床表现**

1.一般有局部刺激因素，如菌斑、牙石、食物嵌塞、不良修复体等。妊娠瘤的发生与激素水平的改变有关。

2.检查可见多为唇颊侧单个龈乳头处的瘤状增生物。呈圆形或椭圆形，有时呈分叶状，大小不一，有的有蒂，有的无蒂则基底宽广。

3.通常根据病理学特征的不同，将牙龈瘤分为血管型、肉芽肿型和纤维型。

（1）血管型：色红，质软，内含丰富的血管，极易出血。

（2）肉芽肿型：色红或暗红，质软，内含大量肉芽组织、较多炎症细胞和血管，易出血。

（3）纤维型：质地较坚韧，色粉红，内含大量胶原纤维，不易出血。

4.牙龈瘤生长较慢，较大时可伴发溃疡或继发感染。

5.如果牙龈瘤表面呈菜花状，有组织坏死，易出血时，应警惕，注意与牙龈癌相鉴别。

6.长期存在的较大的牙龈瘤可以造成牙槽骨壁的破坏，X线片可见骨质吸收，牙周膜间隙增宽。

7.较大的牙龈瘤可能造成牙齿松动，移位。

**（二）辅助检查**

X线片检查，病理检查可确诊牙龈瘤及类型。

**【治疗原则】**

1.去除刺激因素，控制牙龈炎症。

2.在炎症控制后手术切除。手术切除要彻底，在牙龈瘤的基底部周围的正常组织上做切口，在切除瘤体组织的同时，要连同骨膜、部分基底部牙槽骨及相应部位的牙周膜组织一起切除，防止复发。

3.手术创面放置牙周保护剂。若牙龈瘤周围牙齿已明显松动，应同时拔除，并去除所累及的牙周膜及邻近的骨组织。

4.如切除不彻底，未将起源处的骨膜、牙周膜组织切除，则易复发。复发后一般仍按上述方法治疗和切除，注意彻底切除起源处的组织。若多次复发，可考虑在切除牙龈瘤的同时，拔除病变波及的牙齿。

## 八、急性坏死性溃疡性龈炎

急性坏死性溃疡性龈炎是一种牙龈的急性炎症，以牙龈缘和龈乳头坏死为主要特征。当急性期未能及时治疗、且患者抵抗力低下时，坏死可波及到与其相对应的唇颊侧软组织，造成坏死性龈口炎。若急性期治疗不彻底或反复发作，可转变为慢性坏死性龈炎。而当感染累及牙龈组织、牙周膜和牙槽骨，导致附着丧失时，则称为坏死性溃疡性牙周炎。

**【诊断标准】**

**（一）临床表现**

**1.急性坏死溃疡性龈炎**

（1）起病急，可能与吸烟、心身因素、机体免疫功能低下、营养极度不良等有关。

（2）主诉症状常为牙龈出血，和/或牙龈疼痛。

（3）以龈乳头或龈缘处的牙龈组织坏死为特征。检查可见龈乳头顶端呈刀切状或火山口状，龈缘呈虫蚀状，坏死表面上有灰白色的假膜，易擦去。

（4）检查可见牙龈极易出血或有牙龈自发出血。

（5）患者口内有腐败性恶臭。

（6）病变坏死区涂片可见大量梭形杆菌和螺旋体。

（7）重症者可有低热、颌下淋巴结肿大等。

（8）本病应与疱疹性龈口炎和急性白血病鉴别。

（9）本病应与坏死性溃疡性牙周炎鉴别：广泛、快速的牙龈坏死未控制，累及牙槽骨和形成骨丧失，为坏死性溃疡性牙周炎，多见于免疫缺陷患者如艾滋病。

**2.慢性坏死性龈炎**

（1）龈乳头破坏严重以致消失，牙龈缘外形呈反波浪状。

（2）龈乳头处的颊舌侧牙龈呈分离状，一般见不到坏死。龈下可见菌斑、软垢和牙石。

**（二）辅助检查**

病变坏死区涂片检查；血常规检查；X线检查。

**【治疗原则】**

1.清除坏死物。清除坏死的牙龈组织，去除大块龈上牙石。

2.局部药物治疗。可局部应用氧化剂，用1%~3%过氧化氢溶液局部擦洗、冲洗。可使用含甲硝唑和0.12%氯己定的复方含漱液含漱。

3.酌情全身用药。重症者口服甲硝唑或替硝唑等抗厌氧菌的抗生素。也可以给予维生素C、蛋白质等支持疗法。

4.强化口腔卫生指导。指导患者控制菌斑，保持口腔清洁卫生，更换牙刷，停止吸烟。

5.急性炎症控制后，要对患者的全口的牙周状况进行综合评价和系统治疗。

6.对于全身免疫缺陷患者，应同时与内科医生配合治疗。

## 九、急性龈乳头炎

急性龈乳头炎是个别牙龈乳头的急性非特异性炎症，是急性牙龈病损中较为见的一种。

**【诊断标准】**

**（一）临床表现**

1.局部存在机械性或化学性刺激因素，如食物嵌塞、牙签使用不当、充填物悬突、义齿卡环尖端的刺激等。

2.患者有自发胀痛、冷热刺激敏感

3.检查可见患处牙龈乳头充血、肿胀，探触时疼痛，易出血，有叩痛。温度测试时敏感不适，需与牙髓炎鉴别。

**（二）辅助检查**

X线检查，排除邻面龋坏及充填物悬突。

**【治疗原则】**

1.去除刺激因素。检查寻找局部刺激因素并消除，如去除牙石、菌斑、食物残渣，解决食物嵌塞问题，调整修复体等。

2.局部治疗。使用过氧化氢溶液行局部冲洗，辅以应用复方碘液。

3.急性炎症控制后，彻底消除致病因素。

## 十、急性多发性龈脓肿

急性多发性龈脓肿是指多处牙龈乳头发生急性炎症，形成脓肿。它是临床症状较重的一种急性感染，较少见，主要发生在男性青壮年。

**【诊断标准】**

**（一）临床表现**

1.患病前有慢性牙龈炎。

2.起病急，发病时有疲倦、发热和感冒等全身不适症状。

3.早期牙龈乳头鲜红、肿胀，唾液黏稠，服用抗生素无明显效果。

4.疾病发展则发生多个龈乳头的局限性红肿、光亮、疼痛。每个红肿的乳头内有小脓肿形成，数日后自行破溃，可见脓性渗出物。

5.患牙和邻牙叩诊均有轻度疼痛。口腔黏膜普遍充血、口臭但无溃疡。

6.局部淋巴结肿大，体温增高，白细胞增多。脓肿此起彼伏，病程迁延1~2周，甚至更久。

7.治疗后牙龈可恢复正常，无组织破坏。

**（二）辅助检查**

血常规检查；多次反复发作者要检查血糖。

**【治疗原则】**

1.中西医结合治疗，清热、泻火为主。全身支持疗法。

2.局部牙龈脓肿引流，消除急性症状。除去大块龈上牙石，冲洗，含漱等。

3.急性炎症控制后，彻底治疗，防止复发。

# 第二节　牙周炎

## 一、慢性牙周炎

慢性牙周炎是最常见的牙周炎，约占牙周炎患者的95%，常见于成年人，其他年龄者也可发生，进展缓慢。菌斑微生物是慢性牙周炎的始动因子，牙石、不良修复体、食物嵌塞、牙齿排列不齐、解剖形态异常等局部促进因素利于菌斑滞留，加速牙周炎的进展。糖尿病对牙周炎有负面影响，吸烟、精神压力和遗传因素等对牙周炎的严重程度有影响。

**【诊断标准】**

**1.临床表现**

（1）刷牙或进食时牙龈出血，或口内有异味，晚期出现牙齿松动、咀嚼无力或肿胀、疼痛。

（2）病变可累及全口多数牙或一组牙，病程较长，活动期和静止期交替出现。发病有一定的牙位特异性，磨牙和下前牙区以及邻面为好发部位。

（3）主要临床表现：①牙龈炎症：牙龈色红或暗红，肿胀，质软，探诊后出血；②附着丧失和牙周袋形成：探诊深度>3mm，袋底位于釉牙骨质界的根方，可探及有附着丧失；③牙槽骨吸收，骨嵴顶高度降低，嵴顶区密度减低，可垂直吸收或水平吸收，或凹坑状吸收；④晚期出现牙齿松动和移位，甚至脱落。

（4）伴发病变：①可有牙龈退缩，②牙根面暴露时，牙齿对冷热刺激敏感；③累及根分叉处，可发生根分叉病变，临床可探及或探入根分叉区，④晚期牙周炎，可引发逆行性牙髓炎，出现冷热痛、自发痛和夜间痛等急性牙髓炎症状。⑤机体抵抗力降低时，深牙周袋内脓液引流不畅，可发生牙周脓肿，牙周袋壁局限性肿胀隆起，波动感。

（5）病变程度与局部刺激物的量往往相一致，即局部刺激物多的部位病变往往较重。

（6）根据疾病的范围和严重程度，慢性牙周炎分为局限型和广泛型。全口牙中有附着丧失和骨吸收位点数占总位点少于或等于30%为局限型，若大于30%的部位受累则为广泛型。

（7）慢性牙周炎的严重程度分度：①轻度：牙龈炎症和探诊出血，牙周探诊深度≤4mm，附着丧失1~2mm，X线片显示牙槽骨吸收不超过根长的1/3；②中度：牙龈炎症和探诊出血，也可有溢脓。牙周袋探诊深度≤6mm，附着丧失3~5mm，X线片显示牙槽骨水平型或角型吸收超过根长的1/3，但不超过根长的1/2。牙齿可能有轻度松动，轻度的根分叉病变；③重度：明显牙龈炎症或发生牙周脓肿。牙周袋探诊深度>6mm，附着丧失≥5mm，X线片示牙槽骨吸收超过根长的1/2，多根牙有根分叉病变，牙多有松动。

**2.辅助检查**

X线片检查，牙槽骨呈不同程度的水平骨吸收或垂直骨吸收。

【治疗原则】

**1.慢性牙周炎的治疗目标**

①清除菌斑、牙石和消除牙龈炎症；②牙周袋变浅和改善附着水平；③促进牙周组织再生；④保持疗效的长期稳定。

**2.口腔卫生宣教和指导**

强化口腔卫生宣教，指导患者进行自我菌斑控制。

**3.清除局部致病因素**

清除菌斑、龈上和龈下牙石等局部刺激因素，龈上洁治、龈下刮治和根面平整是去除菌斑和牙石最为有效的方法。

**4.去除或控制慢性牙周炎的局部致病因素**

去除充填体悬突，修改不合适义齿，治疗咬合创伤、改正食物嵌塞等。尽可能去除、改变或控制慢性牙周炎的危险因素，如戒烟、控制糖尿病等。

**5.适当的时机拔除无保留价值的患牙或预后差的重度牙周炎患牙**

目的在于：利于消除微生物聚集部位；利于邻牙的彻底治疗；避免牙槽骨的继续吸收，保留牙槽嵴的高度和宽度，有助于良好的修复；避免牙周脓肿的反复发作；避免因患牙松动或疼痛而使患者偏侧咀嚼。

在适当的时机拔除患牙，如计划拔牙后种植修复，根据病情可考虑先控制感染和炎症，再拔牙，在拔牙同期植骨，为后续种植创造条件。

**6.辅助全身和（或）局部药物治疗**

药物治疗只是作为机械治疗的辅助手段。①轻、中度慢性牙周炎患者，洁治、刮治和根面平整等基础治疗能获得较好的临床效果，一般不使用抗菌药物；②重度慢性牙周炎患者，在机械治疗的基础上，可辅助使用全身药物或辅助局部用药，例如：牙周袋内放置抗生素和控制菌斑药物；③常用药物包括抗厌氧菌药物甲硝唑，兼具抗菌和抑制胶原酶作用的四环素及其同族药物如二甲胺四环素和多西环素，控制菌斑的局部用药物0.12%氯己定等。

**7.手术治疗**

基础治疗后2~3个月，若仍有5mm以上的牙周袋，探诊仍有出血，应考虑牙周手术。牙周手术目的是：①直视下彻底刮除根面或根分叉处的牙石及肉芽组织，以期控制炎症，消除牙周袋或使牙周袋变浅；②术中修整牙龈和牙槽骨的外形，或植骨，或截除病变严重的患根，以控制病情进展和/或纠正解剖学上缺陷；③对垂直骨下袋或Ⅱ度根分叉病变通过引导性牙周组织再生术，形成牙周组织再生。

**8.建立平衡的咬合关系，需要时配合修复、正畸治疗**

（1）调𬌗消除𬌗干扰，解决继发型咬合创伤；

（2）松动牙粘接固定、牙周夹板等，减少牙齿动度，消除咬合创伤，改善咀嚼功能；

（3）需修复缺失牙的患者，可利用固定式或可摘式修复体上的附加装置固定松动牙；

（4）正畸治疗：矫正错𬌗或病理移位的牙齿，改善美观和建立合理的𬌗关系。

**9.牙周维护**

牙周基础治疗后即进入维护期，手术治疗和修复、正畸综合治疗后也进入维护期。牙周炎治疗的长期疗效赖于患者坚持有效的菌斑控制，以及定期的复查、监测和必要的重复治疗。

## 二、侵袭性牙周炎

侵袭性牙周炎是一类临床和实验室检查均不同于慢性牙周炎的疾病，其发病早，进展迅速。它包含了以往的青少年牙周炎、快速进展性牙周炎和青春前期牙周炎。侵袭性牙周炎有局限型和广泛型。侵袭性牙周炎的病因始动因素仍是菌斑微生物，可疑牙周致病微生物如牙龈卟啉单胞菌、伴放线聚集杆菌等的感染，此外，遗传因素、机体的防御能力缺陷也被认为是重要因素。

【诊断标准】

**1.临床表现**

（1）快速的牙周组织破坏是重要特征。进展迅速的判断依据有两种，一是患者有定期检查的纵向病史，显示其快速的牙周破坏，二是没有纵向病史的患者，常根据牙周破坏的严重程度与年龄的关系来判断，例如在年轻患者有较严重的牙周破坏。

（2）年龄与性别：发病年龄较小，可始于青春期前后，35岁前就诊时已有较重度的牙周疾病。广泛型的年龄大于局限型，一般也在35岁以下。从群体上看，此类牙周炎患者中女性多于男性。

（3）口腔卫生情况：菌斑、牙石等局部刺激因素的量与牙周组织破坏的严重程度可能不相符，①局限型患者菌斑、牙石量不多，牙龈表面的炎症似轻微，但却已有深牙周袋和探诊后出血。②广泛型的菌斑牙石量因人而异，我国多数广泛型患者有大量的菌斑和牙石，牙龈炎症明显，如牙龈出血、溢脓和牙周脓肿。

（4）好发牙位：①典型的局限型侵袭性牙周炎患病牙位为第一恒磨牙或切牙，全口至少波及两个恒牙，其中一个为第一磨牙，非第一磨牙和切牙不超过两个。X线片显示的特征性表现为第一磨牙的近、远中有垂直型骨吸收，而形成弧形吸收外形，切牙为水平型骨吸收；②广泛型侵袭性牙周炎为广泛的邻面附着丧失，累及的患牙除第一磨牙和切牙以外，其他牙在三颗以上，常侵犯全口大多数牙。

（5）家族聚集倾向：家族中常有多人患本病，同胞患病的机会大。临床上并非每位侵袭性牙周炎患者均有家族史。

（6）全身情况：侵袭性牙周炎患者一般全身健康，无明显的系统性疾病，但部分患者具有嗜中性粒细胞及（或）单核细胞的功能缺陷。多数患者对常规治疗如刮治及根面平整并配合全身药物治疗有明显的疗效，但也有少数患者经任何治疗效果都不佳，病情迅速加重直至牙齿丧失。

【治疗原则】

**1.早诊断，早治疗**

治疗需彻底消除感染。

**2.基础治疗**

仍是首位的治疗，以彻底清除局部因素：患者自我菌斑控制、洁治、刮治和根面平整，多数患者通过治疗后感染可得到控制。

**3.手术治疗**

对于深牙周袋和磨牙等解剖结构复杂、基础治疗效果不佳部位，可积极采取牙周翻瓣术等手术治疗，彻底清除牙周袋和组织内的微生物。

**4.药物辅助治疗**

单纯的基础治疗难以彻底消除入侵牙龈组织中的微生物和难以防止病变复发，对于本病建议辅助药物治疗。

（1）全身服用抗生素：作为辅助疗法，在龈下刮治除去龈下牙石、并搅乱菌斑生物膜后，常采取口服甲硝唑和阿莫西林联合用药，服用1周。

（2）调整机体防御功能：在我国，可采用服用六味地黄丸、固齿丸等，以提高机体防御功能。国外使用小剂量多西环素（强力霉素），每次20mg，每天1次，3个月为一个疗程，作为辅助治疗，多西环素为四环素族药物，除可抑菌，还抑制胶原酶，可减少牙周组织的破坏。

（3）牙周袋内局部用药：在根面平整后的深牙周袋内放置缓释的抗菌制剂，如甲硝唑、二甲胺四环素、氯己定等，也有良好疗效。

**5.综合治疗**

患者病情重且复杂，常有牙松动、移位和缺失等多种问题，往往需多学科的综合治疗，在炎症控制使牙周袋变浅后，可能考虑如下综合治疗。

（1）松动牙粘接固定、牙周夹板等，消除创伤而减少牙齿动度，改善咀嚼功能。

（2）正畸治疗，解决牙齿移位问题和关闭间隙，解决美观和改善咬合问题。但正畸过程中务必加强菌斑控制和牙周病情的监控，加力也宜轻缓。

（3）缺失牙的修复。除活动义齿和固定义齿修复外，种植修复成为越来越多的修复方式。

**6.防止复发**

本病治疗后较易复发，定期的复查和复治十分重要。根据每位患者菌斑和炎症的控制情况，确定复查的间隔期。开始时约为每2~3个月一次，半年后若病情稳定，可间隔3~6个月进行复查和复治。

**7.疗效和预后**

由于侵袭性牙周炎与全身因素、免疫缺陷和微生物间的关系复杂，并不是所有的病例都能完全控制，对这些病例的治疗目标是减缓疾病的进展。侵袭性牙周炎治疗效果差时，要检查全身情况以确定是否患有系统疾病。可请其他科医生会诊，协同治疗。还应考虑调整环境危险因素。

## 三、与全身疾病有关的牙周炎

### （一）掌跖角化－牙周破坏综合征

1924年Papillon和Lefèvre二位学者首次报道，故又称Papillon –Lefèvre综合征，该病较罕见，患病率约为百万分之一，但牙周组织破坏严重，牙周病损可能是患者首次就诊的原因。该病为常染色体隐性遗传疾病，父母不发病，但双亲均携带染色体基因使其子女患本病，男女患病机会均等。

【诊断标准】

**1.临床表现**

（1）发病早，乳牙萌出后就可发病。

（2）手掌、足底、膝部及肘部局限性的过度角化及鳞屑、皲裂，有多汗和臭汗。

（3）患儿的智力及身体发育正常，多全身健康，个别可有硬脑膜的异位钙化。

（4）牙周病损：在乳牙萌出后不久即可发生，如深牙周袋、重度炎症和牙周溢脓，牙槽骨吸收，牙齿松动、移位和乳牙相继脱落，但创口愈合正常。恒牙萌出后仍可发生牙周炎症和牙周组织破坏，以及牙齿脱落或无法保留而拔除。

**2.辅助检查**

龈下菌斑培养微生物类似于慢性牙周炎，患者中性粒细胞趋化功能可异常，基因检测可辅助诊断。

【治疗原则】

**1.基础治疗**

机械清除菌斑、牙石，患者自我菌斑控制，尽可能彻底的清除局部因素，积极控制牙周感染。单纯一次的机械治疗效果往往不够，患牙的病情仍可能不断加重，全口多数牙丧失，甚至全口牙缺失。

**2.口服抗生素**

在重复多疗程的基础治疗基础上，配合重复多疗程的抗生素治疗，对于发病早期就诊或病情进展缓慢的患者，也可保存适当的牙齿和功能。

3.定期复查，保持良好口腔卫生极为重要。

**（二）伴有糖尿病的牙周炎**

糖尿病是与多种遗传因素有关的内分泌异常，与牙周炎一样，患病率都较高，糖尿病与牙周炎这两种疾病相互影响。糖尿病是牙周炎的重要危险因素，未经控制的Ⅰ型胰岛素依赖型或Ⅱ型非胰岛素依赖型糖尿病患者，其牙周炎的患病率高于无糖尿病者。糖尿病本身不引起牙周病，但糖尿病患者因血管改变、炎症反应加重和组织修复能力低下等原因，改变个体对菌斑细菌的反应，从而影响牙周病程度、疾病进展速度和牙周治疗的反应等。目前研究显示，伴糖尿病的牙周炎患者龈下微生物与全身健康的慢性牙周炎患者相似。对伴有糖尿病的牙周炎患者来说，糖尿病的控制是取得牙周炎治疗效果的重要前提。

【诊断标准】

**临床表现**

（1）糖尿病的临床表现和牙周炎的临床表现。

（2）糖尿病患者在局部刺激因素相似的情况下，牙周病发生率及严重程度均大于非糖尿病者。

（3）血糖控制不佳和有严重全身合并症的糖尿病患者，其牙周炎患病率更高，病变程度更重。附着丧失更多、更快，牙槽骨吸收快速，也易发生牙龈炎症，常表现有牙周溢脓，急性或慢性的、单发或多发的牙周脓肿等。

【治疗原则】

1.与内科医生沟通，了解患者糖尿病的病情和控制状况。告知患者糖尿病与牙周病的双向关系，控制牙周炎症有利于糖尿病的治疗；

2.口腔检查评估牙周状况和积极做好口腔健康指导；

3.出现牙周脓肿等急性症状时，应尽快对症治疗如脓肿引流，应用抗生素等；

4.依据糖尿病（如血糖）控制情况，进行牙周治疗。

（1）血糖控制理想者（空腹血糖6.1~7.0mmol/L，HbAlc<6.5%），牙周治疗同全身健康者；

（2）血糖控制良好者（空腹血糖6.1~7.0mmol/L，HbAlc 6.5%~7.0%），基本同全身健康者，但行牙周大范围手术时，建议咨询内科医师，配合全身用药和制定合理饮食方案，减轻患者治疗时的焦虑情绪；

（3）血糖控制差者（空腹血糖>7.0mmol/L，HbAlc>7.5%），或有糖尿病并发症者，仅建议行牙周基础治疗，不建议牙周手术治疗，建议预防性使用抗生素，减少伤口感染和促进愈合；

（4）血糖控制极差患者（空腹血糖>11.4mmol/L），建议仅进行急症处理（牙周脓肿切开、牙周局部用药和全身辅助应用抗生素），口腔卫生宣教和局部应用含漱剂，辅助菌斑控制和减轻牙龈炎症，血糖控制后再常规牙周治疗。

5.糖尿病患者的牙周治疗建议安排在上午早饭后或服用降糖药后，治疗时间少于2小时，动作轻柔和减轻患者的焦虑（避免肾上腺素水平增高，影响胰岛素的水平）

6.关注糖尿病患者可能的口腔并发症如念珠菌感染、口干和灼口综合征等。

### （三）伴有艾滋病的牙周病变

艾滋病是受到人类免疫缺陷病毒（HIV）感染后导致的一系列病损，又称获得性免疫缺陷综合征（AIDS）。早期为HIV抗体阳性，为HIV携带者，临床上没有症状，潜伏期为数年至10年。约30%的艾滋病患者首先出现口腔表现，不少为牙周组织部位的表现。

【诊断标准】

（一）临床表现

**1.线性牙龈红斑**

牙龈缘处鲜红、宽约2~3mm的红边，在附着龈上为瘀斑，易出血；目前认为该病损为白色念珠菌感染导致，常规治疗效果不佳。

**2.坏死性溃疡性牙周病**

AIDS患者和HIV携带者，均可发生坏死性溃疡性牙龈炎和坏死性溃疡性牙周炎，HIV携带者发生率为4%~8%，但AIDS患者病情重，发展更迅速。

3.AIDS患者在口腔黏膜的表现还有毛状白斑、白色念珠菌感染、复发性口腔溃疡，晚期可发生Kaposi肉瘤，其中一半发生在牙龈上。

4.线性牙龈红斑、坏死性溃疡性牙周病和白色念珠菌感染等，见于免疫功能低下者，并非艾滋病患者特有的临床表现，口腔医师的职责是，对可疑的病例进行适当和必要的化验检查，以免漏诊。

（二）辅助检查

对可疑艾滋病或HIV携带者，需进行HIV抗体的血清学检查。

HIV感染者由于免疫功能低下，容易发生口腔的机遇性感染（真菌、病毒和细菌）及肿瘤发生，必要时需进行相应的辅助检查。

【治疗原则】

1.对于AIDS患者伴发牙周病变进行牙周治疗时，需严格执行传染病感染的控制措施；

2.对于线性牙龈红斑，可按常规的牙周治疗原则进行处置，如口腔卫生指导、局部清除菌斑、牙石，配合使用0.12%氯己定冲洗和含漱等。

3.对于坏死性溃疡性牙周病，首先用3%双氧水棉球清除坏死物，去除大块牙石等局部刺激物，在急性期过后，可局部洁治、刮治，0.12%氯己定含漱，全身酌情应用抗生素，首选甲硝唑类抗厌氧菌药物，同时需关注是否有白色念珠菌感染。

# 第三节 牙周炎的伴发病变

## 一、牙周脓肿

牙周脓肿是一种常见的急性牙周疾病，是牙周袋壁的局限性化脓性炎症，可导致牙周膜和牙槽骨的破坏，可发生于任何一型牙周炎患者。多为急性脓肿，有时也会有慢性脓肿。牙周脓肿的致病因素包括：①深牙周袋或复杂性牙周袋；②根管侧穿、根纵裂和桩核冠修复后根折等；③患有全身疾病如糖尿病等；④龈下刮治后，牙周袋内残留牙石或感染组织等。

【诊断标准】

（一）急性牙周脓肿

**1.临床表现**

（1）发病突然，牙龈上有椭圆形或半球状突起，充血肿胀，表面光亮；

（2）早期疼痛剧烈，呈搏动性，患牙有"浮起感"，咀嚼无力和叩诊不适；

（3）脓肿的后期，肿胀局限、表面变软和出现波动感，疼痛稍减轻；

（4）可探及深牙周袋，牙周袋有脓性分泌物；脓肿表面自行破溃后，肿胀消退；

（5）牙齿松动明显；

（6）严重时可有全身症状，白细胞增多，局部淋巴结肿大；

（7）脓肿可发生在个别牙齿，磨牙的根分叉处较为多见；也可同时发生于多个牙齿，为多发性牙周脓肿。

**2.辅助检查**

X线片示：牙槽骨吸收重，多从牙槽骨嵴处开始，可形成骨下袋。

（二）慢性牙周脓肿

**1.临床表现**

（1）急性牙周脓肿未得到及时治疗或反复发作所致；

（2）一般无明显自觉症状，可有咬合疼痛，轻叩痛或叩不适；

（3）急性脓肿破溃后变为慢性，在脓肿的表面有窦道口，开口平坦或肉芽组织增生状，按压后有脓性分泌物。

**2.辅助检查**

X线片示：中、重度的牙槽骨吸收和破坏，有时可见根管侧穿、根纵裂或桩核处的根裂等致病因素。

【**治疗原则**】

（一）急性牙周脓肿

处理原则：止痛、引流和防止感染扩散。

1.脓肿初期，清除大块牙石，牙周袋内冲洗和放置防腐收敛药/或抗菌药。

2.脓肿成熟，出现波动感时，根据脓肿的部位及黏膜的厚薄，采取牙周袋内或脓肿表面切开引流。

（1）牙周袋内引流：脓肿的部位位于牙周袋内壁侧，采用尖探针从袋内壁刺入脓腔引流；

（2）黏膜引流：脓肿在黏膜表面较薄者，可表面麻醉下，用尖刀片切开脓肿达深部引流；

（3）生理盐水彻底冲洗脓腔，切勿用过氧化氢溶液冲洗，以免引起剧痛；

（4）切开引流后，敷抗菌防腐药物；

（5）5~7日内应嘱患者用0.12%氯己定溶液等含漱。

3.辅助药物治疗：局部辅助药物治疗，在牙周袋内放置缓释剂药物，如甲硝唑棒、二甲胺四环素软膏等。必要时全身用抗生素，如甲硝唑片、替硝唑片等。

4.控制急性炎症后，明确患牙能否保留，若能保留，再行彻底的牙周治疗。

（二）慢性牙周脓肿

1.明确患牙能否保留，若可保留，行彻底的牙周基础治疗。

2.也可在洁治的基础上直接进行牙周手术，如脓肿切除术等，彻底清除根面的菌斑、牙石和袋壁肉芽组织。

## 二、牙周 - 牙髓联合病变

牙周–牙髓联合病变是来源于牙髓和/或牙周，局限而环绕牙齿的感染。临床上可表现为三型：

（1）来源于牙髓的牙周–牙髓联合病变：牙髓感染经根尖孔、根管侧支引起根尖周围组织病变或根分叉病变，并进而形成牙周–牙髓联合病变；也可发生于根管壁侧穿、根纵裂或髓室底穿通、髓腔或根管内封药等。

（2）来源于牙周的牙周–牙髓联合病变：典型的是逆行性牙髓炎：牙周袋内的炎症经副根管和/或根尖孔而继发地感染牙髓。

（3）"真正的联合病变"：牙周病变与牙髓病变发生于同一个牙齿，各自为独立病变，当病变发展到严重阶段时，二者可互相融合和影响。

【诊断标准】

**（一）牙髓来源的感染引发牙周病变**

牙髓来源的感染导致根尖周感染，急性发作形成牙槽脓肿，向牙周组织排脓，形成牙周–牙髓联合病变。

**1.临床表现**

（1）局限于某个牙或牙尖的钝痛、咬合痛。

（2）牙髓无活力或迟钝。

（3）局限性深牙周袋，可表现为下述三种情况：①窄而深达根尖的单一牙周袋，为龈沟（袋）排脓；②较宽而深的牙周袋，但未及根尖，为骨膜下向龈沟排脓，多见于唇颊侧骨板较薄处；③根分叉处牙周袋和脓肿，需与牙周脓肿鉴别。

（4）患牙有牙髓炎或根尖周炎的既往史或现病史。

（5）出现上述牙周病损的牙齿，致病因素是：①根管治疗不完善；②根管壁侧穿、髓室底穿通或砷制剂烧伤；③根管治疗或桩核后修复的牙齿发生的根纵裂，活髓牙的牙根纵裂等，早期可为局限的深牙周袋，晚期为反复发作脓肿和出现窦道。

**2.辅助检查**

X线片可有以下不同表现：

（1）根尖周骨质破坏，根周膜增宽，而邻近的牙周骨质基本正常。

（2）根分叉处和或牙根的一侧有牙槽骨破坏，还能隐约见到牙槽嵴顶的影像，邻牙牙槽骨正常或轻度吸收。

（3）不完善的根管治疗和根尖区骨密度减低、与根管内桩核相对应的部位的牙槽骨破坏，根裂时为根尖区根管影像增宽或明显裂开影像等。

（4）根尖区阴影与牙槽嵴的吸收相连，形成典型的烧瓶型或"日晕圈"状。

**（二）牙周炎引起牙髓病变**

由于深牙周袋内的细菌、毒素通过根尖孔或侧支根管进入牙髓而引起牙髓病变。常见为逆行性牙髓炎，也可为慢性牙髓炎症、牙髓的变性、钙化，甚至坏死。

**1.临床表现**

（1）逆行性牙髓炎，长期的牙周炎病史，一段时间后出现温度激惹痛，或自发痛、咬合痛等牙髓炎症状。

（2）患牙有明显的牙周炎症状，有深牙周袋或严重的明显的牙龈退缩，不同程度的松动。

（3）临床可表现为典型的急性症状，或者由于长期存在牙周病变，引起慢性牙髓炎症、变性钙化，甚至坏死等症状。

**2.辅助检查**

（1）全口多数牙有牙槽骨吸收，患牙为重度骨丧失。

（2）患牙根分叉区密度减低。

### （三）牙周病变与牙髓或根尖病变并存

牙周病变和牙髓病变同时存在于一颗患牙上，且各自为独立病变。当病变发展到严重阶段时，二者可互相融合和影响，有人将这种情况称为"真正的联合病变。

【治疗原则】

牙周–牙髓联合病变总的治疗原则是，尽量找到原发病变，彻底消除感染源，并同时行牙周与牙髓治疗。

#### （一）牙髓来源的牙周–牙髓联合病变

1.完善的根管治疗，根管治疗后局限性的牙周病变即可愈合，预后好。

2.对于范围较大的根尖和牙周病变，在完善根管治疗后，还需牙周基础治疗，之后还应酌情考虑行翻瓣术、骨修整术或植骨术及引导性组织再生术等。

3.对于重度根分叉病变及一个牙根的根周牙槽骨吸收重，可考虑截根术或牙半切术。

#### （二）牙周病引起牙髓病变

1.对于逆行性牙髓炎的患牙，首先确定患牙可否保留，如果可保留，治疗后牙周袋能消除或变浅，则保留患牙，行完善的根管治疗，同时牙周龈上洁治、龈下刮治，必要时牙周手术治疗。

#### （三）牙髓或根尖周病与牙周病并存

综合分析，若患牙可保留，则做根管治疗以及牙周系统治疗，不能保留者予以拔除。

## 三、牙龈退缩

牙龈退缩是指牙龈缘位于釉牙骨质界的根方，或同时有牙龈乳头的退缩，致使牙根暴露，该处也相应发生牙槽骨吸收和牙周附着丧失。在老年人中很普遍，其中有牙周组织长期受各种机械性损伤和刺激累积的原因。

【诊断标准】

#### （一）临床表现

1.牙龈退缩可以发生在单个牙或多个牙，也可发生在全口牙；

2.牙龈可以有炎症、肿胀，也可健康无炎症；

3.牙根暴露，临床牙冠变长，龈缘高低不齐，影响美观；

4.牙龈退缩可伴有冷热刺激敏感；

5.牙根暴露后可发生楔状缺损、根面龋和水平食物嵌塞。

【治疗原则】

除个别、未累及邻面牙槽骨或牙龈乳头的牙龈退缩（Miller Ⅰ-Ⅱ度）外，任何原因造成的广泛的牙龈退缩，都较难使其再生而完全恢复，治疗主要是防止其加重。

1.少量、均匀、无症状的牙龈退缩，可不予处理；

2.若牙龈退缩持续进展，应寻找原因和积极去除致病因素。如纠正不良的刷牙方法，修改不良的修复体和调整咬合或正畸加力等。

3.牙龈退缩伴牙本质敏感者可以治疗

（1）若牙周治疗后一过性的牙根敏感可选择脱敏牙膏、含漱剂和局部涂布等非创伤性治疗；

（2）敏感症状严重、影响进食者的牙龈退缩，邻牙牙周组织正常者可行根面覆盖手术；

（3）牙本质敏感与楔状缺损并存者，可单纯给予充填治疗，但不能解决牙根暴露问题，理想的治疗是根面覆盖手术结合充填未覆盖部位的楔状缺损。

4.前牙局限性牙龈退缩（Miller Ⅰ-Ⅱ度或Ⅲ度）影响美观者，可采用冠向复位瓣、侧向转位瓣和结缔组织移植等手术方法覆盖根面，也可用引导性组织再生术治疗。

## 四、根分叉病变

牙周炎发展到较重程度，病变累及磨牙和前磨牙的根分叉区，此处菌斑的控制和牙石的清除较困难，加重了病变的发展，可发生于任何类型的牙周炎。下颌第一磨牙患病率最高，上颌前磨牙最低。菌斑仍是主要病因，但拾创伤和局部解剖因素（如釉质突、根柱短、根分叉角度和髓室底副根管等）可加重局部病变。

【诊断标准】

1.临床表现

（1）根分叉区可见深牙周袋、探诊出血或溢脓等；

（2）根分叉病变区可以被牙周袋软组织覆盖或暴露，病变早期仅可探及根分叉外形，继而病变发展弯探针或根分叉探针可探入分叉区，严重者探针可水平探入并穿通分叉区。

（3）根分叉病变易发生急性牙周脓肿，重症患牙可出现牙齿松动；一些患牙还可能出现根面龋，甚至累及牙髓，出现对温度敏感直至自发痛等症状。

2.辅助检查

早期X线片显示根分叉区的根周膜增宽和骨密度降低；随着病变发展，分叉区呈现为完全的透射区。但临床表现往往重于X线检查所见，故X线检查仅为参考，诊断以临床探查为主。

**【治疗原则】**

1.非手术方法清除根分叉处的菌斑、牙石，以消除根分叉处的炎症；

2.必要时行翻瓣手术，直视情况下清创，消除菌斑促进因素如釉突；

3.可在翻瓣术同时，采用骨成形术、隧道形成术、截根术、分根术、牙半切术和根向复位瓣等方法，形成利于菌斑控制的分叉区解剖外形；

4.对于根分叉区未贯通的病变，且龈瓣能充分覆盖时，可考虑引导性组织再生手术或植骨术促进牙周组织再生。

# 第四节　种植体周疾病

种植体周疾病是发生于种植体周软、硬组织的炎症病损，包括种植体周黏膜炎和种植体周炎。种植体周黏膜炎仅累及软组织，是可逆的，类似于牙龈炎；而种植体周炎不仅累及软组织还累及深层支持种植体的牙槽骨，造成骨吸收，如不及时治疗，将导致持续的骨吸收和种植体-骨界面原有的骨性结合分离，最终使种植体松动、脱落，类似于牙周炎。种植体周炎是影响种植修复体远期效果、导致种植治疗失败的主要原因之一。

根据炎症累及的范围，种植体周疾病分为两类：种植体周黏膜炎和种植体周炎。

## 一、种植体周黏膜炎

种植体周黏膜炎的病变局限于种植体周软组织，不累及深层的骨组织，类似牙龈炎。适当治疗后，种植体周黏膜炎可以逆转，恢复至正常。

**【诊断标准】**

**1.临床表现**

（1）刷牙、咬物或碰触时种植体周软组织出血，严重时可出现疼痛；

（2）检查可见种植修复体表面和种植体与基台接缝处有沉积的菌斑、牙石；

（3）种植体周黏膜色红或暗红，水肿光亮，质地松软，乳头圆钝或肥大；

（4）种植体周的探诊深度大于3mm；

（5）探诊后出血，严重时可有溢脓；

（6）种植体不松动。

**2.辅助检查**

X线检查显示：无种植体周骨吸收，种植体与骨结合良好，无透影区，骨高度无降低。

**【治疗原则】**

**1.机械性清除菌斑（CIST-A方案）**

在种植修复体上有沉积的菌斑、牙石，种植体周黏膜探诊出血阳性，无溢脓，探诊深度≤4mm，此时采用机械方法清除天然牙齿及种植义齿各个部分的菌斑、牙石，包括种植体颈、种植体基台、上部结构软组织面等处的菌斑、牙石。

**2.氯己定的应用（CIST-B方案）**

如果种植体部位有探诊出血阳性、探诊深度4~5mm，不论有无溢脓，都需在机械性清除菌斑和牙石后，配合使用氯己定治疗。

## 二、种植体周炎

种植体周炎的病变不仅侵犯种植体周软组织，还累及深层的骨组织，类似牙周炎。适当的治疗可阻止疾病的发展。

**【诊断标准】**

**1.临床表现**

（1）种植体周黏膜炎的所有症状和表现：刷牙、咬物或碰触时种植体周软组织出血；种植体周黏膜色红或暗红，水肿光亮，质地松软，乳头圆钝或肥大；探诊后出血，严重时可有溢脓，可有疼痛；种植体上会有菌斑、牙石。

（2）种植体周袋形成，发生了附着丧失：用轻力（0.25N）探诊后探诊深度较种植修复后即刻时的探诊深度加深，探诊深度大于5mm；种植体周袋溢脓，可能会有瘘管形成。

（3）X线检查显示种植体周骨吸收，与手术后即刻时骨的高度相比较，骨嵴顶高度降低2mm以上，甚至种植体粗糙部分暴露于骨外，未与骨结合。

（4）一般种植体不松动，晚期严重者会出现种植体松动，甚至脱落。

**【治疗原则】**

1.机械性清除菌斑和牙石：同种植体周黏膜炎的治疗（CIST-A方案）。

2.氯己定的应用：同种植体周黏膜炎的治疗（CIST-B方案）。

3.抗生素治疗（CIST-C方案）：如果种植体部位有探诊出血阳性、溢脓或无溢脓、探诊深度≥6mm、且X线片显示有骨吸收，骨吸收≤2mm，在机械治疗和应用氯己定抗感染治疗基础上，应配合使用抗生素，全身给药或局部使用控释抗生素（即：CIST治疗方案中的A+B+C方案）。

4.手术治疗（CIST-D方案）：对种植体周感染得到控制，骨缺损>2mm者，可进行手术治疗，术中清创，之后可行骨切除术，或植骨、引导性骨再生术（即：CIST方案中的A+B+C+D方案）。

5.种植体一旦松动，为种植失败，需取出种植体，进行其他修复或考虑重新种植修复。

# 第七章 口腔黏膜病

## 第一节 口腔黏膜感染性疾病

### 一、单纯疱疹

单纯疱疹是由单纯疱疹病毒感染所致的皮肤黏膜病。临床可分为两种类型：原发感染和继发感染。原发感染如疱疹性龈口炎。继发感染包括唇疱疹及口内疱疹。

【诊断标准】

（一）临床表现

**1.疱疹性龈口炎**

（1）多为急性发作

（2）多见于2岁以下的婴幼儿，青少年及成人也可发病。

（3）发病前可有接触史，潜伏期约1周，发病前2~3天可出现发热、头痛、咽喉肿痛、淋巴结肿大，流涎等症状。

（4）口腔黏膜出现单个或成簇的疱疹，直径约1~2mm左右，圆形，易破溃形成单个溃疡或融合的大小不等的溃疡面，表面有黄色伪膜。

（5）疱疹易发生在舌背、牙龈和腭等处黏膜，在舌背病变周围常有较厚的白色舌苔。龈缘和附着龈充血水肿，触之易出血。

（6）因口腔疼痛，患儿常拒绝进食。

（7）疱疹可发生于口周皮肤，鼻翼等处。破溃后形成黄褐色痂皮。

（8）一般7~10天病损逐渐愈合。如有继发感染，病程可延长。

**2.唇疱疹及口内疱疹**

（1）临床较为常见，患者多为成人。

（2）好发于唇、口周、鼻翼周围皮肤。

（3）典型损害在充血发红的皮肤黏膜上出现直径1~3mm小水疱，疱壁薄清亮，成簇分布，破溃后形成褐色结痂或血性痂，若伴有感染则为灰黄色脓疱，皮肤病损逐渐干燥，愈后局部可遗留暂时性色素沉着。

（4）自觉疼痛，灼热感及瘙痒，损害范围局限，全身症状轻，可伴淋巴结肿大。

（5）本病有自限性，病程7~14天。

（6）可复发，易在同一部位复发。

（7）引起复发原因甚多，如发热性疾病、感冒、日晒、疲劳、精神紧张等均可诱发。

### （二）辅助检查

（1）血细胞分析：部分病人可见白细胞降低、淋巴细胞或单核细胞比例升高。合并细菌感染时，白细胞总数、中性粒细胞百分比增高。

（2）疱疹基底涂片或培养：见气球样变的细胞及多核巨细胞，核内有包涵体等。

（3）单纯疱疹病毒抗体、DNA检测有助于诊断。辅助检查（2）（3）项检查不作为临床常规检查使用。

【治疗原则】

本病有自限性，约1~2周可自愈。

治疗原则为缩短病程，防止继发感染和并发症，减少复发。

1.注意休息、多饮水。同时给予足够的营养及大量的维生素。

2.局部采用消炎、止痛、促愈合的措施。

（1）可用0.1%依沙吖啶、0.05%氯己定含漱剂含漱；

（2）病损局部可选用0.05%~0.1%疱疹净软膏，酞丁安软膏或阿昔洛韦软膏局部涂擦。

### 3.抗病毒治疗

对症状严重者，除支持疗法外，可全身抗病毒治疗，如阿昔洛韦或伐昔洛韦等。

4.继发严重细菌感染者，根据细菌培养结果酌情选用抗生素。

### 5.中医治疗

属口糜范畴，为肺胃实热之征。应疏风清热，凉血解毒。方药如银翘散，小儿口炎糖浆等。或选用清热解毒中成药制剂治疗，如双黄连口服液、蒲地蓝口服液、抗病毒冲剂、蓝芩口服液等。

【预防】

单纯疱疹病毒可经口–呼吸道传染，也可通过皮肤、黏膜、眼角膜等病灶处传染。单纯病毒感染患者与无症状排毒者唾液、粪便中皆有病毒存在。故患者应避免接触其他婴幼儿。目前对于单纯疱疹病毒的复发尚无理想预防办法，主要是消除诱因。

## 二、带状疱疹

带状疱疹是由水痘–带状疱疹病毒所致的皮肤黏膜病。

**【诊断标准】**

**（一）临床表现**

1.可见于任何年龄，但以中老年人较易罹患。

2.发病诱因有受凉、劳累、创伤、免疫功能低下等。

3.发病潜伏期约1~3周，前驱症状为微热、疲乏无力、食欲不振等。发病前局部可出现瘙痒、烧灼痛，局部皮肤发红。

4.病损特征为单侧发病，在红斑基础上出现粟粒至绿豆大小成簇水疱，水疱较大，疱液透明，沿三叉神经某分支所支配的皮肤黏膜呈带状分布，病损不越过中线。黏膜疱疹很快破溃，并融合成不规则的糜烂和溃疡。皮肤疱疹破溃较缓，易形成结痂。

5.剧烈疼痛是带状疱疹的又一特征，疼痛的程度常常随年龄的增长而加重。病愈后常有神经痛的后遗症，可持续数月至数年。

6.发生在三叉神经眼支区域的带状疱疹，除剧烈疼痛外，还可并发角膜溃疡或全眼球炎。

7.病毒侵入听神经或面神经的膝状神经节时，可出现外耳道疱疹或鼓膜疱疹，出现味觉改变、耳痛、面瘫等。临床上常称为亨特（Ramsay-Hunt）综合征。

8.病程有自限性，一般不复发。

**（二）辅助检查**

**1.血细胞分析**

合并感染时可见白细胞增高。

**2.细胞涂片**

刮取新鲜疱疹基底组织涂片，细胞核内见包涵体。

**3.病毒DNA检测**

PCR检测带状疱疹病毒DNA。

**4.免疫学检查**

（1）查抗原可用直接免疫荧光法检查疱疹基底刮片或疱疹液中抗原。

（2）查抗体：间接免疫荧光法等查抗体效价呈4倍以上为升高，有诊断意义。

**【治疗原则】**

**（一）治疗原则为抗病毒、消炎、止痛、促愈合，防止继发感染等并发症**

**1.抗病毒药**

早期应用，以减轻症状和缩短病程。常用药物阿昔洛韦200mg，每日5次，连续服7~10天。泛昔洛韦250mg，每日3次，连续服7天。

**2.止痛**

口服镇痛药，轻度疼痛可用非甾体抗炎药物或对乙酰氨基酚。中重度疼痛可应用加巴喷丁或可滴定。

#### 3.营养神经

可补充维生素B₁、B₁₂或甲钴胺等。

#### 4.免疫增强剂或调节剂

用转移因子、胸腺肽可提高免疫功能，抑制新病损的出现。

#### 5.黏膜溃疡可选用消炎、防腐、止痛类药物

黏膜和皮肤的病损均可用酞丁安，疱疹净涂抹。但本病神经痛较明显，可于油膏中加1%达克罗宁或5%苯佐卡因止痛。口内病损可用0.05%氯己定或0.1%依沙吖啶含漱，辅以消炎、防腐类的药物如养阴生肌散等。 皮肤病损可用炉甘石溶液涂擦。

#### 6.糖皮质激素

在病变早期3~5天内，口服泼尼松对减轻炎症及疼痛和预防疹后神经痛有一定疗效。用法：开始30~40mg/日，隔日递减，10~20天内撤尽。

#### 7.物理疗法

对皮肤损害可用紫外线、红外线或激光照射，有促进炎症吸收、缩短病程的作用。

#### 8.支持疗法

口服多种维生素如B族维生素及维生素C。

#### 9.眼部损害

应及时请眼科大夫会诊。局部滴疱疹净眼药水，外涂抗生素眼药膏。

### （二）中医治疗

本病中医俗称缠腰龙。多由肝火，脾湿，血瘀所致宜疏风散邪，清泻肝胆之火，健脾除湿，活血化瘀。方药龙胆泻肝汤，血府逐瘀汤，桃红四物汤加减。

常用的中药有蒲公英、板蓝根、金银花、连翘、黄芩、赤芍、菊花、薄荷、滑石、木通等，也可选用中成药抗病毒口服液、双黄连口服液、大青叶合剂，板蓝根冲剂、蓝芩口服液、蒲地蓝口服液等。

## 三、手足口病

手足口病是由肠道病毒感染引起的一种儿童常见丙类传染病，5岁以下儿童多发。手足口病由肠道病毒引起，主要致病血清型包括柯萨奇病毒（Coxsackievirus，CV）A组4~7、9、10、16型和B组1~3、5型，埃可病毒（Echovirus）的部分血清型和肠道病毒71型（Enterovirus A71，EV-A71）等，其中以CV-A16和EV-A71最为常见，重症及死亡病例多由EV-A71所致。

【诊断标准】

**（一）临床表现**

1.好发于婴幼儿，潜伏期为2~7天。

2.急性起病，发热。

3.口腔黏膜如咽部、软腭、颊、唇、舌等处出现1~3mm的小疱，疱壁很薄，破溃后形成溃疡，疼痛明显。一般7~10天自愈。不留瘢痕。

4.手掌或脚掌部出现米粒大小疱疹，呈圆形，几个到几十个。臀部或膝盖偶可受累。疱疹周围有炎性红晕，疱内液体较少。

5.部分患儿可伴有咳嗽、流涕、食欲不振、恶心、呕吐、头疼等症状。

6.该病为自限性疾病，多数预后良好，不留后遗症。

7.极少数患儿可引起脑膜炎、脑炎、心肌炎、弛缓性麻痹、肺水肿等严重并发症。要及时识别转诊。

**（二）辅助诊断**

**1.血常规及C反应蛋白（CRP）**

多数病例白细胞计数正常，部分病例白细胞计数、中性粒细胞比例及CRP可升高。

**2.病原学及血清学**

临床样本（咽拭子、粪便或肛拭子、血液等标本）肠道病毒特异性核酸检测阳性或分离到肠道病毒。急性期血清相关病毒IgM抗体阳性。恢复期血清CV-A16、EV-A71或其他可引起手足口病的肠道病毒中和抗体比急性期有4倍及以上升高。

**（三）确诊病例**

在临床诊断病例基础上，具有下列之一者即可确诊。

1.肠道病毒（CV-A16、EV-A71等）特异性核酸检查阳性。

2.分离出肠道病毒，并鉴定为CV-A16、EV-A71或其他可引起手足口病的肠道病毒。

3.急性期血清相关病毒IgM抗体阳性。

4.恢复期血清相关肠道病毒的中和抗体比急性期有4倍及以上升高。

【治疗原则】

手足口病有自限性，只需对症治疗，加强护理。轻症病例以门诊对症治疗为主。对重症病例（出现神经症状或心血管症状等）应转诊或收住院，重点救治。

1.普通病例门诊治疗。注意隔离，避免交叉感染；清淡饮食；做好口腔和皮肤护理。

2.积极控制高热。体温超过38.5℃者，采用物理降温（温水擦浴、使用退热贴等）或应用退热药物治疗。常用药物有：布洛芬口服，5~10mg/（kg·次）；对乙酰氨基酚口服，10~15mg/（kg·次）；两次用药的最短间隔时间为6小时。

3.目前尚无特效抗肠道病毒药物。研究显示，早期使用干扰素 α 喷雾或雾化、利巴韦林静脉滴注可有一定疗效，若使用利巴韦林应关注其不良反应和生殖毒性。不建议使用阿昔洛韦、更昔洛韦、单磷酸阿糖腺苷等药物治疗。

4.口腔局部用0.1%依沙吖啶、0.05%氯己定含漱剂含漱，口内用西瓜霜喷剂、口腔炎喷剂。皮肤病损可用炉甘石洗剂涂搽。

【预防】

**1.一般预防措施**

保持良好的个人卫生习惯是预防手足口病的关键。勤洗手，不要让儿童喝生水、吃生冷食物。儿童玩具和常接触到的物品应当定期进行清洁消毒。避免儿童与患手足口病儿童密切接触。

**2.接种疫苗**

EV-A71型灭活疫苗可用于6月龄~5岁儿童预防EV-A71感染所致的手足口病，基础免疫程序为2剂次，间隔1个月，鼓励在12月龄前完成接种。

**3.加强医院感染控制**

医疗机构应当积极做好医院感染预防和控制工作。各级各类医疗机构要加强预检分诊，应当有专门诊室（台）接诊手足口病疑似病例；接诊手足口病病例时，采取标准预防措施，严格执行手卫生，加强诊疗区域环境和物品的消毒，选择中效或高效消毒剂如含氯（溴）消毒剂等进行消毒，75%乙醇和5%来苏对肠道病毒无效。

## 四、球菌性口炎

球菌性口炎是由金黄色葡萄球菌、溶血性链球菌、肺炎双球菌等多种球菌感染，引起口腔黏膜的急性损害。临床上以形成假膜损害为特征，故又称为膜性口炎。球菌性口炎原发感染少见，多数是继发于其他损害之后的感染。

【诊断标准】

（一）临床表现

1.可发生于口腔黏膜任何部位，口腔黏膜充血，局部形成边界清楚的糜烂或溃疡面。在溃疡或糜烂的表面覆盖着一层厚的假膜，呈黄色或灰黄色，界限清楚。假膜不易擦去，如用力擦去后，下方可见出血的创面。

2.患者疼痛明显，唾液增多，口臭明显。区域淋巴结肿大压痛。常伴有全身不适，体温升高等。

（二）辅助检查

1.血细胞分析白细胞增多。

2.涂片及细菌培养可协助诊断。

**【治疗原则】**

1.如体温升高，全身反应明显者要全身使用抗生素，结合药物敏感试验，选用对致病菌敏感的抗生素。

2.注意休息，多饮水，适当补充维生素C及B族维生素。

3.口腔局部止痛可用含有麻药的软膏，利多卡因凝胶等。漱口液可选用0.1%依沙吖啶液，0.05%氯己定液含漱，每日3~4次，每次1分钟。局部可用溃疡散，养阴生肌散促进溃疡愈合。

4.中药可选用清热解毒类的药物如清热解毒胶囊等。

## 五、坏死性龈口炎

坏死性龈口炎是由奋森螺旋体和梭形菌感染所致，临床上较少见。当局部或全身抵抗力下降，口腔卫生不良，合并严重的系统性疾病时，病情可迅速发展，病损严重。

**【诊断标准】**

**（一）临床表现**

1.起病急，临床症状明显，常伴有全身困倦无力，头痛，发热，流涎等症状。

2.龈缘及龈乳头坏死，龈乳头缺失，牙龈呈刀切状，表面有灰黑色伪膜，下为出血的溃疡面，周围黏膜充血水肿。可波及多个牙齿。牙龈易出血，口内有恶臭。

3.病损局部疼痛剧烈，口腔伴有恶臭，影响进食、说话，唾液增多，颌下淋巴结肿大压痛。

4.严重者病损可波及相应的口腔黏膜，局部组织坏死、溃疡，周围黏膜充血水肿。

**（二）辅助检查**

1.血细胞分析白细胞总数升高。

2.取坏死组织涂片检查可见大量螺旋体及梭形杆菌。

**【治疗原则】**

1.去除局部坏死组织、牙石，但急性期不易进行全口洁治。

2.局部用1%~3%过氧化氢液反复含漱或冲洗。

3.全身给予抗生素治疗。

4.支持治疗，给予高蛋白饮食，适当补充多种维生素，如复合维生素B及维生素C。

**5.中医治疗**

（1）风热火毒：宜疏风清热，凉血解毒。可采用清瘟败毒饮等加减。

（2）肾虚火旺：应滋阴清热，健脾渗湿。二参汤加减。

## 六、口腔结核

口腔结核是由结核杆菌侵犯口腔黏膜引起的慢性感染。由于结核杆菌的数量、毒力及机体抵抗力的差异，可呈现不同的临床表现。口腔软组织的结核病损包括：口腔黏膜结核初疮、结核性溃疡、口腔寻常狼疮，其中以溃疡最为多见。

【诊断标准】

（一）临床表现

1.患者多有肺结核、肠结核等病史。

2.病损常表现为慢性长期不愈的大溃疡。溃疡基底不平，呈粟粒状，色暗红，有时可见黄褐色针头大小的小结节。这些结节破溃后，形成桑椹样肉芽肿。溃疡边缘似蚕蚀样微突起，有倒凹。溃疡表面有黄白色脓性分泌物，基底无硬结。

（二）辅助检查

1.根据临床特点，结核史或结核接触史、结核菌纯蛋白衍生物（PPD）试验、胸部X线检查、周围血红细胞沉降率等均有助于诊断。

2.结核菌的培养与鉴定：从溃疡表面取材作涂片，用抗酸染色后光镜下检查可找到结核杆菌。结核菌培养仍是目前诊断结核病的金标准，缺点是培养时间长，特异性差。分子生物学方法检测核酸杂交、聚合酶链式反应（PCR）可检测样本中的结核杆菌核酸，并能鉴别耐药株。

3.结核抗体测定：目前常用的检测方法主要有ELISA、免疫层析试验、免疫印迹试验和蛋白芯片技术等检测血清抗体方法。

4.结核抗原测定：干扰素分析为体外测定结核菌抗原刺激诱发的T淋巴细胞分泌干扰素（IFN-y）的方法。

5.口腔结核损害的确诊，主要取决于组织病理学检查。可见典型的结核结节，即中央为干酪样坏死，其周围绕上皮样细胞，最外层为淋巴细胞浸润。

【治疗原则】

坚持早期、联用、适量、规律和全程使用敏感药物的原则。抗结核药物治疗应选择两种以上药物联用。抗结核治疗的疗程一般是6~18个月。一般肺结核病不少于6个月，结核性胸膜炎，结核性腹膜炎不少于18个月，骨结核、结核性脑膜炎不少于2年。具体到每例病人，还需临床医生根据化整为零的具体情况而定，患者不能自觉症状好转或消失而自行停药。

1.口腔结核大多是继发性感染，全身治疗应该转感染科规范治疗。

2.口腔局部治疗可用链霉素0.5g+利多卡因1ml，在溃疡周围健康部位黏膜下注射，每日1次。异烟肼50mg/2ml局部或肌肉注射，每日1次或隔日1次。

## 七、口腔念珠菌病

口腔念珠菌病主要是由念珠菌感染所引起的口腔黏膜急、慢性炎症。念珠菌为条件致病菌，随着抗生素和免疫抑制剂在临床上的广泛应用，口腔念珠菌病的发生率逐年增高，为常见的口腔黏膜感染性疾病。念珠菌性口炎临床上常分为急性假膜型念珠菌病、急性萎缩（红斑）型念珠菌病、慢性萎缩（红斑）型念珠菌病和慢性增生性念珠菌病四型。

### （一）急性假膜型念珠菌病

【诊断标准】

**1.临床表现**

（1）好发于新生儿、小婴儿或长期使用抗生素或激素的患者或免疫功能低下患者。

（2）口腔黏膜充血，表面可见白色乳凝状斑点或假膜，用力可将假膜擦去，下方为充血的基底黏膜。好发于唇、舌、颊、腭黏膜处。病变可向口腔后部蔓延至咽、气管、食管，引起食管念珠菌病和肺部的念珠菌感染。

（3）患者有口干、烧灼感及轻微疼痛。

**2.辅助检查**

（1）直接镜检或做PAS（过碘酸雪夫）涂片染色：取白色假膜做涂片，直接镜检或染色后镜检，可见大量芽孢子，可初步诊断为念珠菌感染。

（2）唾液培养：涂片检查阴性的患者，可进行念珠菌唾液培养。在无菌条件下将受检标本接种于科玛嘉培养基上，将培养基放入37℃温箱内孵育24~48小时后观察，可见大量不同颜色菌落生长，翠绿色菌落为白色念珠菌，蓝灰色菌落为热带念珠菌，淡（粉）红色菌落为克柔念珠菌，紫红色菌落为光滑念珠菌，白色为其他念珠菌。

【治疗原则】

1.小儿喂养用具要清洁与消毒。注意防止因喂养工作人员而引起的交叉感染。成人患者要尽量去除致病诱因。

2.婴儿可用3%~4%碳酸氢钠液擦洗口腔，每日3~4次。较重的患者可用10万单位制霉菌素甘油液涂擦。

3.成人制霉菌素片50万单位/片，每次1片，1天3次，口含化。

4.氟康唑首剂量100~200mg/d口服，以后50~100mg/d维持，根据病情服用2~4周。但应停药后1~2周行临床检查及真菌检查，临床症状消失，真菌检查阴性方可认为治愈。

5.伊曲康唑抗菌谱较广，口服后在皮肤黏膜维持较高浓度。100~200mg/d，用药2~4周。

6.全身支持疗法，补充多种维生素。

**（二）急性萎缩型念珠菌病（抗生素口炎）**

**【诊断标准】**

**1.临床表现**

（1）患者多有短期内服用大量抗生素和激素史。

（2）口腔黏膜充血，形成广泛的红色斑块，边缘不整齐。好发于舌、颊及腭黏膜。舌部伴丝状乳头萎缩，基底黏膜充血明显。这种表现又称抗生素舌炎，严重时在萎缩的红斑区可形成小的溃疡面，相对应的腭黏膜可出现充血的红斑区。

（3）疼痛明显，并有烧灼感。

**2.辅助检查**

（1）在红斑区直接做涂片检查，有时查不到念珠菌菌丝，如和假膜型念珠菌病同时发生，可见念珠菌菌丝。

（2）必要时可做唾液念珠菌培养，方法同上。

**【治疗原则】**

1.纠正诱发因素。

2.制霉菌素口含化。

3.碱性漱口液含漱，如3%~4%碳酸氢钠液含漱。

**（三）慢性萎缩型念珠菌病（义齿性口炎）**

**【诊断标准】**

**1.临床表现**

（1）好发于佩戴义齿的患者，多数有不良摘戴义齿习惯。

（2）慢性病程，持续数月至数年，可复发。

（3）病损多出现在义齿承托区黏膜，见点片状充血发红区，严重者病损区可出现颗粒增生。患者多无明显自觉症状。

（4）舌背丝状乳头萎缩、舌背发红，常伴有口角炎。

（5）可有口干、进食刺激痛和烧灼感。

**2.辅助检查**

1.义齿基托区的组织面及舌背病损区涂片可见念珠菌菌丝及孢子。

2.必要时可做唾液念珠菌培养，方法同上。

**【治疗原则】**

1.戴义齿的患者应注意义齿的清洁，睡觉前应将义齿取下，浸泡在2%~4%碳酸氢钠液中。

2.除去局部创伤，义齿固位不好引起黏膜创伤者，的应重衬或重新修复。

3.抗真菌治疗，制霉菌素50万单位/片，含化，每日3~4次，含化时应将义齿摘下。

4.腭部结节状增生组织，在抗霉治疗后，可选择手术切除。

**（四）慢性增生型念珠菌病（慢性肥厚型念珠菌口炎）**

**【诊断标准】**

**1.临床表现**

（1）常发生于吸烟或口腔卫生差的患者。有些患者发病与全身系统性疾病有关，如伴发有贫血、维生素$B_{12}$缺乏或有糖尿病等系统性疾病。

（2）病损好发于口角联合区。局部黏膜充血，形成不规则的斑块，有时形成小的溃疡，红斑之间有白色角化斑块交错存在，有疼痛感。

**2.辅助检查**

（1）病损区涂片检查可见菌丝。

（2）病损区组织病理学检查，表现为上皮不全角化，可见白色念珠菌菌丝侵入，上皮内有中性粒细胞浸润。在不全角化层中，白细胞聚集形成微小脓肿。

**【治疗原则】**

**1.抗真菌治疗**

参见急性假膜型念珠菌病，但疗程相对长。

**2.手术治疗**

表面出现颗粒增生的病损及组织学检查有上皮异常增生的病损，抗真菌治疗后应及时将增生组织手术切除。

3.吸烟的患者应嘱患者戒烟。

4.调整全身情况，如缺铁者应补充铁。积极治疗全身系统性疾病。

# 第二节　口腔黏膜变态反应性疾病

## 一、血管性水肿

血管性水肿为一种暂时性、局限性、无痛性黏膜皮肤水肿，好发于头面部疏松结缔组织。本病可分为获得性及遗传性两种，后者罕见，属常染色体显性遗传病，为血清中C1酯酶抑制剂缺乏或不足所致。临床以获得性血管性水肿为主。

**【诊断标准】**

**（一）诊断**

1.突然发病，肿胀持续数小时或1~3天自行消退，消退后不留痕迹，可在同一部位反复发作。

2.好发于组织疏松区域，如头面部、眼睑、唇、舌、口底和颌下等部位多见。

3.临床典型表现为局限性肿胀，触诊非可凹性，微硬而有弹性，边界不清，无痛。浅层水肿，表面光亮潮红；深部水肿则色泽基本正常。

3.患者自觉患部发胀、麻木、瘙痒或有灼热感。

4.遗传性可有家族史，常单发，可反复发作。

5.少数可并发喉头水肿，出现呼吸困难，甚至引起窒息而威胁生命。

**（二）鉴别诊断**

**1.蜂窝织炎**

为急性炎症，可出现红肿，疼痛及高热。血细胞分析见白细胞增多。

**2.牙槽脓肿**

有牙痛史，临床检查可发现患牙，肿胀中心在患牙根部。

**【治疗原则】**

1.寻找过敏原，及时停药和去除诱因。对反复发作、症状重，有家族史的患者，要考虑遗传性血管性水肿的可能性。此外，还应注意与职业或生活习惯有关的诱因。

2.补充大量维生素C（500~1000mg）、注射10%葡萄糖酸钙10ml、地塞米松5~10mg，静脉给药。

3.抗组胺药物，如：马来酸氯苯那敏4mg，1天3次；氯雷他定10mg每天1次。

4.病情较重者可给糖用皮质激素，泼尼松20~40mg/d。

5.当出现喉头水肿、呼吸困难时应该采取以下紧急措施：

（1）1∶1000肾上腺素0.5~1ml，皮下注射。

（2）氢化可的松200~500mg，加入5%~10%葡萄糖液500~1000ml中，静脉滴注。

（3）口含冰块或喉部放置冰袋。

（4）必要时进行气管切开。

6.遗传性血管性水肿可检查血清中C1酯酶抑制物等。

## 二、药物过敏性口炎

药物过敏性口炎，又称药疹。指药物通过口服、注射或局部应用等途径进入人体引起的黏膜的急性炎症，多属于速发型变态反应。常见的致敏药物包括抗生素类、解热镇痛类、磺胺类药物等，如青霉素、安乃近、保泰松、复方新诺明等。

**【诊断标准】**

1.有明确的服药史，停用致敏药物，口腔病损可在1~3周自愈。

2.药物引起变态反应需要一定潜伏期，初次4天左右发作，以后反复发作缩短至数小时或数分钟。

3.常见病损为单个或几个大小不等的水疱，水疱破裂后形成糜烂或溃疡，生殖器官也是药疹好发的部位，皮肤常见大小不等的红斑，也可表现为丘疹、小疱或在红斑上出现血疱。

4.再次服药，药疹常再次发作，出现在比较固定的位置，又叫固定性药疹。常见于唇部周围皮肤，多有色素沉着。发病时呈暗红色，边缘比较齐，圆形或椭圆形。

【治疗原则】

1.停用致敏药物。

2.局部对症处理，以防继发感染。

3.口服抗组胺药物如马来酸氯苯那敏、氯雷他定等。

4.较重者可口服或静脉点滴糖皮质激素，20~40mg/d，病情好转后逐渐减量至停药。

## 三、多形红斑

多形红斑是一种原因较复杂的自限性、以急性渗出性为主的炎症性皮肤黏膜病。目前多认为是机体对某些致敏物质引起的变态反应，变应原包括细菌、病毒、真菌、支原体、药物、疫苗等。

【诊断标准】

1.好发于青壮年，多见于春秋两季。

2.发病前有头痛、关节酸痛、发热、乏力等前驱症状。

3.皮疹呈多形性如丘疹、斑疹、水疱、红斑等。典型的病损为黄豆至蚕豆大小的红斑，颜色鲜红，境界清晰，中央出现小疱，即所谓虹膜状红斑或靶形红斑。

4.口腔黏膜病损出现水肿充血，红斑、水疱，疱破形成糜烂面。

5.唇部损害尤为明显和严重，糜烂水肿，出现厚的血痂，可合并痂下感染，易出血。

6.可伴有其他体腔黏膜如眼、尿道口、外生殖器黏膜红肿、水疱、糜烂。

7.本病有自限性，病程2~4周，如合并继发感染，病程将延长。

【治疗原则】

1.寻找可疑的病因，进行特异的和针对性的治疗，防止再次用致敏药物。

2.口腔黏膜糜烂以对症治疗为主，可用0.05%氯己定液、0.1%依沙吖啶溶液等含漱或湿敷。进食前为防止疼痛，可涂1%~2%利多卡因凝胶等。

3.抗组胺药物，如马来酸氯苯那敏或氯雷他定等。对于严重的病例，应尽早使用糖皮质激素治疗。氢化可地松100~200mg加入5%葡萄糖液500ml中，加100mg维生素C及抗生素点滴。

4.支持疗法，补充营养及维生素。

5.其他体腔黏膜损害，特别是眼病，应及时请有关科室会诊或转诊。

# 第三节　口腔黏膜溃疡类疾病

## 一、复发性阿弗他溃疡

复发性阿弗他溃疡又称复发性口疮、复发性口腔溃疡，是最常见的口腔黏膜溃疡性损害。患病率约为10%~30%。按溃疡的大小、深浅及数目不同可分为三型，轻型、疱疹样和重型。

【诊断标准】

（一）诊断

1.轻型复发性阿弗他溃疡

（1）最常见，溃疡周期性反复发作，有自限性，好发于黏膜上皮角化较差的区域。

（2）溃疡直径多为2~5mm大小，边缘整齐，溃疡中心凹陷，表面有黄白色假膜覆盖，周围黏膜充血，疼痛明显。

（3）一般溃疡7~10天可自愈，愈合后不留瘢痕。

2.疱疹样复发性阿弗他溃疡（口炎型口疮）

（1）有口腔溃疡反复发作史，溃疡大小同轻型口疮，但数目多，十几个甚至数十个。

（2）溃疡散在分布于口腔内。

（3）溃疡周围黏膜充血，唾液增多，疼痛明显。

（4）相应部位淋巴结肿大，有时伴有头痛、低热等症状。

3.重型复发性阿弗他溃疡（腺周口疮、复发性坏死性黏膜腺周围炎）

（1）患者有口腔溃疡反复发作史。

（2）溃疡数目少，多为单发，可伴有小溃疡出现。

（3）溃疡直径大于1cm，周围黏膜水肿，边缘隆起，溃疡底部坏死，中央凹陷，呈弹坑状。

（4）病损持续时间长，可达1~2个月或更长。

（5）疼痛剧烈，有时伴有相应部位淋巴结肿大。

（6）溃疡波及黏膜下层及腺体，愈合后可留有瘢痕。

（二）鉴别诊断

1.疱疹样阿弗他溃疡应与原发性疱疹性龈口炎鉴别：原发性疱疹性龈口炎有发

热病史，口腔黏膜任何部位均可发病，包括角化良好的部位，成簇聚集小水疱破溃后形成相互融合不规则形糜烂面，黏膜充血明显，牙龈广泛充血水肿。

2.腺周口疮应与创伤性溃疡、癌性溃疡、结核性溃疡、坏死性涎腺化生鉴别：

（1）创伤性溃疡周围有明确的局部刺激因素，去除刺激因素，溃疡明显的转成痊愈。

（2）癌性溃疡多为增生性溃疡，表面突起呈菜花样外翻，基底及周围有硬性浸润。需活体组织检查明确诊断。

（3）结核性溃疡患者有结核病史，溃疡基底有颗粒状增生，污秽的渗出物，边缘可形成倒凹。需活体组织检查明确诊断。

（4）坏死性涎腺化生是一种非肿瘤性炎症，好发于小涎腺，溃疡边缘隆起，触痛明显，数周到数月自愈。其病理特征为腺小叶坏死，腺泡和腺管被扁平上皮细胞取代。

【治疗原则】

寻找诱因，去除可能的致病因素，增强体质，减轻局部症状，促进溃疡愈合，尽量延长间歇期，缩短发作期。

（一）局部治疗

**1.局部治疗原则**

消炎止痛，促进愈合。

**2.可应用的药物**

（1）含漱剂：氯己定溶液、康复新液等。

（2）止痛剂：利多卡因、苯佐卡因凝胶等。

（3）其他药物：如外用溃疡散、生长因子、糖皮质激素局部制剂等。

**3.较深大的腺周口疮难愈合可采用局部糖皮质激素封闭治疗**

醋酸泼尼松龙混悬液加半量2%利多卡因在溃疡基底部注射，每周1次。

**4.物理疗法**

用激光、红外光照射溃疡面，可以止痛促进溃疡愈合。

（二）全身治疗

**1.寻找诱因，治疗相关疾病，去除可能的诱因**

如治疗消化系统疾病、内分泌系统疾病、调整睡眠及精神因素等，尽量延长间歇期。

**2.应用免疫抑制剂或免疫调节剂**

如泼尼松龙、沙利度胺、转移因子、胸腺肽等。

## 二、创伤性溃疡

创伤性溃疡是多由于长期慢性机械刺激或压迫而产生的口腔软组织损害。

【诊断标准】

1.溃疡发生在邻近或接触刺激因子的部位，其形态与刺激因子相楔合。

2.多为慢性溃疡。深大，周围有炎症性增生反应，黏膜水肿发白。

3.多数无溃疡复发史。

4.去除刺激因素溃疡可明显的转成愈合。

【治疗原则】

1.首先要去除刺激因素。

2.局部药物治疗为主，促进溃疡愈合。

3.对已经去除刺激因素、治疗1~2周仍无愈合趋势的溃疡，应做活体组织检查，以排除癌变可能。

## 三、创伤性黏膜血疱

【诊断标准】

1.有咬伤史或脆硬食物创伤史。

2.发生于颊黏膜咬合线附近的病损多为5mm大小的血疱，破溃后易愈合。

3.发生在软腭单侧、软硬腭交界处或悬雍垂附近黏膜，形成血疱。初发时体积小，因出血血疱可逐渐增大达2~3cm左右，病人有明显的异物感，血疱破溃后形成较大鲜红色的浅溃疡面，继发感染后表面有黄白色假膜。

【治疗原则】

1.小血疱一般不需处理，可自行吸收消退。

2.大血疱未破者用消毒空针吸出血液；已破溃形成糜烂，可局部治疗，应用止痛、消炎、促进溃疡愈合的药物，用药参见复发性阿弗他溃疡局部治疗。

## 四、放射性口炎

放射性口炎是由于放射线辐射引起的口腔黏膜损伤，分为急性和慢性放射性口炎两型。放射性口炎是头颈部肿瘤放疗的常见并发症，发生率46%~78.1%，多发生在照射量达20~30Gy时。

【诊断标准】

1.有接受放射治疗病史。

2.急性放射性口炎：口腔黏膜出现糜烂、溃疡，覆盖黄白色假膜，易出血，疼痛明显。

3.慢性放射性口炎常在放射治疗1年后出现，由于唾液腺广泛萎缩引起的继发性损害，表现为口腔黏膜干燥、味觉异常。舌背舌乳头萎缩，常继发念珠菌感染。

【治疗原则】

以对症治疗继发感染、促进愈合为主。

# 第四节 大疱性皮肤黏膜病

## 一、天疱疮

为慢性反复发作的自身免疫性大疱性皮肤黏膜病。患者体内存在针对桥粒芯糖蛋白1，3特异性抗体，临床表现皮肤黏膜出现水疱、破溃、糜烂或色素沉着。病理特征为上皮内疱以及棘层松解。经典分型可分为寻常型、增殖型、红斑型、落叶型四型。近年来，根据抗原识别类型以及疱所在位置又将四型归纳为寻常型和落叶型两大类。

【诊断标准】

（一）临床表现

**1.寻常型天疱疮**

寻常型天疱疮是天疱疮中较重及常见的一种，皮肤及黏膜均易受损。

（1）起病前多无前驱症状，约60%的病人在皮肤损害发生之前4~6个月先有口腔黏膜的水疱或病损。

（2）口腔病损易发生于受摩擦区域如唇、舌腹、软腭、颊、龈等处。口内黏膜开始为水疱，疱壁软薄，透明或半透明，易破溃，疱破后上皮可向周缘扩展，用探针可沿疱边缘向周围黏膜探入5mm以上而不出血，即为特征性的周缘扩展现象，破溃处形成大的糜烂面，病变的周围水肿明显。用镊子、探针挑揭疱膜时可向周围外观正常的黏膜扩展延伸，此现象称为揭皮试验阳性。是上皮棘层松解所致。可影响患者饮食吞咽和说话。附着龈表现为鲜红色，类似于剥脱性龈炎。

（3）皮肤损害：常见于易受摩擦及受压处，如背、腋、臀、下肢及外阴等处。常在外观正常的皮肤上出现大小不等的水疱。疱壁薄而丰满有张力，呈圆形，内不透明淡黄，稍黏稠液体，易破。若以手指轻轻加压，可使疱壁扩展、水疱变大，或稍用力推擦或搔刮外观正常的皮肤，亦可使表皮细胞松解而致搓处发生水疱，这种现象称为尼氏征阳性。疱壁破后呈潮红糜烂面，渗出浆液，渐渐凝成污秽痂壳，引起疼痛。若有继发感染，则有脓疱及脓痂。糜烂面常向周围扩大，在其边缘可见如领圈状分离的表皮。

（4）患者可有发热、畏寒、厌食、乏力等全身症状。

（6）由于皮肤黏膜广泛糜烂、体液及蛋白质丧失，电解质紊乱，如不及时诊治可导致继发感染而死亡。

（7）以中年人居多，性别无显著差异。

**2.增殖型天疱疮**

为寻常型天疱疮的变异型。病损可发生于口腔黏膜及皮肤各个部位，以皮肤皱褶及黏膜皮肤交界处最为常见，如眼角、腋下腹股沟、肛门等部位，有水疱、糜烂、结痂、乳头样增生性等损害。口腔黏膜病损常见于颊黏膜、口腔前庭沟、口底等区域黏膜，表现为广泛大疱性损害，伴灰白色高起乳头状或疣状增生。症状较轻，预后一般较好。

**3.落叶型天疱疮**

躯干、头等各部都可发生松弛的大疱，损害逐渐扩展遍及全身。大疱很快干枯而成鳞屑性痂皮，皮疹日渐增多，逐渐融合成弥漫性鳞屑剥脱性皮疹和结痂，形成较厚痂层而易剥离脱落如落叶，故亦称落叶性天疱疮。黏膜虽也可有水疱损害，但不常见或根本无黏膜损害。口腔损害不严重，尼氏征阳性，全身症状较轻。

**4.红斑型天疱疮**

该型病损多发生于躯干、四肢、头、面、颧、鼻等部位皮肤，可呈对称性紫红色斑片，在红斑基础上形成薄壁水疱，疱较松弛，很快破裂，干枯结痂或呈污垢样鳞屑损害，类似脂溢性皮炎。鼻部红斑损害类似红斑狼疮。口腔损害较少见且轻，尼氏征阳性，全身症状轻，预后良好。

**（二）辅助检查**

本病早期诊断重要，有助于早期、规范治疗，控制病情发展。

**1.脱落细胞涂片检查**

取新鲜大疱疱底组织刮片，然后固定染色，（姬姆萨或巴氏染色），镜下观察可见单个或成簇圆形细胞，核大而圆，胞浆少，核周围有一圈窄晕，称为天疱疮（Tzanck）细胞。

**2.组织病理**

棘层松解，上皮内疱形成。疱内可见松解的天疱疮细胞。

**3.直接免疫荧光检查**

可见天疱疮损害处上皮或表皮棘细胞间有IgG及补体沉积。

**4.间接法免疫荧光检查**

上皮棘细胞间隙显示翠绿色的荧光。

**5.ELISA酶联免疫法检测抗Dsg1、Dsg3抗体**

该检测技术的敏感性和特异性均较高，是天疱疮诊断的一种重要辅助手段。此外，亦可用于病情监测及指导临床治疗。

天疱疮的诊断需结合典型的临床症状、体征，同时实验室检查中至少有2项或2项以上检查为阳性（其中直接免疫荧光、间接免疫荧光或ELISA三项中至少有1项或1项以上阳性）方可确诊。

【治疗原则】

**（一）全身治疗**

**1.支持疗法**

给予高维生素、高蛋白饮食，注意电解质平衡。

**2.糖皮质类激素**

为治疗本病首选药物，常用药物如泼尼松、泼尼松龙、地塞米松等。可依照量大从速，逐渐减量，低剂量维持的原则，结合患者具体情况，采用个体化治疗方法。在应用糖皮质激素前要做血压、血糖、大便潜血、胸片等检查，并重点关注患者有无高血压、骨质疏松、溃疡病、糖尿病等疾病，在用药过程中，要定期监测各种不良反应的发生，采取补钾、补钙，预防骨质疏松，保护胃黏膜等措施。

**3.免疫抑制剂**

可与皮质激素联合应用，以减少皮质激素用量，常用药物有环磷酰胺、硫唑嘌呤或甲氨蝶呤等。

**4.抗菌药物**

要注意防止真菌感染或细菌感染。在合并继发感染时，应结合细菌或真菌培养以及药敏试验结果选用抗菌药物。

**（二）局部治疗**

以对症治疗为主，可采用消炎防腐、止痛、促愈合的各种措施，防止继发感染，特别要注意防止真菌感染。

## 二、黏膜类天疱疮

黏膜类天疱疮是一种自身免疫大疱性皮肤黏膜疾病，体内有针对基底膜的自身抗体。口腔黏膜与眼结膜损害多见，老年发病率较高，女性略多于男性。水疱愈合后留有瘢痕，故又称瘢痕性类天疱疮，本病是慢性过程，预后较好。

【诊断标准】

**（一）临床表现**

1.病人多数有口腔的病变，而且口腔病变经常是最早出现病损之处。

2.口腔黏膜牙龈为好发部位，表现为类似剥脱性龈样损害，部分或大部分牙龈充血发红水肿，形成2~6mm不等的水疱，疱壁较厚，色红或暗红较透明高起，触之有韧性感，不易破裂。疱破溃后无周缘扩展现象，尼氏征阴性。在软腭、悬雍垂、腭弓处黏膜损害，常可导致组织粘连畸形。

### 3.眼部病变

2/3患者可有眼部损害，早期可为反复性结合膜炎，可有水疱。继之结膜发生水肿，在睑球结膜之间出现纤维粘连。也可发生眼睑边缘相互粘连，导致睑裂狭窄或睑裂消失，甚至睑内翻、倒睫，以致角膜受损、角膜翳斑而影响视力。病情严重者，可导致黏膜瘢痕粘连，甚至致盲。

### 4.皮肤损害

较少见。可在四肢躯干出现水疱性损害，疱壁厚不易破损，破后呈溃疡面，后结痂愈合，可遗留瘢痕和色素沉着。揭疱壁试验呈阴性，尼氏征阴性。

### 5.其他孔窍病变

如肛门、尿道、生殖器等处黏膜也可发生水疱、糜烂、瘢痕。发生在食管病损可引起食管狭窄。

### （二）辅助检查

### 1.病理表现

上皮下疱。

### 2.免疫病理

（1）直接免疫荧光或间接免疫荧光检查可见上皮基底膜区域见翠绿色荧光带。

（2）ELISA检测BP180或230机体可阳性。

### 【治疗原则】

### （一）全身治疗

### 1.支持治疗

给予高蛋白、高热量饮食。

### 2.病情严重患者，可首选口服糖皮质激素

根据病情严重程度选择激素的用量，待病情控制后，逐渐减量至维持量。用药过程中注意监测不良反应的发生。

### 3.其他免疫抑制剂

病情控制不佳时，可与其他免疫抑制剂如环磷酰胺、硫唑嘌呤、甲氨蝶呤等联合应用。

### 4.口服米诺环素和烟酰胺

对于局部治疗控制不佳或不宜口服激素患者，可联合使用此两种药物。

### （二）局部治疗

1.轻者可选用激素类药物外用或病损区域局部注射。局部可应用泼尼松龙、曲安地塞米松、氟轻松、倍他米松等。药膏外涂，局部注射每周1次。

2.保持口腔卫生和减少继发感染。

## 三、大疱性类天疱疮

本病是一种多发于老年人的自身免疫性大疱性皮肤黏膜病，患者血清中可出现针对基底膜160~180KD及220~240KD的自身抗体。临床上以皮肤黏膜出现壁厚的张力性大疱为特征，组织病理学表现为上皮或表皮下疱。

### 【诊断标准】

### （一）临床表现

1.25%患者可有口腔损害，病损可发生在任何部位口腔黏膜以颊黏膜好发，发生在牙龈表现为剥脱性龈炎样损害。水疱壁较厚，疱液有时充满血性液体，破溃后形成溃疡。

2.皮肤病损好发于躯干、腋窝、腹股沟及四肢屈侧。多在红斑基础或正常皮肤上发生水疱，患者可有不同程度的瘙痒或疼痛。尼氏征阴性。

3.疱破后较易结痂愈合，遗留色素沉着斑。

### （二）辅助检查

1.组织病理显示形成上皮下疱，淋巴细胞及数量不等的嗜酸性粒细胞的浸润。

2.取大疱周围正常的皮肤、黏膜做直接免疫荧光法检查，基底膜处可见线状荧光带沉积。

3.间接免疫荧光显示：70%患者血清中有抗基底膜抗体。以正常人皮肤为底物的盐裂实验显示：荧光着色位于分离皮肤的表皮侧。

4.酶联免疫吸附实验（ELISA）：60%~100%患者血清中可检测到BP180或230自身抗体。

### 【治疗原则】

1.糖皮质激素治疗为首选药物。以泼尼松最为常用，轻、中、重患者首剂量每天应分别为20mg、40mg、60mg，病损控制后逐渐减量，方法同天疱疮。如果治疗及时，用药规律，预后较好，治愈所需服药时间平均为2~3年。

2.免疫抑制剂：当激素控制效果不佳时，可联合其他免疫抑制剂。

3.本病多见于老年人。要特别注意病人营养，给高蛋白、高热量饮食，并定期补充钙、钾和各种维生素。

4.局部治疗采用消炎、止痛、促愈合的措施，防止继发感染。

# 第五节 口腔黏膜斑纹类疾病

## 一、口腔白斑病

口腔白斑病是发生于口腔黏膜上以白色为主的损害，不能擦去，也不能以临床和组织病理学的方法诊断为其他可定义的损害，属于口腔潜在恶性疾患（Oral Potentially Malignant Disorders，OPMD）。白斑临床分为均质型和非均质型。非均质型又包括：疣状型、颗粒型和溃疡型。

**【诊断标准】**

**（一）诊断**

需临床表现与组织病理学检查联合做出诊断。

1.好发于年龄45~60岁者。男性多于女性。

2.可发生于口腔任何部位，好发于颊、舌、唇、腭、口底、牙龈黏膜。某些类型具有比较特定的部位，如颗粒型白斑多见于口角联合区。

3.均质型白斑多表现为浅白色或不均匀白色，平伏或高于黏膜表面，不粗糙或略粗糙，柔软，无症状或稍有不适的白色斑块。有些则有皱纹，形成乳白色隆起的斑块，表面粗糙。

4.疣状型白斑表现为乳白色，厚而高起，表面有刺状或绒毛状突起的白色斑块。粗糙，质稍硬，可有不适感。

5.颗粒型白斑损害表现为红白相间，白色损害呈颗粒状突起，病损间黏膜充血发红，有刺激痛。

6.溃疡型白斑是在白色斑块的基础上出现糜烂或溃疡，有刺激痛。

7.组织病理检查可为上皮单纯增生或异常增生。

**（二）鉴别诊断**

**1.白色水肿**

一般无自觉症状，发生于双颊咬合线附近。呈半透明或乳白色薄膜，牵拉时变浅，扪之柔软。

**2.异位皮脂腺**

常见于颊部及唇部，偶尔也可出现在腭、龈、舌黏膜。是皮脂腺在黏膜上的异位，属于正常范围。表现为针头至粟粒大小的淡黄色小斑点及小丘疹，可融合成片状或不规则的黄色斑块。男性多于女性，儿童少见，随年龄增加更为明显。

**3.药物灼伤**

药物烧伤引起的白色病变是局部应用腐蚀性药物，与黏膜接触而造成的损害。与化学药物接触处黏膜先发红，继之形成一层灰白色假膜。如将白膜擦去，可露出充血创面，疼痛明显，损害周围轻度水肿。

**4.烟碱性（尼古丁性）白色角化病**

是发生于长期吸烟者腭部的一种损害。硬腭黏膜呈均匀灰白色增厚，有少量皱褶，腭部黏液腺存在的部位，可出现一些小的白色脐状结节，其中心发红，为没有过角化的黏膜腺导管开口。戒烟2~4周后可减退或消失。

**【治疗原则】**

1.口腔白斑病目前尚无特效治疗方法。首先应去除可能的致病因素，例如戒烟和去除局部刺激因素。对于小面积的病损可采用手术切除，激光、光动力等方法可用于治疗白斑，术后必须定期复查。

2.治疗口腔白斑病的药物包括维生素A及其衍生物，番茄红素、维胺酸等。中医中药可用于治疗白斑病，主要是用活血化瘀法。

3.伴白色念珠菌感染的病损可配合抗真菌治疗。

4.所有白斑病例均应终生随访观察，无异常增生者，可6~12个月复查一次。有异常增生者应密切观察，根据异常增生的程度增加随访复查次数。

## 二、口腔扁平苔藓

扁平苔藓是一种病因不明的慢性炎症性皮肤黏膜病，中年女性好发，皮肤和黏膜可单独或同时发病，WHO将其列入口腔潜在恶性疾患。

**【诊断标准】**

**（一）诊断**

1.女性多于男性，30岁以上多见。

2.口腔多见于颊黏膜及前庭沟，其次为舌、唇、牙龈。病损常呈对称性。黏膜损害发生率约占25%，可单发于黏膜，亦可与皮肤同时并发。多见的损害为白色条纹。分为以下几种类型：

（1）丘疹型：灰白色的丘疹散布在黏膜上，有时聚集形成小斑块。多无临床症状。

（2）网状型：在口腔黏膜上可见白色网状条纹。临床上无症状，偶尔有粗糙感。

（3）斑块型：好发于舌背及颊部。在口腔黏膜上出现珠白色有光泽的斑状病损，伴舌背乳头萎缩。

（4）萎缩型：多见于牙龈，常常发生于附着龈，也可见于颊部黏膜。病损易形成糜烂面，对刺激性食物敏感。

（5）糜烂型（溃疡型）：在上述病损的基础上有糜烂面形成，疼痛明显。

（6）疱型：多发生颊部、软腭、翼下颌韧带等部位，透明水疱，周围黏膜有白色条纹或丘疹。

3.典型皮损为紫红色、多角形扁平丘疹。初起时为粟粒大小，可逐渐增大。边界清楚，表面干燥光滑，有白色角质薄膜，蜡样光泽。用液体油类搽拭皮损表面或热敷后，以放大镜观察，可见损害表面有灰白色或乳白色，有光泽小点及纵横交错的细纹（Wickham纹）。有阵发性痒感，亦可无自觉症状者。皮疹可发于全身各处，以四肢屈侧前臂和腕部多见。

4.指（趾）甲病损具有对称性，甲体变薄，无光泽，有纵裂。

5.如病损发生在危险区，斑块型、萎缩型和反复糜烂的病损建议做病理检查。

**（二）鉴别诊断**

**1.类天疱疮**

发生在牙龈上的萎缩型、糜烂型和疱型扁平苔藓不易与类天疱疮鉴别，类天疱疮是上皮下疱，直接免疫荧光检查可见IgG在基底膜处沉积。

**2.盘状红斑狼疮**

好发于颊黏膜及唇红处。在溃疡形成后病变周围可见白色角化病变，花纹呈放射状。直接免疫荧光检查IgM在基底膜沉积。

**【治疗原则】**

1.消除局部刺激因素，如烟、酒、辛辣食物、牙结石、尖锐牙体、龋洞、不良修复体及银汞合金充填材料等。若怀疑损害的发生与患者长期服用某种药物有关，可建议换用其他药物。

2.损害局限且无症状者，仅观察随访；损害局限但有症状者，以局部用药为主；损害较严重者采用局部和全身联合用药，全身用药以免疫调节治疗为主。

3.注意控制继发感染，特别是真菌感染。

4.加强心理疏导，缓解精神压力，必要时可建议患者进行心理咨询及治疗。

5.定期随访，防止癌变。病情缓解后，一般每3~6个月复查一次，如果持续稳定，一年复查一次；如果病情复发加重，应及时复诊。

# 三、盘状红斑狼疮

盘状红斑狼疮是一种慢性皮肤—黏膜结缔组织病，主要累及头面部皮肤和口腔黏膜，也可单独发生于口腔。女性患者多于男性患者，属于口腔潜在恶性疾患。

**【诊断标准】**

**（一）诊断**

1.若皮损局限于头、面部时为局限型，如累及手、足、四肢和躯干等处时称为播散型。

2.皮损初发时为小丘疹，逐渐扩大呈暗红色斑块，附有黏着性鳞屑。剥去鳞屑时可见其下面有刺状毛囊角质栓，自扩大的毛囊口中拔出，日久后皮损中部萎缩，毛细血管扩张，常有充血和色素沉着，边界清楚。有时也可发生明显继发性色素脱失。

3.皮损多见于颧、颊、鼻、唇、耳、颈、上背、手背等处。颧部和鼻梁部的损害可连接成蝶形（蝴蝶斑）。

4.口腔黏膜病损表现：①病损中央发红萎缩；②边缘稍隆起，中央可有白色斑点；③病损周围边缘有放射状白色条纹；④毛细血管扩张，有烧灼感，刺激性食物可引起疼痛。

5.唇部病损好发于下唇，可侵犯整个唇红部，越过唇红缘到附近皮肤处，导致唇红缘与皮肤边界模糊。表面脱屑、结痂，损害中央色素减退，边缘有色素沉着。发生在牙龈和硬腭处黏膜病损放射状白色条纹不明显。

6.实验室检查少数可出现抗核抗体阳性、γ球蛋白增多、类风湿因子阳性、白细胞减少和血沉加快等。

7.组织病理表现为上皮过度正角化伴有角质栓，上皮钉突萎缩，棘层变薄，基底细胞液化变性，结缔组织深层血管扩张，周围有淋巴细胞浸润，胶原纤维玻璃样变，上皮和结缔组织内有胶样小体。直接免疫荧光检查在基底膜有荧光带沉积。

**（二）鉴别诊断**

**1.扁平苔藓**

皮损多位于四肢及躯干，口腔黏膜病损颊部多见，病损具有对称性。

**2.良性淋巴组织增生性唇炎**

慢性发展过程，好发于下唇。常伴糜烂，结痂，反复发作。特征是唇部出现不同程度的瘙痒，程度剧烈，患者常用牙咬唇直至咬出黄水后瘙痒才逐渐缓解。组织学上固有层淋巴细胞浸润并形成淋巴滤泡样结构，也是诊断的依据。

**【治疗原则】**

1.避免日晒，外出时注意防晒。

2.停用可疑增加日光敏感药物。

3.唇部糜烂以局部治疗为主：有结痂时，应先湿敷去除痂皮，再局部应用药物治疗。

4.局部治疗应用消炎、止痛、促进愈合的药物。

5.病损严重的或有全身症状的可口服药物治疗，应用免疫抑制剂进行治疗。

## 四、口腔白色角化病

口腔白色角化病是长期机械性或化学性刺激造成的口腔黏膜局部白色角化斑块或斑片。

**【诊断标准】**

**（一）诊断**

可发生在口腔黏膜的任何部位，多见于唇部，舌部和颊部。典型的症状表现为不高出黏膜或略高出黏膜的白色斑块或斑片。

烟碱性（尼古丁性）白色角化病：发生在硬腭黏膜以及牙龈上，呈弥漫性分布、伴有散在红色点状的灰白色或浅白色病损，有长期大量吸烟史。

对口腔黏膜局部白色或灰白色斑块、斑片暂时难以诊断的，可以先设法去除刺激因素，观察白色损害颜色是否变浅，范围是否明显缩小或消失，再做出治疗性诊断。但观察2~3周后白色损害仍无变化者应进行活体组织检查，以明确诊断。

### （二）鉴别诊断

**1.口腔白斑**

病程较长，去除刺激因素之后不能消退。组织病理检查可以鉴别。

**2.白色水肿**

多见于双颊咬合线附近，为灰白色或乳白色半透明斑片，检查时拉展口腔黏膜，斑片可暂时性消失。扪之柔软，可出现皱褶，患者常无自觉症状。

**3.颊白线**

多见于成人，位于双侧颊部与双侧后牙咬合线相对的黏膜上，为白色或灰白色线条状损害，与牙列外形相吻合，呈水平状纵向延伸。多因咀嚼时牙齿持续不断地刺激黏膜所致。患者常偶尔发现，无自觉症状。

**4.化学灼伤**

由于不慎接触腐蚀性药物（如碘酚、硝酸银、三氧化二砷糊剂、根管塑化液等）或食物过烫灼伤。病损为灰白色假膜，去除假膜后可见出血糜烂面。患者自觉疼痛，影响进食和语言。

【治疗原则】

1.尽快尽早地去除局部刺激因素，定期观察。

2.对白色过角化区域比较局限，但角化程度比较高者，可局部涂布维甲酸软膏。

## 五、黏膜下纤维性变

口腔黏膜下纤维性变主要发生在东南亚国家，我国主要分布在台湾、湖南、海南、云南、广西、福建等省份。黏膜下纤维性变的发病原因不明确，可能与咀嚼槟榔、过食辣椒等有关。黏膜下纤维性变属于口腔潜在恶性疾患。

【诊断标准】

（一）诊断

1.有咀嚼槟榔、进食辛辣食物等不良生活习惯。

2.临床检查发现口内黏膜苍白及灰白色病损，颊部、唇部或翼颌韧带等处可触及瘢痕样纤维条索。

3.有烧灼、疼痛、味觉减退及口干、唇舌麻木等症状。或见黏膜有浅黄白色、不透明、无光泽的条索样损害。患者或有张口度变小，不能吹哨，语言或吞咽困难等症状。

4.实验室检查可见贫血、血沉增快、嗜酸性粒细胞增多等变化，但无特异性。

5.病理检查可看到特征性的黏膜下组织胶原纤维变性。

### （二）鉴别诊断

口腔黏膜下纤维性变应与口腔黏膜的其他白色损害相鉴别。而早期病损—水疱、糜烂等则应与口腔黏膜其他疾病引起的糜烂病损相鉴别。

#### 1.口腔白斑

口腔白斑的外形多为斑块状，触之柔软，无僵硬的纤维条索感。白斑可无症状或轻度不适；一般不伴有张口受限、吞咽困难等症状。病理检查见上皮单纯增生或异常增生。

#### 2.斑块型扁平苔藓

触之柔软，无纤维条索感。黏膜有白色条纹，可有充血、糜烂，伴刺激性疼痛。有时因咽部病损糜烂而影响吞咽，但不会出现张口受限、吞咽困难等严重症状。病理检查见基底细胞液化变性，固有层淋巴细胞浸润带。

#### 3.白色角化病

为灰白色、浅白色或白色斑块，平滑、柔软。触诊无纤维条索感，不伴有张口受限、吞咽困难等。局部有明显的机械或化学因素刺激，除去刺激因素后，病损可减轻甚至完全消退。

#### 4.药物变态反应性口炎

口腔黏膜突发大面积水疱、糜烂、流涎，吞咽困难，影响进食，有明显的药物过敏史或服用可疑致敏药物史。脱离过敏药物和抗过敏治疗后有明显效果。

### 【治疗原则】

1.戒除咀嚼槟榔习惯，戒烟酒、避免辛辣刺激食物。

2.局部注射糖皮质激素、丹参、干扰素、透明质酸酶等药物进行治疗，有一定的疗效。

3.高压氧治疗，可改善局部缺血、缺氧状态。

4.对于严重张口受限者，可手术治疗。

5.采用：活血化瘀中医中药治疗。

## 六、口腔红斑病

口腔红斑病是指口腔黏膜上出现鲜红色斑块，似天鹅绒样，边界清晰，在临床和病理上不能诊断为其他疾病者。红斑属于口腔潜在恶性疾患。

【诊断标准】

（一）诊断

多见于中年患者，男性多于女性。舌缘部病损最多见，临床上可分为三型：

**1.均质型红斑**

病变较柔软，天鹅绒样鲜红色，光滑，边界清楚，不高于黏膜表面或略隆起。

**2.间杂型红斑**

红斑病损区有散在的白色斑点，红白相间。

**3.颗粒型红斑**

红斑病损区有红色或白色颗粒状增生，略高于黏膜表面。此型常为原位癌或早期鳞状细胞癌。

活体组织检查明确诊断。

（二）鉴别诊断

**1.糜烂型扁平苔藓**

中年女性好发，病损具有对称性，充血糜烂的区域周围可见白色条纹，病理检查可明确诊断。

**2.口腔白斑**

颗粒型白斑需要与红斑鉴别。口腔白斑为高于黏膜表面的白色斑块，活体组织检查可明确诊断。

【治疗原则】

明确诊断后，根据病理表现，选择光动力治疗或手术治疗。

# 第六节　唇舌疾病

## 一、慢性非特异性唇炎

又称慢性唇炎，是唇部慢性、非特异性、炎症性病变。与舔唇、撕皮等不良习惯以及温度、化学、机械刺激等有关，病程迁延，反复发作。

【诊断标准】

（一）诊断

1.上下唇均可发病，更好发于下唇。

2.病情反复发作，时轻时重，干燥季节加重，持续不愈。

3.临床可分为两型：

（1）慢性脱屑性唇炎：以唇红部干燥、脱屑为主，下唇多见。

（2）慢性糜烂性唇炎：以唇红部反复糜烂，有炎性渗出物，形成血痂或脓痂为特征，疼痛明显。

### （二）鉴别诊断

**1.过敏性唇炎**

有药物过敏史及用药史，唇部病损以肿胀、水疱、糜烂、渗出、结痂为特征。

**2.扁平苔藓**

发生于唇部的扁平苔藓伴糜烂时，需控制糜烂后诊断。扁平苔藓病损可见白色花纹，往往多部位受累。

**3.盘状红斑狼疮**

好发于唇部，典型表现放射状白纹、红斑、糜烂、血痂等，唇红皮肤界限不清。

### 【治疗原则】

1.避免一切外界刺激，纠正不良习惯。

2.慢性糜烂性唇炎采用局部湿敷为主，严重者可用抗生素、激素类软膏等治疗。

3.轻度脱屑患者，又无自觉症状者，可涂少量护唇膏。

## 二、肉芽肿性唇炎

肉芽肿性唇炎是一种以特发性无痛性唇部肿胀为特征的慢性肉芽肿性疾病，病理特点为非干酪细胞样性上皮肉芽肿性病变。发病可能与微生物感染、过敏反应、遗传及免疫因素等有关。

### 【诊断标准】

### （一）诊断

1.好发于20~40岁的青壮年。

2.上下唇同时发病，或上下唇单独发病。

3.唇反复性持续性弥漫性肿胀，无可凹性水肿，时轻时重，但不能恢复正常。唇红可有干燥、脱屑，肿胀明显时可有纵形沟纹，常常出现皲裂。

4.周围皮肤正常或呈紫红色，有肿胀感。

5.肉芽肿性唇炎合并面瘫、舌裂称为梅－罗综合征。

6.组织病理可见典型的非干酪样肉芽肿性病变。结节中有上皮样细胞、淋巴细胞、多核巨细胞，周围可见结缔组织包绕，也可见固有层血管周围非特异性炎症细胞或多核巨细胞的浸润。

### （二）鉴别诊断

1.牙源性感染引起的唇肿有明显的病灶牙及感染炎症。

2.克罗恩病（Crohn disease，CD）是一种原因不明的肠道炎症性疾病，本病临床表现以腹痛、腹泻、肠梗阻等为特征，可伴有发热、贫血、营养障碍及关节、皮肤、眼、口腔黏膜、肝脏等肠外损害。口腔出现上唇肿胀、线状溃疡等特征性表现，唇部组织学也表现为肉芽肿性结节。本病可反复发作，迁延不愈。结肠镜检查或口腔病损活检等有助于诊断。

3.血管性水肿，又称血管神经性水肿、巨大性荨麻疹。多发生于眼睑、口唇、包皮和肢端、头皮、耳廓，口腔黏膜组织等疏松组织，舌、喉亦可发生。诊病突然发生，消退后唇能恢复正常外形，当喉头黏膜水肿时，严重者有窒息的可能。一般伴有荨麻疹或其他部位的水肿。

**【治疗原则】**

1.去除可能引起发病的诱因或病灶，特别要注意治疗口腔病灶牙如龋齿、根尖炎等。

2.病损区内注射糖皮质激素。

3.已肿胀数年或病情已基本稳定的病人，如果唇肿影响美观，可考虑外科手术。

## 三、腺性唇炎

腺性唇炎为主要侵犯下唇小唾液腺的慢性炎症性疾病，以下唇肿胀肥厚、唇部有露珠样黏液排出以及触诊唇部有大小不等的小结节为特征。

**【诊断标准】**

**（一）诊断**

1.多见于下唇。

2.唇部增厚，外翻，唇活动性受限，唇腺肥大，可触及小结节状唇腺，唇腺导管开口较大，由于导管口的炎症反应，唇内侧黏膜可看到许多小的红色丘疹样凸起。扩张的导管口处有黏稠的分泌物排出，有时用手指挤压也可见黏液样物质从导管口排出，如有继发感染，可发展成化脓性的病变。

3.病理表现为唾液腺导管扩张、导管黏液性或嗜酸性化生、管腔内黏液聚集或有嗜酸性物质并有慢性炎症细胞浸润，主要为淋巴细胞及浆细胞。

**（二）鉴别诊断**

**1.肉芽肿性唇炎**

唇肿时轻时重，难以恢复正常，可形成巨唇，触诊有褥垫感。

**2.淋巴管瘤**

多为先天性，黏膜表面不平，常呈结节状，为黄白色有光泽的颗粒小球状突起，也可形成巨唇，病理检查可确诊。

**【治疗原则】**

1.除去诱因及不良刺激，如戒烟、酒，避免日光照射。

2.局部可涂擦激素类软膏或局部注射激素类药物可使炎症消退。有化脓性感染时，应根据细菌培养和药敏试验结果选用抗生素。

3.对唇肿明显外翻，疑有癌变者，应及时切除送病理检查。

## 四、光化性唇炎

光化性唇炎由于过度照射日光所引起，分为急性和慢性两种。

**【诊断标准】**

**1.季节性明显**

夏季较重，多见于户外工作者。好发于下唇。

**2.急性光化性唇炎**

起病急，有暴晒史。唇红黏膜广泛水肿、充血、水疱、糜烂，有剧烈瘙痒。

**3.慢性光化性唇炎**

唇红黏膜干燥、脱屑，不断出现白色细小秕糠样鳞屑，唇红部可伴有色素脱失、唇红皮肤界限消失。慢性光化性唇炎属口腔潜在恶性疾患，有癌变风险。

**【治疗原则】**

1.避免日光暴晒，避免烟酒、风吹及寒冷刺激，保持唇部湿润，同时密切随访，警惕癌变风险。

2.以局部治疗为主如局部湿敷、局部涂擦激素、抗生素类软膏或5%氟尿嘧啶等。

## 五、口角炎

口角炎是上下唇联合处口角区发生的各种炎症的总称，以双侧口角区皮肤黏膜充血、糜烂、皲裂、结痂为特征。发病诱因为细菌、真菌感染，营养缺乏等。

**【诊断标准】**

1.多为双侧发病，也可单侧。

2.上下唇联合处皮肤湿白、皲裂，继发感染时皲裂加深，局部可形成结痂，口唇活动时易裂出血。

3.病程长的口角炎，局部形成肉芽样增生，口角炎处易继发念珠菌及球菌感染。

**【治疗原则】**

1.除去局部诱因如修改义齿，加高垂直距离。

2.治疗全身系统性疾病。

3.局部用抗霉软膏或与抗菌软膏交替使用，每日局部涂用2~3次。

## 六、游走性舌炎

游走性舌炎是一种浅表性非感染性舌部炎症。舌背呈游走性环形病变，因其形状病损形态、位置多变似地图，故又称地图舌。

【诊断标准】

1.男女老幼均可发病，但以儿童和青少年多见。

2.游走性舌炎损害多发生于舌尖、舌背前部与舌侧缘，也可出现在口腔黏膜的其他部位，如腭、颊、唇等处黏膜。病损特征为丝状乳头萎缩，呈现出圆形或椭圆形红色区域，病损的边缘丝状乳头增厚呈黄白色稍微隆起的弧形边缘，形似地图。

3.损害可突然出现，持续多日或几周，也可在短时间内又完全恢复正常，病损的位置和形态不断变化。

4.一般无明显自觉症状。有的患者有时有轻度的麻刺感和烧灼感。

【治疗原则】

1.一般不需特殊治疗，进行定期观察。

2.消除不良刺激因素及口腔病灶。

3.保持口腔卫生。

4.有麻刺感和烧灼感的患者，可以用一些弱碱性含漱剂，如2%的碳酸氢钠液或2%硼酸钠含漱剂。也可用0.1%依沙吖啶液，0.05%氯己定含漱剂，还可用含片等局部治疗。

## 七、沟纹舌

沟纹舌是较常见的舌疾病，舌背上呈纵横交叉的裂沟，又名裂纹舌，常常与游走性舌炎伴发。

【诊断标准】

1.舌背出现大小、数目、形态及深度不一的裂隙。

2.裂隙内上皮完整，有舌乳头存在，舌的软硬度及生理功能均正常。

3.根据沟纹分布的形态分为两种类型：叶脉型和脑纹型。

（1）叶脉型中央有一条前后较深的纵形沟，其两旁多数有排列比较规则的副沟。

（2）脑纹型沟裂迂回于舌背，状似大脑的沟回。

4.在裂纹舌的基础上，可伴有念珠菌感染，可引起沟裂加深，出现口干，烧灼感等症状。

【治疗原则】

1.注意口腔卫生，清除滞留于沟内的食物残渣，可用清水或含漱液漱口。

2.炎症时可局部应用消炎漱口水。合并念珠菌感染时用抗真菌治疗。

## 八、正中菱形舌炎

正中菱形舌炎是指发生在舌背人字沟前方呈菱形的炎症性病损，以往认为是发育畸形，现研究显示与念珠菌感染密切相关。

【诊断标准】

1.多无自觉症状，也可出现烧灼痛或刺激痛。

2.位于舌背正中人字沟前方，色泽暗红，界限清楚。根据外形分光滑型和结节型。

（1）光滑型位于舌背正中人字沟前方，界限清楚、红色光滑的乳头萎缩区。

（2）结节型病损表面有结节状突起，有些为粟粒大小红色突起。

【治疗原则】

1.无症状者不需治疗，解释即可。

2.合并念珠菌感染者，应进行抗真菌治疗。

3.结节型如基底出现硬结，应做活体组织检查以明确诊断。

## 九、毛舌

毛舌是舌背丝状乳头过度伸长和延缓脱落所形成的毛发样损害，可呈现黑、褐、白、黄等不同颜色。

【诊断标准】

1.舌背的中部，可见丝状乳头伸长呈毛发状，并染成黑、褐、白、黄等不同颜色。

2.过长的乳头刺激软腭，可引起恶心，口臭明显。

【治疗原则】

1.改善口腔卫生，暂停或更换局部应用药物和停止食用有色性食物。

2.可用牙刷轻刷毛舌区。

3.伴发真菌感染，局部可用碳酸氢钠含漱液及制霉菌素甘油局部涂抹。

## 十、舌乳头炎

舌乳头炎包括丝状乳头炎、菌状乳头炎、轮廓乳头炎、叶状乳头炎。舌轮廓乳头很少有炎症，但偶有患者感到局部不适或者误认为肿瘤。

### （一）菌状乳头炎

**【诊断标准】**

菌状乳头水肿，充血。菌状乳头主要分布于舌尖部及舌前部，炎症时出现肿胀、充血，伴有灼热及疼痛不适感。

**【治疗原则】**

1.除去局部刺激，过锐牙尖调磨后用橡皮轮磨光。

2.疼痛明显者，可用止痛类软膏、含片或含漱液。

### （二）叶状乳头炎

**【诊断标准】**

叶状乳头位于舌缘后部，为5~8条纵行皱襞，靠近咽部。炎症时，充血水肿，患者有明显的刺激痛或不适感。

**【治疗原则】**

1.除去局部刺激如调磨过锐牙尖，防止过度伸舌。

2.局部对症治疗。

3.对恐癌患者应解释说明以缓解紧张情绪。

4.咽部有炎症时，可服用一些抗炎中成药，例如板蓝根、金莲花等。

# 第七节　性传播疾病口腔表征

## 一、梅毒

梅毒是苍白密螺旋体即梅毒螺旋体引起的一种慢性性传染疾病。可以侵犯皮肤、黏膜及其他多种组织器官。可分为先天梅毒和后天梅毒，后天梅毒又可分为一期梅毒、二期梅毒、三期梅毒。先天梅毒及各期梅毒都可出现口腔病损。

**【诊断标准】**

### （一）有不洁性接触史或性伴感染史。

### （二）临床表现

1.先天梅毒在口腔中出现哈钦森牙和桑椹牙。切牙呈半月形，切缘较牙冠中部窄。磨牙呈桑椹状或蕾状，牙尖向中央聚拢，牙釉质发育不全。先天梅毒还可有特殊面容、鞍鼻等表现，骨损害和神经系统损害也常见。

2.后天梅毒

（1）一期梅毒：口腔、皮肤黏膜典型表现为硬下疳，表现为一高起的结节性圆形病损，直径可达1~2cm，中心有溃疡或形成痂皮。可伴有相应部位淋巴结肿大，患者可无明显症状。病损表面或渗出液中可分离出梅毒螺旋体，有高度传染性。

（2）二期梅毒：梅毒斑是二期梅毒黏膜典型表现，损害呈灰白色、光亮而微隆起的斑片，圆形或椭圆形，边界清楚，四周有充血发红的暗红色的浸润。无痛或轻微疼痛。渗出物中有大量梅毒螺旋体，传染性很强。皮肤表现为广泛性的梅毒疹，一般可分为斑疹、丘疹及脓疱疹三种类型。还有一些特殊型的皮肤损害，如扁平湿疣、银屑病样梅毒疹、环状丘疹性梅毒疹等。

（3）三期梅毒：为晚期病变，是在感染3~4年至十余年后出现的病变，可侵犯内脏，表现多样。在口腔表现为橡胶肿，常发生于上腭、舌背等处。表现为皮下或黏膜下深在结节，表面呈暗红色的浸润斑块，中央破溃，溃疡呈肾形或马蹄形，有黏稠树胶状脓液流出，为三期梅毒的标志性损害，也是破坏性最大的一种损害，组织可很快发生坏死，腭病变可使骨质破坏而引起腭穿孔。舌背病变可表现为梅毒性舌炎，出现舌乳头萎缩，过度角化而发生梅毒性白斑，有恶变潜能。

**（三）辅助诊断**

1.病损处渗出液或表面取材涂片进行暗视野检查可见梅毒螺旋体。

**2.非梅毒螺旋体抗原血清试验**

**3.梅毒螺旋体血清试验**

包括有：①血细胞凝集（TPHA）；②明胶凝集（TPPA）；③酶联免疫吸附试验（ELISA）；④荧光螺旋体抗体吸收试验（FTA–ABS）。

梅毒血清学检查特异性高，是诊断梅毒必要的检查手段。三期梅毒的诊断必要时需结合组织病理学检查进行诊断。

**【治疗原则】**

梅毒一经确诊应早期、足量、规则用药治疗，疗后需定期随访。性伴侣如有感染应同时接受治疗。对早期梅毒要彻底治愈以消灭传染源，对晚期梅毒则要求控制症状，保护器官功能，延长生命，提高工作能力。

1.首选苄星青霉素或普鲁卡因青霉素。苄星青霉素G（长效）240万U，分两侧臀部肌注，每周1次，共3次。普鲁卡因青霉素G80万U，每日1次肌注，连续10~15天，总量800万~1200万U；

儿童推荐方案苄星青霉素5万U/kg，最大剂量240万U，1次/周。

2.如青霉素过敏者改用强力霉素100mg，口服，2次/天，连用14天。四环素500mg，口服，4次/天，连用14天；治愈的主要指标是病损及症状消退，血清反应转为阴性。

早期梅毒经充分治疗，应随访2~3年。治疗后第1年内每3个月复查1次，以后每6个月复查1次。随访期间严密观察其RPR滴度下降与临床情况。

【预防】

1.避免不洁性行为。

2.早期梅毒治愈前禁止性生活，女性梅毒患者在彻底治愈前应避免妊娠。

3.3个月内凡接触过传染性梅毒的性伴侣应予检查，必要时按早期梅毒进行治疗。

4.疑似梅毒患者应去正规性病专科就诊，早期诊治，一旦明确诊断，需充分配合医生，彻底治疗。

## 二、艾滋病

艾滋病又称获得性免疫缺陷综合征。由感染人类免疫缺陷病毒（human Immunodeficiency virus，HIV）引起。HIV进入人体后，破坏CD4 T淋巴细胞，使患者体内免疫系统受到严重损害，人体易于感染各种疾病，并可发生恶性肿瘤而死亡。

艾滋病主要通过性传播、血液传播及母婴传播。

【诊断标准】

### （一）HIV感染高危人群

（1）静脉吸毒者；

（2）有多个性伴侣、配偶HIV阳性；

（3）同性恋者；

（4）有偿供血者；曾输入未经HIV检测之血液或血制品者；

（5）HIV阳性母亲之子女。

### （二）临床表现

#### 1.全身表现

（1）急性感染期

诊断标准：病人近期内有流行病学史和出现发热、头痛、咽喉痛、红斑疹、腹泻、淋巴结肿大等，结合实验室HIV抗体由阴性转为阳性即可诊断。80%左右HIV感染者感染后6周初筛试验可检出抗体，几乎100%感染者12周后可检出抗体，只有极少数患者在感染后3个月或6个月后才检出。

（2）无症状期

诊断标准：有流行病学史，临床可出现轻至中度的淋巴结肿大，以颈部和腋下淋巴结肿大多见。

（3）艾滋病期

感染者出现持续或间歇性的全身症状如持续性全身淋巴结肿大、发热、体重减轻等；出现机会性感染，其中包括原虫、真菌、病毒、细菌感染以及恶性肿瘤的发生如卡波西肉瘤、淋巴瘤等。

**2.口腔表现**

与艾滋病有关的口腔病损主要见于艾滋病前期及艾滋病期。主要有口腔念珠菌病、口腔毛状白斑、艾滋病相关性牙周疾病等。

（1）口腔念珠菌病是最常见，也是最早出现的口腔病损。好发于舌、软硬腭、颊、口腔前庭、牙龈及口角部位，有时持续数月。临床上以伪膜型及萎缩型念珠菌病较为常见，同时伴有口角炎。

（2）口腔毛状白斑是一种舌部白色病损，其主要发生在舌侧缘，多为双侧。病损表面呈垂直皱褶状白色斑块。这是艾滋病患者所特有的口腔病损。

（3）卡波西肉瘤（kaposi's sarcoma）是一种血管内皮源性肿瘤，典型病变表现为皮肤多发性斑点状、斑块状或结节状病损，也可累及黏膜、淋巴结和内脏器官。黏膜表现早期为扁平状，不高出黏膜面浅蓝色、浅黑色或浅红色的斑块，牙龈和硬软腭为好发部位。以后逐渐发展，颜色变深，为紫红色或紫褐色，高出黏膜面、大小形状不一、扁平或隆起的病损。

（4）艾滋病相关性牙周炎是艾滋病患者特有的牙周组织病损。其临床表现为：牙龈乳头溃疡、出血、坏死，并伴有明显疼痛，病损由局部向全口发展，较短时间内就可以破坏牙槽骨等牙周组织。

另外，还可表现为复发性阿弗他溃疡、腮腺肿大、带状疱疹、疱疹性口炎等

**（三）辅助检查**

艾滋病确诊需依靠实验室检查。

1.艾滋病抗体检测。

2.判断艾滋病患者病情最重要的实验室检查是外周血CD4$^+$细胞计数及HIV病毒载量，这两项检测也是决定是否对患者行抗病毒治疗及考核其疗效和主要指标。

3.各种机会感染的病原检测及肿瘤的病理检查亦有助于艾滋病的临床诊断。

**【治疗原则】**

目前全世界范围仍缺乏根治HIV感染的药物，现阶段治疗的目标是最大限度和持久性地抑制患者体内HIV病毒的复制，使患者免疫功能重建并维持免疫功能，同时降低HIV感染发病率和死亡率。艾滋病的治疗强调综合治疗：包括一般治疗、抗病毒治疗、恢复或改善免疫功能的治疗以及机会性感染及恶性肿瘤的治疗。

**1.抗逆转录病毒治疗**

目前国际上认为联合使用几种抗逆转录毒药物的疗法效果较好，这种疗法也称鸡尾酒疗法或高效抗逆转录病毒疗法（HAART，High Active Anti-Retroviral Therapy）。其在降低和病死率、提高生活质量方面有明显作用。

**2.各种机会性感染的治疗**

一般情况下，大多数机会性感染是可以治愈的。对于一些机会性感染可采取预防措施。如当患者的CD4细胞下降到一定程度时，可以给予抗生素预防如复方新诺明预防卡氏肺囊虫肺炎和弓形体病，异烟肼预防结核病等等，可以减少这种机会性感染的发生率。

**3.肿瘤**

可采用化疗或靶向药物治疗等。

**4.免疫调节治疗**

一些免疫调节剂在早期的应用可以提高CD4$^+$T细胞的比例。

**5.对症和营养支持治疗**

**6.中医治疗**

中医药治疗强调整体调节，辨证论治，提高机体免疫功能，有效改善病人的症状和体征。

# 第八节　系统性疾病口腔表征

## 一、贫血

贫血是指人体外周血红细胞容量减少，低于正常范围下限的一种常见的临床症状。由于红细胞容量测定较复杂，临床上常以血红蛋白（Hb）浓度来代替。我国血液病学家认为在我国海平面地区，成年男性Hb<120g/L，成年女性（非妊娠）Hb<110g/L，孕妇Hb<100g/L即诊断为贫血。

1972年WHO制订的诊断标准认为在海平面地区Hb低于下述水平诊断为贫血：6个月到<6岁儿童110g/L，6~14岁儿童120g/L，成年男性130g/L，成年女性120g/L，孕妇110g/L。

贫血不是一个独立的疾病，仅是一个临床症状，除血液系统外的疾病也可引起贫血，继发性贫血多由全身性疾病引起：如慢性肝炎、肾炎、感染等皆可引起贫血。

贫血有不同的分类方法。如：按贫血进展速度分急、慢性贫血；按红细胞形态分大细胞性贫血、正常细胞性贫血和小细胞低色素性贫血；按血红蛋白浓度分轻度：90g/L，中度：60~90g/L，重度：30~60g/L，极重度：30g/L。

贫血对健康最根本的危害之一就是携氧能力低下，影响全身各个系统功能的发挥。贫血症状有轻有重，取决于疾病性质、失血量以及人体代偿能力。

## （一）缺铁性贫血

【诊断标准】

**1.临床表现**

（1）贫血表现面色萎黄或苍白，倦怠乏力，食欲减退，腹胀腹泻，吞咽困难，头晕耳鸣，甚则晕厥，稍活动即感气急，心悸不适，气短、纳差、心率增快等。

（2）缺铁性贫血的特殊表现：口角炎，舌乳头萎缩，舌炎，严重的缺铁可有匙状指甲（反甲），食欲减退，恶心及便秘等，欧洲的患者常有吞咽困难，口角炎和舌异常，称为普文（Plummer-Vinson）或Paterson-Kelly综合征。

（3）儿童生长发育迟缓或行为异常，表现为烦躁，易怒，上课注意力不集中及学习成绩下降。

（4）异食癖是缺铁性贫血的特殊表现，患者常控制不住地仅进食一种"食物"，如冰块，黏土，淀粉等，铁剂治疗后此症状可消失。

（5）皮肤黏膜表现：口腔黏膜颜色苍白，对外界刺激敏感，常有口干、舌灼痛等。指甲皱缩，不光滑，反甲，皮肤干枯，毛发干燥脱落。

（6）心动过速，心脏强烈搏动，心尖部或肺动瓣区可听到收缩期杂音。严重持久的贫血可导致贫血性心脏病，甚至心衰。

（7）其他：约10%缺铁性贫血患者脾脏轻度肿大；少数严重贫血患者可见视网膜出血及渗出。

**2.辅助检查**

（1）血细胞分析：呈现为小细胞低色素性贫血平均红细胞体积（MCV）<80fl，平均红细胞血红蛋白含量（MCH）<26pg，平均红细胞血红蛋白浓度（MCHC）小于0.32。

（2）铁代谢；血清铁蛋白降低（<12μg/L）；血清铁降低（<8.95μmol/L），总铁结合力升高（>64.44μmol/L），转铁蛋白饱和度降低（<15%）。sTfR（可溶性转铁蛋白受体）浓度超过8mg/L。

【治疗原则】

根治病因；补足贮铁。

**1.病因治疗**

进一步查清引起缺铁性贫血的病因，并进行针对性的治疗。婴幼儿、青少年和妊娠妇女营养不足引起者应改善饮食。月经多引起的应调理月经。寄生虫感染应驱虫治疗。恶性肿瘤，应手术或放、化疗等。

**2.补铁治疗**

缺铁性贫血一般采用口服铁剂或者注射铁剂的方法治疗，最常用的制剂为硫酸亚铁或枸橼酸亚铁。服药时忌茶，以免铁被鞣酸沉淀而不能被吸收。

**3.中医治疗**

心脾两虚：补益心脾，益气生血。脾肾两虚：温肾壮阳，右归丸加减。

## （二）巨幼细胞贫血

巨幼细胞性贫血又称大细胞性贫血，是由于脱氧核糖核酸（DNA）合成障碍所引起的一种贫血，主要系体内缺乏维生素$B_{12}$和/或叶酸缺乏所致，亦可因遗传性或药物等导致获得性DNA合成障碍引起。本症特点是呈大细胞性贫血，骨髓内出现巨幼红细胞系列，并且细胞形态的巨型改变也见于粒细胞、巨核细胞系列。

**【诊断标准】**

**（一）临床表现**

**1.贫血**

一般症状：乏力、头晕、活动后气短心悸。

**2.神经系统症状**

表现为手足对称性麻木、感觉障碍。小儿及老年人常表现脑神经受损的精神异常、无欲、抑郁、嗜睡或精神错乱。部分巨幼细胞贫血患者的神经系统症状可发生于贫血之前。

**3.口腔及消化道表现**

呈萎缩性舌炎样表现。舌乳头萎缩，舌面光滑如镜，舌黏膜及其他口腔黏膜出现片状充血发红区。可伴有味觉迟钝或丧失，舌疼痛，或有烧灼感等症状。

常伴有食欲减退、腹胀、腹泻等消化道症状

**（二）辅助检查**

**1.血细胞分析**

为大细胞正色素性贫血（MCV＞100fl），白细胞及血小板也可减少。红细胞大小不等，大的红细胞常呈椭圆形，中心淡染区消失。中性粒细胞有核分叶过多，还可能见到巨大血小板。

**2.骨髓检查**

呈增生活跃，红系细胞增生明显，各系细胞均有巨幼变，以红系细胞最为显著。

**3.生化检查**

有条件时测定血清维生素$B_{12}$（低于59pmol/L即80pg/ml，正常值110~332Pmol/L，即150~450pg/ml）或叶酸（低于7nmol/L即3ng/ml，正常值15~44nmol/L即6.5~19.6ng/ml）的水平。

**4.内因子抗体测定**

在恶性贫血患者的血清中，内因子阻断抗体（I型抗体）的检出率在50%以上，故内因子阻断抗体测定为恶性贫血的筛选方法之一。

**【治疗原则 】**

1.治疗基础疾病，去除病因，加强营养知识教育，纠正偏食及不良的烹调习惯。

**2.补充叶酸或维生素B$_{12}$**

维生素B$_{12}$ 500μg隔日肌内注射，连续2~3周；叶酸5~10mg，每日3次，口服。

**3.中医治疗**

分为心脾两虚、气血两虚、脾肾两虚等三型

（1）心脾两虚型：治法：健脾益气，养血安神。方药：归脾汤加减。

（2）气血两虚型：治法：补气养血。方药：八珍汤加减。

（3）脾肾两虚型：治法：健脾益肾。方药：十四味建中汤加减。

**（三）再生障碍性贫血**

再生障碍性贫血是一组由多种病因所致的骨髓造血功能衰竭性综合征，以骨髓造血细胞增生减低和外周血全血细胞减少为特征，临床以贫血、出血和感染为主要表现。再生障碍性贫血的发病与化学药物、放射线、病毒感染及遗传因素有关。根据临床病程进展情况分为急性和慢性两型。

**【诊断标准 】**

**1.临床表现**

（1）主要表现为进行性贫血、出血和感染。皮肤黏膜广泛出血，有大片出血点或瘀斑。50% 以上患者伴内脏出血。

（2）急性型再障起病急，进展迅速，常以出血和感染发热为首起及主要表现。

（3）慢性型再障起病缓慢，以贫血为首起和主要表现；出血多限于皮肤黏膜，且不严重；可并发感染，但常以呼吸道为主。

（4）口腔表征：口腔黏膜苍白，并可出现黏膜紫色瘀斑或血肿，牙龈容易出血，可发生严重的口腔黏膜坏死性溃疡或咽部溃疡。

**2.辅助检查**

（1）血细胞分析：呈全血细胞减少，红细胞、白细胞、血小板三系均减少。

（2）骨髓检查：骨髓呈多部位骨髓增生减低或重度减低，三系造血细胞明显减少，尤其是巨核细胞和幼红细胞；非造血细胞增多，尤其淋巴细胞增多。

**【治疗原则 】**

再生障碍性贫血治疗包括支持治疗和针对疾病目标治疗两部分。支持治疗的目的是预防和治疗血细胞减少相关的并发症；目标治疗则是补充和替代极度减少和受损的造血干细胞，如异基因造血干细胞移植或免疫抑制治疗。

1.避免诱发因素，勿用抑制骨髓的药物。

2.注意皮肤、口腔、外生殖器卫生，感染时加强抗炎治疗。

3.血红蛋白<60~70g/L，有心肺功能不全的病人可考虑输红细胞悬液；有严重出血时输血小板悬液。

**4.激素**

大剂量雄激素可以刺激骨髓造血，为治疗慢性再生障碍性贫血首选药物，其发生疗效时间常在服药2~3个月后。

5.异基因造血干细胞移植或免疫抑制治疗。

**6.中医治疗**

中医治疗再生障碍性贫血是在确诊的基础上，按急性再障、慢性再障分型论治。如慢性再障者属中医"虚劳血虚"范畴，从肾论治，辨别阴阳，酌加活血化瘀、疏肝解郁方药。

### （四）白血病

白血病是一类造血干细胞恶性克隆性疾病。克隆性白血病细胞因为增殖失控、分化障碍、凋亡受阻等机制在骨髓和其他造血组织中大量增殖累积，并浸润其他非造血组织和器官，同时抑制正常造血功能。临床出现不同程度的贫血、出血、感染发热以及肝、脾、淋巴结肿大和骨骼疼痛等。

根据白血病的分化程度、自然病程的长短可分为急、慢性白血病。按病变细胞系列分类，包括髓系的粒、单、红、巨核系和淋巴系的T和B细胞系。临床上常将白血病分为淋巴细胞白血病、髓细胞白血病、混合细胞白血病等。

【诊断标准】

（一）临床表现

**1.发热**

是白血病最常见的症状之一，表现为不同程度的发热和热型。发热的主要原因是感染，其中以咽峡炎、口腔炎、肛周感染最常见。

**2.感染**

细菌、真菌感染均常见。病毒感染虽少见但凶险，须加以注意。

**3.出血**

是白血病的常见症状。出血部位可遍及全身，尤以鼻腔、口腔、皮下、眼底常见，也可有颅内、内耳及内脏出血。

**4.贫血**

白血病早期即可发生贫血，表现为面色苍白、头晕、心悸等。

**5.肝脾肿大**

有50%的白血病病人会出现肝脾肿大，以急性淋巴细胞性白血病的肝脾肿大最为显著。

**6.全身广泛的淋巴结肿大**

可累及浅表如颈、颌下、腋下、腹股沟等处或深部如纵隔、肠系膜、腹膜后等淋巴结。肿大的淋巴结一般质地软或中等硬度，表面光滑无压痛、无粘连。

**7.皮肤及黏膜病变**

皮肤损害表现为结节、肿块、斑丘疹等。黏膜表现为鼻、呼吸道和口腔黏膜等发生肿胀和溃疡等。

**8.神经系统**

蛛网膜、脑膜等处发生白细胞浸润，表现颇似脑瘤、脑膜炎等，患者还会出现颅内压增高、脑膜刺激、肢体瘫痪等。

**9.骨骼及关节疼痛**

骨和骨膜的白血病浸润引起骨痛，可为肢体或背部弥漫性疼痛，亦可局限于关节痛，常导致行动困难。逾1/3患者有胸骨压痛，此征有助于本病诊断。

**10.口腔表现**

（1）牙龈增生：白血病细胞口腔内浸润导致牙龈增生、肿大，牙龈增生高度可能与咬合面平齐，外形不整，呈不规则肿大。此外，可导致舌体肥大，舌体边缘可见明显的齿痕。

（2）出血：牙龈及口腔黏膜自发性出血，在刷牙或咬食苹果等硬物后出血，重者无任何诱因即可出现自发性出血，不易止住。可见增生的龈缘上有凝血块；口腔黏膜可见出血点、瘀点、瘀斑；牙龈颜色不均匀，既苍白又紫红，口臭明显。

（3）感染：患白血病后身体抵抗力下降，加上局部损伤等因素，易引起口腔感染，牙龈或口腔黏膜出现坏死溃疡，患者可有口臭和血腥味，咬食困难等。

（4）异常白细胞在牙髓内浸润引起牙痛、牙松动，出现类似牙髓炎的剧烈牙痛。

**（二）辅助检查**

（1）血细胞分析

显示贫血，血小板减少，白细胞有质与量的改变。白细胞总数多时可达（300~500）× $10^9$/L，低时少至（0.2~0.3）× $10^9$/L（低增生性白血病）。

（2）骨髓检查

骨髓象是诊断白血病的重要依据。典型骨髓象显示有核细胞增生明显活跃或极度活跃。但部分骨髓象显示增生活跃或增生低下。

（3）组织化学检查

目前组织化学检查已成为诊断白血病的常规之一，借助组织化学的染色不同，可以帮助临床进一步诊断、鉴别白血病细胞分型。

（4）免疫分型检查：有助于划分白血病细胞的类型

（5）细胞遗传学检查：以了解染色体有无异常。伴有染色体异常的白血病往往比没有染色体异常的白血病预后差。

【治疗原则】

1.由于白血病分型复杂，需要结合细致的分型制定个性化治疗方案。目前主要治疗方法包括化学治疗、放射治疗、靶向治疗、免疫治疗、干细胞移植等。

2.口腔治疗，口腔治疗需谨慎，最好在缓解期进行。尽量减少对口腔坏死组织的刺激。拔牙、口腔组织活检和深部牙周刮治均属禁忌。出现口腔溃疡或牙龈出血等，以局部对症治疗为主。

### （五）维生素缺乏症

#### 1.维生素 $B_2$ 缺乏症

【诊断标准】

临床表现

（1）口腔表征：口角炎、唇炎、舌炎，有的患者可出现口腔黏膜溃疡。

（2）诊断：依据营养史、诱发史、临床特征（角膜炎、皮炎、外阴湿痒及口腔病损）及治疗性诊断进行诊断。

【治疗原则】

改良烹调方法，并多吃富于核黄素的食物，如牛奶、肝、菠菜、胡萝卜、白菜等。

#### 2.烟酸缺乏症

烟酸缺乏症又称糙皮病，是因烟酸类维生素缺乏，临床以皮炎、舌炎、肠炎、精神异常及周围神经炎为特征的疾病。

【诊断标准】

临床表现

（1）口腔表征：出现严重的舌炎，丝状乳头和菌状乳头萎缩，舌面发红、光亮，呈牛肉红色，对创伤或其他刺激特别敏感，容易出现创伤性溃疡。除舌受累外，其他黏膜尚可受累，口腔黏膜发红和灼热痛。

（2）诊断：根据营养史和生活习惯，结合临床特征可以做出诊断。或采取诊断性治疗的方法。

【治疗原则】

治疗调整饮食，多食用含有丰富烟酸的肉类、豆类、新鲜绿色蔬菜；可口服烟酸或烟酰胺100~300mg/d，分次口服。

### 3.维生素C缺乏症（坏血病）

维生素C缺乏症又称坏血病。长期摄入不足或腹泻、呕吐等情况，都可造成缺乏维生素C，使毛细血管的脆性增加，从而引起皮肤、黏膜下出血，坏血病也可见于喂养不当的婴幼儿。

【诊断标准】

（1）口腔表征：牙龈炎、牙龈出血是早期出现的突出表征。

（2）诊断：依据营养史，长期不吃新鲜果菜，或有不适当烹调习惯，或为人工喂养婴儿；有典型症状，实验室检查，毛细血管脆性试验阳性，大便隐血，尿中有红细胞等，亦可试探性治疗，坏血病经维生素C治疗见效迅速，有助于诊断。

【治疗原则】

治疗选择维生素C丰富的水果、蔬菜和肉类食物，改进烹调方法，口服维生素C，每日300~500mg。

# 第八章　儿童口腔病

儿童口腔医学是口腔科学的重要组成内容，其诊疗对象是正在生长发育的儿童和青少年。儿童口腔疾病的临床表现、诊断和治疗等方面，均有不同于成人的特点。

## 第一节　牙发育异常

牙发育异常是一组种类繁多的疾病，本诊疗常规仅包括以下几种常见的需要临床进行处理的情况。

### 一、牙数目异常

#### （一）个别牙或部分牙先天缺失

【诊断标准】

**1.临床表现**

（1）口腔检查发现个别牙或部分牙齿缺失。个别牙缺失指除第三磨牙外，缺失牙数目少于6颗；多数牙缺失指除第三磨牙外，缺失6颗或更多牙齿。

（2）详细询问病史，排除因外伤、拔牙等因素导致的牙齿丧失。

（3）还应询问有无家族史，有无孕期有害物质接触史，有无皮肤、毛发等异常，帮助明确诊断和治疗设计。

**2.辅助检查**

建议拍摄全口曲面体层X线片，帮助确定是否为牙齿缺失，排除牙齿阻生、异位或迟萌等情况。

【治疗原则】

1.需根据先天缺牙的数目、位置、咬合关系（如：牙量–骨量协调关系等）等因素，并结合患者意愿，综合考虑并制定治疗计划。对部分牙齿缺失数目较多的患者常需联合修复、正畸等学科进行综合诊治。

（2）前磨牙先天缺失：没有牙列拥挤的患者，应尽量保留乳牙，待乳牙脱落后再行修复治疗。对于牙列拥挤、间隙不足的患者，可以考虑早期拔除相应乳牙后，正畸治疗关闭间隙。

（3）上颌侧切牙先天缺失：根据咬合情况，可选择保持间隙或采用正畸方法将恒尖牙近中移动到侧切牙的位置，并酌情将尖牙牙冠改形为上颌侧切牙形态。

（4）下颌中切牙或侧切牙先天缺失：相应乳牙稳固时可暂时保留滞留乳牙，成年后正畸关闭间隙。间隙不足时可拔除相应乳牙，利用其间隙自然排齐牙列。

## （二）先天性无牙症（外胚叶发育不全综合征）

**【诊断标准】**

**1.临床表现**

（1）大部分乳牙和恒牙缺失。

（2）面部表现为额部突出，面部较小，鞍状鼻，面下1/3高度降低，小颌，小颧骨，唇突出等特征。

（3）皮肤干燥，少汗，毛发缺失或稀疏。

**2.辅助检查**

拍摄全口曲面体层片。

**【治疗原则】**

对症治疗，尽可能在乳牙列期以全口或局部义齿帮助患者恢复部分咀嚼功能并促进颌骨发育，待成年后由修复、种植、牙体等专科医生进行联合治疗。

## （三）额外牙

**【诊断标准】**

**1.临床表现**

（1）口腔检查发现正常牙齿数目以外的牙齿。额外牙多见于上前牙区，可以萌出或阻生。已萌出额外牙可见为正常牙齿数目之外多余的牙齿，形态可以为锥形牙、过小牙或与正常牙齿相似。

（2）当临床检查发现牙间隙、牙齿扭转、移位或形态异常，恒牙迟萌或阻生时，应考虑额外牙的可能性，需拍摄X线片辅助诊断。

（3如出现多个额外牙，需排除颅骨–锁骨发育不良综合征。

**2.辅助检查**

X线片是明确额外牙诊断的必备手段，推荐使用全口曲面体层片。

**【治疗原则】**

1.已萌出的额外牙：及时拔除。

2.未萌出的额外牙

（1）不影响相邻牙齿发育、萌出和排列，并未形成含牙囊肿等继发疾病者：观察。

（2）影响相邻牙齿发育、萌出和排列时：手术拔除。对于与恒牙牙乳头相邻紧密的埋伏额外牙，尽量延迟到恒牙牙根基本发育完成后再行手术，以避免拔牙过程中可能对恒牙根发育的影响。

3.对因额外牙造成的恒牙萌出、排列异常者常需酌情辅以正畸治疗。

## 二、牙形态异常

### （一）畸形牙尖与畸形窝

畸形舌尖、畸形舌窝、畸形舌沟和牙中牙是牙内陷的表现，是在牙齿发育期造釉器过度增生，卷入牙乳头所致。

【诊断标准】

**1.临床表现**

（1）畸形舌窝：一般见于恒牙，上颌侧切牙多见，其次是上颌中切牙。多数牙齿形态为正常的铲形，但舌窝处釉质内陷，形成深窝。还有一些牙呈圆筒状，中间凹陷。有些牙釉质内陷形成的沟从冠部延伸到根部，称为"畸形舌沟"；个别牙畸形舌沟甚至达根尖，严重内陷时，在X线片上可见牙冠中央为内陷的空腔，好似包含在牙中的一个小牙，称为"牙中牙"。畸形舌窝、舌沟处常有菌斑集聚和食物残渣存留，易致龋。舌沟部位易形成牙周袋。

（2）畸形舌尖：在乳恒牙均可发生，乳牙多为上颌中切牙，恒牙多为上颌侧切牙。畸形舌尖有时与畸形舌窝相伴存在。部分畸形舌尖尖细，有髓角突入尖内，在牙齿萌出建殆时易于磨损或折断，导致牙髓感染；另一部分舌尖粗大，易出现牙齿整体唇向移位，也可能因咬合创伤导致牙髓及根尖周炎症。

**2.辅助检查**

温度测试及电感觉测试有助于判断牙髓活力状况，年轻恒牙不建议使用电感觉测试。牙齿根尖片是最常使用的X线检查手段，有些复杂的牙齿内陷畸形，可作锥行束CT（CBCT）检查，以了解髓腔形态和根周病变范围。

【治疗原则】

1.畸形舌窝无龋坏时应进行窝沟封闭，龋坏局限时可做复合树脂预防性充填。若已经出现中度以上龋坏，需及时进行充填治疗。如果发生了牙髓及根尖周炎症，在牙髓摘除后，需特别强调根管的清洗、消毒，之后视牙根发育程度选择根尖诱导成形术或根管治疗术。对畸形舌窝牙釉质内陷形成的沟从冠部延伸到根部，形成"畸形舌沟"并造成牙周组织病变者，结合病情进行牙周治疗，必要时行牙周－牙髓联合治疗。

2.畸形舌尖如果较圆钝且不妨碍咬合可不做处理；圆钝而干扰咬合的舌尖可行分次少量调磨；高尖的舌尖建议局麻下一次磨除畸形尖后，根据牙髓情况选择间接盖髓术、直接盖髓术或部分冠髓切断术。如果发生牙髓及根尖周炎症，需视牙根发育程度选择根尖诱导成形术或根管治疗术。

### （二）畸形中央尖

【诊断标准】

**1.临床表现**

（1）畸形中央尖是前磨牙殆面中央窝处或接近中央窝的颊尖三角嵴上发生的圆锥形牙尖，其形态可能细而高，也可能圆钝。

（2）临床应注意检查中央尖是否已经折断，折断后其基底部可见直径约2mm的折断痕迹，外为环状釉质，中有偏黄的牙本质轴，少数有深色的露髓点。

（3）畸形中央尖可以是一颗或多颗双尖牙受累，常见左右同名牙对称出现。

**2.辅助检查**

X线片可以帮助发现尚未萌出牙的畸形尖。已经萌出的畸形中央尖患牙，拍摄根尖片观察畸形尖内是否有髓角突入；中央尖已经折断的患牙，需观察牙根发育的程度、根尖周病变是否存在以及病变范围等。

【治疗原则】

1.对早期发现畸形中央尖完整且尚未建殆的牙齿，可使用树脂充填的方法加固中央尖，使其随建殆自然磨耗，逐渐形成修复性牙本质，预防因畸形尖折断可能导致的牙髓感染。

2.对于畸形高尖且已经建殆不便于使用树脂加固的方法时，可以采用局麻下一次磨除高耸牙尖，并根据牙髓暴露情况，采用间接盖髓术、直接盖髓术、部分或全部冠髓切断术等。术中应注意无菌操作。

3.对于畸形尖已经折断的患牙，需认真判断牙髓状况，结合患者的年龄、患牙的X线片表现，选择相应的方法（观察、光固化复合树脂间接盖髓充填、牙髓治疗等），预防或及时治疗牙髓炎症，使牙根正常发育。

4.对形态圆钝低平没有折断风险的畸形中央尖也可观察不做处理。

## 三、牙结构异常

### （一）釉质发育不全

【诊断标准】

**1.临床表现**

轻症：釉质形态基本完整，仅有色泽和透明度的改变，釉质呈现白垩或黄褐色，牙齿表面可光滑或粗糙；无自觉症状，叩诊无异常。

重症：牙面有实质性缺损，釉质表面可出现带状或窝状的凹陷。重者可无釉质覆盖。单纯的釉质发育不全患者一般没有症状，有釉质缺损时可能有牙齿敏感症的症状，若伴发龋齿或继发牙髓、根尖周病者，可出现相应的临床表现。

**2.病因**

局部因素：个别牙齿釉质发育不全往往因乳牙根尖周病感染或外伤所致，又称特纳牙。应详细询问乳牙牙髓根尖病变情况及外伤史。

遗传因素：遗传性釉质发育不良或矿化不良病变累及多个牙齿，可出现在一个家族中的几代成员中。应详细询问家族史及生活地区特征等情况。

全身因素：凡能引起釉基质分泌和成熟障碍的因素如早产低出生体重儿、婴幼儿期的高热疾病，严重消化不良和营养障碍，母亲在妊娠期内的感染性疾病等，都有可能造成牙齿釉质发育不全，所累及的牙齿为同一时期发育的牙齿。应详细询问孕育史，生产史，出生后1~3岁身体健康状况，营养状况等。

**3.辅助检查**

X线片可以帮助判断牙齿发育程度、釉质厚度等情况，帮助确定治疗方案。

【治疗原则】

1.对轻症的釉质发育不全可以不做临床治疗，年轻恒牙可涂氟防龋，并应对患者进行有针对性的口腔卫生宣教和定期复查。

2.对重症的患者采取对症治疗，可用复合树脂充填或用树脂贴面修复达到消除症状改善美观的目的。后牙可以应用预成冠保持垂直高度，预防龋齿的发生，待成年后行冠修复。

**（二）牙本质发育不全**

【诊断标准】

**1.临床表现**

为一种常染色体显性遗传疾病。

牙釉质基本正常，牙本质颜色由棕红色到灰色不等，釉质易剥脱碎裂，牙本质暴露为半透明状，牙齿磨耗重。

临床表现分为三型：

Ⅰ型：除牙本质发育不全外还伴有全身骨骼发育不全。

Ⅱ型：单纯的牙本质发育不全，没有全身骨骼发育异常，又称遗传性乳光牙本质。

Ⅲ型：又称"壳状牙"。患牙正常牙本质层薄，仅局限在釉质和牙骨质的内侧面。

**2.辅助检查**

X线显示患牙牙根纤细而短，牙冠呈球状，初萌时髓腔宽大，其后髓腔变小，甚至完全闭锁，根管细小呈丝带状。

【治疗原则】

1.为防止牙齿快速大量磨耗，乳磨牙可放置预成冠，恒磨牙使用铸造金属全冠，前磨牙和前牙可以用金属烤瓷冠。

2.对出现牙髓根尖周病变的患牙对症处理。

## 四、牙齿萌出异常

### （一）乳牙早萌

【诊断标准】

**1.临床表现**

（1）小儿出生时就已萌出的牙齿称为诞生牙，在出生后30天内萌出的牙齿为新生牙。

（2）多见于下颌乳中切牙，少数为额外牙。

**2.辅助检查**

尽管X线片检查可确定其牙根发育情况及其与邻牙的关系，但对于临床检查已能基本明确诊断的婴幼儿不建议拍摄X线片。

【治疗原则】

1.尽量保留患牙。

2.对极度松动，有可能脱落造成误吸危险的应拔除患牙。

### （二）恒牙早萌

【诊断标准】

**1.临床表现**

（1）恒牙未按正常萌出顺序提前萌出，萌出时牙根发育不足根长的二分之一。多见于其上方乳牙有严重根尖病变导致骨质大范围破坏的患者。

（2）因恒牙牙根较短，临床可出现不同程度的松动。

**2.辅助检查**

X线片见恒牙牙根发育不足二分之一。

【治疗原则】

1.松动不明显的早萌恒牙一般不需特殊治疗。

2.对动度较大者应避免咬硬物。

3.对患者进行有针对性的口腔卫生宣教，必要时进行窝沟封闭，以防止早萌恒牙出现龋坏及继发疾病。

4.牙根过短的早萌恒牙应注意口腔卫生维护，防止牙周逆行感染。

### （三）乳牙萌出障碍

【诊断标准】

**1.临床表现**

（1）临床检查发现患牙未萌出到口腔中，而对侧同名牙或在萌出顺序上应该在患牙之后萌出的牙齿已经萌出到口腔中。

（2）患牙萌出所需的间隙基本正常或不足。

（3）全口多数乳牙迟萌时，可能为全身系统疾患的口腔表现，如：严重的早产低体重儿，严重的佝偻病等。

**2.辅助检查**

X线片可见患牙位于颌骨内，牙根发育基本完成，埋伏牙冠方有骨质覆盖，常伴有牙齿–颌骨粘连的表现。

【治疗原则】

乳牙的埋伏阻生治疗时需要考虑的因素包括：患者的年龄，牙龄，埋伏阻生的牙位，间隙情况，有无继承恒牙，继承恒牙的发育情况和预计萌出时间，咬合关系等。一般来说多需要通过手术将埋伏阻生乳牙摘除，此前需评估患者具体情况以决定是否需要进行间隙保持。有全身疾病者，应查明病因，治疗全身疾病。

**（四）恒牙埋伏阻生**

【诊断标准】

**1.临床表现**

（1）恒牙未按时按序萌出到口腔中，而对侧同名牙或在萌出顺序上应该在患牙之后萌出的牙齿已经萌出到口腔中。

（2）其上方的乳牙滞留或早失。

**2.辅助检查**

X线片可见患牙位于颌骨内，冠方可有骨质覆盖，但常伴有位置或形态异常；牙根发育超过四分之三，甚至发育完成。有时可发现局部阻萌因素，如牙瘤、多生牙或囊肿。

【治疗原则】

恒牙埋伏阻生在制定治疗计划时需要考虑因素有：患者的年龄，牙龄，埋伏阻生的牙位，牙根发育情况，间隙情况，上方乳牙牙根情况，覆盖骨质的厚度，咬合关系等。治疗方法可根据阻生的情况和原因，选择切开牙龈助萌、去骨助萌、手术摘除牙瘤、多生牙或囊肿；复杂病例需与口腔外科，正畸科联合治疗。与全身疾病相关者，应查明原因，针对全身疾病治疗。

**（五）第一恒磨牙异位萌出**

【诊断标准】

**1.临床表现**

临床检查可见第一恒磨牙近中边缘嵴阻生于第二乳磨牙远中牙颈部以下，牙冠近中倾斜。严重病例可表现为第一恒磨牙埋伏阻生，或第二乳磨牙早失且间隙大部分丧失或完全丧失。

**2.辅助检查**

X线片可见第一恒磨牙近中边缘嵴阻生在第二乳磨牙远中牙颈部以下，并导致第二乳磨牙远中根吸收。

【治疗原则】

1.对判断为可逆性异位萌出的牙齿，可观察其自行萌出，若至牙根发育Ⅷ期以后（或患儿8岁后）还不能顺利萌出，应重新评价其'可逆性'。

2.一旦确定为不可逆性萌出，应尽可能在第二乳磨牙间牙弓长度丧失之前进行干预治疗，治疗目的是诱导第一恒磨牙正常萌出，避免牙弓长度丧失，尽可能保留第二乳磨牙。对已导致第二乳磨牙早失、间隙严重丧失的病例，治疗应以获得丧失牙弓长度及获得良好的咬合关系为主，常需借助正畸治疗手段。

## （六）恒尖牙异位萌出

【诊断标准】

**1.临床表现**

恒尖牙未在侧切牙和第一前磨牙间萌出，而在其他位置萌出，最常见的是上颌尖牙的唇侧异位萌出。

**2.辅助检查**

全口曲面体层片有助于发现该区域各牙牙根排列情况和有无牙根吸收等情况。

【治疗原则】

恒尖牙的异位萌出需尽早发现，根据患者具体情况评估是否能将尖牙通过正畸手段恢复到正常位置，对难于恢复到正常位置的病例可考虑将尖牙改形以改善美观。

## （七）低位乳牙

【诊断标准】

**1.临床表现**

（1）患牙低于正常𬌗平面，生理动度消失，叩诊高调清音。

（2）多见于乳磨牙，下颌较上颌多见。

**2.辅助检查**

X线见患牙牙周间隙消失，牙根面和牙槽骨融为一体。

【治疗原则】

1.对轻度的低位乳牙可定期观察。

2.对可能导致邻牙倾斜包括未萌出恒牙倾斜的低位乳牙需恢复其咬合高度。

3.对可能导致继承恒牙萌出困难或异位萌出的低位乳牙需择期将其拔除，以利于继承恒牙能顺利萌出。

### （八）乳牙滞留

【诊断标准】

**1.临床表现**

继承恒牙已经萌出而乳牙未脱落，或已过替换期继承恒牙未萌出（如先天缺失或迟萌）而保留在恒牙列中的乳牙。

**2.辅助检查**

X线检查发现继承恒牙牙根发育超过三分之二，而其上方的乳牙根仅少量吸收或未吸收；或恒牙胚先天缺失。

【治疗原则】

1.恒牙异位萌出，乳牙未脱落者应及时拔除滞留乳牙。

2.无继承恒牙胚者，根据牙量、骨量关系酌情拔除或保留乳牙。

3.继承恒牙迟萌者应对因治疗。

# 第二节　龋　病

## 一、乳牙龋病

【诊断标准】

**乳牙龋病的特点**

1.乳牙患龋的易感因素包括：乳牙较恒牙钙化程度低，儿童清洁口腔能力有限，口腔自洁作用差，进食间隔短，食物含糖量高，低龄儿童易发奶瓶龋。

2.乳牙颈部缩窄明显，邻面为面接触，不易清洁，所以邻面龋较多

3.患龋率高，发病早。

4.急性龋多见。表现为牙釉质表层脱钙，大片剥脱，常呈环形破坏。

5.龋蚀多发，范围广，常见多个牙齿、多个牙面龋坏。以侵犯𬌗面和邻面最多见。

6.自觉症状不明显，不易与慢性牙髓炎鉴别。

7.修复性牙本质形成活跃。

8.下切牙龋蚀多发生在对龋易感的儿童，或口腔清洁情况很差的儿童。

9.乳牙浅、中龋时患者多没有不适感觉，深龋时可能出现一过性酸甜食物刺激痛，冷刺激痛，食物嵌塞痛等表现，此时要与牙髓炎和牙间龈乳头炎相鉴别。单纯龋齿应没有自发性疼痛或夜间痛等症状。

【治疗原则】

**1.一般原则**

乳牙龋病的治疗应该是充填与预防并重，在对龋洞进行充填的同时应该对家长和患儿进行有针对性的口腔卫生宣教，帮助他们树立良好的口腔卫生习惯。为此应做到以下几项：

（1）龋齿治疗时应做到如下要点：终止病变发展，保护正常牙体组织和牙髓，有效修复龋损部分，恢复牙齿形态、外观和功能，维持乳牙列完整性，利于颌骨发育和牙齿替换。

（2）乳牙龋齿治疗不仅要充填或修复龋洞，在洞型设计时还要考虑到预防继发龋和再发龋。

（3）对多发性龋、急性龋、猛獗性龋患者，应通过详细的问诊明确患者易患龋的因素，进行有针对性的口腔卫生宣教，包括有效的牙齿保健方法、饮食管理等。在治疗患牙的同时，应给予适当预防措施，如局部用氟和窝沟封闭。

（4）对接近替换期没有症状的乳牙龋坏可观察。

（5）对已形成龋洞但难以获得良好固位的龋坏，如其已能形成良好的自洁且没有症状可观察。

（6）确定定期复查的频率，急性龋、猛獗龋患者应每3个月复查一次，其他儿童者应每半年复查1次。

**2.药物治疗**

（1）氟化物治疗：局部使用氟化物能起到抑制龋坏发展，促进釉质的再矿化，增强釉质抗脱矿的能力，降低菌斑中的酸性产物等作用。主要适用于白垩状改变浅龋或剥脱状的环状浅龋。

（2）常用药物包括：2%氟化钠溶液、8%氟化亚锡溶液、酸性氟磷酸盐溶液、10%氟化钼酸铵溶液。

基本操作：修整外形、清洁牙面、干燥防湿、涂布药物。

（3）其他：含氟银制剂如：硝酸银，氟化双氨银等也被用来治疗乳牙龋坏，但这些制剂的共通缺点是使用后会导致牙齿表面变色，有碍美观。

**3.修复治疗**

由于玻璃离子水门汀具有稳定的释氟性和氟库作用，可有效预防继发龋和相邻牙面新龋，在乳牙固位良好的牙面（粭面、颊唇舌面等）是首选的充填材料。各类可释氟的光固化复合树脂或玻璃离子树脂复合体也是很好的选择。金属预成冠是乳磨牙多面和大面缺损的最佳修复手段。

（1）玻璃离子水门汀充填术操作要点

1）必要时局部麻醉，建议橡皮障隔湿操作。

2）去除腐质，制备必要的固位形和抗力形，清洁窝洞，隔湿。

3）洞深极近髓处应间接盖髓处理。

4）充填材料：按说明书要求完成玻璃离子水门汀（GIC）调拌，工作时间内完成充填操作和基本修型，涂布凡士林类隔离剂。

5）修型调𬌗抛光：原则上充填体调𬌗抛光应在24小时后进行，如果临床需要调𬌗修型则可在干燥情况下进行，之后再涂布隔离剂。

（2）光固化复合树脂充填操作要点

1）前步操作同GIC，隔湿。

2）对深层牙本质暴露处应行洞衬或垫底，对极近髓处需做间接盖髓处理。

3）牙面处理和粘接：

全酸蚀粘接系统：从釉质到牙本质涂布35%磷酸酸蚀15~20秒，若干燥隔湿欠佳时应适当延长酸蚀时间，用水彻底冲洗，棉球擦干牙面，轻吹使牙齿湿润而又无过多水分（湿粘接），用小毛刷均匀涂布粘接剂，吹薄后光照10~20秒。

自酸蚀粘接系统（双组分，Clearfil SE bond）：清洁隔湿窝洞后，涂布1液20秒，中等气流彻底吹干，再涂布2液，中等气流吹匀，光固化10~20秒。

自酸蚀粘接系统（单组分，Clearfil S3 bond）：清洁隔湿窝洞后，涂布20秒，用中强气流使粘结面彻底干燥5秒，光固化10~20秒。

4）充填树脂：将材料分次填入窝洞，分层固化。光照时间依据产品说明书。

5）修型，调𬌗，抛光：用咬𬌗纸检查咬合情况，调磨高点，依次由粗到细打磨。

（3）乳磨牙金属预成冠操作要点：

1）必要时局部麻醉，建议橡皮障隔湿操作。

2）咬𬌗面预备，根据牙齿外形及咬合，𬌗面预备1~1.5mm，近远中面打开邻面接触点并形成刃状肩台，除非有明显的凸起可能干扰预成冠就位时，颊舌侧不需预备。

3）根据近远中径选择合适的预成冠，修正冠的长度，使冠边缘在龈下0.5~1mm。

4）检查咬合，修整边缘，收紧边缘以获得良好固位。

5）粘冠。

## 二、年轻恒牙龋病

年轻恒牙是指恒牙虽已萌出，但未达𬌗平面，在形态、结构上尚未完全形成和成熟的恒牙。年轻恒牙自萌出至牙根发育完成前牙需要2~3年；后牙需要3~5年。在临床龋病治疗中不同于发育已完成的恒牙。

**【诊断标准】**

见龋病章节。

**【治疗原则】**

**1. 间接牙髓治疗（二次去腐）**

（1）适应证：年轻恒牙深龋近髓但无牙髓炎、根尖周炎症状和体征，一次完全去尽腐质会导致露髓的年轻恒牙。

（2）禁忌证：不能排除牙髓或根尖周感染的患牙，无保留意义的患牙。

（3）方法

1）局部麻醉，建议使用橡皮障隔湿。

2）去净洞壁腐质，去除洞底湿软牙本质，注意保护髓角，对可能露髓处可保留少量软化牙本质，选用低速手机大号球钻去腐，如使用挖匙去腐时应避免大片去腐而造成露髓，操作中注意冷却，避免用高压气枪强力吹干窝洞。

3）间接盖髓和垫底。将调匀的速硬氢氧化钙盖髓剂（如：Dycal®）置于近髓处，玻璃离子水门汀垫底。

4）光固化复合树脂或者耐磨性玻璃离子材料充填，修复牙体外形；调合抛光。

5）术后3个月、6个月、12个月应拍摄根尖片，通过X线片观察修复性牙本质形成和牙根继续发育的情况。当根尖片上可观察到连续的有一定厚度的修复性牙本质形成时，可打开窝洞进行二次去腐，此常在前次治疗后6个月进行。

6）二次去净腐后，再次进行间接盖髓和垫底，在上方选用适当的材料进行永久充填。

**2. 预防性树脂充填**

（1）适应证：磨牙窝沟点隙的局限性龋坏，其余窝沟深，有患龋倾向者。

（2）禁忌证：对树脂、粘结剂等材料过敏者。

（3）方法

1）建议在橡皮障隔湿下操作，清洁牙面，去除窝沟内的菌斑、软垢。

2）根据龋洞范围选择合适钻针，去尽腐质，但不做预防性扩展，必要时在局麻下进行。

3）酸蚀牙面15~20秒（不能用探针探酸蚀过的牙面），高压水冲洗牙面。

4）隔湿下擦干牙面，去除多余的水分，轻吹2~3秒，窝洞内涂布粘接剂，轻吹匀，光固化10秒。

5）窝洞宽度小于1.5mm时（可用2号球钻，IOS #010为参照），使用流动树脂充填（注意要用探针引导出流动树脂中的气泡），窝洞宽度大于1.5mm时应使用光固化复合树脂充填窝洞，光固化20秒。

6）再次吹干窝沟至呈白垩色，未充填窝沟涂布封闭剂，光固化20秒。

7）调𬌗磨光。

# 第三节　牙髓病与根尖周病

## 一、乳牙牙髓炎

乳牙牙髓炎病理诊断可分为：急性浆液性牙髓炎、急性化脓性牙髓炎、慢性弥漫性牙髓炎、牙髓坏死、牙髓变性等，但在临床工作中，乳牙慢性牙髓炎是最常见的疾病，急性牙髓炎症状的病例也多是由慢性炎症急性发作所致，故在此仅就慢性牙髓炎进行论述。

【诊断标准】

### 1.病史采集

乳牙慢性牙髓炎早期症状不明显，疼痛史的有无不能作为乳牙牙髓炎的绝对诊断标准。一旦出现自发痛，可说明牙髓有广泛的炎症，甚至牙髓坏死；无自发痛史不能说明牙髓无炎症存在。当没有明显龋坏时，应注意询问外伤史。

### 2.临床检查

视诊：可见深大龋洞或牙体组织缺损，甚至有牙髓暴露或增生。对因咬合创伤或外伤所致牙髓炎的病例，牙体组织可无缺损，可能会有牙冠颜色改变。无牙龈充血肿胀和瘘管。

探诊：洞深腐质多，且多湿软。可有探痛，此时应避免探查露髓点。

叩诊：牙髓炎症时患牙可有叩诊不适。

松动度：无明显松动。

### 3.辅助检查

咬合检查：检查患牙与对𬌗牙的咬合情况，是否存在咬合不平衡或早接触。

温度测试：可引发冷和（或）热刺激性疼痛，刺激去除后疼痛不能很快消失。在乳牙牙髓炎检查中，此项为非必须检查项目。

X线检查：多可以看到深大龋洞与髓腔相通或接近髓腔，患牙牙周膜连续清晰，周围骨质没有破坏。

【治疗原则】

去除感染牙髓组织，严密封闭根管并充填，恢复牙齿外形和咀嚼功能，使乳牙能正常替换。常用的治疗方法有牙髓切断术和牙髓摘除术；直接盖髓术仅用于无菌性穿髓，不能用于各种乳牙牙髓炎；干髓术、空管治疗等方法不适用治疗乳牙牙髓炎。

### 1.牙髓切断术

（1）适应证

1）龋齿治疗时意外露髓；

2）早期牙髓炎（冠髓炎），判断指征为：

–无自发痛史

–临床检查无松动、叩痛、牙龈无红肿和瘘管

–深龋去净腐质露髓或去净腐质极近髓

–X线片无异常

（2）禁忌证

牙髓感染不仅限于冠髓，已侵犯根髓，形成慢性弥漫性炎症，甚至侵犯牙根周围组织或牙根吸收超过1/2。

（3）操作要点（以氢氧化钙牙髓切断术为例，除此之外还可以采用MTA，iRoot等作为盖髓剂）

1）局部麻醉，后牙区应在橡皮障隔湿下操作，前牙区可在棉卷严密隔湿下进行。

2）去净洞壁和大部分洞底腐质，准备进入髓腔前术者换手套，更换新的无菌机头和车针（避免使用金刚砂车针，以防碎屑进入髓腔）；开启灭菌专用手术器械包。

3）用"揭盖法"揭去髓顶，观察冠髓状态，锐利挖匙挖去或慢速球钻去除冠髓，大量生理盐水充分冲洗髓室，去除牙本质碎屑和残余冠髓组织，湿润无菌生理盐水小棉球轻压充分止血，也可用肾上腺素小棉球止血。

4）将氢氧化钙制剂覆盖于根管口牙髓断面，盖髓剂厚度约1mm，轻压使之与根髓贴合紧密，上方放置新制备的ZOE，玻璃离子水门汀垫底。

5）玻璃离子水门汀、光固化复合树脂或金属预成冠修复。

（4）操作注意事项

1）手术过程中注意无菌操作，要做到有效隔唾，保证试剂及器械均为无菌。

2）打开髓室后直视观察冠髓状况，再次确认牙髓的炎症范围，以做出正确的诊断，如果去净冠髓后出血量大，且不易止血，说明根髓已受累，不再是牙髓切断术的适应证，应改为牙髓摘除术。

3）去除冠髓时器械要锋利，动作要轻柔，避免损伤剩余牙髓及牵拉根髓。

4）术中不能用高压气枪进行强力吹干，一方面减少对牙髓的刺激，一方面杜绝高压气枪管道来源的感染。

5）止血后在牙髓断面未形成血凝块之前立即覆盖盖髓剂，轻压盖髓剂的动作要轻柔使之与根髓断面表面紧密贴合，而不要将盖髓剂加压渗入根髓内。

6）良好的冠方封闭是牙髓切断术成功的重要保障，金属预成冠是乳磨牙最佳修复方法。

**2. 乳牙牙髓摘除术（根管治疗术）**

乳牙牙髓摘除术是乳牙牙髓治疗的重要方法，也是保留牙齿的最后治疗手段。

（1）适应证

1）牙髓感染波及根髓。

2）牙髓坏死。

3）根尖周炎症可保留的乳牙。

（2）禁忌证

1）剩余牙体组织过少无法修复；

2）髓室底穿孔；

3）乳牙牙根吸收大于1/3，多根乳牙1个以上牙根吸收大于1/3；

4）根尖周病变累及恒牙胚（恒牙胚上方硬骨板破坏）；

5）根尖周囊肿、根尖周肉芽肿等。

（3）操作要点

1）局部麻醉，建议在橡皮障隔湿下操作；

2）去净腐质，揭净髓室顶，去除牙髓；

3）根管预备和消毒：根据X线片（根尖上方2mm为参考点）及手感确定工作长度，配合根管冲洗药物（2%氯胺T，1%~2%NaCLO等），机械预备至35~40#，灭菌棉捻擦干根管，封入根管消毒药物（建议使用氢氧化钙制剂）、棉球上放置ZOE暂封剂；

4）根管充填：复诊对已消毒的根管再次药物冲洗，擦干根管，导入根管充填糊剂（ZOE制剂或复合氢氧化钙制剂）；

5）一般应拍摄X线片观察充填质量；

6）严禁使用不可吸收的药物（如：牙胶尖）、含有酚醛类药物进行乳牙根管充填。

7）玻璃离子水门汀垫底，玻璃离子水门汀、光固化复合树脂或金属预成冠修复。

（4）操作注意事项

1）由于现有牙髓失活剂含有醛类或金属砷，对儿童健康存在潜在危险，不建议用于乳牙牙髓失活；

2）乳牙根管治疗的疗程可根据牙髓感染情况和患儿合作程度分1~3次完成。牙髓感染轻者（诊断为慢性牙髓炎且拔髓成形易止血）可一次完成；根管感染严重的慢性牙髓炎和根尖周炎可2次完成，即：根管消毒7~14天，（由于CP药力弱，根管封药时间不宜长于7天）；对急性根尖周炎和急性牙槽脓肿者，可分3次完成，可在拔髓和根管初预备后开放2~3天左右，根管消毒（氢氧化钙制剂等）7~14天后，充填根管。

3）乳牙根管系统复杂，下颌第一乳磨牙近中双根管，上颌乳磨牙MB2都是比较常见的，应给予注意，避免遗漏根管；

4）根管冲洗过程中注意保护口腔黏膜；

5）慎用机用旋转扩根器和扩孔钻；

6）根管治疗的牙齿通常牙体组织破坏严重，建议使用金属预成冠修复（特别是第二乳磨牙）。

## 二、乳牙根尖周炎

【诊断标准】

**1.病史采集**

乳牙根尖周炎与牙髓炎相似，患儿可能没有明显自觉症状，或仅以牙龈脓肿为主诉就诊。在炎症急性期患者会有明显的咬合痛，甚至出现软组织肿痛等。仔细追问病史该患牙可能曾经出现过自发痛等牙髓炎症状。

**2.临床检查**

视诊：可见深大龋洞或牙体组织缺损，甚至有髓腔暴露。对因咬合创伤或外伤所致牙髓炎的病例，牙体组织可无缺损，可能会有牙冠颜色改变。可伴有牙龈充血、肿胀或瘘管。

探诊：洞深腐质多，且多湿软，可以是活髓。

叩诊：可有叩诊不适或不同程度的叩痛。

松动度：可有不同程度的松动。

**3.辅助检查**

咬合检查：检查患牙与对颌牙的咬合情况，是否存在咬合不平衡或早接触。

温度测试：乳牙不建议使用，低龄儿童和非合作儿童禁用热牙胶测。

X线检查：

多可见深大龋洞与髓腔相通或接近髓腔，牙周间隙欠连续，可伴有不同程度的牙槽骨骨质破坏和牙根内外吸收，尤其应注意病变是否波及继承恒牙胚及恒牙发育情况。单根牙根尖病变一般出现在根尖周区，乳磨牙的骨质破坏多出现在根分歧处。

【治疗原则】

乳牙根尖周病的主要治疗方法是根管治疗术。对于乳牙根尖周病变大，或病变波及恒牙胚；髓底较大的穿孔；根吸收1/3以上或根管弯曲不通；牙源性囊肿和滤泡囊肿的存在者，应及时拔除，酌情行间隙保持。

**1.乳牙急性根尖周炎的应急处理**

乳牙急性根尖周炎一般是由慢性根尖周炎急性发作所致，单纯的急性根尖周炎很少见。患者在急性根尖周炎时表现为牙齿松动、牙龈充血、肿胀，并有明显的咬合痛、叩痛，患者体质较差时还可表现出发热等全身症状，严重时甚至会导致间隙感染。

在炎症急性期的治疗原则是：去除病源，通畅引流，全身支持。具体而言需要将感染的牙髓从根管内去除，通过髓腔，龈沟或切开粘骨膜使根尖炎症渗出能顺利引流，并服用抗生素全身抗炎，全身症状严重者应辅以全身支持治疗。

**2.乳牙牙髓摘除术（根管治疗术）**

见乳牙牙髓炎。

## 三、年轻恒牙牙髓炎和根尖周炎

从病生理学、病理生化学、细菌学、免疫生理学等角度来说，与成熟恒牙相比年轻恒牙牙髓炎、根尖周炎并没有本质不同。但是因为年轻恒牙在结构以及理化性质方面有一些特点，所以在临床上表现出一些特殊性。其一，年轻恒牙根尖部的牙髓牙周组织血运丰富牙髓活力强，有较强的修复能力；其二，根尖周组织疏松，炎症急性期肿痛等症状较成人轻，很多患者根尖周炎是在常规口腔检查时发现的。其三，年轻恒牙根管壁薄，牙根较短，一旦出现牙髓或根尖周病变时，如何促进牙根的继续发育就是治疗的中心所在。

【诊断标准】

（一）年轻恒牙牙髓炎

**1.病史采集**

年轻恒牙牙髓炎症时患儿一般都有明显的自觉症状或曾经有过自觉症状，包括：明确的自发痛史，或冷热刺激性疼痛且刺激去除后疼痛不能很快缓解。对没有明显龋坏的儿童，应注意询问外伤史。

**2.临床检查**

视诊：因龋所致牙髓炎时可见深大龋洞，甚至有牙髓暴露、牙髓增生。前磨牙区无龋但有牙髓炎症状时，应首先考虑畸形中央尖折断；前牙区还应检查有无牙釉内陷、牙冠颜色改变和咬合创伤等。有无牙龈充血肿胀和瘘管。

探诊：洞深腐质多，且多湿软。牙髓可有活力。

叩诊：牙髓炎症时患牙可有叩诊不适。

松动度：无明显松动。

**3.辅助检查**

咬合检查：检查患牙与对颌牙的咬合情况，是否存在咬合不平衡或早接触的情况。

温度测试：温度测试是判断年轻恒牙牙髓状态的有效手段，可引发冷和（或）热刺激性疼痛，刺激去除后疼痛不能很快消失。

### （二）年轻恒牙根尖周炎

#### 1.病史采集

炎症初期多无明显症状，患儿多以急性肿痛或根尖区脓肿为主诉就诊。在炎症急性期患者会有明显的咬合痛，牙浮出感，甚至出现软组织肿痛等。仔细追问病史该患牙可能曾经出现过自发痛等牙髓炎症状。

#### 2.临床检查

视诊：牙齿表现与年轻恒牙牙髓炎时相近，但牙龈常有充血、肿胀或瘘管。对于无龋患牙，应注意观察有否牙齿发育畸形。

探诊：可有深大龋洞，可有或无露髓点，可以是活髓牙。

叩诊：根据炎症进程和范围不同可能出现叩诊不适和不同程度的叩痛。

松动度：患牙是否松动取决于根尖周炎症破坏牙周组织的范围，因此对根尖周炎的患牙需要进行松动度的检查。

#### 3.辅助检查

咬合检查：检查患牙与对颌牙的咬合情况，是否存在咬合不平衡或早接触。

温度测试：温度测试有助于判断是否存在活髓。

X线检查：建议使用平行投照X线片。多可见深大龋洞与髓腔相通或接近髓腔，根周膜欠连续，伴有不同程度的牙槽骨骨质破坏。对畸形中央尖折断所致的前磨牙根尖周炎病例有时可见髓角突入畸形尖。此外，还应观察牙根发育程度。在年轻恒牙，致密性骨炎较常见，表现为根尖周局部骨质增生，骨小梁的分布比周围的骨组织致密些，有时硬化骨与正常骨组织之间无明显分界。

### 【治疗原则】

尽可能保存活髓，尤其是根尖部的活髓，对牙髓弥漫性感染者则通过治疗促进牙根继续发育。治疗方法有：部分牙髓切断术、牙髓切断术，部分根髓切断术、根尖诱导成形术。年轻恒牙根尖周炎的主要治疗方法是根尖诱导成形术和牙髓血运重建。

#### 1.牙髓切断术

见乳牙牙髓切断术。临床常用盖髓剂为氢氧化钙制剂、矿物三氧化物凝聚体（MTA）或生物陶瓷材料等。为了保存根尖部牙髓活力，年轻恒牙禁止使用含酚、醛等可能导致变性、坏死的药物。

#### 2.根尖诱导成形术

（1）适应证

1）牙髓感染波及根髓，不能保留牙髓的年轻恒牙；

2）出现牙髓坏死或者根尖周病变的年轻恒牙。

（2）操作要点

1）对于冠髓已坏死且部分根髓也坏死的牙齿，可先行探查根管，确定残留活髓位置；必要时再注射局部麻醉剂；建议在橡皮障隔湿下操作；

2）去净腐质，揭净髓室顶，根据残留活髓位置和X线片（根尖上方2~3mm为参考点），确定工作长度；

3）拔髓，配合根管冲洗药物（建议使用1~2%NaCLO），预备根管；

4）灭菌棉捻擦干根管，封入根管消毒药物（建议使用三联抗生素糊剂或氢氧化钙制剂）、棉球上放置氧化锌暂封剂；

5）复诊时对已消毒的根管再次药物冲洗，擦干根管，导入根尖诱导成形药物（建议使用氢氧化钙制剂），拍摄X线片观察充填质量；

6）氧化锌暂封材封闭根管口，玻璃离子水门汀垫底，玻璃离子水门汀或光固化复合树脂修复。

（3）注意事项

1）根尖诱导成形术的第一疗程根据牙髓感染情况分次完成

诊断为慢性牙髓炎和慢性根尖周炎的患牙分2次完成。对急性根尖周炎和急性牙槽脓肿者分3次完成。可在拔髓和根管初步预备后开放引流2~3天左右，必要时全身使用抗生素。根管消毒7~14天后，充填根管。对于严重感染者，推荐超声洗涤根管，可根据患者情况，增加1~2次根管消毒。

2）第一疗程后的根管换药

根管充入的药物与组织炎性渗出物和细菌产物接触，使接触面上的药物变性，效价降低，X线片上即使原有根充物没有明显吸收也要定期更换；更换时去除根管内原有充填物，推荐超声洗涤根管；探查根管是否有生活组织和新生硬组织屏障形成，根据X线片上原有根尖病变是否愈合，决定是否保留新生硬组织屏障；根据根尖生活组织位置和新生硬组织屏障情况重新确定工作长度，再次充填根管。

3）如果X线片上原有根尖病变愈合，根管内可探到明确有新生硬组织屏障形成，可更换永久性根充材料，封闭牙根，完成根尖诱导成形术。

（4）术后医嘱

1）当次术后医嘱：局部麻醉注射后的注意事项、可能出现的术后反应和咬合不适，嘱如果出现严重咬合痛和自发痛，应及时就诊。口腔卫生宣教和复查时间。

2）复查医嘱：完整根尖诱导成形术的疗程依据患牙的发育程度和残留根尖牙髓、牙乳头的健康程度不同存在很大差别，应每3~6个月进行复查。一般来说，术前牙髓感染越重，首次复查间隔的时间应越短。

3）复查时除了常规临床检查外，应拍摄X线片，观察根尖周病变的变化，根管内充填药物是否被吸收，牙根是否继续发育，是否有牙本质桥形成。

### 3. 牙髓血运重建

（1）适应证

牙髓坏死或根尖周病变的年轻恒牙，且根尖孔开放呈喇叭口状或根管呈平行型。

（2）操作要点

术前拍摄平行投照根尖片：记录牙根发育状态、根尖病变情况和根管形态；

1）不刻意拔髓和根管机械预备。对有急性炎症的患牙应先做应急处理，进行开放引流2~3天左右，待急性炎症消退后进行根管消毒；

2）根管消毒

A. 按需可行局部麻醉，橡皮障隔湿下进入根管，1%~1.5%（20ml/根 5min）次氯酸钠荡洗浸泡根管，但不要加压冲洗，注意避免消毒药物溢出根尖孔，

B. 然后20ml生理盐水放于距根尖1mm处冲洗5min，消毒棉捻擦干根管；

C. 将3-mix抗生素合剂（环丙沙星、甲硝唑和米诺四环素粉按照1:1:1的比例，用灭菌蒸馏水调制成抗生素糊剂），或者是氢氧化钙糊剂，用螺旋输送器导入根管，根管口上方覆盖无菌小棉球，氧化锌水门汀剂+GIC暂封窝洞。

D. 1~4周后复诊，患牙根尖炎症症状没有完全消除，应重复根管消毒和封药步骤，直至根尖炎症体征消除。

3）根管内形成血凝块：

A. 复诊时临床检查无阳性体征时，进行下一步操作。用不含肾上腺素的局麻药（如：2%利多卡因或3%甲哌卡因）进行麻醉，橡皮障下再次打开髓腔，20ml 17%EDTA冲洗根管，消毒棉捻擦干根管。

B. 根据术前X线片确定的牙根长度，用无菌40#根管锉超出根尖3~4mm刺破根尖组织出血，使血液溢到釉牙骨质界下方约4mm左右处，止血后为盖髓剂预留出3~4mm空间，在其上方轻柔放置MTA材料2~3mm，MTA放置不应超过在釉-牙骨质下方1~2mm（推荐在显微镜下操作）。

C. 最后在MTA的上方放置湿棉球，用氧化锌水门汀+GIC暂封。

D. 冠方严密封闭：1天后，去除上方的暂封材料，检查MTA完全硬固，用GIC垫底，常规进行树脂的充填修复。

（3）注意事项

1）牙髓血运重建术必须在消除根尖感染后进行。

2）对于刺破根尖组织后引血少时，最好在根管内放置可吸收膜后（如：collaplugTM），再放置MTA，可避免MTA掉到根尖孔外，形成异物。以上操作建议在显微镜下完成。

（4）术后医嘱

1）当次术后医嘱：局部麻醉注射后的注意事项和可能出现的术后反应，嘱如果患牙出现严重咬合痛和自发痛，应及时就诊。进行口腔卫生宣教和复查时间的告知。

2）每3~6个月进行复查。观察有无临床症状，拍摄根尖片观察牙根发育状态和根尖病变恢复情况。温度测和电感觉测检查牙髓活力。

3）当X线片显示牙根发育完成，根尖孔闭合，提示牙髓血运重建治疗成功。但仍建议每半年的定期复查，如果出现牙髓症状或再次出现根尖周感染，需进行根管治疗术。

4）如果治疗中临床症状持续或者再次出现临床症状，术后3个月X线片显示根尖病变持续，牙根没有继续发育，提示牙髓血运重建治疗失败，建议改行根尖诱导成形术。

# 第四节　儿童牙外伤

牙外伤是牙齿受到急剧创伤所致的牙体硬组织、牙髓组织和牙周支持组织的损伤。

## 一、牙外伤的临床检查

### （一）病史采集

1.一般情况

2.外伤时间、地点、如何发生、诊疗经过，脱落牙齿的保存方法（如有牙齿脱落）；自觉症状；既往史包括全身病史和牙外伤史。

### （二）临床检查

**1.全身情况**

对患儿的精神状况、全身健康状态做出初步判断。是否出现过意识丧失、定向障碍、头痛、呕吐、活动性出血等症状。怀疑有颅脑损伤、全身脏器或肢体损伤应及时转诊，救治生命。

**2.颌面部检查**

口外：检查有否颅颌面部骨折；软组织撕裂伤、擦伤、挫伤、感染；异物。

口内：（1）有否牙槽骨骨折、唇、舌、口内黏膜损伤。

（2）咬合关系、开口度、开口型。

（3）外伤牙：牙体、牙髓、牙周损伤情况；是否有移位。

（4）邻牙及对殆牙：牙体、牙髓、牙周损伤情况；是否有移位。

**3.辅助检查**

（1）影像学检查：拍摄根尖片、全口曲面体层片，必要时拍摄锥形束CT（CBCT）。

（2）牙髓活力测验：包括温度感觉测验和电感觉测验；牙髓电活力测验不适用于乳牙和年轻恒牙；临床常用的是牙髓冷测试法。由于外伤即刻，牙髓可能处在休克状态，对牙髓感觉测试无反应，一般外伤2周后再行测试。

## 二、牙震荡和亚脱位

损伤主要影响牙周支持组织，牙体硬组织完整无缺损或仅表现牙釉质裂纹。

**【诊断标准】**

**（一）临床表现**

1.有外伤史。

2.牙齿酸痛、咬合不适、触痛。

3.临床检查：牙龈沟可有渗血，叩诊不适或叩痛，伤牙无明显松动或伴有松动，但牙无位置改变。

4.牙体硬组织可出现釉质裂纹。

5.牙冠可出现轻重不等的粉红色改变。

6.乳牙的牙震荡或亚脱位常因症状不明显而延迟就诊，继发牙髓、牙周感染。

**（二）辅助检查**

**1.影像学检查**

X线片：近期可显示根尖周无异常或牙周间隙稍增宽，远期可能并发牙髓钙化和牙根吸收、创伤性囊肿、牙根发育异常。

**2.牙髓活力测试**

外伤当时患牙可能对活力测试无反应，呈假阴性。一般2周后患者复诊时再进行测试，牙髓活力可恢复正常。年轻恒牙和乳牙推荐使用温度测试。

**【治疗原则】**

**1.消除咬合创伤**

患牙有早接触时，应调殆，必要时调低对颌牙；如患牙松动较明显，或调殆不能解除咬合创伤，应佩戴全牙列殆垫，使患牙短期内脱离咬合接触，消除殆创伤。

**2.减少或避免对患牙的不良刺激**

牙齿症状轻或无咬合创伤，可不作处理；应避免进食太凉、太热的食物，2周内不用患牙咬硬物；保持口腔卫生。

**3.保护釉质裂纹**

牙面可涂布无刺激性的保护涂料或复合树脂粘接剂加以保护。

**4.定期复查**

嘱咐患者应定期复查，注意牙髓的转归，如发现牙髓或根尖周感染，及时治疗。

## 三、牙冠折断

牙冠折断是外伤引起牙体硬组织折断最常见的类型，好发于上颌中切牙的切角或切缘。牙冠损伤程度分三类：釉质折断、釉质-牙本质折断、冠折露髓；牙髓未暴露的也称简单冠折，牙髓暴露的称为复杂冠折。

【诊断标准】

（一）临床表现

**1.釉质折断**

（1）釉质裂纹

牙冠可见釉质裂纹，无硬组织缺损。临床检查时应注意有无釉质裂纹，有时裂纹微细，可呈水平方向或垂直方向；也可是粉碎性裂纹，可借助光束垂直于釉质裂纹投照时，出现的光线强弱变化观察到釉质裂纹，或舌侧透照时裂纹清晰可见。可没有不适感，或伴有牙髓牙周损伤的症状。

（2）多由硬物直接打击牙冠造成切角或切缘处釉质折断，未暴露牙本质，可伴釉质裂纹。

（3）一般无自觉症状，有时锐利断面会磨破唇舌黏膜。

**2.釉质-牙本质折断**

（1）牙体硬组织缺损，牙本质暴露。

（2）常出现断面触疼或冷热刺激痛，其疼痛程度与牙本质暴露的面积、折断的深度和牙齿发育程度有关。牙本质缺损少的症状不明显，患儿可能延迟就医。

**3.冠折露髓**

（1）牙体硬组织缺损，牙髓暴露。

（2）患牙有冷热刺激痛并触疼明显。

（3）陈旧性外伤牙髓可感染、坏死。年轻恒牙也有出现牙髓组织增生的病例。

（二）辅助检查

**1.影像学检查**

X线片主要了解冠折线距髓腔的距离以及牙根发育和牙周损伤情况；是否伴有牙移位。

**2.牙髓活力测试**

外伤当时患牙可能对活力测验无反应，呈假阴性，一般2周后测试，牙髓活力可恢复正常。

**【治疗原则】**

**（一）年轻恒牙冠折**

**1.釉质裂纹**

一般可不作治疗，牙面可涂布无刺激性的保护涂料或复合树脂粘接剂加以保护。若伴有牙髓牙周损伤的症状，可调殆解除咬合创伤。

**2.小面积釉质折断**

一般可不作处理，或将锐利牙釉质边缘调磨，防止舌或口唇划伤，操作时应尽量减少震动患牙。

**3.大面积釉质折断**

可随诊观察待牙齿损伤急性期过后，修复缺损。也可外伤当时即刻修复。

**4.釉质-牙本质折断**

（1）对于外伤牙本质暴露后近期来就诊的患者，不论面积大小，应行间接盖髓术保护牙髓，可直接用复合树脂材料修复牙冠或行断冠粘接术。

（2）如牙震荡症状明显或牙齿松动，应行间接盖髓术后，先用光固化玻璃离子粘固剂或复合体暂时覆盖断面，待松动恢复后，去除暂时修复体，然后根据缺损大小和条件选择修复牙冠的方法，可用复合树脂修复牙冠。

（3）注意调整牙齿咬合创伤，如无法解除创伤或牙齿松动明显，应用松牙固定术固定伤牙，并用全牙列合垫解除咬合创伤。

（4）治疗后2周、6周、12周定期复查，术后6~8周再次作X线影像检查。复查内容包括：临床检查、X线检查、牙髓活力测试，观察年轻恒牙牙根发育情况。

**5.冠折露髓**

（1）应尽可能保存生活牙髓，使牙根继续发育达到生理闭合。

（2）临床应依据：①牙髓活力；②露髓时间，露髓孔大小；③牙根发育程度；④可修复性等。来分别选择治疗方法：①直接盖髓；②牙髓切断术；③根尖诱导成形术；④根管治疗术。

年轻恒牙若露髓孔不大，外伤时间短，原则上可行直接盖髓治疗。但临床证据表明，年轻恒牙直接盖髓不易成功，反可导致全牙髓的感染，因此冠折露髓时应首选部分牙髓切断术或牙髓切断术。如外伤时间较长，有牙髓炎症甚至有牙髓坏死症状时，可选做根尖形成术或根尖诱导成形术。若根尖已经发育完成，可作根管治疗术。

**（二）乳牙冠折**

1.乳牙冠折未露髓时，如小面积单纯釉质折断，可调磨锐利断缘。如冠折暴露牙本质，可行间接盖髓术，修复牙冠；不宜做盖髓术者，可考虑去髓术后复合树脂修复。

2.乳牙冠折露髓，可行根管治疗术，根管充填完成后，复合树脂修复牙体外形。如患儿年龄太小，依从性差，无法完成牙髓治疗时，可以考虑拔牙。

## 四、牙根折断

**【诊断标准】**

**（一）临床表现**

1.年轻恒牙牙根折断的发生明显少于冠折，多见于牙根基本发育完成的牙齿。根折在乳牙列中较少见。

2.有牙外伤史。

3.按根折部位临床上分为根尖1/3、根中1/3和近冠1/3三种情况。

4.根折的主要症状可有牙齿松动、牙冠稍显伸长，咬合疼痛，叩诊疼痛，可伴有牙移位。症状轻重与折断部位有关，越近冠方，症状越明显；近根尖1/3部位的根折，症状较轻或不明显。

**（二）辅助检查**

影像学检查，根尖片检查可见根折线，可确定根折的损伤程度和类型。X线片是诊断的主要依据。但有些病例初诊时拍片不易发现根折线，在日后的复查中，可清楚显示根折线，因此，对于疑似根折的患牙，最好拍摄外伤区域的咬合片和2~3张分角度投射根尖片，以水平和垂直偏移的角度拍摄，以显示根折的部位和程度。必要时拍摄牙科CT。低幼或不合作儿童X线检查较难实现。

**【治疗原则】**

**断端复位**　折断面的严密复位，利于牙髓和硬组织的愈合。可在局麻下，采用手法使断端尽可能密合复位。

**固定患牙**　可以根据外伤的具体情况和诊疗条件选择固定方法，原则上应采用弹性固定或半刚性固定技术，达到功能性固定。涉及多个邻牙固定时，应考虑维持邻牙的生理动度，酌情选择固定时间。

**消除咬合创伤**　调整咬合，消除创伤，利于患牙愈合。

**（一）年轻恒牙根折**

**1.近冠1/3根折**

原则上可以复位固定，但年轻恒牙预后较差。参考外伤牙所留牙根的长度和牙根发育程度，选择治疗方案，如余留牙根过短可拔除；反之可治疗牙根。并注意保持伤牙间隙，防止邻牙移位，为今后修复做准备，可制作覆盖式功能性保持器。

（1）牙根发育未完成的牙齿，余留牙根的牙髓有活力，未被感染可行高位活髓切断术或根尖形成术，使牙根继续发育完成；也可行根尖诱导形成术。待根尖形成或封闭后，作根管治疗。

（2）牙根已完全形成，可直接做根管治疗。

（3）之后视余留牙根的情况做"根管–正畸疗法"或冠延长术，修复牙冠。

**2.根中1/3根折**

（1）局麻下手法复位。

（2）采用弹性固定技术固定患牙2~3个月，注意咬合调整，消除咬合创伤，建议戴用全牙列𬌗垫。

（3）注意口腔卫生，伤后2周左右进软食。

（4）定期复诊作X线片检查断端愈合情况，并检查牙髓活力恢复情况。当临床和影像学检查表明有牙髓坏死或牙根吸收时，可行牙髓治疗。

**3.根尖部1/3根折**

（1）如患牙松动度小，又无明显咬合创伤时，嘱患儿4周内不要用患牙咀嚼，可以不用固定，进行定期追踪复查。

（2）如有明显松动并伴有咬合创伤时，建议使用全牙列𬌗垫固定伤牙，解除咬合创伤。

（3）定期复查，观察牙髓、牙周组织状态和断面愈合情况。当临床和影像学检查表明有牙髓坏死或牙根炎性吸收时，可作冠方断端根管治疗，必要时行根尖切除术和根尖倒充填术。

**（二）乳牙根折**

1.根折常发生于根中1/3或根尖1/3处，牙可稍松动，叩痛明显，如冠方断片松动或移位，则拔除冠方断牙，观察断根情况，如无牙周感染，不必急于拔出断根，以免损伤恒牙胚。可待其自行吸收或排出。

2.乳牙根中折断，患儿配合好的情况下可行松牙固定术，固定4周左右。如出现牙周、牙髓感染，则拔除患牙。

**（三）根折愈合的判断**

根折的愈合结果分三类：

①硬组织愈合：根折断面有牙本质和牙骨质沉积，临床牙齿松动度正常，牙髓有活力，X线片显示根折线影像变浅，冠方根管影像清楚。年轻恒牙较为常见；②结缔组织愈合：牙周膜组织封闭断端，临床牙松动，牙髓有活力，X线片显示根折线清晰，冠方根管闭锁，影像不清晰；③肉芽组织长入：肉芽组织在断端形成，牙较之前松动，牙髓无活力，X线片显示断端间隙增宽或有骨和牙根吸收。

# 五、冠根折断

**【诊断标准】**

**（一）临床表现**

1.牙冠、牙根部硬组织折断，未累及牙髓腔称简单冠根折，累及牙髓腔称复杂冠根折。

2.折断线由冠部达牙根，多可见牙冠唇面横向折线，断面斜行向舌（腭）侧根方；也可见冠根纵折；或多条折裂线，呈粉碎性折断；伤及或不伤及髓腔。

3.牙冠部稍松动或已松动下垂，而舌侧仍与根面或牙龈相连，触痛明显。

4.牙冠活动时，疼痛、牙龈出血，有时与对𬌗牙发生咬合干扰。

5.牙冠刚萌出的牙齿，多表现为简单冠根折断，露髓情况较少见。完全萌出的牙齿多伴有露髓。

### （二）辅助检查

**影像学检查**

X线片可确诊。由于冠根折断线多为斜线，特别是折断线在唇侧牙冠部为近远中向斜向舌侧牙根方向的冠根折断，X线牙片往往显示不清楚，常需改变角度投照，并结合临床症状进行诊断。

### 【治疗原则】

冠根折断由于其波及牙釉质、牙本质、牙骨质和牙周组织，甚至波及牙髓组织。损伤类型复杂，治疗和愈后有不确定性，治疗原则应考虑断裂的程度、类型、牙髓感染的程度、牙根发育情况及伤牙的修复问题，综合判断患牙的保留与否。

**1.去除牙冠断片后的修复**

（1）未累及牙髓的患牙，先行护髓后充填材料暂时覆盖，急性期过后（约2~3周）可行复合树脂冠修复。

（2）已累及牙髓，应先做牙髓治疗，后行复合树脂冠修复；如伴牙脱位性损伤时，固定患牙，再行冠修复。

**2.断冠粘接术**

适用于折断线在牙槽嵴顶之上的患牙；对伤牙行急性期处理或根管治疗后，将断端粘回原处。

**3.龈切除术和牙冠延长术**

牙齿折断线在龈下或折断面在牙槽嵴下2mm，在牙根发育完成或根尖闭合后，辅以龈切除术和牙冠延长术后修复牙冠。

**4.根管-正畸联合疗法**

对根折断面深达龈下较深或龈上牙体组织很少的牙齿，牙根发育完成，牙根长度足够行桩冠修复的患牙，可采用根管治疗术后辅以正畸牵引的方法，将牙根拉出2~3mm，之后行牙体修复。

5.纵向冠根折，以往列入拔牙适应证，近年来由于粘接技术的发展，可以进行粘接处理，保留患牙。

6.多条折裂线深达牙槽窝的、牙根未完全形成的患牙治疗和愈合不好或无法行牙体修复的，应考虑拔除。

7.乳牙冠根折去除断片近髓或露髓，可行根管治疗术后牙体修复；如折断深达牙槽窝者应拔除。

## 六、牙挫入

牙齿受外力后沿长轴向根方牙槽骨中移动。

【诊断标准】

（一）临床表现

1.有牙外伤史。

2.患牙比相邻牙短，不松动，龈沟渗血。在混合牙列，挫入的牙齿易被误认为是正在萌出的牙齿，应仔细检查。挫入严重的牙齿，临床完全见不到牙冠，需要与完全脱出的牙区别。可根据病史、临床症状、检查和X线检查进行鉴别诊断：①挫入患牙叩诊呈高调金属音；正在萌出的牙齿叩诊呈低沉的音调。②影像学表现。

3.乳牙挫入伤需判断对继承恒牙胚的影响。

（1）患牙牙冠唇（颊）侧移位，则牙根偏向舌（腭）侧，X线影像显示患牙牙根较正常的对侧同名牙长，接近恒牙胚；

（2）患牙牙冠舌（腭）侧移位，则牙根偏向唇（颊）侧，X线影像显示患牙牙根较正常的对侧同名牙短，远离恒牙胚。

（二）辅助检查

1.根尖片表现为根尖区牙根与牙槽骨之间的正常牙周间隙变小或硬骨板影像消失。

2.乳牙挫入时，以根尖片判断乳牙根挫入位置相对恒牙胚的关系。（见前）

【治疗原则】

（一）年轻恒牙挫入治疗原则应根据牙根发育阶段来决定

1.牙根未发育完成的牙齿，一般观察2~3周可见自发"再萌出"迹象，不宜将牙拉出复位。"再萌出"过程中，应定期观察牙髓状况。发现有根尖透影或炎症性牙根吸收时，应立即拔除感染牙髓，并用氢氧化钙糊剂充填根管。

2.牙根完全形成，或牙冠挫入2/3以上，无自发"再萌出"可能的牙，应进行正畸牵引，用轻力使其复位。牙根发育完成的牙齿挫入后牙髓坏死发生率几乎是100%，故应在外伤后2~3周内拔髓进行根管治疗，以预防炎症性牙根吸收。

3.无论牙根发育处于何种阶段，牙髓坏死是挫入后较常见的结果。

（二）乳牙挫入

1.应首先判断对恒牙胚的影响，年龄小的患儿乳牙挫入对恒牙胚可能产生的影响较大。

2.牙冠挫入 1/2 以内,判断乳牙移位远离恒牙胚,应待其自行萌出。乳牙再萌出一般在伤后 2~3 周开始,也可迟至 6 个月后。如不能萌出,说明牙根可能与牙槽骨粘连,确诊后需拔除乳牙。

3.牙冠挫入大于 1/2,判断乳牙移位靠近恒牙胚,为保护恒牙胚应及时拔除。

4.乳牙挫入伤较少发生牙髓坏死。

## 七、牙齿侧向移位和部分脱出

【诊断标准】

（一）临床表现

1.侧方移位时牙齿发生唇舌向或近远中向错位,伴有牙槽骨的损伤。

2.牙齿部分脱出表现为牙齿部分脱出牙槽窝,明显伸长,与对𬌗牙常有咬合创伤。

3.牙齿移位方向和脱出程度不同,牙齿松动的程度不一。牙龈沟出血。

（二）辅助检查

**1.影像学检查**

X 线片可见牙根移位侧牙周间隙消失,而相对侧牙周间隙增宽,有时伴有牙槽骨壁折裂线。部分脱出的牙,根尖区牙周间隙增宽。

**2.牙髓电活力检查**

当时牙髓活力测验常无反应,需复查。一般观察半年甚至一年以上。根尖开放的年轻恒牙,数月后牙髓测试可出现阳性反应。

【治疗原则】

（一）恒牙侧向移位和部分脱出

1.应在局部麻醉下将牙齿复位。先用手指触及移位的根尖,以稳定的压力推移牙根,使其解脱与唇腭侧骨的锁结,复位至牙槽窝。

2.牙齿复位后固定,可用全牙列𬌗垫、树脂夹板法或正畸托槽等将牙齿固定 2~3 周,伴牙槽骨骨折时应固定 3~8 周。拆除固位装置前,应拍 X 线片确定骨和牙周组织的愈合情况。

3.应嘱病人保持良好的口腔卫生,避免咬合创伤。

4.根尖未闭合的牙齿,复诊时出现牙髓坏死指征时,方可行牙髓治疗。

5.复查拍 X 线片如显示牙根炎症性外吸收,即刻行牙髓摘除术。牙根已发育完成的牙齿,用氢氧化钙制剂充填根管控制炎症,再行永久性根管充填治疗;牙根未完全形成的牙齿,一般用氢氧化钙制剂根充,诱导牙根继续发育,待根端封闭后再行永久性根管充填。

### （二）乳牙侧向移位和部分脱出

1.腭侧向轻度移位又不影响咬合时，常可不必进行复位固定。

2.移位不严重，但咬合紊乱的牙，可在局麻下行复位术，行松牙固定术，固定2周左右。

3.严重移位伴唇侧骨板骨折，复位后牙极松动或又自行下垂，或患儿不能配合治疗的，应考虑拔除患牙。

4.可能累及恒牙胚的患牙应及时拔除。

## 八、牙齿完全脱出

【诊断标准】

### （一）临床表现

1.常见于单个年轻恒牙。

2.牙齿完全脱出牙槽窝。

3.可伴有牙槽窝骨壁骨折，软组织撕裂伤。

### （二）辅助检查

影像学检查X线片显示牙槽窝空虚，读片时注意观察是否存在牙槽骨骨折线。

【治疗原则】

**1.牙齿完全脱出后应立刻做再植术，固定，定期复查**

牙齿的离体时间直接影响再植的效果。牙齿脱出牙槽窝时间越短，成功率越高，一般认为15~30min之内再植成功率较高。

**2.牙齿储存**

牙齿完全脱出后储存条件和储存时间的长短对于成功的愈合是非常重要的。推荐储存液体包括生理盐水、Hanks平衡盐溶液（HBSS）、牛奶和唾液。

**3.牙再植术操作要点**

（1）清洁患牙：用流动生理盐水清洁脱出牙，污染较重时，用沾有生理盐水的纱布轻拭，切不可刮损根面的牙周组织。患牙不可干燥，拭净后置于生理盐水中备用。

（2）牙槽窝准备：局部麻醉下检查牙槽窝有无骨折、异物及污物，可插入平头器械（如直牙挺）复位并修整牙槽窝形态，去除骨碎片；用生理盐水冲洗牙槽窝，清除异物及污物。

（3）植入：将伤牙轻轻植入牙槽窝，不要对牙槽骨壁造成压力。

（4）固定：根据诊疗条件和患者口腔条件选择松牙固定术。在急诊条件下，可用牙线、钢丝或釉质粘结材料暂时固定。年轻恒牙建议使用弹性固定，如，全牙列骀垫或弹性材料的牙弓夹板固定技术。固定的时间2~3周。

**4.抗生素治疗**

至少一周。

**5.破伤风疫苗注射**

视伤口或患牙污染程度和患儿接受免疫的情况给予注射破伤风疫苗。

**6.再植牙的牙髓处理**

（1）牙根发育完成的牙齿，包括根尖孔直径小于1.0mm，应在再植后7~10天内行拔髓术，用氢氧化钙制剂根管充填，预防牙根吸收。

（2）牙根未发育完成，外伤后第1个月内每周复查有无牙髓感染和炎症吸收的早期症状，直至临床或影像学证据证实牙髓坏死，再行牙髓摘除术，充入氢氧化钙制剂，诱导根尖闭合。

**7.定期复查**

对再植牙应进行长期观察，一般第1个月内每周复查，半年内应每月复查，半年后应每3~6个月根据情况进行复查。复查内容包括：拍X线牙片和临床检查，以及时诊断和治疗牙周牙髓并发症。

8.乳牙全脱位一般不再植。应注意检查局部有无软组织损伤或骨折片等。医嘱注意口腔卫生，预防感染。乳前牙缺失一般对乳牙列的发育影响不大，如考虑美观和发音，可用间隙保持器维持间隙。

# 九、牙槽骨骨折

儿童牙外伤常可伴有局部牙槽突骨的骨折。

**【诊断标准】**

**（一）临床表现**

1.外伤区一个或多个牙齿轴向或侧方移位，通常有咬合干扰。

2.检查单个外伤牙动度时，邻牙跟着一起动，扪诊可有台阶感，叩诊钝音。常见牙龈撕裂、出血、疼痛。

**（二）辅助检查**

影像学检查常见牙槽突折断线，可累及牙槽窝。骨折线跨越牙根时需与根折鉴别诊断。移动中央光束的角度不会改变牙根表面折断线的位置，而在牙槽突骨折中，折断线会随光束的角度变化而上下移动。

**【治疗原则】**

1.采用局部浸润或阻滞麻醉将移位骨断片和牙齿复位，固定3~4周。

2.定期复查。术后定期观察牙髓和牙周膜的愈合情况。

# 第五节  咬合诱导

在儿童时期，引导牙齿沿咬合的正常生理位置生长发育的方法称为咬合诱导。儿童牙病治疗、牙列的间隙管理、口腔不良习惯的破除、牙齿的咬合调整和错𬌗畸形的早期矫治都可归为咬合诱导的内容。

## 一、牙齿早失的间隙管理

### （一）牙齿早失的常见原因

1.因龋病、牙髓病及根尖周病变脱落或被拔除。

2.恒牙异位萌出，乳牙根过早吸收脱落。

3.牙齿因外伤脱落。

4.先天性牙齿缺失。

### （二）乳牙早失

乳牙早失是儿童牙科的常见疾病，通常采用间隙保持器来保持缺失牙的近远中及垂直向的距离。

【诊断标准】

1.乳牙早期缺失，患儿年龄距替牙期尚远。

2.缺失牙的间隙可减小，以乳磨牙早失多见。

3.X线片见继承恒牙胚牙根发育不足1/2。

【治疗原则】

1.综合考虑间隙保持、功能、语言和美观的问题。

2.乳牙列阶段重要的是乳磨牙早失的治疗。

3.常用间隙保持器的种类

（1）远中导板间隙保持器

适应证：适用于第二乳磨牙早失、第一恒磨牙尚未萌出或萌出中。但不建议用于第一恒磨牙牙胚在骨内埋伏过深的低龄儿童。

第一恒磨牙未萌出时，建议先将远中导板式间隙保持器制作完毕，以便拔牙术后利用拔牙窝使远中导板即刻就位。

用第一乳磨牙作基牙，戴入预成的或自制的合金带环或全冠。制作远中导板，参考X线片标定基牙到第一恒磨牙近中面外形高点下1mm处的距离，作为远中导板的长度；用宽约3.8mm，厚1.3mm的合金片，弯成适度角度，高以不影响对𬌗牙为宜；将其与基牙的带环或冠的远中端焊接。将远中导板插入牙槽窝内，贴合于未萌出的第一恒磨牙的近中面；粘固。

（2）带环丝圈式或全冠丝圈式间隙保持器

适应证：①单侧第一乳磨牙早失；②第一恒磨牙萌出后，第二乳磨牙单侧早失；③恒切牙萌出之前双侧乳磨牙早失，用其他间隙保持装置难以固位的病例。

基牙上制作带环或全冠，用直径0.9mm的金属丝弯制丝圈，并与带环焊接，丝圈距离牙槽嵴黏膜1~2mm，颊舌径要宽于继承恒牙冠颊舌径，另一端与缺隙（近/远）中邻牙有良好的接触。

（3）充填式间隙保持器

适应证：单个乳磨牙早失，间隙前端的牙齿有远中邻面龋，或后端的牙齿有近中邻面龋，龋坏均波及牙髓需作根管治疗者。

基牙完成根管治疗，选取合适长度钢丝进行弯制，调节合适后将钢丝的一端埋在充填体里，另一端弯成弧形与缺隙（近/远）中邻牙有良好的接触。

（4）舌弓式间隙保持器

应用于下颌，适应证：①两侧乳磨牙早失，第二乳磨牙或第一恒磨牙存在；②两侧多个牙齿早失，使用活动式间隙保持器患儿不合作配戴者。

以第二乳磨牙或第一恒磨牙为基牙，制作带环，用直径0.9mm的金属丝沿牙弓舌侧弯制舌弓，与两侧带环焊接，可在缺隙处的近中牙齿设计阻挡丝。

（5）Nance腭弓式间隙保持器

适应证：同舌弓式间隙保持器，但应用于上颌。

两侧基牙制作带环，设计弓丝由两侧基牙至腭皱处，在此处的金属丝上做树脂托抵住腭盖顶部。

（6）可摘式功能性保持器

适应证：同一象限两颗乳磨牙早失，或两侧乳磨牙缺失，或乳前牙缺失。

设计类似于活动义齿，可保持缺牙间隙近远中长度和垂直高度，恢复咀嚼功能。可设计人工牙，基托、单臂卡环、箭头卡环等固位装置；也可设计黏膜支持式，扩大基托面积，以增加固位，但唇颊侧不做基托或尽可能小。一般不做𬌗支托。避免妨碍牙槽骨高度和宽度的发育。

### （三）恒牙早失或先天缺失

【诊断标准】

1.恒牙早失或牙胚先天缺失

2.X线检查显示恒牙缺失

【治疗原则】

设计功能性保持器，保持缺牙间隙近远中长度和垂直高度，恢复咀嚼功能。

## 二、口腔不良习惯

指儿童时期，在一段时间内，习惯性重复的口腔某一特定动作，可以是有意识或无意识的，多发生在3~6岁的儿童。

### （一）吮吸习惯

分营养性和非营养性，前者多指3岁以内小儿的吮吸动作；后者持续到3岁以后，视为口腔不良习惯，常见有吮指，吮奶嘴或玩具等物品。

【诊断标准】

1.吮拇指或食指或奶嘴等。

2.上前牙唇侧移位，下前牙舌侧移位，形成上颌前突、前牙深覆盖或开𬌗。

3.有的患儿下颌前伸，呈对刃或反𬌗。

4.继发产生不良的舌习惯。

【治疗原则】

1.营养性吮吸是生理现象，应观察并预防形成不良习惯。

2.如未产生明显畸形，5岁前应予以纠正。

3.提醒治疗：看护人提醒患儿改正不良习惯。

4.戴用手套或在手指涂布苦味剂。

5.已有明显畸形，需戴用矫治器破除吮指习惯，如唇挡丝、腭网矫治器。

### （二）吐舌习惯

【诊断标准】

1.吐舌习惯多发生在替牙期，如儿童用舌尖舔松动的乳前牙、刚萌出的恒牙或龋齿，日久会形成吐舌习惯。

2.常继发于其他不良习惯（吮指、口呼吸、异常吞咽习惯等）。

3.口腔在息止状态时或发音、吞咽时，舌体常向前伸出，位于上下牙列之间或顶着上下前牙。

4.吐舌习惯由于舌尖伸在上下牙齿之间，前牙呈舌形态状的开𬌗。

【治疗原则】

1.去除病因，治疗龋齿；检查是否因患有慢性咽喉炎、鼻炎、腺样体肥大等疾病引起的异常吞咽。

2.戴用舌习惯矫治器如舌（颚）刺活动矫治器，防止舌前伸。如有伸舌吞咽习惯的儿童，应进行吞咽训练。

### （三）异常唇习惯

**【诊断标准】**

1.唇习惯包括咬下唇、吮吸下唇、下唇覆盖上唇等，以咬下唇多见。女孩较男孩多见。

2.咬下唇可致上前牙唇向移动，可出现间隙；下前牙舌向倾斜。

3.唇部可见齿痕，易发生唇炎。

**【治疗原则】**

1.行为学的方法提醒、奖励使患儿改正不良习惯。

2.指导儿童作唇肌训练，如练习吹口哨等，以增加唇肌力量，改变不良习惯。

3.对年龄较小儿童可在唇部涂以适度异味食物。

4.戴用前庭盾或唇挡矫治器进行治疗。

### （四）口呼吸习惯

**【诊断标准】**

1.患儿常由于过敏性鼻炎、鼻咽结构异常、扁桃体肥大或上呼吸道感染等气道不通畅原因，而用口呼吸。

2.患者平静呼吸时，上下唇分开。

3.严重者可出现腭盖高拱，牙弓狭窄，上前牙前突，开唇露齿。

4.检查患者闭口深呼吸，用力吸气时有时会收缩外鼻孔。

**【治疗原则】**

1.应首先去除病因，检查呼吸道是否畅通。

2.已形成开唇露法的患者，可用口腔前庭盾配合唇肌功能训练。

3.对于牙弓狭窄的患儿可用扩弓法扩弓。

4.训练患者鼻呼吸。

### （五）夜磨牙习惯

**【诊断标准】**

1.多发生在睡觉时，是一种非功能性的咬牙或磨牙。

2.儿童和青少年都可发生。

3.发病的因素与咬合干扰、寄生虫、亚健康及精神心理因素相关。

4.长时间的夜磨牙，可导致乳、恒牙的磨损，牙齿高度变短，形成深覆𬌗。

**【治疗原则】**

1.口腔检查发现咬合干扰，应调𬌗或矫治。

2.治疗系统性疾病，排除心理因素。

3.制作全牙列垫，磨平咬合面，以避免𬌗干扰，在夜间睡眠时戴用，防止继续磨损和矫治夜磨牙习惯。

## （六）偏侧咀嚼习惯

【诊断标准】

1.牙弓一侧有严重的龋病、根尖周炎的患牙；牙齿早失或单侧严重咬合紊乱。

2.废用侧的牙齿牙石、牙垢堆积。

3.长期偏侧咀嚼习惯的患者，面部出现不对称。

【治疗原则】

1.去除病因。

2.教患者加强废用侧的使用，加强咀嚼肌锻炼，解除偏侧咀嚼习惯。

# 第九章　口腔预防

## 第一节　龋病和牙周疾病常用指数

### 一、指数表明疾病变化的程度龋病是危害人类口腔健康的常见疾病

**1.龋病指数**

龋、失、补：龋（decayed）、失（missing）、补（filled）牙数（DMF）。龋即已龋坏尚未充填的牙，失即因龋丧失的牙，补即因龋已做充填的牙。

（1）龋均：指受检人群中每人口腔中平均龋、失、补的牙数。

世界卫生组织以12岁儿童每人口腔中平均患龋齿的牙数，评价一个国家或地区龋病严重程度的指数。

（2）患龋率：指在调查期间某一人群中患龋率，常用百分数表示。评价患龋状况时，应参考龋病发病率、龋均指数等，才能做出比较客观的评价。

（3）龋病发病率：指至少在一年时间内，某人群新发生龋病的频率。

这一指数应用比较广泛。

（4）龋齿充填构成比：指一组人群中的龋、失、补中已充填龋所占的比重，常用百分数表示。

（5）无龋率：指全口牙列均无龋的人数占全部受检人数的百分比，常用百分数表示。

**2.牙周疾病指数**

牙周疾病是危害人类口腔健康的主要疾病之一。

菌斑指数：根据牙面菌斑的厚度计分。用于评价口腔卫生和牙周疾病防治效果的指标。

（1）牙龈指数：指牙龈情况，牙龈颜色和质的改变，及牙龈出血情况。

（2）龈沟出血指数：牙龈炎时，用龈沟出血情况反映牙龈炎症的活动的情况。

（3）社区牙周指数：该指数特点不仅反映牙周组织的健康状况，也反映牙周的治疗需要情况。

# 第二节 龋病预防

## 一、窝沟封闭预防龋齿

窝沟封闭是指不损伤牙体组织，将封闭材料涂布于牙冠咬合面、颊舌面的窝沟点隙，阻止致龋菌及酸性代谢产物对牙体的侵蚀，以达到预防窝沟龋的一种方法。窝沟封闭使用的封闭材料称为窝沟封闭剂，有自凝固化和光固化两种，目前临床通常使用光固化树脂型窝沟封闭剂。

【适应证】

窝沟封闭应用于乳磨牙、恒磨牙及恒前磨牙。封闭的最佳时机是牙冠完全萌出，龋齿尚未发生的时候。一般乳磨牙在3~5岁，第一恒磨牙在6~9岁，第二恒磨牙在11~13岁时。

1.𬌗面、颊面及舌腭面的窝沟点隙深，特别是有可以插入或卡住探针的窝沟（包括可疑龋）；

2.其他牙齿，特别是对侧同名牙患龋或有患龋倾向；

3.牙齿完全萌出达咬合平面。

【非适应证】

1.牙齿钙化好，𬌗面无深的窝沟点隙、自洁作用好；

2.牙齿尚未完全萌出，部分𬌗面被牙龈覆盖；

3.儿童不合作，不能配合正常操作。

【方法】

（一）器械与材料

**1.器械**

口镜、探针、镊子、低速手机、清洁用小毛刷、三用枪、无油空气压缩机、吸唾装置、适量棉卷或棉球、涂布封闭剂的小毛刷，光固化机、咬合纸、高速手机和钻针。

**2.材料**

酸蚀剂（常用的是37%的磷酸凝胶），光固化树脂型窝沟封闭剂。

（二）操作方法

**1.清洁牙面**

在低速手机上装上小毛刷，彻底清洁准备封闭的牙面窝沟部位，然后用水枪充分冲洗。

注意：必须用机用小毛刷配合三用枪进行牙面窝沟的清洁，单独使用三用枪达不到清洁效果；其次不能忽视上颌磨牙舌（腭）沟和下颌磨牙颊沟的清洁；如果有的窝沟在机用小毛刷清洁后仍有软垢存留，可用探针配合三用枪清洁。

**2.酸蚀**

清洁牙面后即用棉卷隔湿，将牙面吹干并保持干燥。用小毛刷或小棉球蘸适量酸蚀剂涂在要封闭的牙面窝沟部位，不要反复涂擦，酸蚀面积一般为牙尖斜面的2/3。常规用37%的磷酸凝胶酸蚀，酸蚀时间为30秒，不同产品的酸蚀时间可能有差异，需仔细阅读产品使用说明。酸蚀后用水枪冲洗牙面10~15秒，以确保将残余的酸蚀剂冲洗干净。边冲洗边用吸唾器吸干冲洗液，切忌让患者自行吐出冲洗液，以免酸蚀牙面被唾液污染。

注意：酸蚀剂涂的面积过大可能腐蚀牙龈；另外，还应注意隔湿，防止舌体运动碰及酸蚀剂导致的腐蚀；下颌磨牙的颊沟、上颌磨牙的舌（腭）沟要酸蚀到，不要遗漏；无论上磨牙，还是下磨牙，视野不是十分清楚时应配合口镜的使用，避免遗漏牙面窝沟的酸蚀。

**3.冲洗和干燥**

酸蚀后用蒸馏水彻底清洗，通常用水枪加压冲洗牙面10~15秒，并同时用吸唾器吸走液体和牙面的酸蚀剂等。冲洗后立即用棉卷隔湿并吹干牙面，吹干后的牙面应该呈白垩状外观，如果酸蚀后的牙面没有出现这种现象，说明酸蚀程度不够，应重新酸蚀。操作中要确保酸蚀牙面不被唾液污染，如果发生唾液污染，应再冲洗牙面，彻底干燥后重复酸蚀步骤。

注意：三用枪可能有油和水污染。干燥前先试一下三用枪，确保气枪仅有压缩空气时再进行吹干牙面，防止水油气混合影响干燥效果；当干燥上磨牙窝沟时，控制气枪，使气流不要太大，以免溅起唾液污染牙面；干燥过程中如果唾液分泌太多，可以同时配合吸唾器的使用。

**4.涂布封闭剂**

用小毛刷或专用器械，蘸取适量封闭剂涂布在干燥的牙面上。要使封闭剂充分渗入窝沟点隙中，可用小毛刷或探针轻轻引导，注意封闭后的窝沟点隙中不能留有气泡。

注意：涂布封闭剂前，应确认牙面处于干燥状态；封闭剂不要涂的太多，以免形成咬合高点，也不易太薄缺乏足够的抗压力，两者都会导致封闭剂折裂过早脱落；封闭剂应涂在窝沟处，尖嵴不要涂布，以免影响咬合；涂布过程中应避免气泡产生，可用小毛刷或探针排除气泡。

**5.固化**

光固化封闭剂涂布后，立即用光固化灯照射。照射时尽量靠近，大约1毫米，但不能接触牙面。照射时间要根据采用的产品类型与可见光源性能决定，一般为20~40秒。

注意：为避免交叉感染，一般光固化灯头都套有灯套，在固化时应避免灯套接触封闭剂，导致封闭剂表面形态改变；另外，严格按照产品说明和光固化灯的强度，保证封闭剂完全固化。

**6.检查**

封闭剂固化后，用探针进行全面检查。检查固化程度，有无气泡存在，寻找遗漏或未封闭的窝沟并重新封闭；观察有无过多封闭材料和是否需要去除，如发现问题应及时处理；检查咬合关系，如果封闭剂过厚应调磨。完成后，去除棉卷，漱口。

注意：不要遗漏下磨牙颊沟和上磨牙舌（腭）沟的检查；注意牙面远中窝沟、下磨牙颊沟和上磨牙舌（腭）沟的封闭剂过多波及龈缘，调磨时应避免对牙龈的损伤。

**【注意事项】**

循证医学研究表明，窝沟封闭是预防窝沟龋的有效方法，使用树脂型窝沟封闭剂能够有效降低恒磨牙龋齿发病率。窝沟封闭的防龋效果与封闭剂的保留率直接相关，因此必须严格掌握适应证，严格遵守操作常规。

封闭失败（封闭剂脱落）的主要原因一是酸蚀不充分，牙面干燥后没有呈现白垩状外观，二是唾液或者气枪压缩空气中混有水/油，污染了酸蚀后的牙面，致使封闭剂脱落。影响封闭质量的其他原因还有适应证的选择、临床操作技能等方面。

特别要提醒儿童家长：（1）封闭后还应定期（三个月、半年或一年）复查，观察封闭剂保留情况，脱落时应重作封闭。（2）窝沟封闭后，必须同时做好口腔卫生，坚持早晚认真刷牙。

## 二、局部应用氟化物

氟是人体的一种微量元素，适量的氟对机体的新陈代谢产生积极的影响，氟可通过参与机体代谢，降低牙釉质的溶解度，促进牙釉质再矿化，对微生物的作用以及影响牙齿的形态，从而达到预防龋齿的作用。

局部用氟是将氟化物直接用于牙表面，通过局部作用预防龋病的技术。局部用氟根据操作方式，可以分为个人自我使用和口腔专业人员操作使用两种类型。含氟牙膏是最常用的自我使用的局部用氟产品。口腔专业人员操作使用的氟化物浓度相对较高，需要严格按操作规范使用。常用的方法有氟化泡沫和氟涂料两种。

### （一）含氟牙膏

含氟牙膏可以使牙釉质外层形成的氟化钙维持较长一段时间，当口内pH值发生变化时，牙釉质表层的氟化钙就会游离出来提供氟离子，参与牙釉质的矿化与再矿化的反应。每天使用含氟牙膏2次，有助于牙釉质氟化钙的沉积，起到预防龋齿的作用。6岁以下儿童，应使用低浓度的含氟牙膏，并在家长监护下使用，每次使用含氟牙膏的量从米粒大小（3岁以内），到黄豆大小（满3岁以后）即可。

## （二）氟化泡沫预防龋齿

氟化泡沫是含氟凝胶的替代产品，其中的氟浓度和pH值与含氟凝胶相同，但因其是泡沫制剂，每次用量较少，显著降低了口内氟化物的滞留量，增加了儿童使用的安全性。

**【适应证】**

1.学龄前儿童、中小学生；

2.口腔内已经有多个龋齿者；

3.口腔内带有固定矫正器者；

4.牙列拥挤或牙排列不齐者；

5.釉质脱矿或釉质发育有缺陷者；

6.牙龈萎缩，牙根面暴露的中老年人；

7.长期药物治疗导致的口干综合征者；

8.进食甜食频率高且口腔卫生较差者；

9.头颈部进行放射线治疗者；

10.不能进行口腔自我清洁的残障者。

**【非适应证】**

以下情况暂缓或不宜使用

1.对感冒、胃病或胃肠不适的儿童发病期间暂缓使用。

2.对有口腔溃疡、疱疹性口炎等口腔黏膜破损的儿童暂缓使用。

3.对过敏体质和不易配合的儿童不宜使用。

**【方法】**

**1. 器械和材料**

（1）器械：口镜、探针、镊子、口杯、纸巾（或棉卷）、托盘、一次性手套。

（2）材料：1.23%的氟化泡沫（具有在卫监局网站可查到的产品注册合格证书）

**2.临床操作**

（1）清洁牙面：在使用氟化泡沫前先指导儿童用正确刷牙方法刷牙，清洁牙面，去除菌斑和软垢，以增强氟化泡沫与牙面的接触，延长氟化泡沫在牙面上滞留的时间

（2）口腔检查：认真检查儿童口腔健康情况并记录，如有龋齿应向家长及时反馈。

（3）选择托盘：根据儿童口腔大小选择托盘。托盘要与牙列大小合适，既能覆

盖全部牙列，又有足够的深度覆盖到牙颈部，同时要避免托盘过大产生不良刺激。

（4）挤入氟化泡沫：摇动瓶子3~4秒，将瓶口垂直朝下，放置于托盘内，缓缓压下瓶口处开关，随氟化泡沫的喷出，将瓶嘴从托盘一端移至另一端。

（5）氟化泡沫用量：氟化泡沫灌注托盘1/2高度即可。做到既能覆盖全部牙列又避免氟化泡沫过多使儿童感到不适或被吞咽。

（6）托盘放置：左手持口镜牵拉一侧口角，右手将托盘轻轻旋转式放入儿童口内，压入上下牙列，轻轻咬住，使氟化泡沫布满所有的牙面并挤入牙间隙。先放入下颌托盘，后放入上颌托盘。也可上下颌分开操作。

（7）儿童体位：操作过程中保持儿童的身体前倾，头稍低，用口杯接住流出的唾液，避免吞咽动作。

（8）托盘留置时间：托盘在口内留置3~4分钟，然后取出托盘并用棉卷或纸巾拭去牙列上残余氟化泡沫，也可以让儿童自行吐净口中的氟化泡沫。

（9）医嘱：30分钟内不漱口、不进食、不喝水。

（10）使用频率：每半年1次，如有龋齿高发儿童，也可每季度1次。

**【注意事项】**

1.应在家长签署知情同意书后方可进行氟化泡沫操作。

2.在使用不同品牌的氟化泡沫之前，要仔细阅读产品说明，严格控制每次的用量。

3.托盘不能过大，以免刺激咽后壁引起恶心。如发生恶心或呕吐，应立即将托盘取出，并终止操作。

4.对于口唇干裂的儿童，应在操作前先用凡士林涂擦嘴唇。

5.操作时间应避免与就餐时间过近，建议时间在餐前或餐后半个小时以上。

6.在临床操作过程中应避免儿童发生误吞、误咽。若儿童因不慎误吞而发生恶心、呕吐或有胃部不适症状，应立即喂服牛奶。

7.在应用过程中医务人员不得离开现场。

8.可在操作过程中播放轻松欢快的音乐，让儿童放松心情。

### （三）含氟涂料

**【方法】**

**1.器械和材料**

（1）器械：口镜、探针、镊子、棉卷、棉签、小毛刷、吸唾装置。

（2）材料：2.26%的含氟涂料。

**2.临床操作**

（1）清洁牙面：在使用前清洁牙面，以增强氟化物与牙面的接触，延长氟化物在牙面滞留的时间。

（2）隔湿和干燥：在操作过程中保持牙面干燥，可用吸唾装置，如果没有吸唾装置，也可以用棉卷隔湿代替。

（3）涂布：用小毛刷或海绵球棒将含氟涂料直接涂布在所有牙面上，特别是两个牙之间的相邻间隙。

（4）时间：自然干燥或者用压缩空气轻吹牙面，直至含氟涂料干燥，使含氟涂料在牙面上形成一层薄膜。推荐每4个月涂布一次。

（5）医嘱：2~4小时内不进食，当晚不刷牙。

**【注意事项】**

1.适宜在医院口腔门诊完成，涂料本身的异味需事先告知家长和儿童。

2.涂料不要触到牙龈，如不小心碰到牙龈后，牙龈会短时间呈现白色，2~3天后自然消失。

**【非适应证】**

以下情况暂缓或不宜使用

1.对感冒、胃病或胃肠不适的儿童发病期间暂缓使用。

2.对有口腔溃疡、疱疹性口炎等口腔黏膜破损的儿童暂缓使用。

3.对过敏体质和不易配合的儿童不宜使用。

## 三、非创伤性充填（ART）

非创伤性充填（ART）是使用手用器械清除龋坏的牙体组织，然后用粘结、耐压和耐磨性能较好的玻璃离子材料将龋洞充填的技术。此技术得到世界卫生组织的认可和推荐，已在许多国家推广应用。

非创伤性充填（ART）具有以下特点：

1.采用手用器械，不需要昂贵的电动牙科设备，可以不受医院条件限制，为居民提供简单龋齿充填治疗；

2.符合现代预防的基本观点。采用有粘结性的玻璃离子材料，只需最少的洞型预备，得以保存较多的健康牙体组织，同时材料中氟离子的释放可使牙体组织再矿化，阻止龋病的发展，兼有治疗和预防效果；

3.操作简单，特别适合在医疗条件相对落后的地区开展。

**【适应证】**

1.适用于医疗设备短缺、没有电动牙科设备的地区；也适用于因为精神或身体原因不能耐受常规牙科治疗的特殊人群，如儿童、老人、患有精神疾病的个体等；

2.对牙的选择有严格适应证：适用于恒牙或乳牙的中小龋洞，能允许手用器械进入，能去净龋坏牙体组织，无牙髓暴露，无可疑牙髓炎的患者。

**【方法】**

**（一）器械和材料**

**1.器械**

口镜、探针、镊子、ART专用的大、中、小型挖匙、牙科用斧、雕刻刀、调拌刀、调和刀。

**2.材料**

充填用的玻璃离子、棉卷、棉球、凡士林、成形片、楔子。

**（二）临床操作方法**

**1.检查、清洁龋坏牙**

检查牙龋坏的部位、深度等，判断是否适合作非创伤性充填（ART）。

**2.洞型制备**

隔湿患牙，使用手用器械去除龋坏牙体组织，略微修整洞型。

**3.清洁洞型**

用牙本质处理剂清洁洞型，促进玻璃离子材料与牙齿结构间的化学结合。

**4.调和材料**

按产品说明调和材料，准备充填。

**5.充填**

用调和刀将材料充填到预备好的洞型中。可配合使用手指，在戴手套的食指上涂少许凡士林，用力按压窝洞和窝沟里的软修复材料（称为指压法），约30秒后移开手指，用器械去除多余材料。注意要充填密实，修整边缘与咬合，最后涂凡士林。充填过程中注意隔湿，保持干燥。

**6.医嘱**

充填结束后1小时内不进食。

**【注意事项】**

非创伤性充填（ART）修复体可能发生问题的原因及处理：

**1.修复体完全脱落**

常见原因包括在修复过程中唾液或血液污染；修复材料调和得过稀或过干；腐质和软化牙本质未去净；留有隐裂的釉质薄片断裂。可通过彻底清洁窝洞，用牙本质处理剂处理，按操作步骤重新修复窝洞等方法处理。

**2.修复体部分脱落**

一般由于修复体过高或放置修复材料期间混有气泡所致。因此，在处理整个牙面和原材料前，先用探针或小号挖匙和湿棉球清洁牙面和/或残留的修复材料。用新混合的玻璃离子材料修复缺损，确保修复体不过高。

### 3.修复体断裂

最常发生于过高的复面洞修复体。修复的方法主要取决于断裂的位置和断端的动度。如果断端松动能去除，则按照部分脱落修复。如果断端松动不能去除，用非创伤性充填（ART）无法直接修复，则需用电动牙钻做传统治疗。

### 4.修复体磨损严重

常见原因有患者常吃较硬食物，有磨牙咬牙习惯，修复材料混合得过干或过稀。重新修复要彻底清洁所有牙面和残留的修复体，去除软化牙本质。用牙本质处理剂处理旧玻璃离子和窝洞壁，在旧玻璃离子上重新覆盖一层新材料，按操作步骤完成修复。

### 5.修复体边缘继发龋

去除腐质和软化牙本质后，按照标准步骤清洁、修复邻近原修复体的新窝洞。

## 四、预防性树脂充填

对于早期的窝沟龋，仅去除窝沟处的龋损牙釉质或牙本质，采用酸蚀方法和树脂材料充填方法治疗，并在上面使用窝沟封闭剂来封闭窝沟的方法，称为预防性树脂充填。这是一种窝沟封闭与早期龋充填相结合的预防措施，该方法只去除少量龋坏组织，不做预防性扩展，保留了更多的健康牙体组织。

【适应证】

凡是有明确患龋迹象的早期窝沟龋，已不适宜窝沟封闭的牙均可做预防性树脂充填。

1.窝沟较深，有患龋倾向（窝沟壁呈不透明、白垩色外观）；

2.早期的小窝沟龋，深度浅，范围小。

【禁忌证】

预防性充填不适于范围大而深的窝沟龋和复面龋损。

【方法】

（一）器械和材料

除需要完成窝沟封闭的相应器械和材料外，预防性树脂充填还需要以下器械和材料：

### 1.器械

小号快速球钻、慢速球钻。

### 2.材料

粘结剂、流动树脂。

## （二）临床操作方法

### 1.清理窝沟

用小号球钻去除脱矿牙釉质，去除龋坏组织。洞型大小依龋坏范围而定，不做预防性扩展，不要求底平壁直。

2.清洁牙面、冲洗、吹干、隔湿。

3.酸蚀牙面、冲洗、吹干、隔湿。

4.根据洞型的不同深度进行充填：

（1）洞底位于釉质内或者在釉牙骨质界处：直接进行窝沟封闭。

（2）洞底位于牙本质浅层：按照常规树脂充填的方法用流动树脂充填龋洞，其余窝沟点隙酸蚀，用封闭剂封闭。

（3）洞底位于牙本质中层：通常情况下，如果龋坏达到牙本质中层，洞型一般较大，充填后承担的𬌗力大，不是预防性树脂充填的适应证，应该做常规的充填术。但如果龋坏范围小，充填后不会承受较大的𬌗力，可以先用玻璃离子水门汀垫底，之后按照"（2）"先用流动树脂充填，后进行窝沟封闭。

5.检查咬合关系，必要时进行调𬌗。

【注意事项】

1.严格选择适应证。如果龋坏范围较大，不能进行预防性树脂充填，需要做常规的龋齿充填术。

2.预防性树脂充填是常规树脂充填和窝沟封闭的结合与发展，因此进行预防性树脂充填应该熟练掌握常规树脂充填和窝沟封闭技术。

# 第三节　牙周病的预防

## 一、预防牙周病的综合措施

### 1.一级预防

旨在减少人群中新病例发生。对大众进行口腔卫生宣教、指导人们掌握口腔自我保健的方法，最终达到控制牙菌斑和其他有害刺激因子的目的，帮助人们形成良好口腔习惯，掌握正确刷牙方法，同时提高宿主抗病能力，能定期做到口腔保健和维护。

### 2.二级预防

旨在早期发现、早期诊断及早期治疗，减轻已发生的牙周病严重程度，控制其发展，及时采用专业性洁治，去除菌斑和牙石，控制其进一步发展。采用 X 线定期观察牙槽骨情况，并采取适当治疗，如洁治、根面平整或手术治疗等。去除促进牙周病发展的刺激因素，如去除不良修复体、治疗食物嵌塞、充填邻面龋损等，牙周组织的健康状况可得到显著改善。

### 3.三级预防

采用各种药物和牙周手术方法最大限度治愈牙周组织病损，防止功能障碍。以义齿修复缺失牙重建功能，并提高随访和口腔健康的维护，维持疗效，预防复发。同时还应治疗相关的全身性疾病，如糖尿病、血液病、营养缺乏症，增强牙周组织的抵抗力。

## 二、牙周病的检查技术

### 1.菌斑牙石的检查

目测法记录菌斑、软垢、牙石、牙面着色的量，用+、++、+++表示。

可用菌斑显示剂辅助检查菌斑量。

用菌斑指数描述菌斑量。

有条件者可利用显微镜观察龈下菌斑中细菌的构成。

### 2.牙龈炎症状况的检查

（1）检查牙龈色泽形态和质地的变化，用文字描述。

（2）用指数计分法如牙龈指数（GI）、龈沟出血指数（SBI）等量化指标来记录牙龈的炎症程度。

（3）用探诊后牙龈有无出血表示牙龈炎症，将牙周探针的尖端轻探入龈沟内取出，观察片刻有无出血，若出血则记录为阳性。

### 3.牙周探诊

（1）使用钝头带刻度的牙周探针。

（2）探针与牙长轴平行，尖端紧贴牙面，探入袋底后记录从袋底到龈缘的距离即探诊深度，探邻面时探针紧靠接触区尖端略向邻面中央倾斜。

（3）探查同一牙面较宽的牙周袋时应提插式移动以探及牙周不同深度的牙周袋状况。

（4）探诊时支点要稳，用力不可过大，力量掌握在20~25g。

（5）记录袋底到釉牙骨质界的距离即附着丧失程度，若该牙有牙龈退缩，则附着丧失程度指牙龈退缩的距离加袋底到龈缘的距离。

（6）探诊后应记录是否出血，即BOP阳性与否。

### 4.牙松动度测定

（1）用牙科镊子于前牙的切缘做唇舌或近远中方向摇动，按1、2、3度记录松动。检查后牙时，闭合镊子将其尖端抵住河面窝向颊舌或近远中方向摇动记录松动。

（2）患有根尖周炎或牙周急性炎症时，应等消炎后再次检查取得准确记录。

（3）检查牙松动的同时，检查有无牙倾斜或移位。

**5.颌与咬合功能的检查**

（1）患者端坐双眼正视前方视线与地面平行。

（2）嘱患者做各种咬合运动且需重复多次以保证检查的准确性。

（3）按顺序逐次检查牙位前伸接触咬合干扰等。

**6.食物嵌塞的检查**

（1）检查咬合面及边缘嵴的磨损情况如发育沟是否存在，边缘嵴有无变平，咬合面是否已磨平，颊舌径宽度如何等。

（2）邻面接触区情况，如接触区有无增宽，颊舌侧外展隙的宽度是否变小，邻面接触区是否已分离或有邻面龋存在等。

（3）对颌牙有无异常或牙尖或尖锐边缘嵴存在。

（4）牙列是否整齐有无松动移位缺牙等情况。

（5）牙接触区是否紧密，可用牙线通过邻接触区时受阻情况来确定。

## 三、洁治术

龈上洁治术是指用洁治器械去除龈上牙石、菌斑和色渍，并磨光牙面，以延迟菌斑和牙石再沉积。定期洁治，清除自我口腔维护中未能清除干净的菌斑、牙石，是维护牙周健康、预防牙龈炎和牙周炎发生的重要措施，可称为"预防性洁治"。但龈上牙石常与浅的龈下牙石相连，因此在洁治时应同时去除龈沟内的牙石，对深层的龈下牙石，待龈炎减轻、出血减少时，再做龈下刮治。

【适应证】

1.牙龈炎、牙周炎。

2.牙周疾病的预防性治疗。

3.口腔内其他治疗前的准备。

【禁忌证】

1.某些血液病，血小板低下、急性白血病等血液系统疾病。

2.严重全身系统性疾病活动期。

3.急性坏死溃疡性牙周病患者，暂缓洁治。

【操作方法】

1.开机后先调节功率，功率大小应根据牙石厚薄而定。

2.以握笔式将工作头的前端部分轻轻以小于15度角接触牙石的下方来回移动，工作尖不应与牙面垂直。

3.重视邻间隙牙石的清除，必要时配合手用器械。

4.去除大而坚硬的龈上牙石时，可采用分割手法，即先用工作头将大块牙石分割成数块而使其碎落，或将工作头置于牙石与牙面结合处边缘振动，从而使牙石与牙面分离碎裂。使用轻的力量将工作头来回移动，切忌将工作头停留在一点上反复用力震动，会造成牙釉质的损伤。

5.洁治后必须对牙面进行抛光，以延迟菌斑的再附着。一般可用磨光器如橡皮杯轮，将其置于手机弯机头上低速旋转，蘸磨光糊剂或牙膏抛光牙面。可稍施压力，使橡皮杯的薄边缘伸入龈缘下，使牙面光洁无刻痕，菌斑就不易再堆积。炎症较重者，洁治和磨光可分次进行。

6.喷砂抛光主要用于去除大量的色素沉积，不宜作为常规的洁治后抛光方法，因易造成牙面划痕。使用时功率不宜过大。

**【注意事项】**

1.洁治前应询问全身情况，如心血管疾病、糖尿病等。怀疑有血液系统疾病者宜先查血常规、血小板计数、出凝血时间等。

2.患有活动性传染病，如乙肝表面抗原阳性、肺结核患者等不宜用超声洁牙机洁治（可用手用器械）。体内装有电子器件，如心脏起搏器等的患者，禁用超声洁牙机洁治。

3.超声洁治术开始前必须让患者用弱抗菌液如1∶5000过氧化氢液含漱，并在洁治区涂布1%碘酊，以减少喷雾中细菌之数量，并防止菌血症发生。

4.部分患者可能出现洁治后牙齿遇冷不适、牙根暴露等情况，应向患者解释，必要时可使用牙本质脱敏剂，或局部涂氟脱敏。

5.洁治过程中若发现出血不止，应立即中止洁治，寻找原因并对症处理。

6.喷砂抛光不得作为常规治疗，主要适用于色素堆积较厚者。对口腔黏膜有糜烂、破溃等病损者禁用喷砂抛光。

7.禁用普通超声工作头处理种植体表面。

8.超声洁牙机手机及工作头的消毒极为重要，以免引起交叉感染。应做到每位患者更换消毒手机，国内有人报告用2%碘酊棉球擦拭洁牙机头二遍，自然干燥，或1分钟后，用75%酒精脱碘，此法可消除乙肝病毒等。也可用2%戊二醛液棉球擦拭2分钟，也能达到较好的消毒效果。

9.在征得病人同意的前提下，洁治前可做一次血液常规检查。

## 四、控制相关局部因素

### 1.改善食物嵌塞

可通过邻面龋的充填及减少食物嵌塞。

**2.去除不良习惯**

磨牙症，咬硬物，单侧咀嚼习惯，不良刷牙方法，口呼吸等口腔不良习惯。

**3.牙石**

及时去除牙石，减少对牙周组织的侵害。

**4.牙面着色**

通过认真刷牙和喷砂等去除牙齿表面的沉积物。

**5.𬌗创伤**

调整咬合关系。

**6.解剖因素**

牙位异常和错𬌗畸形，冠根比例失调，开𬌗等因素。

**7.其他局部促进因素**

（1）不良修复体。

（2）不良局部义齿。

（3）不良的正畸治疗。

## 五、控制牙周病的全身易感因素

全身因素作为牙周病的危险因素，可降低或改变牙周组织对外来致病因素的抵抗力，增进对细菌及其产物致病的易感性，促进牙周病的发生和发展。全身因素还关系到牙周组织对局部刺激因素的反应。牙周病预防不仅是要消除和控制局部因素，还需要提高机体的抵抗力及治疗和控制与牙周病发生有关的全身性疾病——内分泌紊乱、糖尿病、营养代谢疾病、血液病、遗传性疾病、艾滋病及骨质疏松症等，并且加强对高危人群的监测。

# 第四节  椅旁口腔健康教育

## 一、牙体牙髓疾病

**（一）龋病**

1.龋齿要尽早治疗，防止造成更大危害，其主要危害有：

（1）引起疼痛和继发感染。

（2）影响咀嚼功能。

（3）影响美观。

**2.怎样才能少患龋齿**

（1）机械方法控制菌斑是最有效的方法，包括有效刷牙以及使用牙线等。

（2）氟化物与窝沟封闭是预防龋齿的重要方法，在低氟和适氟地区应选用含氟牙膏。磨牙完全萌出后，对符合窝沟封闭适应证的牙齿，应及时进行窝沟封闭。

（3）采纳健康的平衡饮食，减少进糖次数。每天吃糖的次数比吃糖的量对牙齿危害更大。

（4）各种碳酸饮料可导致牙齿脱钙发生龋坏。

**3.充填后注意事项**

（1）深龋治疗后，短期内可能有冷热刺激不适，不要进食过冷过热食物。观察一段时间后仍不缓解，需找医师进行复查。

（2）避免进食色素严重的食物以免充填体着色。

（3）定期复查。

**（二）牙髓炎及根尖周炎**

目前，牙髓炎和根尖周炎的治疗方法是根管治疗。

1.根管治疗术并非都是一次完成，可能需要分次就诊，且费用相对较高。常规在治疗过程中拍摄3次X线片。

2.治疗期间或完成后可能出现短期不适症状，暂时勿用患牙咀嚼，遵医嘱服用消炎或止痛药物。

3.根管治疗后的牙齿，易出现咬硬物劈裂，应及时行牙冠修复。

4.保证口腔卫生并定期复查。

**（三）牙外伤**

1.发生牙外伤一定要尽快就诊。而且其并发症往往经过一定时间后才出现，因此要定期复查，对症治疗。

**2.注意事项**

（1）避免不良刺激，勿用患牙咬物，避免进食过凉过热食物。

（2）预防感染，加强口腔卫生。

（3）前牙充填体易脱落，注意勿用患牙咬硬物，缺损面积大时建议冠修复。

## 二、牙周疾病

**（一）牙周基础治疗后注意事项**

牙周病的基础治疗包括洁治、刮治和根面平整，治疗后需注意：

1.避免接触凉、热刺激，进温食。有少量血丝或轻微出血属于正常现象，可自行停止。出血不止应及时就诊。

2.洁治后会有牙缝变大的感觉。

3.一段时间内牙齿会较为敏感，一般可自行缓解，也可以使用脱敏牙膏或接受脱敏治疗。

4.牙齿的松动可能没有改善，甚至会感觉更松动。

5.移位的牙齿并不一定能够回到原位。

6.有效的自我口腔卫生维护对于维持疗效很重要。

**（二）如何维护口腔卫生**

**1.正确的刷牙方法**

选择小刷头长柄的软毛牙刷，放在牙齿和牙龈交界的部位，与牙面成45度角，使部分刷毛进入牙龈和牙面之间的牙龈沟里，水平震颤牙刷，用力要轻，幅度1~2颗牙，重复4~5次后，轻轻向咬合面方向转动牙刷，再放到下一颗牙上。按照一定顺序刷牙，做到"面面俱到"。刷牙时间一般为3分钟。

**2.选择合适的邻面清洁工具**

牙线适用于健康的牙周组织或较小的牙缝；牙缝刷适用于较大的牙缝或暴露的根分叉区；

**（三）关于牙周病的一些错误观念**

1."洗牙"并不能使牙齿变白，不会破坏牙齿的釉质，也不会使牙缝变大、牙龈退缩。

2."老掉牙"是一种错误观念。

3.医生建议拔除的牙齿应尽快拔除。

4.牙周病是需要治疗的，单靠吃药并不能治好牙周病。

5.牙周病治疗后应坚持定期检查，没有牙周病也应定期洗牙。

# 三、儿童口腔疾病

**（一）龋病、牙髓炎及根尖周炎**

**1.早期发现孩子是否患龋**

如果牙齿呈白垩状、呈棕黄色或黑褐色，质地由硬变软，或出现食物嵌塞及进食不适应及时检查。另外应定期进行口腔检查，以早期发现。

**2.治疗后注意事项**

（1）深龋治疗后短期内可能有冷热刺激不适，勿进食过冷过热食物。

（2）玻璃离子充填后24小时内避免使用患牙咬食物。

（3）深龋或根管治疗时可能会行局部麻醉，麻效一般3小时左右消失，此时避免咬唇咬颊等行为。

（4）根管治疗期间或完成后可能出现短期不适症状，暂时勿用患牙咀嚼。

（5）避免进食色素严重的食物以免充填体着色。

（6）定期复查

**3.针对婴幼儿的口腔健康教育**

（1）控制致龋食物的摄入，维持良好的口腔卫生。

（2）避免睡觉时含装有含糖的致龋食物的奶嘴或安慰奶嘴。避免多次过长时间的哺乳，夜间辅食应选不含糖的低致龋性食物。

## （二）牙外伤

1.一旦发生牙外伤应尽快到医院进行处理，如果牙齿磕断或完全脱出，最佳的保存介质是牛奶，生理盐水或含舌下，要避免干燥。乳牙外伤可能对恒牙产生远期影响，而这种影响可能在多年后恒牙萌出时才会发现，对于影响到恒牙的应考虑拔除乳牙。

**2.注意事项**

（1）避免不良刺激，勿用患牙咬物，避免进食过凉过热食物。

（2）预防感染，加强口腔卫生。

（3）年轻恒牙外伤的治疗：多暂时性恢复形态和美观，待成年后行永久修复。

（4）定期复查，如出现肿胀，松动度增加或瘘管及时就诊。

## （三）乳牙滞留

1.一旦发现乳牙滞留应及时治疗，对于恒牙已萌出的应及时拔除乳牙。

**2.拔牙后注意事项**

（1）拔牙后紧咬住止血纱布或棉卷30分钟。

（2）24小时内不要漱口刷牙，切忌触摸伤口以防感染。

（3）拔牙后2小时后可进食，不可喝热开水或进食过烫、过硬的食物。

（4）麻药作用一般持续3小时，防止咬伤软组织。

（5）麻药失效后拔牙创口可能有轻微疼痛。

## （四）乳牙反颌的早期矫治

**1.治疗时机**

（1）乳牙：全部乳牙萌出（3岁半左右）。

（2）恒牙：切牙萌出（7岁左右）。

**2.注意事项**

（1）采用正确的喂养姿势，避免长期使用奶瓶或安抚奶嘴。

（2）治疗中争取患儿的配合并进行鼓励。

（3）矫治器每餐后进行清洁。

（4）遵医嘱按时复查加力。

（5）有遗传倾向的儿童要特别注意可能需要后续的正畸治疗。

## 四、口腔黏膜疾病

### （一）常见疾病注意事项

口腔黏膜疾病多数很难根治，以缓解症状为主，需要注意以下内容：

1.保持口腔清洁，去除局部刺激因素。

2.改变不良习惯，戒烟酒。

3.规律生活，清淡饮食，少吃辛辣刺激食物。

4.调节情绪，保持良好心态。

5.注意唇部保湿，避免风吹、日晒及寒冷等刺激。

6.定期复诊，坚持服药，不可擅自停药。

### （二）抗真菌治疗注意事项

1.抗真菌药物需服用1个月后，停用1周，再次复查。

2.三餐后使用碳酸氢钠含漱液漱口。睡觉时不戴活动义齿，用碳酸氢钠溶液浸泡。

3.母婴同治，症状消失后仍应当坚持用药1~2周。

## 五、口腔修复

### （一）牙体缺损与牙列缺损的修复程序

1.根据缺损的程度和位置、咬合关系及患者自身情况，制定治疗计划，选择修复体类型。

**2.完成修复前准备工作**

牙髓病和根尖周病的治疗、牙周治疗、正畸治疗等。

**3.修复治疗**

牙体预备、印模和模型制取、修复体制作、修复体戴入。

### （二）牙列缺失的修复程序

1.修复前的准备工作。对于牙槽嵴上的骨尖、骨突、松软牙槽嵴、增生软组织等进行外科修整。

2.全口义齿制作。

### （三）固定修复后问题及处理

**1.疼痛**

修复体粘固后疼痛的可能原因包括咬合创伤，牙髓炎，根尖周炎，应及时就诊确诊后行调𬌗或牙周、牙髓治疗。

**2.牙龈炎**

修复体与邻接关系不佳、外形不良或边缘不正确，导致食物嵌塞或直接刺激牙龈，形成牙龈炎症。对于造成反复炎症的修复体应拆除后重新制作。

### 3.修复体松动脱落

大多由咬殆力过大、固位力不足、边缘不密合引起，应重新制作。

## （四）活动修复后问题及处理

### 1.复诊

义齿戴入后，戴用较短一段时间应复诊，视情况进行调整。每半年左右复诊一次。同时需要进行牙周的随访复查。

### 2.初期戴用不适

初期戴用义齿，会有异物感，咀嚼和发音也受到一定程度影响。嘱患者减少切咬大块食物，先用后牙咀嚼小块软食。1~2周后可以改善。

### 3.疼痛

基牙疼痛，原因可能为龋病、牙周病或是受力过大，应对症进行牙髓或牙周治疗，或适当放松卡环。软组织压痛，嘱患者就诊前戴用一段时间，复诊对压痛位置基托组织面进行调节缓冲。

### 4.义齿维护

饭后及睡前清洗义齿，夜间将义齿放置在清水中。义齿发生松动或损坏，切忌自行调改，应及时就诊修理。

# 六、外科门诊疾病

## （一）拔牙后注意事项

1.患者咬紧棉卷，30分钟后吐出，不能留置时间过长，以免增加感染和出血机会，2小时后以半流质或软食为主，不吃太硬太烫的食物；24小时内不刷牙、漱口，以免冲掉血凝块，而影响伤口愈合。

2.有出血倾向者，应嘱其30分钟后更换棉卷，再咬30分钟后吐出，让医师检查不再出血后方可离开医院。告诉患者拔牙后24小时内，唾液中混有淡红色血丝属正常现象，不要反复吐唾、吮吸。如出现明显的出血、肿胀、疼痛发热、开口困难等症状，应及时复诊。

3.由于阻生牙拔除创伤大，术后一般患侧要肿胀2~3天，及时指导患者拔牙后用冷湿布或冰块冷敷患侧，可预防患侧肿胀。

## （二）门诊小手术

### 1.舌系带过短矫正术

舌系带过短可通过手术矫正。手术的时间以2岁前幼儿说话之前为宜。可以局麻后将舌系带横切开，再纵行缝合。如出血不多，不缝合也可以，很快能愈合。

**2.牙槽骨修整术**

义齿修复对患者的牙床及颌骨有一定要求，如果口腔条件不具备，就需通过牙槽骨修整术改善，为修复做准备。牙齿拔除3个月后方可进行修复治疗。

## 七、口腔种植

### （一）种植手术后注意事项

1.纱卷咬住40分钟后吐掉。

2.手术当天温凉饮食，术后1周内吃流食或半流食，不吃热、硬及刺激性食物，忌烟酒。不用手术侧咬食物。

3.手术当天不刷牙。术后第2天可以刷牙，注意保护伤口。进食后用清水漱口，再用漱口液漱口，每天3~4次，共用两周。

4.术后24小时内会有少量出血，可自行停止。若出血不止，可用纱布及时压迫止血，并及时就诊。

5.术后3~7天内可能会出现局部肿胀，前3天冷敷，3天后可热敷。

6.术后按时复诊，需要定期拍摄X线片观察种植体的情况。

7.愈合基台，可能由于咀嚼等其他原因导致松动，应及时就诊重新紧固，以防吞咽或误吸入气管。

8.原义齿需要在医生指导下使用。

9.行上颌窦提升术患者，术后注意避免手术侧受压，避免感冒，1个月内不能擤鼻涕、游泳。术后短期可能有鼻塞症状。

### （二）种植修复后注意事项

1.养成良好的口腔卫生习惯，不吸烟。正确使用牙线、牙刷，每日至少3次清洁牙齿，尤其是种植牙。

2.初戴种植牙，1年之内需要从软到硬过度使用，逐渐负重，在以后的使用中也切忌用种植牙咬过硬食物。

3.定期复查，一般为戴牙后第4个月、第7个月、第13个月，以后每年复查一次。

4.发现异常情况应及时就诊。

## 八、正畸治疗

### （一）固定矫治器

1.矫治前向患者及家长介绍正畸的基本情况。教育青少年纠正不良习惯（如吸吮、咬唇、开口呼吸等）。强调口腔卫生保护的重要性。

**2.矫治中注意**

（1）初戴矫治器及每次复诊加力后，牙齿可能出现轻度酸软不适或疼痛，一般持续2~3天即可减轻。

（2）加强口腔卫生宣教。要求每日早晚及饭后应仔细刷牙，每次3分钟左右，推荐使用正畸专用牙刷。

（3）注意饮食，在治疗期间勿吃口香糖、甘蔗等硬或黏性的食物，以免损坏托槽、带环。

（4）教会病人正确使用各种正畸牵引橡皮圈。

（5）每4~6周复诊1次，或遵医嘱。

3.治疗结束时指导病人正确使用保持器，说明矫正后的牙齿尚不稳定，定期随诊可使医生及时发现问题，以免复发；必要时保持器作磨改。并嘱患者坚持口腔卫生维护。

**（二）活动矫治器**

活动矫治器是一种由患者自己取戴的矫治装置，又称可摘矫正器。要嘱咐患者注意：

1.遵从医嘱，坚持佩戴。一般要求除了吃东西，其他时间都要戴。

2.强调口腔卫生的维护。进食前取下矫治器，用清水冲洗和浸泡。

3.按时复诊。如中途发现矫治器损坏，立即到医院请正畸医师进行修整。

**（三）保持器**

每个患者在进行了1~2年的正畸治疗后，都会进入保持阶段，即戴用保持器。矫正结束一年之内，牙齿的复发是最快的。目前主要有3种保持器可供选择：传统的钢丝加基托的保持器；透明的隐形保持器；舌侧固定保持器。前两种依赖于患者的配合，要求全天除了吃饭和刷牙以外都要佩戴。第三种不需要患者的配合，是固定在牙齿上的，也比较舒适，但是需要患者小心使用。

# 第十章 口腔颌面部感染

## 第一节 牙槽脓肿

根尖部急性化脓性炎症向外方扩散，可穿破牙槽骨的唇颊侧骨板，向骨膜下和黏膜下引流，造成面颊部肿胀，称为牙槽脓肿。牙槽脓肿包括急性化脓性根尖周炎和慢性化脓性根尖周炎急性发作两种情况。

【诊断标准】

### 一、临床表现

（一）患牙疼痛明显，叩痛剧烈，松动明显，后期邻牙也可有轻度叩痛和松动，周围软组织亦有炎症表现。

（二）患牙可见深龋、充填物、牙体硬组织疾患、牙冠变色或深牙周袋等。

（三）牙槽脓肿发展可分为三个阶段

**1.根尖脓肿**

自发持续性剧烈跳痛，叩痛（+++）和松动Ⅲ°，轻度扪痛，根尖部牙龈潮红。

**2.骨膜下脓肿**

除上述症状外，患牙根尖区牙龈潮红、肿胀，移行沟变平、扪痛并有深部波动感，区域淋巴结肿大、压痛；发生于下磨牙可伴有轻度张口受限；可伴有体温升高，白细胞计数增高；严重病例可继发颌面部相应部位的蜂窝织炎。

**3.黏膜下脓肿**

疼痛减轻，叩痛减轻，根尖区黏膜呈局限的半球形隆起，扪诊有明显波动感，全身症状缓解。

### 二、辅助检查

X线显示根尖区骨硬板消失，或牙周膜间隙增宽，或伴有根尖周的骨质密度减低。也可无明显改变。若为慢性根尖周炎急性发作者，X线片可见有骨质破坏的透影区。

【治疗原则】

**1.应急处理**

开放髓腔引流通道，缓解根尖部压力；脓肿形成后，局麻下切开引流。

**2.抗菌药物控制感染。**

**3.急性期过后治疗患牙**

病源牙处理根据牙冠破坏程度，松动度以及X线牙片显示根尖骨质破坏情况，决定能否进行保存治疗。保存治疗包括根管治疗、根尖切除和牙冠修复等。无法保留的患牙应在急性炎症消退后予以拔除。

# 第二节　牙周脓肿

牙周脓肿是在牙周炎的基础上，发生于牙周袋壁或深部牙周结缔组织中的化脓性炎症。牙周脓肿一般为急性过程，也可有慢性牙周脓肿。

**【诊断标准】**

## 一、临床表现

### （一）急性牙周脓肿

1.突然在牙龈上形成圆形突起，色红、水肿、表面光亮，待脓液形成并局限后，表面形成脓头，挤压时有脓液流出或从牙周袋溢出。

2.肿胀区局限性搏动性疼痛，相应牙齿有伸长感，叩痛及不同程度的松动。

3.全身不适，发热，炎症引流区域淋巴结肿大。

### （二）慢性牙周脓肿

1.无明显自觉症状，可有咬合钝痛，患牙有浮起感，轻度叩痛。

2.牙龈上形成窦道，反复流脓。

3.辅助检查：急性牙周脓肿可出现白细胞增多。

## 二、牙周脓肿与牙槽脓肿鉴别要点（表10-1）

表10-1　牙周脓肿与牙槽脓肿鉴别要点

|  | 牙周脓肿 | 牙槽脓肿 |
| --- | --- | --- |
| 感染源 | 牙周袋 | 牙髓病或根尖周感染 |
| 肿胀部位 | 局限于牙周袋壁，近附着龈 | 范围弥散，接近龈颊沟底 |
| 面部肿胀 | 轻 | 明显 |
| 肿胀与疼痛的关系 | 同时发生 | 牙剧痛，二、三日后肿胀 |
| 牙髓 | 活髓 | 死髓 |
| 叩痛 | 较轻 | 很重 |
| 患牙 | 深牙周袋 | 龋齿或非龋疾病、残冠、冠劈裂、根管治疗后 |

**【治疗原则】**

1.在脓肿未形成时，清除牙石，牙周袋内置入防腐抗菌药物。

2.当脓肿出现波动时，可从牙周袋内或牙龈表面切开引流，局部冲洗，置入消炎药物，全身使用抗生素。

3.慢性牙周脓肿应在基础治疗之后，行翻瓣术行龈下彻底清创。

## 第三节　智牙冠周炎

智牙冠周炎是指智牙（第三磨牙）萌出不全或阻生时引发的牙冠周围软组织炎症，下颌第三磨牙萌出期最为常见。

**【诊断标准】**

1.多见于18~30岁，可有全身诱发因素或反复发作病史。

2.常以急性炎症形式出现。初期患者一般全身无明显反应，自觉下颌磨牙后区肿痛、不能咀嚼，吞咽疼痛。病情继续发展，局部可呈现自发性跳痛或沿耳颞神经分布区产生放射痛。如炎症侵及咀嚼肌时，可出现不同程度的张口受限。

3.检查时可见多数患者牙冠萌出不全，有时仅见单个牙尖外露，或从第二磨牙远中才能探查到阻生的智牙，牙冠被覆的牙龈组织红肿、压痛。

4.炎症向周围扩散后，可引起邻近组织器官或筋膜间隙的感染。

**【治疗原则】**

1.局部冲洗：1%~3%过氧化氢溶液及生理盐水冲洗，以清除龈袋内的食物残渣、坏死组织和脓性分泌物，擦干后盲袋内涂碘甘油或碘酚液，并用温热水等含漱剂漱口。

2.如龈瓣附近形成脓肿，应及时切开引流，并置引流条。

3.根据局部炎症及全身反应程度和有无其他并发症，选择抗菌药物及全身支持疗法。

4.对于下颌智牙牙位不正，无足够萌出位置，相对的上颌第三磨牙位置不正或已拔除者，以及为避免冠周炎的反复发生，均应尽早予以拔除。

## 第四节　干槽症

干槽症为牙槽窝骨壁的骨炎或轻微的局限性骨髓炎，属于牙拔除后并发症。多见于下后牙。

**【诊断标准】**

1.拔牙2~3天后仍有剧烈疼痛，并向耳颞部、下颌下区或头顶部放散。

2.牙槽窝内空虚，或有腐败坏死的残留血凝块，有恶臭。

3.全身可以出现低热，一般镇痛药不能有效止痛。

**【治疗原则】**

1.局麻下用3%双氧水棉球擦洗牙槽窝骨壁，彻底清除腐败物，然后以生理盐水冲洗。

2.拭干创口，填入碘仿纱条，用棉球轻轻加压，松紧适度，亦可缝合固定。

3.10天后牙槽窝内骨壁多有一薄层肉芽组织覆盖，此时可去除碘仿纱条待其自然愈合。

4.配合局部处理，全身应用镇痛、抗菌药物。

# 第五节　面颈部淋巴结炎

面颈部淋巴结炎多与口腔及牙源性感染有关，以下颌下、颏下、颈上部常见，尤其小儿更为多见。

**【诊断标准】**

**1.急性化脓性淋巴结炎**

常表现为由浆液性向化脓性转化。浆液性炎症的特征是局部淋巴结肿大、变硬，自觉疼痛或压痛；淋巴结尚可移动，边界清楚，与周围组织无粘连。全身反应甚微或有低热。感染发展化脓后，局部疼痛加重，浅表皮肤充血、肿、硬，出现炎性浸润块；淋巴结与周围组织粘连，皮肤有局部明显压痛点及凹陷性水肿；全身反应加重、高热、寒战、头痛、乏力、食欲减退，小儿可烦躁不安。

**2.慢性淋巴结炎**

常表现为慢性增殖性过程。临床特征是淋巴结内结缔组织增生形成微痛的硬结，淋巴结活动、有压痛，但全身无明显症状。

**3.结核性淋巴结炎**

常见于儿童及青年。轻者仅有淋巴结肿大而无全身症状；重者可伴有体质虚弱、营养不良或贫血、低热、盗汗、疲倦症状。局部临床表现最初可在下颌下或颈侧发现单个或多个成串的淋巴结，缓慢肿大、较硬，无疼痛，与周围组织无粘连；病变继续发展，淋巴结中心因有干酪样坏死，组织溶解液化变软。炎症波及周围组织时，淋巴结可彼此粘连成团，扪之有波动感。此种液化现象称为冷脓肿。脓肿破溃后形成经久不愈的窦或瘘。

4.下颌下腺淋巴结肿大到一定程度者需与下颌下腺炎相鉴别（表10-2）。

5.通过体格检查方法仍不能确定时，可借助B超或下颌下腺造影帮助诊断。

**表10-2　下颌下淋巴结炎与化脓性下颌下腺炎的鉴别**

|  | 下颌下淋巴结炎 | 化脓性下颌下腺炎 |
|---|---|---|
| 病因 | 可查到口腔感染灶 | 触诊或摄X线片检查导管结石；损伤；或导管异物 |
| 触诊 | 颌下触诊 | 口内外双合诊 |
| 活动度 | 可活动 | 不活动 |
| 饮食 | 无关 | 进食时增大 |
| 导管口 | 正常 | 按摩颌下，有脓性物排出 |

【治疗原则】

1.急性淋巴结炎以控制感染为主，药物配合理疗可促进消炎。

2.慢性淋巴结炎一般不需治疗，但有反复急性发作者应查找病灶，及时清除。

3.化脓性淋巴结炎破溃到包膜外，可形成皮下脓肿，需切开引流。

4.结核性淋巴结炎应注意全身治疗，加强营养，做抗结核治疗。对于局限的、可移动的结核性淋巴结，可予以手术摘除。

# 第六节　面部疖和痈

疖与痈都是皮肤的毛囊、皮脂腺、汗腺的急性化脓性炎症。单发者为疖，相邻多个毛囊、皮脂腺或汗腺同时发生急性化脓性炎症称为痈。

【诊断标准】

1.面颈部为疖好发区，而痈则以上唇最多见。

2.糖尿病患者易患皮肤疖，且可复发，甚至反复发作。

3.疖初期为皮肤上红、肿、热、痛的小硬结，有触痛；2~3天后硬结顶部出现黄白色脓头，局部瘙痒、烧灼感及跳痛；后期脓头破溃，排出少许脓液后疼痛减轻；或其顶端形成一个脓栓，与周围组织分离脱落后炎症逐渐消退。

4.唇痈浸润范围大，位置也较深，局部呈紫红色浸润块，质地较硬，表面形成多个小脓头，破溃后流淌脓血样物；坏死组织溶解排出后，可形成多个蜂窝状腔洞。感染可波及皮下筋膜层及肌组织，引起皮下组织坏死。痈周围和深部组织呈弥漫性水肿。

5.唇痈患者因唇部极度肿胀、疼痛、张口受限而致进食、言语困难。局部区域淋巴结肿大、压痛。患侧眶下区及颊部肿胀，全身中毒症状明显，如畏寒、高热、头痛、食欲减退，白细胞计数及中性粒细胞比例升高。

6.痈比疖更易伴发严重的并发症，如败血症、脓毒血症、海绵窦静脉炎及中毒性休克和水电解质紊乱，从而导致较高的死亡率。

**【治疗原则】**

1. 疖初起时可用2%碘酊涂擦局部，每天1次，并保持局部清洁。

2. 禁忌捏挤、切开、热敷，以免感染扩散。

3. 脓头明显局限后，用小镊子取出脓栓。

4. 唇痈早期宜用高渗盐水或含抗生素的盐水纱布局部持续湿敷，以促进炎症局限、软化和穿破。在急性炎症得到控制、局部肿胀局限并形成明显皮下脓肿而又久不溃破时，可考虑在脓肿表面中心做保守性的切开引流，切忌分离脓腔。

5. 颜面部疖与痈的病原菌主要是金黄色葡萄球菌，可选用对金黄色葡萄球菌敏感的药物。特别是对于唇痈患者疑有全身化脓性感染等并发症者，可联合应用抗生素。抗菌药物应用剂量宜大，疗程应足够，以防病情反复。一般应在体温下降、临床表现好转、局部病灶控制1~2周后方可停药。

6. 重症患者应加强全身支持疗法，包括：卧床休息，加强营养，补液或少量输血，补充电解质溶液纠正酸中毒。出现中毒性休克时，应积极采取综合措施，并尽快纠正循环衰竭所出现的低血压，出现颅内高压时应给予正确脱水疗法。

# 第七节　口腔颌面部蜂窝织炎与脓肿

在皮肤、筋膜、肌肉、颌骨之间充满疏松结缔组织，发生急性化脓性感染称为蜂窝织炎，例如眶下蜂窝织炎、口底蜂窝织炎。炎症局限后，形成脓肿时亦可称为脓肿，例如下颌下脓肿、咽旁脓肿。

蜂窝织炎局限于某一区域也称间隙感染，如颊间隙感染、咬肌间隙感染等。但颌面部急性蜂窝织炎常沿疏松组织迅速蔓延，并无固定边界，因而通常并不局限于一个间隙。

**【诊断标准】**

1. 引发颌面部蜂窝织炎最多见的原因是根尖炎和冠周炎，其次是化脓性淋巴结炎。腺源性多见于小儿，牙源性则多见于成人。详细询问病史和口腔检查可确定感染来源。

2. 蜂窝织炎起病急、进展快，有发热、全身不适、开口障碍、吞咽困难、呼吸道阻塞等明显体征。

3. 炎症区红、肿、热、痛，皮肤紧而光亮，中心区硬、压痛明显。

4. 识别蜂窝织炎并不困难，需根据各种体征确定炎症的中心位置。当炎症波及闭口肌群时，出现不同程度开口障碍，咬肌、颞肌或翼内肌的感染则造成牙关紧闭；累及咽侧发生吞咽困难；舌下和口底的感染使舌上抬，如果舌根后退会影响吞咽和呼吸，病情严重的小儿可能发生窒息。

5.浅表脓肿可扪到波动，深部脓肿则需要根据病程（发病4~5天）、病情（体温高、跳痛）、肿胀中心区出现可凹性水肿，推测深部可能已有脓液积聚，穿刺如有脓液应常规作细菌培养及药物敏感试验。要记住脓肿的深度和部位，以便切开引流时有所遵循。

6.B超和CT影像检查可显示脓肿的位置和范围，同时CT还可快速评价脓肿对口咽腔及气道的影响。

7.口底蜂窝织炎是颌面部最严重的感染，可累及颏下、舌下、两侧下颌下、颈部，甚至向上胸部发展。可以是一般化脓性，亦可为腐败坏死性，后者病情更重，触诊皮下有捻发音，切开可见肌肉坏死，脓液稀薄、血色、恶臭。

**【治疗原则】**

**1.局部治疗**

（1）炎症早期采用消炎、止痛的外敷药物方法，可促进炎症局限。

（2）一旦确定有脓肿形成，即行切开引流。

（3）切口要选择适当部位，眶下脓肿采取口内切口，下颌下脓肿在下颌缘下2cm，平行下颌缘。

（4）深部脓肿切开皮肤后，逐层分离至脓腔，引导脓液流出，用1%~3%双氧水、生理盐水冲洗后，放置引流管。

**2.做好气道管理**

对于影响呼吸或气道通畅的间隙感染，需要积极早期行切开引流，对于婴幼儿即使没有明显呼吸困难也要做好气管切开术的准备，若有呼吸困难或窒息症状时应及早切开气管。

**3.全身治疗**

（1）支持疗法可提高自身抗病能力，包括吸氧、输液、补充营养与维持电解质平衡。病情严重、抵抗力低下的小儿应考虑输入少量新鲜血。

（2）蜂窝织炎多为需氧菌和厌氧菌的混合感染，要选用有效的抗菌药物，采用静脉输入，并保证足量。

（3）对病情严重的患者，特别是婴幼儿要留心观察败血症、脓毒症、中毒性休克、呼吸道梗阻等并发症的早期征兆。

# 第八节 化脓性颌骨骨髓炎

由细菌感染以及物理或化学因素使颌骨产生的炎性病变，称为颌骨骨髓炎。化脓性颌骨骨髓炎多发生于青壮年，男性多于女性，主要发生于下颌骨。感染途径以牙源性感染最为多见。病原菌主要为金黄色葡萄球菌，其次是溶血性链球菌，以及肺炎双球菌、大肠埃希菌、变形杆菌等。

**【诊断标准】**

**1.急性期特点**

全身发热、寒战、疲倦无力、食欲不振，白细胞总数增高，中性粒细胞增多；局部有剧烈跳痛、口腔黏膜及面颊部软组织肿胀、充血，可继发颌周急性蜂窝织炎；病源牙可有明显叩痛及伸长感。

（1）发病前多有牙痛史，感染在颌骨内扩展蔓延时，疼痛、发热等症状加重。

（2）继之出现颌面部肿胀或引起蜂窝织炎，常伴有开口障碍。

（3）病源牙松动、叩痛。

（4）当炎症累及下牙槽神经管时，可出现患侧下唇麻木。

**2.慢性期特点**

全身症状轻，体温正常或仅有低热；全身消瘦、贫血、机体呈慢性中毒消耗症状。病情发展缓慢，局部肿胀，皮肤微红；口腔内或面颊部可出现多数瘘孔溢脓，肿胀区牙齿松动。

（1）口内、面部有瘘管排脓。

（2）通过瘘管可探查到粗糙骨面或活动的死骨块。

（3）骨质破坏严重或大块死骨形成，可发生病理性骨折，造成颌面部畸形。

（4）若瘘管发生阻塞，脓液无法排出，可再次急性发生，但症状较轻。

（5）骨髓炎急性期，X线片上尚不能显示出骨质破坏，诊断要根据病史和临床表现。一般在2~4周，进入慢性期，X线能显示骨膜有炎性增厚反应、骨质破坏、死骨形成和分离，还可见到新骨增生。

**【治疗原则】**

1.急性期的治疗原则是使用足量的有效抗菌药物，尽快控制感染和全身支持疗法。

2.无法保留的病灶牙及相邻的松动牙应尽早拔除，以利引流。

3.颌周蜂窝织炎形成脓肿要及时切开，以缓解病情。

4.增强机体抵抗力、选用有效药物和通畅的引流是减少骨质破坏的三项重要措施。

5.慢性期治疗当以手术为主，只要病灶和死骨不清除，当机体抵抗力下降时，又会急性发作。

6.参照X线片提供的信息：骨质破坏的位置、范围、程度、死骨是否分离等，设计手术方案。清除病灶应以摘除死骨为主。对于慢性边缘性骨髓炎常用刮除方式清除。

# 第九节　新生儿颌骨骨髓炎

一般是指发生在出生后3个月以内的化脓性中央型颌骨骨髓炎。

【诊断标准】

1.感染来源多为血源性，但亦可因牙龈损伤或母亲患化脓性乳腺炎，哺乳时病原菌直接侵入而引起。病原菌多为金黄色葡萄球菌、链球菌。

2.主要发生于上颌骨。

3.发病突然，全身有高热、寒战、脉快，哭啼、烦躁不安，甚至呕吐；重者可并存败血症而出现昏睡、意识不清以及休克等症状。白细胞计数明显增高，中性多核粒细胞增加。

4.局部早期主要出现面部、眶下及内眦部皮肤红肿；病变迅速向眼睑周围扩散，出现眼睑肿胀，睑裂狭窄甚至完全闭合，结膜外翻或眼球外突，提示已发展成为眶周蜂窝织炎。

5.感染可迅速波及上牙槽突而出现上牙龈及硬腭黏膜红肿。感染继续扩散可形成骨膜下脓肿、眶下区皮下脓肿。脓液常从龈缘、腭部及鼻腔破溃溢出，形成脓瘘。

6.一般很少形成大块死骨。

【治疗原则】

1.临床上首先应用大量有效抗生素，同时应注意患儿全身情况变化，给予必要的对症及支持疗法。

2.一旦局部形成脓肿，要及早切开引流。如果全身中毒症状明显，局部虽未进入化脓期，也可早期切开引流。

3.局部冲洗换药时宜用抗生素溶液冲洗。发现有死骨片或坏死牙堵塞瘘管口则应随即取出。

4.新生儿与婴儿上颌骨结构疏松，感染后，脓液很容易向内侧的鼻腔、上方的下眼睑和下方的口腔破溃引流。应注意防止脓液误吸引起肺部并发症。

5.婴儿骨质钙化程度低，颌骨内又含有许多牙胚，如果牙胚受炎症侵及而坏死，不能从瘘道排出时，可略扩大创口取出坏死牙胚；未感染的牙胚要尽量保留。对于死骨较大者，手术摘除时也要尽量保守，仅摘除已分离的死骨。

# 第十节　颌骨放射性骨坏死与骨髓炎

头颈部恶性肿瘤施行大剂量放疗，骨细胞和血运遭到射线损伤，致颌骨失去活力，称为放射性骨坏死。在此基础上，拔牙、手术、外伤以及根尖炎、牙周炎均可造成坏死颌骨的感染，称为放射性骨髓炎。

【诊断标准】

1.放射性骨坏死病程发展缓慢，如不继发感染可以长期无症状。骨髓炎发病初期呈持续性针刺样剧痛，由于放疗引起黏膜或皮肤破溃，致牙槽骨、颌骨骨面外露，呈黑褐色。

2.坏死的颌骨一旦感染，露出骨面的部位长期溢脓，久治不愈。颌面部肿胀、持续性剧痛、开口困难、发热。

3.放射性颌骨骨坏死病程长，患者呈消耗性衰竭，常表现为消瘦、贫血。

4.局部血运受到放射线影响有不同程度障碍，易因感染而造成组织坏死，形成口腔和面颊部溃疡或形成洞穿性缺损畸形。

5.X线照片示骨质密度减低，死骨与正常骨界限不清。

【治疗原则】

1.全身治疗应用抗菌药物控制感染。疼痛剧烈时可给予镇痛剂。同时应积极增强营养。

2.在死骨未分离前，每天应使用低浓度过氧化氢液或抗生素进行冲洗。对已露出的死骨，可将其分次逐步摘除。

3.外科手术将已分离的死骨予以摘除，但必须将健康侧骨端残留病灶彻底清除干净，否则仍有病变再发的可能。遗留的组织缺损，可待二期整复，目前多采用带蒂或吻合血管的复合组织瓣行同期整复。

4.高压氧治疗可以提高组织的抗感染和修复能力，对保守治疗与手术治疗均有帮助。

5.对于骨坏死，不论过多少年，拔牙均有诱发骨髓炎的危险，3年之内，危险性最大，应谨慎处理。

6.放射性骨髓炎顽固难治，故预防最重要。

（1）放疗前进行仔细的口腔检查，拔除无法治疗的残根、残冠、牙周炎和有反复感染史的阻生智牙；拆除已有的金属修复体；采用非金属材料充填龋洞或修复牙体缺损；全口洁牙，治疗龈炎、牙周炎。

（2）放疗过程中，口腔内发生溃疡时，可局部涂抗生素软膏并加强口腔护理，以防发生感染。局部使用氟化物有预防继发龋的效果。对非照射区应用屏障物予以隔离保护。

（3）放疗后一旦发生牙源性炎症，必须行手术或拔牙时，应尽量减少手术损伤，严密关闭创面；术前术后均应使用有效的抗生素，以避免可能发生的继发感染。即使采取上述措施，有时也很难完全避免发生感染。因此，放疗前对病牙的处理远胜于术后发生牙病再行处理。

# 第十一节　药物相关性颌骨坏死

2003年Marx第一次报道使用帕米膦酸二钠或唑来膦酸后出现缺血性颌骨坏死的症状体征，主要表现为颌骨疼痛，骨质暴露，常规手术和抗感染药物治疗无效，此后有大量文献报道了类似病例。人们逐渐认识到颌骨坏死与使用双膦酸盐药物有关，因此该类颌骨疾病被命名为双膦酸盐颌骨骨坏死。近年来发现临床长期应用地诺单抗和抗血管生成靶向药，也可以引起颌骨骨坏死，因而将以上这些药物引起的颌骨坏死统称为药物相关性颌骨坏死。

**【诊断标准】**

**1.依据**

2014年美国口腔颌面外科医师协会提出的诊断标准：①以往或目前正在应用抗骨吸收或抗血管生成药物；②在口内骨暴露或经过口内、外瘘口可以探及骨面，骨不愈合的时间超过8周；③颌骨未曾接受过放疗，亦无明确的颌骨转移灶。需要全部满足以上三条内容才能诊断为药物相关颌骨坏死。

**2.临床表现**

存在感染、牙槽创伤和免疫功能障碍等风险因素。上、下颌骨暴露、黏膜或皮肤瘘管形成，下颌骨发生率明显高于上颌骨。炎症累及下牙槽神经时可出现患侧下唇麻木。后期可出现下颌骨骨折和上颌窦瘘等严重损害。

**3.影像表现**

骨质结构致密，后期死骨可与颌骨分离。曲面体层片可见骨质明显变致密，骨小梁不清及下颌管模糊。CT影像有利于观察死骨范围，骨膜反应，成骨及软组织（咀嚼肌和上颌窦）炎症。

**4.临床分期**

包括五期：风险期、0期、1期、2期、3期。风险期：患者有口服或静脉应用抗骨吸收或抗血管生成药物，没有出现明显不适。0期：没有发现临床可见的颌骨坏死，但是有非特异性的临床症状和影像变化。1期：为有暴露的坏死颌骨，或经瘘管可探及颌骨，但患者没有明显不适和感染症状。2期：有暴露的坏死颌骨，或经瘘管可探及骨；同时存在感染症状，如疼痛、骨暴露区皮肤/黏膜红肿，可伴发或不伴脓液。3期：有暴露的坏死颌骨，或经瘘管可探及颌骨，同时存在感染症状，还存在至少1项以下症状：坏死及暴露的死骨超过牙槽骨范围，产生病理性骨折，口外皮肤瘘口，口腔上颌窦或口鼻腔相通，或者骨质溶解达下颌骨下缘或上颌窦底。

**【治疗原则】**

风险期患者不需治疗，告知患者潜在风险。0期患者要对症处理，包括应用止疼药和抗生素。1期患者可利用抗生素类含漱液漱口；定期随访；向患者告知风险，重新评估是否需要继续应用双膦酸盐药物。2期患者需对症治疗，口服抗生素；利用抗生素类含漱液漱口；控制疼痛；清创手术，以减轻软组织刺激，控制感染。3期患者除利用2期中所列措施外，还应进行外科清创或截骨以缓解感染及疼痛症状。

# 第十一章　涎腺非肿瘤性疾病

## 第一节　急性化脓性腮腺炎

临床上多见于慢性腮腺炎基础上的急性发作或邻近组织急性炎症的扩散所致。

【诊断标准】

1.多为单侧，双侧发病少见。

2.炎症早期症状轻微或不明显，易被忽视。腮腺区有轻微疼痛、肿大、压痛，导管口乳头红肿、疼痛。

3.如果早期炎症未能得到控制，则进入化脓、腺组织坏死期。肿胀区域以耳垂为中心，红、肿、稍硬、压痛，肿胀明显，耳垂被上抬，局部有持续性疼痛或跳痛。可出现轻度张口受限。轻柔地按摩腺体，有脓性分泌物自导管口排出。全身中毒症状明显，高热，白细胞总数增加，中性粒细胞比例明显上升。

4.由于炎症浸润，脓液进入邻近组织或间隙，引起其他间隙的蜂窝织炎或脓肿。脓肿穿破皮肤或切开引流后，可形成涎瘘，短期内可自愈，也可能形成慢性涎瘘。

5.少部分病人由于脓肿压迫可能出现暂时性面瘫，炎症消退后可以恢复。

【治疗原则】

1.尽早从导管口取标本作脓培养及药敏试验，选用最为敏感的抗生素。

2.炎症早期可用局部理疗或药物外敷。

3.腺体内化脓灶分散，如导管口有脓排出，可常用温热水漱口，少量多次饮用酸性饮料，口服1%毛果芸香碱等，促进唾液分泌，有利于排脓。

4.腮腺包膜致密，形成脓肿也不易扪到波动，当局部跳痛，触诊有明显的可凹性水肿时，穿刺抽出脓液时可考虑切开引流。术后每天用生理盐水冲洗、更换引流条。

5.纠正机体脱水及电解质紊乱，维持体液平衡。

# 第二节　慢性复发性腮腺炎

## 一、慢性复发性腮腺炎

【诊断标准】

1.儿童慢性复发性腮腺炎发病年龄自婴幼儿至15岁均可发生，以5岁左右最为常见。

2.腮腺区反复肿胀，伴不适，局部轻度水肿，皮肤可潮红。

3.个别患者表现为腮腺肿块，多为炎性浸润块。

4.急性炎症期挤压腺体可见导管口有脓性物或胶冻状液体排出。静止期多无不适，检查腮腺分泌物偶见浑浊。

5.腮腺造影片显示主导管与分支导管正常，末梢导管呈点状或球状扩张。

6.随着年龄增长，发作次数减少，持续时间缩短。

【治疗原则】

1.本病可自愈，治疗以增强抵抗力、防止继发感染，减少发作次数为原则。

2.由导管口注入碘油有疏通导管和杀菌消炎作用，治疗效果良好。

3.急性发作期口服抗菌药，每天按摩腮腺，由后向前，促进唾液和脓性分泌物的引流。用淡盐水勤漱口，保持口腔卫生。

## 二、慢性阻塞性腮腺炎

【诊断标准】

1.多见于中年人，单侧较多，亦可双侧。

2.起病隐匿，说不清何时发病。患者多因腮腺反复肿胀而就诊。

3.约半数患者肿胀与进食有关，发作次数变异较大。

4.慢性期腮腺稍肿大，亦可外观正常，触诊检查可扪到炎症浸润块、不痛。患者自觉口内有时会有"咸味"液体自导管口流出。

5.急性发作时，腮腺肿胀加重，胀痛，全身症状不明显。挤压腮腺有"雪花样"或黏稠的蛋清样唾液自导管口排出。

6.急性发作为单侧，可两侧交替发作，同时急性发作者罕见。

7.慢性期作腮腺造影可见主导管、分支导管呈腊肠样改变，末梢导管呈点状扩张。

【治疗原则】

1.以去除病因为主。有涎石者，先去除涎石。导管口狭窄者，可用钝头探针逐步扩张导管口。

2.由导管口注入药物，如碘化油、抗生素等，具有一定的抑菌或抗菌作用。

3.可自后向前按摩腮腺，促使分泌物排出。

4.对保守治疗无效者可考虑手术治疗。手术方式主要包括导管结扎术和保留面神经的腮腺腺叶切除术。

# 第三节　涎石病

涎石病是指在腺体或导管内发生钙化性团块而引起的一系列病变。下颌下腺最为多发，其次是腮腺。

【诊断标准】

1.涎石病可见于任何年龄，以中青年为常见。

2.小的涎石一般不造成唾液腺导管阻塞，无任何症状。

3.典型的下颌下腺导管结石为长圆形，呈枣核状。小者如小米粒大小，可被排送到舌下肉阜的导管口，大者可使导管增粗。

4.下颌下腺导管结石采取口内外双合诊可触及有压痛的硬物。

5.较大的结石影响唾液排出，进食时腺体肿大，患者自觉胀感及疼痛，饭后逐渐消退。

6.涎石阻塞可引发腺体继发感染，导管口黏膜红肿，挤压腺体可见少许脓性分泌物溢出。反复发作后，炎性细胞取代腺泡、纤维组织增生，最终使腺体丧失唾液分泌功能。

7.下颌下腺导管前部结石可用下颌横断咬合片，导管后段与腺体结石可拍摄下颌下腺侧位片，可显示结石的位置、大小和数量。

【治疗原则】

1.腺体发生急性感染时，首先进行抗感染治疗，根据病情采取内服抗菌药、止痛药、输液理疗等措施。

2.下颌下腺导管结石可在口内切开取石。

3.腮腺导管结石只有在接近导管口，在口内可扪及者才能在口内取石。

4.下颌下腺内及导管后段结石继发慢性下颌下腺炎，腺体已丧失功能可施行下颌下腺切除术。

# 第四节　流行性腮腺炎

流行性腮腺炎是腮腺炎病毒引起的急性传染病，由密切接触或飞沫经呼吸道传染，潜伏期8~30天。

【诊断标准】

1.好发于冬春季节，多见于5~10岁儿童。

2.有接触史。

3.少数病人有前驱症状，感觉全身不适，发热、头痛、咽炎等。1~2天后出现腮腺肿胀。

4.多数病人以腮腺肿胀为最早征象，多数为双侧，先后或同步肿大。

5.腮腺肿大、充血、疼痛，但腮腺导管口无红肿，唾液分泌清亮无脓液。

6.下颌下腺、舌下腺均可受累，双侧比单侧多见。

7.实验室检查白细胞总数正常或稍低，淋巴细胞相对较多。血清及尿淀粉酶轻度或中度增高。

【治疗原则】

1.无特效治疗，主要为对症处理。

2.卧床休息、流食及软食、补充维生素、注意口腔清洁。

3.抗病毒药物仅对缩短病程、减轻症状有一定效果。

4.发现症状即开始隔离，直至肿胀完全消退，约为两周。

# 第五节　腮腺瘘

腮腺瘘是指唾液不经导管系统排入口腔而流向面颊部表面。损伤是主要的原因，手术损伤腮腺或其导管也可导致腮腺瘘的发生，化脓性感染或其他疾病也可破坏腺体或导管产生腮腺瘘，但少见。

【诊断标准】

1.有腮腺区外伤史或手术史。

2.部分患者表现为腺体瘘。腮腺区皮肤瘘孔，瘘管的腺端通向一个或多个腺小叶的分泌管。从瘘口常有清亮唾液流出，进食时，唾液流出量大增。

3.部分患者表现为导管瘘。是发生于腮腺导管段的涎瘘。如果导管完全断离，唾液经瘘口全部流向面部。唾液量可多达2000ml以上，瘘口周围皮肤潮红、糜烂或伴发湿疹。导管未完全断离时，仍有部分唾液流入口腔内。由瘘口流出的唾液清亮，并发感染时为浑浊液体。

4.腮腺造影检查有助于诊断。腺体瘘者可见腺体某处有造影剂外溢，而导管系统显示良好。导管瘘则可见主导管上瘘口处造影剂外溢，在其后方可见导管扩张。

【治疗原则】

1.腺体瘘唾液分泌量少者，新鲜创口可直接加压包扎。陈旧者应切除瘘管、炎性肉芽组织及卷入的上皮，在筋膜层严密缝扎，皮下、皮肤分层缝合，并加压包扎。

2.用副交感神经抑制剂阿托品，以减少唾液分泌。避免进食酸性或刺激性食物。

3.新鲜的导管断离可行导管端端吻合术或导管改道术。陈旧者如无法行导管吻合或改道术，可根据情况行瘘道封闭术或导管再造术。如果上述方法失败，必要时可行导管结扎术。

## 第六节 舍格伦综合征

舍格伦综合征（Sjögren syndrome）是一种自身免疫性疾病，其特征表现为外分泌腺进行性破坏，导致黏膜及结膜干燥，并伴有各种自身免疫性病征。患者的主要症状有：眼干、口干、唾液腺及泪腺肿大、类风湿关节炎等结缔组织疾病。

【诊断标准】

1.好发于中老年女性。

2.起病隐匿，说不清发病时间。

3.唾液腺肿大以腮腺最为常见，也可伴下颌下腺、舌下腺及小唾液腺肿大。多为双侧，也可单侧发生。腺体呈弥漫性肿大，边界不清，表面光滑，与周围组织无粘连。唾液分泌很少或无分泌。

4.少数病例在腺体内可触及结节状肿块，单发或多发，质地中等偏软，界限不清，无压痛，此为结节型舍格伦综合征。极少数患者可发生恶变。

5.患者唾液量分泌减少，可发生继发性逆行感染。腮腺反复肿胀，可有压痛。挤压腺体，有浑浊的雪花样唾液或脓液流出。

6.由于泪腺受侵，泪液分泌停止或减少，可引起干燥性角膜炎、结膜炎。患者眼有异物感、磨擦感或烧灼感，畏光、疼痛、视物疲劳。泪腺肿大可致睁眼困难，睑裂缩小。

7.患者主诉口干，吃干性食物不易咽下，进食时需饮水。症状较重者感舌、颊及咽喉部灼热，口腔发黏，味觉异常。严重者言语、咀嚼及吞咽均困难。口腔检查可见黏膜干红、唾液少、口腔自洁作用差、牙周炎及龋齿增多。舌表面光滑潮红呈"镜面舌"。

8.口腔科检查项目：唾液流率测定、腮腺造影、唇腺活检。腮腺造影影像主要表现为末梢导管扩张，排空功能减退。

9.实验室检查可见血沉加快，血浆球蛋白主要是 γ-球蛋白增高，血清IgG明显增高，患者血清中能检出多种自身抗体，如抗核抗体、类风湿因子、SS-A和

SS-B抗体等。

10.本病常合并发生其他自身免疫病，如类风湿关节炎、系统性红斑狼疮等，此外，尚可有硬皮病、多发性肌炎等。

【治疗原则】

1.如同其他自身免疫病一样，无有效疗法，只能对症处理。眼干用人工泪液，口干用人工唾液。并发腮腺急性感染时，给予抗菌药物。

2.对于结节型舍格伦综合征可采用手术治疗，切除受累腺体，以防止恶性变。单发性病变如腺体破坏严重或继发感染明显者，可考虑手术切除患侧腮腺。

3.患者口腔自洁作用差，注意维护口腔卫生，以减少龋齿和牙周炎，避免腮腺逆行性感染。

# 第七节　黏液囊肿

本病是口腔黏液腺导管口阻塞，分泌液潴留或导管破损致分泌液外漏而形成的囊肿，是较为常见的唾液腺瘤样病变。

【诊断标准】

1.最常发生于下唇，舌尖腹面次之，偶见颊部和口底黏膜。

2.半球形隆起的黏膜囊泡，呈半透明状，大小不等，质地软而有弹性。

3.囊肿易被咬伤而破溃，流出蛋清样液体，伤口很快愈合，再次形成囊肿。反复破损后局部表现为较厚的白色瘢痕状突起，囊肿透明度减低。

【治疗原则】

**1.囊内药物注射法**

在囊肿边缘正常黏膜处进针，抽出囊液后，注入适量2%碘酊，停留2~3分钟，再将碘酊抽出。本法主要破坏上皮细胞，使腺体失去分泌功能而不再形成囊肿。此法较易复发。

**2.手术治疗**

囊肿与黏膜无粘连者可完整摘除，与囊肿相连的腺体一并摘除，以防复发。若局部瘢痕与囊壁粘连，作纵行的梭形切口，将黏膜瘢痕与囊肿一起切除，注意勿损伤周围腺体。

# 第八节　舌下腺囊肿

舌下腺囊肿是舌下腺导管堵塞，涎液潴留使导管扩张形成囊肿；更多见的是由于导管破损，涎液外渗到组织间隙内成为囊肿。

**【诊断标准】**

1.好发于儿童和青少年。

2.囊肿位于一侧口底黏膜下，囊壁很薄，呈现淡紫蓝色，触之柔软、无痛。增大后可越过舌下中线，扩展到对侧。较大的囊肿可将舌抬起。囊肿发展很大时，可引起吞咽、语言及呼吸困难。此种称为口内型或单纯型。

3.涎液可通过下颌舌骨肌之发育缺陷处，突出到颏下或颌下，亦可由下颌舌骨肌后缘流注至下颌下区，在下颌下区形成囊肿，称为口外型或潜突型。临床上常被误诊为下颌下腺囊肿。穿刺可抽出蛋清样黏稠液体。

4.舌下和下颌下均可见到囊肿的类型称哑铃型。

**【治疗原则】**

1.口内行舌下腺切除术是根治舌下腺囊肿的最佳方法。手术时不必摘取下颌下区内的囊壁，吸净囊液，下颌下区加压包扎即可。

2.全身情况不能耐受舌下腺手术者，可作袋形手术，切除囊肿口底隆起部分的囊壁和外层黏膜，使囊肿完全开放，周边缝合几针即可。待全身情况适宜手术时再行舌下腺切除。

# 第十二章 口腔颌面部缺损畸形

## 第一节 唇缺损

唇部组织由皮肤、肌肉、黏膜三层主要的组织组成，黏膜包括口腔黏膜和唇红黏膜组织，唇红是唇部比较特殊的结构。由于唇部所处在面部的重要解剖位置，唇缺损除导致外形缺陷，影响美观，造成心理影响外，还引起语言、进食、咀嚼、吞咽等功能障碍，以及唾液外溢等。

**【病因】**

**1.外伤**

咬伤、创伤（交通伤、坠落伤、爆炸伤、烧伤、跌伤）等。

**2.肿瘤术后**

唇部良恶性肿瘤术后导致的缺损。

**【分类】**

唇缺损多为全层缺损，包括上唇缺损、下唇缺损，具体分类方法是根据缺损组织占全唇的长度来分，便于缺损的修复方法的选择。

**1.部分唇缺损**

（1）小于唇长1/3的缺损。

（2）唇1/2缺损。

（3）大于唇长1/2的缺损。

**2.全唇缺损**

**【治疗原则】**

1.首先确定患者能否耐受手术，对患者的全身情况和实验室检查结果（如血常规、血生化、出凝血时间、胸片、心电图等）进行评估。

2.供区组织部位的选择应遵守就近取材的原则，充分应用唇组织的良好延展性，采用恰当的修复方法，注意恢复唇美学亚单位的完整性。

3.如选用上唇组织修复下唇缺损，要尽量避免破坏上唇人中和上唇结节，否则影响上唇外观。

4.一般外伤造成的畸形，常有组织的错位愈合，充分估计组织缺损的大小和类型。

5.唇部肿瘤切除后，组织缺损常可利用临近组织一期修复。如缺损范围过于广泛者，可采用游离组织瓣予以修复。

6.唇畸形修复时多与口腔相通，术前应常规进行口腔清洁。

【方法】

**1.临近瓣**

（1）直接拉拢缝合：适用于1/3以内的唇缺损。

（2）鼻唇沟组织瓣转移术：适用于上唇缺损在1/2左右。

（3）唇交叉组织瓣转移术：适用于上、下唇缺损在1/2者。

（4）三合一整复术，即双侧鼻唇沟组织瓣与唇交叉组织瓣转移术的结合，适用于上唇缺损大于1/2以上的整复。

（5）双侧唇颊组织瓣滑行推进术，主要适用于下唇大于1/2的缺损。

（6）双侧颊组织瓣旋转推进术，主要适用于全下唇缺损。

（7）大面积红唇黏膜缺损，可用舌瓣修复，2周后再行断蒂。

**2.游离组织瓣**

对于唇组织缺损量较大，如全上唇或全下唇缺损，不能够采用临近组织瓣修复，需要选用游离组织瓣移植的方法修复缺损。临床上常用的组织瓣有前臂皮瓣、股前外侧皮瓣和小腿外侧皮瓣等。

【注意事项】

1.保持伤口清洁，注意清洗伤口结痂。

2.术后1周流食，尽量采用吸管或者鼻饲流食。

3.术后5~7天拆除伤口缝线，对于张力缝合伤口，一般术后10天拆线。

4.采用唇交叉瓣修复者，术后2周断蒂。

5.如采用游离组织瓣修复者，保持头部制动3~5天，避免使用抗凝药物。

6.游离组织移植无法修复唇红，需要通过纹唇的方法恢复唇红。

7.术后的唇继发畸形需待半年后行Ⅱ期整复。

# 第二节 颊部缺损

颊位于颌面重要部位，由口腔黏膜、肌肉、皮肤等3层主要组织构成，颊部有腮腺管及其开口、面神经上下颊支等重要结构。颊部缺损可导致张口受限、流涎、进食和语言障碍等，而颊部皮肤缺损常常影响患者美观。

【病因】

**1.肿瘤术后**

颊部良恶性肿瘤切除术后引起缺损。

**2.外伤**

交通伤、坠落伤、烧伤等。

**3.感染**

严重的感染如走马疳可导致颊部全层缺损。

【分类】

1.颊黏膜缺损。

2.颊部皮肤缺损。

3.颊部洞穿性缺损。

【治疗原则】

1.选用恰当的修复方法，能用临近瓣修复者，尽量不用远处组织瓣。

2.考虑受区所需要的组织量、肤色和质地等因素，恢复正常的张口度和面颊部的丰满度。

3.暂时不能修复的颊全层缺损，应将颊部黏膜和皮肤对位缝合，尽量缩小创面。

4.肿瘤术后特别是恶性肿瘤扩大切除术后的缺损，需要采用游离组织瓣移植进行修复。

【方法】

**1.游离植皮**

对于较为表浅的颊黏膜或者皮肤缺损，可用全厚皮片或中厚皮片消灭创面。

**2.邻近瓣**

较小的颊黏膜缺损常采用颊脂垫、舌瓣等修复。

**3.游离组织瓣**

范围较大的颊部黏膜或者皮肤缺损，常选用前臂皮瓣、股前外侧皮瓣等进行修复。对于洞穿性缺损，采用皮瓣折叠的方法修复颊黏膜和颊部皮肤缺损。如果洞穿缺损范围较大，可选用背阔肌皮瓣进行修复。

【注意事项】

1.采用游离植皮者，反加压包扎要可靠，一般术后10天拆线。

2.修复颊部缺损时组织量要充足，要防止术后张口受限。

3.采用颊脂垫修复口腔黏膜时，要防止因颊脂垫全部突出口腔而引起其缺血坏死。

4.颊部恶性肿瘤扩大切除时，注意处理好腮腺管以及开口。

5.颊部贯通性缺损，采用游离组织移植修复，应处理好返折处，防止该部位血管蒂受压。

6.采用游离皮瓣移植修复时，术后头部制动3~5天，注意观察皮瓣。

# 第三节 口角畸形

口角畸形指口裂的大小和位置发生改变，主要包括小口畸形、大口畸形和口角歪斜等，理想的口裂是指平视时两眼瞳孔垂直延伸线的间距，平均值为36~45mm，口角间距和眼内眦间距之比为3:2。口角畸形可引起患者局部外形改变及饮食、语言、咀嚼等生理功能活动受限。

**【病因】**

口角畸形的原因有先天性和后天性两种。

1.先天性口角畸形是胎儿时期发育障碍所致，包括小口畸形和大口畸形。（本章不作描述）

2.后天性口角畸形，为多种外因所致，最常见的为口周烧伤后瘢痕挛缩所造成，也可因外伤、肿瘤术后或唇裂修复失败等引起。

**【分类】**

**1.小口畸形**

分为单侧和双侧，临床上单侧较为常见。

**2.口角歪斜**

可分为口角斜向上和口角斜向下畸形。

**【治疗原则】**

主要根据畸形发生的原因、程度、大小及口角周围瘢痕多少等情况，选用不同的方法加以修复。

1.恢复外形，尽可能达到双侧口角对称。

2.除静态对称外应尽量做到动态平衡。

3.应考虑功能的恢复，包括张口度及咀嚼功能。

4.尽量采用邻近组织瓣转移修复，因其色泽近似，手术比较简便。

5.小口畸形应矫枉过正，矫正后的口角约大于健侧口角3~5mm，以防术后挛缩。

**【方法】**

**1.小口畸形的修复方法**

以患者健侧口角或正视前方时瞳孔垂直线与口角水平线连线交点作为拟修复的口角标志。

（1）一侧口角唇红部发生粘连，唇红缺损不超过1~1.5mm者，可用滑行唇红瓣，修复口角粘连畸形。

（2）一侧口角瘢痕小，唇红组织丰满的患者，可用唇红旋转及滑行组织瓣转位，修复口角粘连。

（3）一侧唇红组织丧失较多和双侧口角开大的患者，可用颊黏膜旋转滑行瓣，修复小口畸形。

（4）烧伤后口周有环形瘢痕，张口困难的患者，可用唇黏膜推进方法，矫正小口畸形。

**2.口角歪斜**

（1）因索状瘢痕引起口角歪斜的手术方法主要是瘢痕切除，顺着皮纹方向设计"Z"字成形术。

（2）非索状瘢痕，也无严重组织缺损者，也可采用唇部及口角邻近组织做"Z"字成形术。

**【注意事项】**

1.保持伤口清洁，注意清洗伤口结痂。

2.术后1周流食，尽量采用吸管或者鼻饲流食。

3.术后5~7天拆除伤口缝线，对于张力缝合伤口，一般术后10天拆线。

4.术后7~10天伤口愈合后，可逐渐开始锻炼张口。

# 第四节　舌缺损

舌运动灵活，血供丰富，参与语言、咀嚼、吞咽、感受味觉等多种重要的生理功能。舌缺损后可导致不同程度的语言、咀嚼等功能障碍。而舌缺损修复的目的不仅是最大限度恢复舌的形态和功能，而且能够满足病员心理上的自慰。

**【病因】**

**1.外伤**

舌部的损伤包括咬伤、爆炸伤等，缺损主要部位在舌体。

**2.肿瘤术后缺损**

舌部恶性肿瘤、口底恶性肿瘤累及舌体等，扩大切除术后的缺损。

**【分类】**

以人字沟为界，将舌分为舌体和舌根，根据舌缺损的部位和大小，缺损分类如下：

**1.舌体缺损**

舌体缺损可分为：①舌尖缺损，多数由于咬伤引起。②少于1/2的舌体缺损；③半舌缺损，该类缺损最为常见；④舌体2/3以上缺损；⑤全舌体缺损。

**2.舌根缺损**

包括一侧舌根缺损、舌根中部缺损和全舌根缺损。

### 3.全舌缺损

舌体、舌根全部缺损。

【治疗原则】

1.首先确定患者能否耐受手术，对患者的全身情况和实验室检查结果（如血常规、血生化、出凝血时间、胸片、心电图等）进行评估，必要时要备血。

2.术前根据缺损的范围、大小及深度，制定完整的手术方案。

3.舌体缺损在1/2以内者，一般不必行舌再造术，直接将剩余的舌体组织对缝。缝合时要注意保持舌体的长度。

4.因肿瘤切除术后及损伤引起的舌缺损，半舌或者超过半舌者，应选择合适供区，采用尽可能简单的修复方法，最大限度地恢复舌的外形与功能。

5.舌缺损需要采用组织瓣再造者，需要常规气管切开术，防止术后舌体肿胀引起呼吸困难。

【方法】

1.半舌缺损，常采用的舌再造组织瓣为前臂皮瓣、小腿外侧皮瓣、股前外侧皮瓣等。

2.舌根缺损，一侧舌根缺损可通过同侧的舌体后移来修复缺损，要注意保护好同侧的舌动脉。如果舌动脉受损，或者是全舌根缺损，需要采用游离组织瓣修复，可采用前臂皮瓣、小腿外侧皮瓣等进行修复。

3.舌体缺损在2/3以上者，需要的组织瓣的体积较大，可采用股前外侧皮瓣、腹壁下动脉穿支皮瓣、肩胛旁皮瓣、胸背动脉穿支皮瓣、胸大肌皮瓣等进行修复。

4.全舌体缺损以及全舌缺损，缺损修复需要的组织量较大，要选用肌皮瓣来进行舌再造，常采用的组织瓣包括：胸大肌皮瓣、背阔肌皮瓣、腹直肌皮瓣等。

5.关闭创口前，要彻底止血防止术后血肿形成，注意负压引流管的摆放，防止压迫吻合口处的血管蒂。

【注意事项】

### 1.供区准备

（1）术前评估供区的情况，采用超声Doppler检测供区血管情况，包括血管直径、管壁的情况、血管走向等。对于穿支皮瓣，需要探明穿支点的部位、数量等，便于组织瓣的设计。

（2）制备完成皮瓣或肌皮瓣要彻底止血，待受区手术完成后，再行断蒂移植。

（3）血管吻合要严格按显微外科操作执行。

（4）供区如果不能直接拉拢缝合，需要通过全厚皮片移植来消灭创面，对于前臂和小腿供区，创面不能强行张力拉拢缝合，否则会引起远端肢体血液回流障碍，引起严重并发症。

**2.术后处理**

（1）采用游离皮瓣移植修复时，术后头部制动3~5天。术后可给低分子右旋糖酐500~1000ml静脉滴注，合理应用抗生素，慎用止血药物。

（2）术后严密观察再造舌皮瓣的颜色、毛孔、质地及毛细血管充盈速度等，特别注意缝线部位的皮瓣颜色变化。如有血管危象应立即手术探查，去除引起危象的因素，一般需要重新吻合血管，不要轻易放弃皮瓣。

（3）术后7天内鼻饲流食，第8天开始进流食。

（4）负压引流在引流量少于20ml/d可拔除，同侧的两个引流管一般不要同时拔除。

（5）口内缝线术后1周拆除，植皮区反加压的缝线术后10天拆除。

（6）组织瓣坏死的处理：对于半舌缺损，采用前臂皮瓣或者股前外侧皮瓣修复者，去除坏死组织，加强术后换药，使创面延期愈合；对于较大缺损，采用肌皮瓣修复者，先去除坏死的组织瓣，如果是吻合血管的组织瓣，需考虑采用胸大肌瓣重新修复；如果是胸大肌瓣修复，而且同侧供区血管不能采用者，则需要重新制备组织瓣，通过选用对侧颈部的血管进行血管吻合，重新修复舌部缺损。注意再次手术要做好患者以及家属的思想工作。

# 第五节　腭部缺损

腭由硬腭和软腭两部分组成，硬腭主要起隔离口鼻腔的作用，软腭是腭的活动部分，腭是语言和吞咽功能的口腔重要器官之一，腭部缺损常导致发音不清，进食困难等。严重影响患者的生活质量。

【病因】

**1.损伤**

硬物戳伤，常常发生在硬腭，损伤导致口鼻腔相通。

**2.肿瘤手术**

肿瘤手术后，多数情况下合并有上颌骨缺损，称为腭颌缺损。因肿瘤手术导致的软腭缺失，常伴有咽侧壁的缺损。

【分类】

**1.硬腭缺损**

包括部分硬腭缺损和全硬腭缺损，硬腭缺损常伴有上颌骨缺损。

**2.软腭缺损**

包括部分软腭缺损和全软腭缺损。

【治疗原则】

1.消灭创面，封闭口鼻腔的交通。

2.尽可能恢复组织缺损的体积与外形。

3.修复组织不宜太厚，以利恢复正常的腭部生理功能。

4.肿瘤术后缺损的修复，应根据肿瘤的部位和恶性程度综合考虑。

【方法】

**1.部分硬腭缺损**

如果缺损范围不大，而且对侧硬腭完好，可以采用以对侧腭大神经血管束为蒂的邻近组织瓣进行修复。

**2.全硬腭缺损**

可以采用前臂皮瓣进行修复，皮瓣不需要进行折叠，仅仅覆盖口腔创面，鼻腔面暴露，不需要植皮。

**3.软腭再造术**

软腭再造以前臂皮瓣为首选，要解决口鼻腔面的双层组织重建，临床上有一期成形和二期成形两种方法。一期成形系将咽后壁组织瓣翻起充作软腭的鼻腔面，与转移的前臂皮瓣瓦合式叠合，一期完成手术；二期成形，指先设计前臂皮瓣（血管蒂不解剖），在皮瓣内创面行游离全厚皮片移植，待7~10天皮片成活，再行软腭病灶切除术以及皮瓣转移完成软腭修复。修复软腭缺损时，鼻腔面可以留有创面，待黏膜化。

4.软、硬腭缺损，如没外科修复条件，可佩戴修复假体，将口鼻腔隔离开。此类修复体称为阻塞器或语音球。

【注意事项】

1.游离皮瓣修复腭缺损，制备皮瓣时血管蒂要有足够的长度，一般要超过13cm，血管蒂可经腭舌弓处引伸到颈部与相应的动脉、静脉吻合。

2.组织瓣修复时鼻腔创面的处理，可用油纱条填塞鼻腔1周，3个月左右暴露在鼻腔面的前臂组织会黏膜化。

3.游离组织移植腭再造患者，术后头部制动3~5天。

4.术后流食10天。注意口腔清洁。1周后拆线。

# 第六节 颌骨缺损

获得性颌骨缺损可在不同程度上导致容貌畸形和功能障碍，特别是咀嚼和语言功能障碍。颌骨缺损包括上颌骨缺损和下颌骨缺损。

## 【病因】

### 1.肿瘤手术

颌骨的良恶性肿瘤手术后导致颌骨缺损，邻近组织的恶性肿瘤累及颌骨，术后引起的缺损。

### 2.损伤

交通伤、枪伤、坠落伤、爆炸伤可引起颌骨缺损。

### 3.炎症后遗

常见的有颌骨骨髓炎、放射性骨坏死等。

### 4.先天性发育异常

先天性颌骨发育异常可致颌骨缺损。

## 【分类】

### （一）下颌骨缺损分类

下颌骨缺损的分类主要是下颌骨节段性缺损的分类，对于下颌骨连续性没有破坏的缺损，不属于该分类范围。

### 1.下颌体部缺损

包括自颏孔至下颌角范围内的缺损。

### 2.颏部缺损

包括下颌骨颏孔至对侧颏孔范围的缺损。

### 3.下颌升支缺损

自髁突颈到下颌角包括喙突的缺损。

### 4.髁突缺损

自髁突颈以上的部位缺损。

### 5.半侧下颌骨缺损

半侧下颌骨包括髁突缺损或者是在髁突颈下的缺损。

### 6.全下颌骨缺损

包括保留或者不保留髁突的下颌骨缺损。

### （二）上颌骨缺损的分类

上颌骨位于面中部是支撑面型的重要骨结构，由于其解剖结构的复杂性，上颌骨缺损后的修复较下颌骨困难。上颌骨缺损的分类目前最为常用的是英国James Brown的分类方法。

1.未有上颌窦漏（或口鼻瘘），一般仅有上颌骨牙槽突缺损。

2.低位上颌骨缺损，牙槽骨和窦壁缺损，眶底和眶周保留。

3.高位上颌骨缺损，包括眶底、眶周或颅底缺损。

4.全上颌骨缺损，根治性上颌骨缺损后，眶内容物摘除。

**【治疗原则】**

**1.上颌骨缺损治疗目标**

理想的上颌骨重建应达到以下目标：①消灭死腔和口鼻瘘，达到封闭性修复；②恢复咀嚼、语言等基本功能，能完成功能性义齿修复；③为面中份诸多重要结构提供足够支持；④恢复外形。

**2.下颌骨缺损治疗目标**

理想的下颌骨修复重建应能达到以下目标：①恢复面下部1/3和下颌骨原有的外形；②恢复下颌骨的连续性，恢复下颌骨和周围软组织的空间位置关系；③重建良好的咀嚼、吞咽和语音功能；④维持足够的通气道。

**3.手术时机的选择**

历史上，对于恶性肿瘤导致的颌骨缺损，尤其是上颌骨缺损，是否同期行自体组织移植修复曾经存在争议。随着检查手段的进步和认知的加深，目前大多数学者均认同，除非肿瘤恶性很高、对肿瘤的根治性切除与安全缘没有把握者，对于颌骨缺损，均应该争取同期行自体组织移植完成缺损的修复重建，以提高患者生活质量，并避免二期手术面临的组织移位和瘢痕挛缩等问题。

**【方法】**

**（一）下颌骨缺损**

**1.重建钛板**

重建钛板用于下颌骨节段性缺损主要目的是连接骨断端，以保持咬合和颞下颌关节的功能。其使用简单、固定可靠、创伤相对小，然而远期常难以避免钛板暴露、松脱、折断等问题，美观效果也较差。目前多用于高龄、全身情况很差或肿瘤预后很差情况下的一种姑息性治疗方式。

手术方法：①按照骨缺损的大小选择合适长度的重建钛板，选择原则是在骨断端两侧至少固定3~4颗螺钉；②参照缺损区颌骨或健侧颌骨形态弯制成形模板；③在重建钛板螺孔中拧入弯制螺钉（螺纹嵌体），参照成形模板弯制重建钛板；④钛板转移缺损区，两端固定于剩余颌骨断端；⑤严密关闭软组织伤口。

**2.非血管化骨移植**

非血管化骨移植，骨切取相对简单、创伤和并发症较小，并且不需要显微外科技术。对于长度不超过6cm的较小下颌骨缺损，在局部无感染且血供良好，并且能够有足够的软组织覆盖创面的情况下，可考虑作为修复重建的方法。常用供区包括髂骨、肋骨和颅骨外板等，其中以髂骨最为常用。

手术方法（非血管化髂骨移植）：①参照颌骨缺损大小确定取骨尺寸，由髂前上棘向后沿髂嵴做切口；②在髂嵴外缘纵行切开并剥离骨膜，剥离范围达到所需取骨的要求，剥离髂嵴上的肌肉时须仔细耐心，避免损伤腹股沟外侧的股外侧皮神经和外侧阔筋膜张肌及臀中肌；③使用摆动锯、骨凿等工具切取所需骨块，取骨后创面用骨蜡止血；④供区骨膜、肌肉、皮下组织及皮肤作分层严密缝合，伤口加压包扎；⑤髂骨移植受区，按照下颌骨形态塑形，口内剩余牙齿颌间结扎固定后，采用重建钛板或小钛板将髂骨固定于剩余颌骨断端，受区创口在无张力情况下严密缝合关闭。

### 3.血管化游离骨瓣移植

血管化自体骨移植骨愈合时间短，对感染和负荷的抵抗能力强，有利于早期咀嚼功能恢复、外形重建及语言功能改善，且通常可制备成复合组织瓣，同时修复软组织缺损，是目前大多数下颌骨缺损的最佳修复方法。常用的游离骨瓣供区包括腓骨、髂骨、肩胛骨、肋骨、股骨外侧髁等，其中以血管化游离腓骨瓣和血管化游离髂骨瓣应用最为广泛。对于缺损范围大，如超过半侧的下颌骨缺损甚至全下颌骨缺损，宜选择血管化游离腓骨瓣；对于年轻患者范围相对较小的牙列区骨缺损，宜选择血管化游离髂骨瓣。

血管化游离腓骨瓣移植手术方法：①根据受区血管位置以及软组织缺损部位，采用缺损同侧或对侧小腿为供区，术前采用超声多普勒血流仪探测小腿外侧皮肤腓动脉穿支；②驱血后，自小腿外侧腓骨后缘、小腿后肌间隔前方约2厘米纵向切口，切断腓骨长短肌于腓骨外侧附着；③打开小腿前肌间隔，分离拇长伸肌、趾长伸肌于腓骨前缘附着，确认并保护胫前血管神经束；④按照需要设计皮岛，切开皮岛后缘，保护胫后血管束，解剖拇长屈肌和胫骨后肌，解剖显露腓血管束，根据所需骨长度，于外踝上8cm及腓骨小头下6cm区域内切取所需长度腓骨，并获取所需长度腓血管束血管蒂；⑤皮瓣转移至受区，按照缺损下颌骨形态将腓骨塑形，口内剩余牙齿颌间结扎固定后，以小钛板或重建钛板将腓骨固定于双侧剩余颌骨断端；涉及髁突缺损时，腓骨末端游离放置于关节窝内；⑥吻合供受区血管，皮岛修复软组织缺损并关闭受区伤口；软组织缺损较多时，亦可在皮瓣制备过程中保留较多拇长屈肌组织，用于充填死腔。

血管化游离髂骨瓣手术方法：①一般选择缺损同侧髂骨作为供区，沿腹股沟韧带髂前上棘至其外侧设计"S"形切口；②近髂嵴内侧缘切断腹外斜肌、腹内斜肌、腹横肌及部分髂内肌，显露旋髂深动脉升支，按照软组织缺损范围切取相应腹内斜肌组织；③于骨膜下剥离臀肌、阔筋膜张肌等肌肉附着，保护股外侧皮神经，解剖显露旋髂深动静脉血管蒂，切取所需长度全层髂骨；④受区固定、修复及血管吻合参照血管化游离腓骨瓣。

### （二）上颌骨缺损

#### 1.赝复体

赝复体用于修复上颌骨缺损具有治疗简单、易于观测肿瘤有无复发等优点，但是其功能恢复差，目前仅对于患者全身情况差、不能耐受较大手术，或者肿瘤恶性程度高、无法彻底切除者，作为姑息性治疗方法。

**2.血管化游离软组织皮瓣移植**

血管化游离软组织皮瓣可用于上颌骨缺损的修复重建，起到封闭口鼻腔和口腔上颌窦的作用，能够恢复一定的咀嚼、吞咽、语音等功能。但由于牙槽嵴未能有效重建，因此多数患者术后难以佩戴义齿或赝复体。此外，对于涉及前部上颌骨的缺损，软组织皮瓣无法对鼻和面中份外形提供骨性支持，难以达到理想的外形恢复。对 Brown 分类中的2a类缺损，以及组织缺损量大的3类或4类缺损，可考虑选用软组织皮瓣移植，常用的软组织皮瓣包括前臂皮瓣、股前外侧皮瓣，以及腹直肌皮瓣等。

手术方法：①根据组织缺损量大小选择软组织皮瓣种类，设计皮瓣大小；组织缺损量大时，皮瓣除封闭创面之外，尚应设计富裕面积用于去皮后充填死腔；②制备软组织皮瓣及足够长度血管蒂转移至受区，按照软组织缺损形状修整皮瓣，保留相应皮肤；③其余部位皮瓣取皮后充填死腔；④血管蒂经隧道引至颈部或颞部受区，完成血管吻合。

**3.血管化游离骨瓣移植**

血管化游离骨瓣移植是目前上颌骨缺损修复重建的最佳方法。如腓骨瓣，髂骨瓣也可制备成同时包含骨、肌肉和皮肤的复合组织瓣，其中肌肉及皮肤可用于填充死腔以及修复腭部软组织缺损，骨可用于牙槽骨的重建，为面中部外形提供支持，并为后期义齿修复提供骨性支持，达到较为理想的功能恢复。

手术方法：①腓骨瓣及髂骨瓣的制备方法参见前文，制备过程中应增加血管蒂长度以及肌组织制备量；用于修复腭部软组织缺损时，相比较于皮肤，肌组织修复能够达到更好的功能恢复效果；②骨瓣转移至受区，腓骨或髂嵴塑形后摆放于缺损区牙槽嵴部位，用于重建牙槽嵴；软组织用于封闭腭部、前庭沟以及鼻底软组织缺损，剩余部分软组织可用于充填死腔；③骨瓣修复上颌骨缺损时的固定较下颌骨困难，缺损一侧尚有余留牙槽嵴时，可用于固定骨瓣的一端，骨瓣另一端，以及双侧上颌骨缺损时的骨瓣两端，可通过血管化骨段塑形、游离植骨或者钛板连接至颧骨，模拟颧上颌支柱提供固位支持；④骨瓣以重建牙槽嵴为主，对于同时存在的眶底及上颌窦前壁缺损，目前通常以钛网预成型后植入缺损部位，恢复眶下壁和上颌窦前外侧壁形态；⑤血管蒂经隧道引至颈部或颞部受区，完成血管吻合。

**（三）数字化外科技术辅助颌骨缺损修复重建的方法**

血管化游离骨瓣移植技术为实现理想的颌骨缺损修复重建目标提供了可能性，但是术中骨瓣的塑形、位置的摆放等主要依赖简易模板及术者经验进行，缺乏精确的个性化的术前设计与术中引导，难以达到精确的修复重建。近年来，虚拟设计、快速成型、手术导航等数字化技术被广泛应用于颌骨缺损重建手术中，配合血管化游离骨瓣移植技术，大大提高了重建手术的精确性，进一步提高了颌骨缺损重建的临床治疗效果。其技术方法包括如下步骤：

**1.建立三维重建模型**

术前利用CT或MRI数据，通过三维重建技术，在计算机软件中建立颌骨模型，判断病灶的位置、范围及骨组织侵犯与破坏情况。

**2.虚拟设计手术方案**

在颌骨模型中进行截骨和缺损重建的虚拟设计，①设计确定截骨线位置；②通过镜像技术，将健侧颌骨对称至患侧，为患侧颌骨的修复重建提供目标依据；③在计算机模型中将骨瓣移植就位于缺损部位，确定骨瓣位置的理想目标。

**3.术中精确实现虚拟设计方案**

术前虚拟设计方案在术中的精确实现可通过两种途径，①快速成型导板：根据虚拟设计的数据，通过3D打印等快速成型技术，制作颌骨截骨导板、骨瓣截骨、塑形导板，以及骨瓣就位导板，从而将术前虚拟设计的方案转化至实际手术中；②手术导航技术：以CT、MRI数据为基础，借助导航仪设备，通过立体定位技术，术中实时直观显示解剖结构以及手术器械，逐步将虚拟设计方案转化至实际手术中。

【注意事项】

1.重建钛板行下颌骨修复时，周围要有良好的软组织覆盖，软组织量不足时需要配合自体软组织皮瓣移植。

2.切取髂骨时，最好保留髂前上棘，以保存该部位正常功能。

3.制备腓骨瓣时，使用驱血带驱血时间一般不超过90分钟；切取皮岛不宜过宽，以防供区伤口无法直接缝合，受区确实需较宽皮岛修复时，可延长皮岛长度后，将皮岛拼合以增加宽度。

4.血管化组织移植采用颈部提供受区血管时，术后头部宜保持一定程度制动3~5天，以防止血管吻合口受压扭曲等。

5.供区缝线根据部位不同拆除时间不同，髂部缝线术后8~10天拆除，下肢和有张力缝线一般术后14天拆除，张力较大部位可延迟至术后3周拆线。

# 第十三章　口腔颌面部恶性肿瘤

## 第一节　舌　癌

舌癌是最常见的口腔癌。按UICC分类，舌前2/3的癌（舌体）属口腔癌范畴；舌后1/3的癌（舌根）属口咽癌范畴。本节论述舌体癌。

舌体部98%以上为鳞状细胞癌，唾液腺癌比较少见；舌根部鳞状细胞癌和唾液腺癌均较常见，亦可发生淋巴上皮癌、未分化癌等少见类型。

【诊断标准】

**1.临床表现**

（1）局部症状疼痛是最常见症状。早期可无症状或仅为轻度疼痛。随疾病发展，疼痛转为剧烈，可放射至耳颞部。

（2）体格检查：边界不清、基底浸润、触痛明显、伴有坏死的溃疡性肿块为最常见的体征。好发于舌侧缘中1/3部，其次是舌腹和舌背，舌尖部最少见。当肿瘤广泛侵犯舌内、外肌时，可出现不同程度舌运动受限，影响语言、咀嚼和吞咽功能。晚期舌癌还可累及口底、下颌骨、舌根及咽侧壁等。舌癌常早期发生颈部淋巴结转移，且转移率较高，表现为同侧或双侧颈部单发或多发淋巴结肿大，质地较硬，无压痛，早期可活动，晚期可固定不动。舌癌血运性转移率较低，晚期病例可发生远外转移，一般转移至肺，体格检查一般不易发现，需进一步影像学检查。

**2.辅助检查**

（1）活组织检查病理诊断是口腔癌诊断的金标准。对于舌癌，活组织检查常采用切取活检方式，对于早期的病变也可以切除活检，对于舌根部外生型病变还可以钳取活检。

（2）X线检查：曲面断层片检查可用来评估下颌骨的一般情况。

（3）CT/MRI：头颈部增强CT/MRI检查的意义在于评估肿瘤的解剖学范围以及与重要器官的毗邻关系，是口腔癌临床分期、治疗设计、预后预测和随诊最常用的影像学检查方法。对于颈淋巴转移的诊断，增强CT和MRI具有相似的敏感性和特异性。

鳞状细胞癌典型CT表现：病灶呈不均匀软组织密度影，边界不清，增强扫描病灶显著不均匀强化；颈部转移淋巴结可出现肿大，变圆，边缘不清，中心坏死囊变和周缘环形增强等征象。

鳞状细胞癌典型 MRI 表现：平扫显示病灶边缘较清晰，T1WI 呈等–低混杂信号、T2WI 呈等–高混杂信号，T1WI 增强扫描不均匀强化。转移淋巴结轮廓清楚，周围可出现不完全环状脂肪增生带。

（4）胸部影像：胸部平片可作为肺转移筛查的首选检查，若有指征可进一步行肺 CT 检查。

（5）PET–CT 检查：经济条件允许者，推荐用于肿瘤残存或复发时的检查。PET–CT 对于血行性转移的发现优于其他方法，可以选择性使用。

## 【治疗原则】

口腔癌，包括舌癌的治疗都应贯彻以手术为主的多学科综合治疗原则。根据患者病情，结合经验，参考 NCCN 指南，拟定标准性治疗方案或试验性治疗方案又或是姑息支持性治疗方案。本节及后述肿瘤仅就标准性治疗原则略作论述。

### 1.手术治疗

（1）原发肿瘤手术根据肿瘤累及的结构，采用较为公认的标准充分切除肿瘤。通过广泛切除的肿瘤应当被认为可以达到手术治愈（即根治性切除术）。手术切除计划的制定应当以原发肿瘤的侵犯程度为基础，它由临床检查以及适当影像学检查结果的仔细判读来确定。早期病变（$T_1$）可采用局部扩大切除术，不行颈清扫术者，应注意对舌下淋巴结的选择性切除；中期病变（$T_2$）可采用半舌切除术；晚期病变（$T_{3~4}$）可采取舌次全切术或舌全切除术；累及口底或下颌骨者连同受累组织行联合根治术。舌癌的根治性手术应强调原发灶、连同舌下淋巴结及颈部淋巴的整体性切除原则。

（2）颈部处理根据肿瘤最初的临床分期决定区域淋巴结的手术处理。一般来说，接受原发舌癌肿瘤切除手术的患者都会进行同侧的颈清扫，因为它具有较高的转移风险；对于有对侧转移或肿瘤越过舌中线的患者，还应进行对侧的颈清扫；对于 I 期舌癌患者，也可以选择保守观察的处理。颈清扫的方式（根治性、改良性或选择性）是根据术前临床分期和下列情况慎重考虑后决定的：

$N_0$ 选择性颈清术，范围 I ~ III 区。

$N_1$ 选择性颈清扫术，范围至少 I ~ III 区；或改良根治颈清扫术。

$N_{2a~b}$ 改良根治颈清扫术或选择性颈清扫术。

$N_{2c}$ 双侧改良（选择性）根治性颈清扫或合并单侧选择性颈清扫术。

$N_3$ 改良或根治性颈清扫术。

（3）整复手术对于小型缺损可采用直接缝合、植皮或邻位瓣等方法关闭创面；对于中、大型缺损可选择带蒂软组织瓣或游离血管化软组织瓣对创面进行修复，同时重建舌外形；对下颌骨节段缺损者可选择血管化骨瓣进行重建。

**2. 放射治疗**

（1）对于早期病例，患者因各种原因不能手术治疗者，可进行根治性放疗。

（2）对于手术治疗后存在不良预后因素（包括切缘<5mm或阳性，淋巴结包膜外侵犯，神经或血管侵犯，$T_{3-4}$，N+，中、低等分化等）者，应行辅助性放疗。

（3）术前诱导性放疗要谨慎采用。

**3. 全身治疗**

包括化疗、靶向治疗、免疫治疗和基因治疗等，对于晚期病例常作为辅助性治疗措施酌情使用。

**4. 其他治疗**

营养支持、镇痛、心理干预、中医中药等治疗有助于提高患者生活质量、增强治病信心。

# 第二节　牙龈癌

牙龈癌发病率在口腔癌中约占第二位，组织学类型绝大多数为鳞状细胞癌。

【诊断标准】

**1. 临床表现**

（1）局部症状：常见的主要症状为牙齿松动和疼痛，易误诊为牙周炎。当下牙槽神经受侵时可出现患侧下唇麻木。

（2）体格检查：起源于牙间乳头及龈缘区，溃疡型或外生菜花状肿块，大小不等，边界不清为其主要体征。肿瘤向深方发展破坏颌骨，出现牙齿松动、移位、脱落，甚至病理性骨折；向后侵犯颌周肌群时，可出现张口受限；越过唇颊沟后，可侵犯颊黏膜等。牙龈癌颈淋巴结转移率为34.5%，下颌牙龈癌比上颌牙龈癌颈淋巴结转移率较高。下颌牙龈癌颈淋巴结转移常出现在同侧Ⅰ区；上颌牙龈癌颈淋巴结常出现在同侧Ⅱ区，或双侧颈部。牙龈癌血运性转移较罕见。

**2. 辅助检查**

（1）活组织检查：确诊需要病理诊断。活组织检查常采用切取活检方式。

（2）X线检查：牙龈癌典型X线表现为：病变区溶骨性破坏，破坏由浅及深，深浅不一，形成"口大底小"的浅碟形改变。根据肿瘤的侵袭力不同，可将X线表现分为两种类型：①压迫吸收型：肿瘤侵袭力较弱，骨质破坏呈压迫吸收样改变，破坏较浅，周界较清楚，边缘较整齐，肿瘤前缘周围可出现颌骨防御的硬化现象；②浸润破坏型：癌瘤侵袭力强，骨质破坏呈溶骨性，破坏较深，可侵犯下牙槽神经管，边界不清，破坏区可见残存骨小梁。

（3）CT：头颈部增强螺旋CT检查可以更准确地评估癌瘤的解剖学范围，尤其是对颌骨的侵犯情况，可以从三维方向上进行评估，比X线片更具优势。锥形束CT（牙科CBCT）具有更高的骨组织空间分辨率，可以更清晰显示肿瘤侵犯颌骨的边界。

（4）胸部影像同"舌癌"。

（5）PET-CT检查同"舌癌"。

**【治疗原则】**

以手术为主的综合治疗。

**1.手术治疗**

（1）原发肿瘤手术行根治性切除术：软硬组织边界都应有足够切缘（切缘距离大体肿瘤2cm）；对累及的颌骨应根据癌瘤侵犯的深度决定切除方式：

上颌骨

–仅侵及表浅牙槽骨，行上颌骨低位切除。

–侵及上颌窦前、下壁，行上颌骨次全切除。

–侵及上颌窦后、上壁，行上颌骨全切除。

–侵及翼突或颧骨等，行上颌骨扩大切除。

下颌骨

–仅侵及表浅牙槽骨，行下颌骨部分性（方块）切除。

–侵及下牙槽神经管及以下，行下颌骨节段性切除。

（2）颈部处理原则同舌癌的颈部处理。牙龈癌的颈淋巴结转移较舌癌颈淋巴结转移发生较晚，发生率较低，对于Ⅰ~Ⅱ期患者多可以保守观察。牙龈癌多转移至同侧Ⅰ区、Ⅱ区淋巴结，上颌牙龈癌还有对侧颈淋巴结转移现象，具体颈清扫术式选择时应考虑上述特点。

（3）整复手术：牙龈癌原发肿瘤扩大切除后多遗留软硬组织的复合缺损。对于上颌骨低位切除或下颌骨部分切除者，以关闭软组织创面为主要目的，可采用直接缝合、植皮或邻位瓣等方法；对于上颌骨高位切除导致口鼻腔相通者，缺损可采用带蒂/血管化软组织瓣修复或血管化骨组织瓣修复，也可二期进行义颌修复；对于下颌骨的节段性缺损者，首选血管化的骨组织瓣修复。

**2.放射治疗**

（1）对于牙龈癌不宜首选单纯的根治性放疗。

（2）对于手术治疗后存在不良预后因素的应行辅助性放疗。

**3.全身治疗**

同"舌癌"。

# 第三节　颊黏膜癌

颊黏膜癌指原发于颊黏膜的癌性病变。根据UICC的分类，颊黏膜的解剖界限为：前界为唇内侧黏膜中线，后界为翼下颌韧带前（包括磨牙后区），上下界为龈颊沟。组织学类型90%以上为鳞癌，5%~10%为唾液腺癌。其发病率约占口腔癌的第三位。

【诊断标准】

**1.临床表现**

（1）局部症状：早期无症状，病变进一步发展时可有轻中度疼痛，侵及咀嚼肌时出现不同程度张口受限。

（2）体格检查：溃疡型或外生菜花状肿块为主要体征，肿块生长较快，向深层侵袭。向外可穿过颊肌侵及皮肤，发生溃破；向上下发展可侵及上下颌牙龈及颌骨。起源于前颊黏膜的癌瘤易侵及患侧口角，起源于后颊黏膜的癌瘤易侵及咽侧壁和咀嚼肌。颊黏膜癌的颈淋巴结转移率较高，下颌下淋巴结最常受累，其次为颈深上淋巴结。

**2.辅助检查**

（1）活组织检查：确诊需要病理诊断。活组织检查常采用切取活检方式，早期病变也可以切除活检。

（2）X线检查：曲面断层片检查可用来评估颌骨受累的一般情况。具体表现请参见"牙龈癌"。

（3）CT/MRI检查：同"舌癌"。

（4）胸部影像检查：同"舌癌"。

（5）PET-CT检查：同"舌癌"。

【治疗原则】

以手术为主的综合治疗。

**1.手术治疗**

（1）原发肿瘤手术：对未穿破颊肌的肿瘤，切除深度应包括颊肌层，保留颊部皮肤；对穿破颊肌侵及皮下脂肪层或皮肤的肿瘤，应连同皮肤进行全层切除；对侵犯的颌骨应一并扩大切除，切除方式同"牙龈癌"。肿瘤侵及咀嚼肌时，手术后界应在充分视野暴露下，广泛切除受累的咀嚼肌和部分颌骨。

（2）颈部处理原则同"舌癌"的颈部处理。颊黏膜癌的颈淋巴结转移发生率较高，常见转移部位为下颌下或颈深上淋巴结，具体颈清扫术式选择时应考虑上述特点。起源于后颊黏膜的肿瘤，下颌上淋巴结易出现转移，颈清扫的上界应包含下颌上淋巴结。

（3）整复手术：颊黏膜癌原发肿瘤扩大切除后多遗留黏膜侧的软组织缺损，有时会有颊部全层的洞穿型缺损。对于小型的软组织缺损可采用直接缝合、植皮或邻位瓣等方法进行修复；对于中前部的颊黏膜表浅较大型缺损也可以植皮消灭创面；对于后部大型颊黏膜缺损或洞穿型缺损宜首选带蒂/血管化软组织瓣修复。

**2.放射治疗**

（1）对于早期颊黏膜癌也可进行单纯的根治性放疗，但建议首选手术治疗。

（2）对于手术治疗后存在不良预后因素的应行辅助性放疗。

**3.全身治疗**

同"舌癌"治疗原则。

# 第四节 腭 癌

按UICC分类，腭癌是指原发于硬腭的癌性病变；发生于软腭的癌属口咽癌范畴。硬腭癌以唾液腺癌为主，鳞状细胞癌在硬腭较少，在软腭更常见。

【诊断标准】

**1.临床表现**

（1）局部症状：早期多无明显症状，随病变进展可出现轻中度疼痛，某些特殊类型腭癌（如腺样囊性癌）疼痛较明显，为其主要临床特征。

（2）体格检查：源于腭腺的癌以位于硬腭后部中线两侧黏膜下隆起肿块为主要体征。肿块生长较慢，随疾病进展，表面黏膜可受累破溃，向深方发展侵犯腭骨、上颌骨，突入鼻腔或上颌窦，出现鼻塞、鼻出血，侵及颞下窝及翼突，出现张口受限。发生于硬腭的鳞状细胞癌较少见，主要表现为溃疡型肿块。腭癌颈淋巴结转移发生较晚，转移率较低，以下颌下和颈深上淋巴结多见。腭癌发生在接近中线或越过中线者及晚期腭癌常发生双侧颈淋巴结转移。某些腺源性癌类型（腺样囊性癌、导管癌、低分化癌等）有较高血行性转移率，最常转移至肺部。

**2.辅助检查**

（1）活组织检查：确诊需要病理诊断。活组织检查常采用切取活检方式，早期病变也可以切除活检。

（2）X线检查：曲面断层片检查可用来评估上颌骨牙齿受累的一般情况。

（3）CT检查：增强CT检查是腭癌临床分期、手术设计和随诊常用的影像学检查方法。尤其是CT冠状位图像能很好地显示病变上界的范围和累及的结构

（4）胸部影像检查：同"舌癌"。

（5）PET-CT检查：同"舌癌"。

**【治疗原则】**

以手术为主的综合治疗。

**1.手术治疗**

（1）原发肿瘤手术行根治性切除术：对累及的上颌骨应一并扩大切除，切除方式同"牙龈癌"。癌瘤侵犯颞下窝及翼突时，手术后界应在充分视野暴露下，力争完整切除受侵的咀嚼肌和翼突。

（2）颈部处理原则同"舌癌"的颈部处理。腭癌的颈淋巴结转移发生较晚，发生率相对较低，不同组织学亚型发生率不同（如腺样囊性癌和高分化黏液表皮样癌发生率较低，而低分化黏液表皮样癌和导管癌发生率较高），晚期病例常见双侧转移现象，具体颈清扫术式选择时应考虑上述特点。

（3）整复手术对于表浅的腭黏膜缺损或上颌骨低位切除、未导致口鼻腔相通者，可用碘包覆盖创面，待伤口二期愈合；对于上颌骨高位切除、导致口鼻腔相通者，可采用带蒂/血管化软组织瓣修复或血管化骨组织复合瓣修复，也可二期进行义颌修复。

**2.放射治疗**

（1）对于腭癌不建议行单纯的根治性放疗。

（2）对于手术治疗后存在不良预后因素者应行辅助性放疗。

**3.全身治疗**

同"舌癌"。

# 第五节　口底癌

口底癌是指发生于口底黏膜的鳞状细胞癌。临床表现及预后上与舌鳞癌存在诸多共性；在诊治原则上也有共同之处。

**【诊断标准】**

**1.临床表现**

（1）局部症状：主要症状为疼痛，随病变广泛侵袭后，可出现流涎、进食困难等症状。

（2）体格检查：发生于口底黏膜的溃疡性肿块为其主要体征，肿块边界不清、基底浸润，触痛明显，肿块长大时伴有坏死和异味；少数溃疡表现为沿口底前后走向的裂隙状，易漏诊。病变发展时，易侵犯外侧下颌骨舌侧骨板、牙龈，内侧舌腹肌，深方口底肌群，前界越过中线累及对侧口底组织。少数病例还可出现患侧下颌下区皮肤受累破溃。口底癌颈淋巴结转移发生较早，转移率高，多为双侧性。最易受累的淋巴结为颏下和下颌下淋巴结，也可转移至颈深上淋巴结。下颌下淋巴结转移灶包膜外侵犯后，可形成包裹下颌骨下缘、固定不动的肿块。

**2.辅助检查**

（1）活组织检查：确诊需要病理诊断。活组织检查常采用切取活检方式。

（2）X线检查同"舌癌"。

（3）CT/MRI检查同"舌癌"。此外，锥形束CT可以辅助判断下颌骨舌侧骨板受累的细微改变，如有指征，可选择采用。

（4）胸部影像检查同"舌癌"。

（5）PET-CT检查同"舌癌"。

【治疗原则】

以手术为主的综合治疗。

**1.手术治疗**

（1）原发肿瘤手术行根治性切除术：充分显露视野下，广泛切除肿瘤，边界应有足够切缘。类似于舌癌，口底癌的根治性手术应强调原发灶与颈部淋巴结的整体性切除原则。对于累及的下颌骨可选择性进行部分切除，舌侧骨板切除或节段性切除等处理。

（2）颈部处理原则同"舌癌"的颈部处理。

（3）整复手术：早期病变切除后常遗留小型软组织缺损，可采用直接缝合、植皮或邻位瓣等方法进行修复；中晚期病变切除后常遗留大型软组织缺损，且导致口腔与颈部伤口交通，宜首选带蒂/血管化软组织瓣修复；下颌骨明显受累者术后常遗留软硬组织复合性缺损，可行血管化骨肌皮瓣修复（如腓骨肌皮瓣）。

**2.放射治疗**

同"舌癌"。

**3.全身治疗**

同"舌癌"。

# 第六节　唇　癌

唇癌指唇红（唇自然闭合状态下外显的唇红黏膜组织）黏膜和口角联合黏膜（从口裂向后1cm范围）发生的癌。发生在唇内侧黏膜的癌属颊黏膜范畴。发生在唇部皮肤的癌属皮肤癌范畴。唇癌绝大多数发生于下唇，上唇极少见。下唇癌几乎都为鳞状细胞癌，且大多数分化良好。上唇癌以唾液腺癌为主。

【诊断标准】

**1.临床表现**

（1）局部症状：多数唇癌无明显症状，反复结痂、结痂脱落后可有少量出血为其主要症状，少数广泛浸润性唇癌也可出现明显疼痛症状。

（3）体格检查下唇癌在临床上表现为三种形式：①弥漫性的浅表性病变，无明显的外突性肿块或溃疡，其范围可自一侧口角至另一侧口角，波及整个红唇，常为癌前病变；②单个孤立性肿瘤病灶；③上述两类病变的结合，既有明显的鳞状细胞癌的病灶，在癌周的红唇部又存在相关的癌前病变。

形成浸润性鳞状细胞癌后，可表现为三种生长方式：①外突型：外生突出的肿块，呈菜花状，表面污秽，基底有浸润；②溃疡型：黏膜表面溃疡凹陷，向深层侵蚀，基底及周围发硬，边缘隆起呈堤状，中心伴坏死组织，易出血、结痂；③疣状型：黏膜上界限清楚的疣状肿物，表面不规则，呈角刺状，很少形成溃疡，发展较慢，浸润较少。

肿块生长缓慢，病程较长。病变早期表浅，随病程进展出现增殖和溃疡。晚期病变累及全唇及周围邻近组织。唇癌的颈淋巴结转移发生较晚且发生率较低，初诊时伴颈淋巴结转移者不到10%。上唇癌转移率高于下唇，转移淋巴结多为颏下和下颌下淋巴结。上唇癌偶有腮腺淋巴结转移。

**2.辅助检查**

（1）活组织检查：活组织检查常采用切取活检方式，早期病变也可以切除活检。

（2）X线检查：同"舌癌"。

（3）CT/MRI检查同"舌癌"。

（4）胸部影像检查同"舌癌"。

【治疗原则】

唇癌分化程度好，生长缓慢，区域淋巴结转移率低，大多数患者就诊时尚处于临床早中期，单纯手术治疗预后较好；对于少数晚期病例应坚持以手术为主的综合治疗原则。

**1.手术治疗**

（1）原发肿瘤手术行根治性切除术：红唇切除范围应包括周围的癌前病变。对于局限于唇红区的表浅病变，可行红唇剥除术；对于侵犯口轮匝肌、唇红缘或小范围皮肤的病变，可行楔状切除或矩形切除；对于侵袭广泛的病变应行广泛切除术，包括受累的面部皮肤、颌骨、鼻等结构。

（2）颈部处理：中早期唇癌的颈淋巴结一般不行选择性颈清扫术，可严密观察。cN+者应行治疗性颈清扫术，术式根据具体转移情况选择，以择区性或改良根治性为主。

（3）整复手术：唇对外形的影响很大，手术缺损应同期即刻修复。修复原则是尽量利用两侧残余唇和颊组织进行修复，以期重建口轮匝肌功能和唇的外形。

－红唇缺损：利用唇内侧的颊黏膜外推修复，或舌黏膜瓣修复。

－唇1/3缺损：直接缝合。

－唇1/2缺损：直接缝合＋单/双层口角开大术。

－唇2/3缺损：各种邻位组织瓣修复，如扇形瓣、滑行推进瓣、鼻唇沟瓣等。

－全唇缺损：单/双层鼻唇沟瓣。

－大型缺损：对于伴有面部皮肤和（或）颌骨的广泛缺损，邻位组织瓣已不能满足修复需求，可采用带蒂/血管化组织瓣修复。

**2.放射治疗**

（1）对于因各种原因不能手术的早中期患者，可行根治性放疗。

（2）对于手术治疗后存在不良预后因素的患者，应行辅助放疗。

**3.全身治疗**

仅有少数晚期病例需要全身治疗，治疗原则同"舌癌"。

# 第七节　口咽癌

口咽癌是指发生在舌根部、软腭、扁桃体及咽喉壁黏膜的癌性病变。此处主要论述发生在舌根、软腭的肿瘤。这些部位的肿瘤与口腔癌的诊治有较为密切的关系。口咽癌主要为鳞状细胞癌，其次为唾液腺癌。

【诊断标准】

**1.临床表现**

（1）局部症状：早期症状轻微，多为口咽部异物感，易被患者忽视。疾病进展期主要症状为疼痛，逐渐加重，并向同侧耳颞部放射，影响吞咽。

（2）体格检查：鳞状细胞癌常表现为起源于黏膜的溃疡型或浸润型肿块。唾液腺癌常表现为起源于黏膜深方的肿块，边界不清，触痛明显（腺样囊性癌）。口咽部解剖结构毗邻关系复杂，位置深在，患者就诊时，癌瘤常进展为广泛侵犯，同时累及舌根、舌体，软腭和咽侧壁等结构。患者伴随吞咽困难、言语不清等功能障碍。鳞状细胞癌颈淋巴结转移发生早、发生率高，且转移较广泛，很多患者为双侧颈淋巴结转移。转移淋巴结多为颈深上、中淋巴结。唾液腺癌除少数类型（低分化黏液表皮样癌、导管癌、未分化癌等）外，区域淋巴结转移较少见，相反血行性转移更常见，最常转移至肺部。

**2.辅助检查**

（1）活组织检查确诊需要病理诊断。常采用切取活检方式，对于外生型肿瘤也可以钳取活检。

（2）间接镜/纤维镜检查借助间接喉镜或纤维鼻咽喉镜，可以在直视下，更好地评价肿瘤的后界，以及与会咽、喉等结构的关系。

（3）X线检查：曲面断层片检查可用来评估颌骨的一般情况。

（4）CT/MRI检查：同"舌癌"。

（5）胸部影像检查：同"舌癌"。

（6）PET-CT检查：同"舌癌"。

（7）HPV检测：HPV检测和p16免疫组化染色，虽然不能指导治疗，但有预后价值：HPV（+）和p16（+）患者预后更好。

【治疗原则】

以多学科综合治疗为原则，依照患者病期进行个体化治疗方案设计。口咽癌比口腔癌预后差，治疗更复杂，手术在口咽癌治疗中权重相对减弱，放疗和全身治疗权重增加。具体治疗方案不再赘述，请参考专业的临床实践指南。

# 第八节　皮肤癌

面部皮肤是全身皮肤的暴露部分，发生在面部的皮肤癌是全身皮肤癌的一部分，因颜面部皮肤是人体外貌最为重要的部分，故面部皮肤癌的治疗有其特殊性，尤其是在缺损整复方面，显得更为突出。面部皮肤癌以基底细胞癌和鳞状上皮癌为常见，其次是恶性黑色素瘤，其他尚有汗腺癌等。本节重点讨论基底细胞癌、鳞状细胞癌和汗腺癌，恶性黑色素瘤单设章节论述。

【诊断标准】

**1.临床表现**

（1）基底细胞癌是颜面部皮肤癌中最常见者，易发于60岁以上老人，病变多位于面中1/3部，如眶周、鼻、耳前等。肿瘤生长缓慢，长期无自觉症状。特征性临床表现为损害周边可见珍珠样隆起，表面常有毛细血管扩张。临床上有结节型、色素型、浅表型和硬斑样型四种类型。基底细胞癌恶性程度较低，一般不发生区域淋巴结转移。

（2）鳞状细胞癌多发生于皮肤暴露部位，头颈部皮肤鳞癌占全身皮肤鳞癌的75%。呈外突菜花状或溃疡型肿块。区域淋巴结转移不常见，肿瘤大、分化差者可出现淋巴结转移，常转移至耳前、下颌下及颈深上淋巴结。

（3）汗腺癌多系汗腺良性肿瘤恶变而来。表现为单个或多个无痛结节，圆形或不规则分叶状，潮红或紫红色，质硬，与皮肤粘连，偶可破溃。汗腺癌易发生区域淋巴结转移，并可出现血行性转移，首先转移至骨，其次为肺及远处皮下。

**2.辅助检查**

（1）活组织检查：确诊需要病理诊断。常采用切取活检方式，早期病变也可以切除活检。

（2）CT/MRI：对于晚期病例，头颈部增强CT/MRI检查可以更准确评估癌瘤的局部侵袭和区域转移范围。

（3）胸部影像检查：同"舌癌"。

（4）PET-CT：若有指征，可行PET-CT全身检查。

**【治疗原则】**

治疗方法较多，可酌情选择，但手术治疗为主要治疗方法。

**1.手术治疗**

（1）原发肿瘤手术：以下情况应首选手术切除：①基底细胞癌；②汗腺癌；③局限性鳞癌病变，切除后易于修复，功能及美容影响小者；④骨骼受累者；⑤复发或放疗未控制者。

（2）区域淋巴结处理：区域淋巴结阳性时，应作颈淋巴清扫术；临床阴性时，原则上不作选择性颈淋巴结清扫术。

（3）整复手术：面部皮肤癌外科治疗中，形态美学是必须给予高度重视的一个基本问题。肿瘤切除后缺损的常用整复方法包括直接缝合、游离植皮、局部皮瓣和远位皮瓣转移等。只要条件允许，直接缝合是可以达到最佳整复效果的首选方法。其次应选择局部皮瓣整复。皮片和远位皮瓣的应用并无明确的适应证，应根据多种相关因素综合考虑。

**2.放射治疗**

（1）根治性放疗：鳞癌对放疗比较敏感，效果较好，适用于骨骼未受累的病变，特别是分化较差者。基底细胞癌和汗腺癌对放疗敏感性较差，不宜首选根治性放疗。

（2）辅助放疗：对于手术后存在不良预后因素者，应行辅助放疗。

**3.冷冻治疗**

利用液氮使肿瘤细胞内水分结冰，尔后溶化，反复几个周期，使肿瘤破坏。适用于小而表浅的鳞癌或基底细胞癌。多发性皮肤癌或经过其他方法治疗后复发的表浅病变更适合冷冻治疗。

**4.激光治疗**

用$CO_2$激光使瘤组织炭化而达到治疗的目的，适用于小而表浅的鳞癌或基底细胞癌。

# 第九节 上颌窦癌

上颌窦癌是指来源于上颌窦黏膜的癌性病变，以鳞状细胞癌最常见，约占

90%，此外还有腺源性上皮癌、未分化癌等。

**【诊断标准】**

**1.临床表现**

上颌窦位于上颌骨正中，与周围结构毗邻关系复杂。上颌窦癌的症状和体征也相应呈现多样化特点，具体临床表现与肿瘤发生部位和病期密切相关。

（1）早期肿瘤在窦内生长，尚未破坏黏膜基底层时，常无明显自觉症状。

（2）发生于或累及上颌窦下壁者，易侵犯上颌牙槽突，出现牙齿松动、疼痛。当误诊拔牙时，牙槽窝不愈，可有异常分泌物或肿瘤组织突出。

（3）发生于或累及上颌窦前外壁者，出现面部及龈颊沟肿胀，肿瘤易突破窦壁后侵犯皮肤，导致皮肤破溃。

（4）发生于或累及上颌窦内壁者，易突入鼻腔出现鼻塞、异常分泌物、鼻出血等症状，阻塞鼻泪管后还可出现溢泪。

（5）发生于或累及上颌窦上壁者，可出现眼球突出、运动受限、复视等，并伴眶下区麻木。

（6）肿瘤发生于或累及上颌窦后壁者，因翼突、翼肌、翼腭窝受侵，可出现开口受限、头疼等症状；累及咽鼓管时，常伴耳鸣重听。

（7）晚期上颌窦癌可出现上颌窦各壁及毗邻结构如筛窦、颅底和颧骨等受侵，导致相应症候群。特别需要指出的是：在临床上颌窦癌的病例中，多是一个壁为主多壁不同程度受侵的病例。

（8）上颌窦癌的区域淋巴结转移率较低，约为10%~20%，常转移至下颌下或颈深上淋巴结。

（9）晚期上颌窦鳞癌或腺样囊性癌等腺源性癌可出现血行性转移，最常见转移部位为肺。

**2.辅助检查**

（1）活组织检查：确诊需要病理诊断。推荐首选经鼻腔的鼻咽纤维镜辅助下活检，也可经口腔直视的切取活检。

（2）X线检查：同"腭癌"。

（3）CT/MRI：同"舌癌"。

（4）PET-CT：同"舌癌"。

**【治疗原则】**

强调多学科综合治疗原则，"手术+术后放疗 ± 化疗"是目前公认的上颌窦癌标准治疗方案。

**1.手术治疗**

（1）原发肿瘤手术对所有T分期的上颌窦癌进行完整的手术切除是治疗的关

键。对于上颌窦癌，应注意Ohngren平面（平眼内眦至下颌角连线所穿过上颌窦形成的假想平面）对手术与预后的提示意义：该平面以下为上颌窦的下部结构，肿瘤主要累及上颌窦下壁、内壁和前壁，手术比较容易完整切除肿瘤，预后较好；该平面以上为上颌窦的上部结构，肿瘤主要累及上颌窦上壁和后壁，手术常难以完整切除肿瘤，预后较差。

*上颌窦下部结构受侵：行保留上颌窦上壁（眶底）的上颌骨次全切除术，同时刮除窦内残留的上颌窦黏膜。

*上颌窦上部结构受侵：行包括切除眶底在内的上颌骨全切除术。

*上颌骨周围结构受侵：如皮肤、眼内容物、翼突等结构受侵，应行包括切除受侵结构在内的上颌骨扩大切除术。

（2）颈部处理：区域淋巴结阳性时，应作颈清扫术，术式以择区性或改良根治性为主；未及淋巴结肿大者，原则上不作选择性颈清扫术。

（3）整复手术：上颌骨是面中份的基石，参与构成面中份各个基本结构。由于其多个组成部分复杂的解剖及功能特点，使得上颌骨的重建极具挑战性。任何重建技术都要达成以下几个主要目标：①消除缺损；②恢复功能，特别是言语、吞咽和咀嚼功能；③为重要器官（如眼球、鼻、颊、上唇等）提供结构性支持；④重建外部结构的美学特征。常用的重建技术（详见第十二章第六节），包括：

*赝复体重建：属二期开放性重建技术，上部结构以封闭口鼻腔交通为主要目的，下部的义齿可以为上唇提供部分支持作用。该技术相对简单，复查时利于直视检查术区，但有封闭不严、固位困难、舒适感差、卫生清洁差等诸多缺点。

*自体带蒂/血管化软组织瓣重建：为封闭性重建技术，通常同期进行，也可二期进行。以封闭口鼻腔交通，恢复言语、吞咽功能为主要目的。后期配合义齿修复，可部分恢复咀嚼功能。

*自体血管化的骨组织瓣重建：除达到软组织瓣重建的目的之外，还可以重建上颌骨牙槽突的骨性结构，配合后期义齿种植修复，可以更好地恢复咀嚼功能。

*钛网支架植入重建：主要用来修复颧眶区的骨性构筑，钛网口内、鼻腔侧暴露部分需要有软组织充分包裹，常需与各种组织瓣修复技术结合使用。

**2.放射治疗**

对于上颌窦癌推荐首选调强放疗，以便将一些重要组织结构的照射剂量减少至最低。

（1）根治性放疗：除一些不能切除的肿瘤外，通常不推荐首选根治性放疗，根治性放疗常与全身治疗联合使用。

（2）术后放疗：上颌窦癌术后辅助性放疗适应证包括：

*鳞癌：手术完整切除原发肿瘤和/或区域转移灶后，存在不良预后因素（切

缘阳性或淋巴结包膜外受侵）者，应行原发灶和颈部的同步化放疗。

*鳞癌：$T_3$~$T_{4a}$，$N_0$，手术完整切除原发肿瘤后，不存在不良预后因素者，应行原发灶和颈部的辅助放疗。

*鳞癌：$T_1$~$T_2$，$N_0$，手术完整切除原发肿瘤后，存在神经周围侵犯者，应行原发灶的辅助放疗。

*鳞癌：$T_1$~$T_{4a}$，N+，手术完整切除原发肿瘤和区域转移灶后，不存在不良预后因素者，应行原发灶和颈部的辅助放疗。

*腺样囊性癌：除部分早期的上颌窦下部受累的病例外，其他所有分期的腺样囊性癌都应行术后辅助放疗。

### 3.全身治疗

应根据患者的特征（一般状况、治疗目的）选择个体化的化疗方案。

# 第十节 中央性颌骨癌

中央性颌骨癌是指原发于颌骨内的上皮性恶性肿瘤。组织学类型主要为鳞状细胞癌，其组织来源于牙胚成釉上皮的剩余细胞、面突融合时的残余胚胎上皮、牙源性囊肿衬里上皮等。也可见腺源性癌，可能来源于异位的唾液腺组织和牙源性囊肿上皮的黏液上皮化生。好发于下颌骨，上颌骨少见。

【诊断标准】

### 1.临床表现

（1）局部症状：疼痛、牙齿松动，继而出现下唇麻木是其典型症状。

（2）体格检查：肿块由深至浅生长（依此可以与牙龈癌鉴别），早期不易发现，随疾病进展，逐渐出现牙齿松动、移位、脱落，突破牙槽突后出现外生型肿块，呈侵袭性生长并破坏受累及的结构。中央性颌骨癌的区域淋巴结转移率在40%左右，最常转移至下颌下及颈深上淋巴结。

### 2.辅助检查

（1）活组织检查：确诊需要病理诊断。活组织检查常采用切取活检方式。早期病例易误诊为牙周炎，拔牙时若发现牙槽窝内有软组织病变，应刮取部分病变组织送检。

（2）X线检查：典型X线表现为：颌骨内形成溶骨性破坏，骨质呈虫蚀样改变，无骨膜反应，侵犯牙槽突后出现牙齿移位、脱落，病变影像呈现"底大口小"的口袋状，与牙龈癌的"口大底小"的浅碟状形成鲜明对照。

（3）CT：头颈部增强螺旋CT检查可以更准确地评估肿瘤的解剖学范围，尤其是对颌骨侵犯情况，可以从三维方向上进行评估，比平片更具优势。锥形束CT具有更高的骨组织空间分辨率，可以更清晰显示肿瘤的骨骼边界。

（4）胸部影像检查同"舌癌"。

（5）PET-CT检查同"舌癌"。

**【治疗原则】**

尽管中央性颌骨癌无公认的临床治疗指南，但专家们一致同意完整地手术切除并行术后治疗仍是该肿瘤治疗的关键。

**1.手术治疗**

（1）原发肿瘤手术：中央性颌骨癌恶性程度高，加之颌骨受侵，边界难以准确评估，所以，手术关键是要保证足够安全的骨性切缘。

中央性下颌骨癌：

*节段性切除是治疗中央性癌下颌骨的基本术式。

*下牙槽神经管受累时，切缘应在下颌孔和颏孔之外。

*一侧下颌骨受累应作半侧下颌骨切除术。

*接近或达中线者，切缘应扩大至对此颏孔前。

*侵犯对侧下颌骨者，切缘应扩大至对侧下颌孔处。

中央性上颌骨癌：手术术式同上颌窦癌。

（2）颈部处理区域淋巴结阳性时，应作颈清扫术，术式以改良根治性或根治性为主；未及淋巴结肿大者，可行选择性颈清扫术。

（3）整复手术对于下颌骨缺损，重建的基本目标是获得创口一期关闭，恢复功能和外形。目前常用的重建技术包括以下两种：

*血管化的骨组织瓣：最常用的组织瓣是腓骨肌皮瓣。

*金属板联合软组织瓣：对于无血管化骨组织瓣修复指征的患者，也可行重建钛板植入，同时行带蒂软组织瓣（如胸大肌皮瓣）或血管化皮瓣（如股前外侧皮瓣）修复。

**2.放射治疗**

（1）根治性放疗：不推荐首选根治性放疗。

（2）术后放疗：除早期病例外，均建议行术后辅助性放疗。

**3.全身治疗**

应根据患者的特征（一般状况、治疗目的）选择个体化的化疗方案。

# 第十一节　纤维肉瘤

纤维肉瘤在口腔颌面部肉瘤中较为常见，是来源于口腔颌面部纤维母细胞的恶性肿瘤，可发生自颌骨骨膜、牙周膜和口腔软组织内的结缔组织，如唇、颊、舌部。偶尔也发生于颌骨内，常见于下颌骨正中联合、下颌角及髁突部。颌骨内的纤维肉瘤多见于儿童及青年人；口腔软组织的纤维肉瘤多见于中壮年，其恶性程度取决于细胞分化情况及生长速度。

【诊断标准】

**1.临床表现**

纤维肉瘤根据发生部位不同，可有不同临床表现：

（1）口腔软组织纤维肉瘤：肿瘤呈球形或分叶状，表面紫红色，常有溃烂、出血。肿瘤侵入邻近组织，可引起骨质破坏及牙齿松动脱落。

（2）面颈部软组织纤维肉瘤：早期表现为一无痛性逐渐长大的肿块，多为圆形或椭圆形，质地中等，表面皮肤正常，界限清楚，有时与良性肿瘤不易区分。肿瘤继续发展，可迅速向周围组织浸润，波及皮肤、肌肉或骨质，发生粘连而固定，表面皮肤呈暗红色，界限变得不清楚，甚至发生破溃出血。

（3）发生自骨膜的纤维肉瘤：以肿块为主要体征，X线片上可见骨皮质呈弧形压痕。

（4）颌骨内中心性纤维肉瘤：在出现肿块之前即有持续性疼痛，有时很剧烈。原发于下颌骨者，下唇感觉异常或麻木为早期症状。逐渐发展为一硬性、有压痛的肿块，表面覆以黏膜，固定不活动。穿破骨质后引起面部畸形。X线片可显示弥漫性骨质破坏，边界不清，有的有少量新骨形成。

（5）纤维肉瘤由于血运丰富，可发生血行性转移，常转移至肺；区域淋巴结转移很少见。

**2.辅助检查**

（1）活组织检查：确诊需要病理诊断。活组织检查常采用切取活检方式。

（2）X线检查：曲面断层片检查可用来评估颌骨受累的一般情况。

（3）CT/MRI：头颈部增强螺旋CT/MRI检查可以更准确地评估肿瘤的解剖学范围。

（4）胸部影像检查：胸部平片可作为肺转移筛查的首选检查，若有指征可进一步行肺CT检查。

（5）PET-CT检查：经济条件允许者，可行PET-CT检查，有利于更准确评估晚期病例的远期转移和复发时的检查。

【治疗原则】

以手术治疗为主，因纤维肉瘤手术后极易复发，局部切除应广泛彻底，包括周围的肌肉和骨组织，缺损可选择性修复，修复方式无定式。如有淋巴结转移，应行颈清扫术。对手术标本切缘阳性者应行术后放疗以降低复发率。术后化疗虽常规应用，但是否有效尚待证实。

# 第十二节 骨肉瘤

骨肉瘤在颌骨骨源性肉瘤中最为常见，属高度恶性肿瘤。常发生于青少年，下颌骨较上颌骨多见，常见于下颌骨体部。

**【诊断标准】**

**1.临床表现**

（1）局部症状：主要症状为疼痛，早期为病变部位间歇性疼痛伴麻木，很快转变为持续性剧烈疼痛，并发射到耳颞部。

（2）体格检查：肿瘤生长迅速，破坏牙槽突及颌骨，致牙齿松动、移位、脱落。上颌肿瘤可出现鼻塞、鼻出血及眼球突出。髁突肿瘤致下颌偏斜，咬合紊乱。肿瘤突破骨皮质后，出现面部畸形。肿瘤表面皮肤紧绷发亮，静脉怒张，皮温升高，很少出现皮肤破溃，骨质破坏过多时，可出现病理性骨折。骨肉瘤易发生血行性转移，以肺部为常见，其次是骨，也可发生在肝和脑。淋巴结转移较少。

**2.实验室检查**

生化检查：约半数患者碱性磷酸酶可升高，尤其是成骨型者。

**3.辅助检查**

（1）活组织检查：确诊需要病理诊断。活组织检查常采用切取活检方式。

（2）CT检查：头颈部增强螺旋CT检查可以更准确地评估肿瘤的解剖学范围，结合X线检查（如曲面体层片）是骨肉瘤诊断、治疗和随诊最常用的影像学检查方法。

骨肉瘤典型的影像学表现包括以下三联征：①骨破坏，以溶骨性破坏为主；②骨形成，成骨呈斑块状和日光放射状。并可见层状骨膜反应及袖口状骨膜反应（Codman三角）；③软组织肿块，包绕在骨病变的周围。根据骨破坏和骨形成的比例不同，影像学表现可分为成骨型和溶骨型两类，溶骨型比成骨型恶性度更高，预后更差。

（3）胸部影像检查同"纤维肉瘤"。

（4）PET-CT检查同"舌癌"。

**【治疗原则】**

以手术治疗为主，行肿瘤合并颌骨及周围软组织的广泛切除术，术后缺损原则上应在肿瘤控制后再进行整复，但有条件时也可同期进行整复，以维持患者的生活功能，减轻患者的心理创伤。如有淋巴结转移，应行颈淋巴清扫术。术后应常规辅以化学药物治疗。

# 第十三节　恶性淋巴瘤

恶性淋巴瘤或称淋巴瘤，是原发于淋巴结和淋巴结外的淋巴组织以及单核吞噬细胞系统的恶性肿瘤，是一种全身性疾病。口腔颌面部和颈部淋巴结和淋巴组织分布丰富，是淋巴瘤的常见首诊部位。淋巴瘤在病理上分为霍奇金淋巴瘤和非霍奇金淋巴瘤两大类，发生在口腔颌面部及颈部的淋巴瘤以后者居多。按其发生部位可分为结内型和结外型，颈部淋巴瘤以结内型为多见，口腔颌面部以结外型多见。淋巴瘤可发生于任何年龄，但以青壮年为多。

【诊断标准】

**1.临床表现**

（1）局部症状：主要表现为单发或多发性肿块，生长迅速，疼痛较轻微。

（2）全身症状：患者可有不明原因的发热、盗汗、体重下降、皮肤瘙痒和乏力等全身症状。

（3）体格检查：淋巴瘤的临床表现因病变部位及范围不同而异，无特异性临床表现。结内型常为多发性，肿大的淋巴结大小不一，质地坚实而有弹性，饱满，无压痛，表面皮肤色泽正常，早期孤立、可移动，后期相互融合成团、活动受限。结外型常为单发病灶，可发生于腭部、舌根、扁桃体、鼻咽部、颊部、上颌窦、牙龈及颌骨等处。临床表现多种多样，可为炎症、坏死、肿块等。

**2.实验室检查**

完整的实验室检查包括血常规、肝肾功能、乳酸脱氢酶、$\beta_2$微球蛋白、血沉，以及骨髓穿刺细胞学和/或活检等；对于存在中枢神经系统受侵风险的患者应行腰穿，予以脑脊液生化、常规、和细胞学检查；对于NK/T细胞淋巴瘤患者，应进行外周血EB病毒DNA滴度检测。

**3.影像学检查**

（1）CT：目前仍作为淋巴瘤分期、疗效评价和随诊的最常用影像学检查方法，尽量采用增强CT。

（2）MRI：对于中枢神经系统、骨髓、肌肉的病变应首选MRI检查；对于不宜行CT增强者，可选择MRI进行进一步检查。

（3）超声：一般不用于淋巴瘤的分期。对于浅表病变治疗后随诊者具有优势，可以常规使用。

（4）PET-CT：除惰性淋巴瘤外，PET-CT推荐用于有条件者的肿瘤分期与再分期、疗效检测、肿瘤残存或复发时的检查。PET-CT对于疗效和预后预测好于其他方法，可以选择性使用。

#### 4.病理诊断

病理诊断是淋巴瘤诊断的主要手段。病理诊断的组织样本应首选切除病变或切除部分病变。淋巴瘤的病理诊断需综合应用形态学、免疫组化、遗传学及分子生物学等技术，尚无一种技术可以单独定义为金标准。

（1）形态学：不同类型的淋巴瘤具有特征性、诊断性的形态学特点。

（2）免疫组化：可用于鉴别淋巴瘤细胞的免疫表型，通过组合相关的免疫组化标记物，进行不同病理亚型的鉴别诊断。

（3）荧光原位杂交：可以发现特异的染色体断裂、易位、扩增等异常，辅助诊断与特异性染色体相关的淋巴瘤。

（4）淋巴细胞抗原受体基因重排检测技术：淋巴细胞受体基因单克隆性重排是淋巴瘤细胞的主要特征，可用于无法通过免疫组化方法来鉴别的淋巴瘤，是形态学检查和免疫组化方法的重要补充。

（5）原位杂交：如EB病毒编码小RNA检测等。

【治疗原则】

淋巴瘤以放射治疗和化学药物治疗为主，宜请肿瘤内科医师根据组织病理类型及分期有计划地进行综合治疗。

# 第十四节　恶性黑色素瘤

恶性黑色素瘤系来源于黑色素细胞的高度恶性肿瘤。在我国，发生于口腔黏膜的恶性黑色素瘤较颜面皮肤者为多。口腔内的恶性黑色素瘤常来自黏膜黑斑，颜面部皮肤的恶性黑色素瘤常在色素痣基础上恶变而来。

【诊断标准】

#### 1.临床表现

（1）颜面部皮肤恶性黑色素瘤：根据肿瘤的扩展生长方式，临床上可分为三型：

\*恶性雀斑型：较少见，常由皮肤雀斑痣发展而来，在原有病损上出现蓝黑色结节，生长缓慢，边缘不规则。

\*浅表扩展型：较常见，初起为不规则斑或斑块，黄褐色或黑褐色。恶变后色素加深，扁平，呈花边状，表面不规则，微突起，部分呈结节状，也可出现溃疡。

\*结节型：表现为黑色结节性斑块，生长较快，一开始即为垂直向生长，浸润性强。小部分病例可肿瘤生长迅速而来不及代谢产生色素而形成所谓无色素性恶性黑色素瘤。

（2）口腔黏膜恶性黑色素瘤：以硬腭、牙龈及颊部最常见。肿瘤呈蓝黑色，亦见无色素性恶性黑色素瘤。肿瘤形态大致可分为三种类型：①稍高起的色素病变，层层堆积，边缘不规则，质较脆，易出血；②结节状、乳突状或菌状肿物，有蒂，表面光滑，质软稍脆，触之易出血；③表面呈颗粒状的溃疡，杂有色素或无色素，溃疡常无硬结，不外翻。主病变以外的黏膜下，常可见小卫星状的色素斑点。有的不表现为肿块，而似中国水墨画的墨浸状。病变位于牙龈时，因牙槽骨破坏出现牙齿松动。

（3）恶性黑色素瘤常发生广泛转移，约70%早期转移至区域淋巴结。肿瘤可经血循环转移至肺、肝、脑、骨骼、全身皮肤等器官，其转移率高达40%。

**2.辅助检查**

（1）活组织检查：恶性黑色素瘤的诊断主要根据临床表现，活检可促使肿瘤加速生长、并使肿瘤播散发生远处转移，故原则上对恶性黑色素瘤不做活检，即使转移淋巴结亦不作针吸活检。对无色素性恶性黑色素瘤临床诊断常有困难，可考虑活检，确诊后应尽早手术治疗。临床上如不能区别是否为恶性黑色素瘤时，可行病灶冷冻活检，并一起完成治疗。

（2）CT：目前是恶性黑色素瘤分期、疗效评价和随诊的最常用影像学检查方法，首选增强CT。

（3）胸部检查：胸部平片检查用于初筛肺部转移灶，如有指征可进一步行肺CT检查。

（4）腹部检查：B超检查用于初筛腹内脏器转移灶，如有指征可进一步行腹部CT/MRI检查。

（5）PET-CT：经济条件允许者可选择性使用。

【治疗原则】

以外科为主的综合治疗。

**1.手术治疗**

（1）原发肿瘤手术：因其扩展范围较广，对原发灶应行广泛切除术，切除范围要比其他恶性肿瘤更广、更深。

（2）颈部处理：恶性黑色素瘤早期即有区域淋巴结转移，且转移率高，对于触及淋巴结肿大者应积极行颈清扫术，术式以根治性或改良根治性为主。对于未触及肿大淋巴结者，应根据原发肿瘤的类型和浸润深度，选择是否同期行颈清扫术。

（3）整复手术：具体请参见"面部皮肤癌"和"牙龈癌"章节相关内容。

**2.冷冻治疗**

色素细胞对低温十分敏感，且冷冻后的肿瘤组织可出现抗原性，使机体产生免疫反应，故冷冻治疗对恶性黑色素瘤也有肯定疗效。因冷冻治疗受有效深度的影响，更适用于表浅扩散型及雀斑样型病变。

**3.辅助治疗**

（1）免疫治疗：长期大剂量干扰素辅助治疗可延长中高危患者无复发生存和总生存率。

（2）放射治疗：放射治疗对恶性黑色素瘤不敏感，一般不推荐根治性放疗。术后放疗一般用于颈清扫术后或某些头颈部恶性黑色素瘤（尤其是鼻腔）者，但对提高肿瘤局部控制率的作用尚缺乏循证医学的证据。

**4.全身治疗**

晚期恶性黑色素瘤预后差，尚无有效的治疗手段，一般以内科治疗为主的综合治疗，推荐参加临床试验。近两年，晚期恶性黑色素瘤的治疗取得了突破性进展，个体化靶向治疗和免疫靶向治疗是目前的研究方向，并取得了较好疗效。

# 第十四章 唾液腺肿瘤

## 第一节 多形性腺瘤

多形性腺瘤是最常见唾液腺上皮性肿瘤，因肿瘤具有由上皮和黏液软骨样组织两种不同胚层组织混合构成的特点，故又称混合瘤。

【诊断标准】

**1.临床表现**

（1）多见于青壮年，女性略多于男性。

（2）80%~90%发生于腮腺，其次为腭腺、下颌下腺及颊腺，其他部位如唇、舌等口腔黏膜小唾液腺较少见。

（3）肿瘤生长缓慢，一般无自觉症状。

（4）腮腺多形性腺瘤大多位于耳屏前及耳垂周围的腮腺浅叶内，表现为界限清楚、质地中等、可活动、表面结节状生长的肿物。约10%的肿瘤发生于腮腺深部，位于下颌骨升支后内侧，活动度较小，或向咽侧壁和软腭突出，易误诊为咽旁肿瘤。

（5）小唾液腺发生的多形性腺瘤常为黏膜下无痛性肿物。腭部小唾液腺多形性腺瘤多位于硬软腭交界处或软腭，覆盖黏膜颜色正常，肿物较大时黏膜表面可形成创伤性溃疡。

（6）当肿瘤迅速增大，出现疼痛，肿块固定，或伴有面瘫时，应考虑肿瘤发生恶变。但有的肿瘤生长加快，不一定有恶变。

**2.辅助检查**

（1）活组织检查：多形性腺瘤，多数根据临床表现可做出良性肿瘤的诊断，因其有易种植复发的特点，通常不建议行术前活组织检查，必要时可在术中做冷冻切片检查。对于部分怀疑恶变或与低度恶性肿瘤难以鉴别的病例，可行术前细针吸取细胞学检查。

（2）B超检查：对发生于腮腺浅叶或下颌下腺的多形性腺瘤可作为常规检查，B超表现无特征性，常为良性占位表现。

（3）CT检查：对于发生于腮腺深叶或腭部小唾液的多形性腺瘤应首选CT检查，以便明确肿瘤范围和毗邻关系。多形性腺瘤CT表现呈现多样化特点，但都不具特征性。

**【治疗原则】**

多形性腺瘤的治疗原则为完整手术切除。完整切除的含义是指在肿瘤包膜外正常组织处切除，不能做沿肿瘤包膜外的单纯摘除（剜除术），更不允许分块切除或切破肿瘤。具体切除情况视肿瘤不同部位而异。

**1.腮腺多形性腺瘤**

手术行保留面神经的肿瘤完整切除术，根据肿瘤位置和大小，可有三种术式：

（1）肿瘤及瘤周部分腮腺切除术：这一术式不同于剜除术，它是在正常腮腺内切除肿瘤，因而可避免肿瘤包膜破裂及肿瘤的残存，具有根治作用。适用于体积较小的多形性腺瘤。配合个体化设计的耳周小切口，可以明显提高美观效果。

（2）解剖面神经的腮腺及肿瘤切除术：是治疗腮腺肿瘤的标准术式，适用于肿瘤体积较大或位置较深的多形性腺瘤。采用S形切口，对于位于腮腺浅叶的肿瘤，一般切除浅叶即可，位于深叶者一般行保留面神经的全腮腺切除术。

（3）经下颌升支内侧的腮腺肿瘤切除术：当源于腮腺深叶的多形性腺瘤突向咽旁或颞下窝时，不应经口内咽旁作剜除术，应行S形切口＋下颌骨劈开入路的肿瘤完整切除。通常肿瘤与腮腺浅叶无关，可保留浅叶及腮腺导管等结构，面神经适当解剖后仔细保护。术后将劈断的下颌骨重新复位、固定。为避免损伤下牙槽神经，下颌骨劈开的位置可前移至颏孔前。

**2.下颌下腺多形性腺瘤**

标准术式是行包括下颌下腺的肿瘤完整切除术。对于部分源于下颌下腺外下部的小的多形性腺瘤，也可行肿瘤及瘤周部分腺体的切除术，可避免术区明显凹陷畸形，并能保留腺体功能。

**3.小唾液腺多形性腺瘤**

应在肿瘤外缘0.5cm处连同表面黏膜一并切除。发生在腭部者应自骨面掀起而不保留骨膜，如骨膜受累应去除邻近薄层骨组织。

**4.复发性多形性腺瘤**

手术治疗比较复杂，复发灶局限者宜局部切除；复发灶范围较大者，可作较大范围切除，但不应扩大至尚未见复发瘤的"正常"区域。面神经应尽量保留，确实无法保留者，应同期行神经吻合或移植。

# 第二节　沃辛瘤

沃辛瘤（Warthin tumor）又名腺淋巴瘤或乳头状淋巴囊腺瘤，组织发生和淋巴结有关，发生率仅次于多形性腺瘤。

【诊断标准】

沃辛瘤是唾液腺良性肿瘤中最具特色的，也是较容易诊断的肿瘤。

**1.临床表现**

（1）多见于中老年男性患者，男与女之比约为6∶1。

（2）病人常有吸烟史。

（3）可有消长史，这是因为沃辛瘤由肿瘤性上皮和大量淋巴样间质所组成，淋巴样间质易发生炎症反应。

（4）好发于腮腺后下极。

（5）肿瘤呈圆形或卵圆形，表面光滑，质地较软，可有弹性感。

（6）肿瘤常呈多发性，约12%患者为双侧腮腺发生，也可以在一侧腮腺出现多个肿瘤。

（7）术中可见肿瘤呈紫褐色，剖面可见囊腔形成，内含干酪样或黏稠液体。

**2.辅助检查**

（1）活组织检查：沃辛瘤临床表现特征明显，多据此即可做出诊断，无需活检术。对不能明确诊断者，可行术前细针吸取细胞学检查，必要时可在术中做冷冻切片检查。

（2）B超检查：可作为常规检查，应行双侧腮腺检查，可辅助明确多发肿瘤的数目，避免漏诊。

（3）CT检查：螺旋CT增强扫描时，肿瘤可出现明显强化，但不具特征。

（4）$^{99m}$Tc核素扫描检查：$^{99m}$Tc核素扫描为热结节，具有特征性。

【治疗原则】

沃辛瘤的治疗为手术切除。由于肿瘤常位于腮腺后下极，应行连同肿瘤以及周围0.5cm以上正常腺体组织切除的腮腺部分切除术，尤其要切除腮腺后下部及其周围的淋巴结，以免出现新的肿瘤。

# 第三节　黏液表皮样癌

黏液表皮样癌是唾液腺最常见的恶性肿瘤，病理学上分为高分化、中分化和低分化三种类型。高分化黏液表皮样癌预后较好，低分化者预后差。

【诊断标准】

**1.临床表现**

（1）多见于腮腺，其次为下颌下腺。发生于小唾液腺时多见于腭腺，其次为磨牙后腺。

（2）高分化黏液表皮样癌（低级别）比较常见，与多形性腺瘤表现相似，为无痛性肿块，生长缓慢，病程较长。发生于腮腺者，肿瘤形态不规则，质地较硬，活动度较差，在术中可见肿瘤无包膜或包膜不完整，与周围腺体组织无明显界限，面神经可与肿瘤粘连，甚至被肿瘤包裹，很少出现面瘫症状。区域淋巴结转移率较低。

（3）低分化黏液表皮样癌（高级别）比较少见，多见于腮腺，为恶性肿瘤表现：肿瘤生长迅速，病期短，可有疼痛，边界不清，与周围组织粘连固定，肿瘤常累及面神经出现面瘫症状。发生于下颌下腺者可出现舌肌萎缩、伸舌偏斜等神经受侵症状。区域淋巴结转移率较高，且可出现血行性转移。

（4）位于腭部及磨牙后区者，肿瘤有时可为囊性且表面黏膜呈浅蓝色，易误诊为囊肿。

**2.辅助检查**

（1）活组织检查：腮腺高分化黏液表皮样癌易误诊为良性肿瘤，必要时可于术前行细针吸取细胞学检查，也可在术中做冷冻切片检查。低分化黏液表皮样癌临床上恶性肿瘤表征明显，应于术前行活检术明确诊断，活检方式可选择粗针穿刺活检或切取活检。发生在舌下腺或小唾液腺的黏液表皮样癌，尤其是体积较大者，常需切取活检。

（2）CT/MRI检查：是黏液表皮样癌分期、疗效评价和随诊的最常用影像学检查方法。

（3）胸部影像检查：胸部平片是筛查肺转移的常规检查，若有指征可进一步行肺CT检查。

（4）腹部检查：腹部B超是初筛腹内脏器转移的常规检查，如有指征可进一步行腹部CT/MRI检查。

（5）PET-CT：对于低级别的黏液表皮样癌，有经济条件的患者可进行全身PET-CT检查，对于发现转移灶、肿瘤残留和复发以及放化疗疗效评价优于其他影像学检查方法。

**【治疗原则】**

包括黏液表皮样癌在内的唾液腺恶性肿瘤的主要治疗方法为充分、恰当地手术切除。需要仔细地制定手术方案并按方案执行。特别是发生在腮腺的恶性肿瘤，因为面神经穿过其中，如何恰当处理面神经，是唾液腺癌治疗的一大挑战。腮腺深叶恶性肿瘤常会包绕颈部大血管，甚至侵犯颅底，需谨慎处理。

**1.原发肿瘤手术**

（1）肿瘤<4cm：手术完整切除，对于发生于腮腺的肿瘤，手术切除方式类似良性肿瘤，不追求腺体组织的广泛切除，同时解剖保存面神经。

（2）肿瘤≥4cm，或腮腺深叶肿瘤根据肿瘤发生的不同部位，制定手术方案：

＊腮腺浅叶肿瘤：行腮腺切除术，以解剖面神经切除腮腺浅叶为主，如果面神经被肿瘤包裹不能分离，应行牺牲面神经的肿瘤整块切除，皮肤等结构受侵时一并切除。

＊腮腺深叶肿瘤：行全腮腺切除术，常需行牺牲面神经的全腮腺整块切除，颌骨、乳突、外耳道受侵时一并切除；如果肿瘤侵及颈部大血管，或侵犯颅内结构，手术已无完整切除可能。

＊其他唾液腺肿瘤：完整切除腺体和受侵组织。

**2.颈部处理**

$cN_0$者观察随访；cN+者行颈清扫术，术式应为改良根治或根治性。

**3.面神经处理**

（1）面神经未受侵或可以分离者应保留面神经；

（2）术前已有面瘫或术中面神经受侵不能分离者，应牺牲面神经。对面神经损伤的手术治疗有以下几种技术：

＊神经吻合术：是面神经外科修复手术的基本技术，适用于面神经缺损短、直接缝合无张力者。

＊自体神经移植术：即在面神经缺损区移植一段自体感觉神经来恢复受损面神经的连续性。适用于面神经缺损长，无法直接缝合者。自体神经可来自于耳大神经、腓肠神经等。

＊邻位其他运动神经转接术：指应用舌下神经、副神经或咬肌神经等其他面神经的邻位运动神经转位修复面神经的方法。适用于或面神经根部缺损不能暴露者。该技术需要牺牲转位神经的功能，有较严重并发症，目前临床研究较多的是应用咬肌神经进行转接。

**4.术后治疗**

（1）肿瘤完整切除者根据有无不良预后因素进行区别治疗，不良预后因素包括：①病理为中或高分化；②切缘阳性或离切缘较近；③神经或神经周围受侵；④淋巴结转移；⑤淋巴管/血管受侵。

＊有不良预后因素：行辅助放疗或化/放疗。

＊无不良预后因素：观察随访。

（2）肿瘤未完整切除者是指肉眼肿瘤残留，且无进一步肿瘤切除可能。应进行根治性放疗或化/放疗。

# 第四节  腺样囊性癌

腺样囊性癌是具有腺上皮、肌上皮细胞双相分化特点的、病程缓慢，但长期预后不佳的唾液腺恶性肿瘤。其发病率仅次于黏液表皮样癌，过去称为圆柱瘤。病理结构上分为腺样/管状型和实性型，前者分化较好，后者分化较差。最常见于腭部小唾液腺与腮腺，其次为下颌下腺。发生于舌下腺的肿瘤多为腺样囊性癌。

【诊断标准】

腺样囊性癌是唾液腺恶性肿瘤中最具特色的，有着显著的临床特点。

**1.临床表现**

（1）长病程性：肿瘤多数发展较为缓慢，自然病程较长，有明显的人瘤共存现象。

（2）嗜神经性：肿瘤极易侵犯神经，因此常有明显神经症状，如疼痛、麻木、面瘫、舌麻木、伸舌偏斜等。有的患者在发现肿块之前，可仅表现为疼痛、麻木等神经症状。肿瘤侵犯神经后易沿神经扩散。腭部肿瘤可沿腭大神经扩散到颅底；舌下腺或下颌下腺肿瘤可沿舌神经扩散到颞下窝。

（3）强侵袭性：肿瘤侵袭性很强，与周围组织无界限，肉眼看来正常的组织，在显微镜下常见瘤细胞浸润，有时甚至可以是跳跃性的。侵犯骨骼肌后易沿肌肉纤维走行扩展，手术中很难确定正常周界。

（4）嗜骨性：肿瘤易侵犯骨骼，进入骨髓腔，沿着骨髓腔浸润，常为散在的瘤细胞团，脱钙不明显时，在X线片上常无明显的骨质破坏。下颌骨受侵时，肿瘤还可沿骨膜扩展。因此不能根据有无骨质破坏来判断颌骨有无受侵。

（5）高远处转移性：肿瘤易侵入血管，造成血行性转移，转移率高达40%以上，是口腔颌面部恶性肿瘤中远处转移率最高的肿瘤之一。转移部位以肺最常见，可在就诊时即有转移，但多数发生在原发灶手术切除以后。出现转移的时间可早可晚，晚者甚至达数年。出现肺转移者，除非侵犯胸膜，出现胸水，一般无明显自觉症状。患者可长期带瘤生存，平均生存期可达3年，有的患者可达十几年。有的患者可转移至肝、脑、骨骼等部位。出现多系统转移者，生存期较短。

（6）低淋巴转移性：肿瘤区域淋巴结转移率相对较低。但位于舌根的肿瘤较易发生颈淋巴结转移。下颌下腺及舌下腺肿瘤常直接侵犯淋巴结，非瘤栓转移。

**2.辅助检查**

（1）活组织检查腺样囊性癌特点鲜明，对于有经验的医师，典型的腺样囊性癌可有初步判断，但确诊需要病理诊断。可行细针吸取细胞学检查，也可行切取活检。对于腭部不明原因疼痛、麻木的患者，应考虑腺样囊性癌的可能，可积极切除活检，明确诊断。

（2）CT/MRI检查：是腺样囊性癌分期、疗效评价和随诊的最常用影像学检查方法。

（3）胸部影像检查：胸部平片是筛查肺转移的常规检查，若有指征可进一步行肺CT检查。

（4）腹部检查：腹部B超是初筛腹内脏器转移的常规检查，如有指征可进一步行腹部CT/MRI检查。

（5）PET-CT检查：腺样囊性癌侵袭性强，边界难以确定，且有高远处转移性，有经济条件的患者推荐进行全身PET-CT检查，对于发现转移灶、辅助确定肿瘤范围优于其他影像学检查方法。

【治疗原则】

腺样囊性癌治疗的基本原则与黏液表皮样癌相同。具体治疗设计中，还需结合腺样囊性癌的特点，注意以下几点不同：

1.肿瘤易沿神经扩散，手术时注意追踪性切除神经，尽可能做到切缘阴性。

2.肿瘤侵袭性强，与周围组织界限不清，手术常很难确定正常周界，术中宜做冰冻切片检查，以确定周界是否正常。

3.一般不必做选择性颈清扫术，但舌根部肿瘤宜同期行颈清扫术。

4.肿瘤常不易切净，包括所有临床分期术后一般均需配合辅助放疗。

5.在提高肿瘤局部控制方面，碘-125粒子组织间永久性植入近距离放疗的疗效较好。

6.腺样囊性癌除实性型外，一般生长缓慢，病人可长期带瘤生存。因此，即使出现肺转移，仍可考虑进行原发灶手术治疗。

# 第五节　多形性腺瘤癌变

多形性腺瘤癌变又称恶性混合瘤，包含3个病理学实体：癌在多形性腺瘤中、癌肉瘤和转移性多形性腺瘤。癌在多形性腺瘤中占绝大多数，癌肉瘤和转移性多形性腺瘤只占很少数。

【诊断标准】

**1.临床表现**

（1）主要发生于腮腺，其次为腭部小唾液腺和下颌下腺。

（2）长期存在的多形性腺瘤突然增大加快，活动受限或固定，伴疼痛、神经受侵等症状。复发肿瘤的恶变可见肿瘤呈多源发性。

（3）癌肉瘤一开始表现为恶性，病程短，发展快，与其他高度恶性肿瘤临床表现相似。

（4）转移性多形性腺瘤从发现原发瘤到出现转移灶之间的间隔时间较长，转移前原发瘤有多次复发，并出现恶性肿瘤表现。转移灶以骨最常见，其他部位为肺、淋巴结及肝。

（5）可发生颈部淋巴结转移。

**2.辅助检查**

（1）活组织检查是多用于长期存在或多次复发的多形性腺瘤恶变而来的恶性肿瘤，当肿瘤出现生长加快并伴明显症状时，应高度怀疑癌变可能。但一部分快速变大的肿瘤也可无癌变，所以最终确诊应依据病理。术前行细针吸取细胞学检查，一般不做术前切取活检，必要时可在术中做冷冻切片检查。

（2）CT/MRI检查：是临床分期、疗效评价和随诊最常用影像学检查方法。

（3）胸部影像检查：胸部平片是筛查肺转移的常规检查，若有指征可进一步行肺CT检查。

（4）腹部检查：腹部B超是初筛腹内脏器转移的常规检查，如有指征可进一步行腹部CT/MRI检查。

（5）PET-CT：有经济条件的患者可进行全身PET-CT检查，对于发现转移灶、判断复发肿瘤的解剖学范围优于其他影像学检查方法。

**【治疗原则】**

1.癌在多形性腺瘤中基本同唾液腺低度恶性肿瘤手术原则。

2.癌肉瘤同高度恶性肿瘤，需大块根治性切除，一般不保留面神经，可行选择性颈淋巴清扫术及术后辅以放疗。

3.转移性多形性腺瘤的原发灶，应积极进行手术；转移灶能手术切除者，也应进行手术。

# 第六节　腺泡细胞癌

腺泡细胞癌是至少有部分细胞向浆液性腺泡细胞分化、胞质含酶原颗粒的唾液腺上皮性恶性肿瘤。该肿瘤是儿童原发性唾液腺恶性肿瘤中常见的类型，也是最常见的双侧唾液腺恶性肿瘤。腺泡细胞癌位于唾液腺恶性肿瘤谱中恶性程度低的一端，是很有特点的肿瘤。

**【诊断标准】**

**1.临床表现**

（1）主要发生在腮腺，其中少数可发生于双侧腮腺。偶见于下颌下腺及小唾液腺。

（2）好发于女性，女性与男性比为2∶1。发病年龄较其他唾液腺癌年轻，有相当一部分患者的年龄在30岁以下。

（3）肿瘤生长较慢，病程一般较长，平均3年，最长的达40年。

（4）主要表现为圆形或卵圆形无痛性肿块，肿瘤质地中等偏硬，活动度好，临床易误诊为良性肿瘤。少数生长较快，伴疼痛，肿块活动受限。

（5）部分病例有明显囊性感，临床上易误诊为囊肿。

（6）少数可发生颈部淋巴结转移或远处转移。

**2.辅助检查**

根据肿瘤发生部位、大小，可选择B超、CT、MRI检查。术前可做细针穿刺细胞学检查。一般不做术前切取活体组织检查，必要时在术中做冷冻切片检查。

【治疗原则】

腺泡细胞癌是低度恶性肿瘤，生长缓慢，部分可有包膜。但呈浸润性生长者，可致死，病期可蔓延很多年。手术彻底切除预后良好。具体治疗原则请参考"黏液表皮样癌"。

# 第十五章 颞下颌关节疾病

## 第一节 颞下颌关节紊乱病

颞下颌关节紊乱病是指累及颞下颌关节和（或）咀嚼肌群，具有相关临床问题的一组疾病的总称，包括咀嚼肌疾病、关节盘移位、滑膜炎和骨关节病四大类，原称为颞下颌关节紊乱综合征。发病因素复杂，咬合异常、结构发育异常、精神心理因素、创伤为本病的主要致病因素，也与免疫学因素、偏侧咀嚼习惯、夜磨牙、紧咬牙及其他口腔不良习惯有关。本病临床主要症状包括开闭口运动及咀嚼时关节区及（或）关节周围肌群疼痛、开口受限等关节运动障碍、关节内弹响或杂音，可伴有头痛耳鸣等其他症状。

### 一、肌筋膜疼痛

【诊断标准】

1.主诉：颌面骨、颞面部、耳前区或耳内静息时或下颌功能运动时疼痛。

2.下列部位压诊，有三处以上痛觉敏感（左右侧独自计数）。颞肌前、中、后束、咬肌起始处、咬肌体部、咬肌终止部、颌后区、下颌下区、翼外肌（口内）、颞肌肌腱（口内）。至少有一处压痛位于主诉疼痛侧。

【治疗原则】

1.尽可能找出肌筋膜痛的致病因素，对症治疗的同时强调对致病因素的干预，如创伤、咬合不良、应激、生活事件、口腔习惯等。

2.肌筋膜痛应早期给予合理的治疗，一旦变成慢性，往往伴有焦虑或抑郁等心理问题，对各种治疗效果变得不理想。

3.物理治疗和药物治疗首选。药物有非甾体类消炎止痛药（消炎痛、布洛芬、双氯芬酸钠、美洛昔康等）、小剂量三环类抗抑郁药阿米替林或肌肉松弛剂。

4.如有明确的扳机点可行局部喷雾或局麻药注射。

5.一些类型的咬合垫对肌肉疼痛有效。

6.如有开口受限，可配合姿势和肌功能训练如开口训练等。

## 二、可复性关节盘前移位

### 【诊断标准】

1.关节弹响，开闭口运动或前伸侧向运动有关节弹响，连续检查3次出现2次以上。

2.必要时可行关节造影或磁共振（MRI）检查，可见关节盘前移位，开口时恢复正常盘－突位置关系。

3.一般无疼痛，但当伴发肌肉韧带损伤或滑膜炎时，则可有咀嚼肌疼痛或滑膜炎的相应临床表现和体征。

### 【治疗原则】

1.如果仅有弹响，无疼痛和开口障碍，可不必进一步治疗，特别是成年人或弹响病史很长的患者。要进行相关的治疗教育，或必要的功能训练。

2.对于青少年关节弹响患者或进展有关节盘绞锁开口障碍发生时，可考虑定位咬合垫治疗。定位咬合垫是目前最有效的保守治疗方法，对于病史短、开口初期弹响、弹响声大的患者，有很好的治疗效果。但要向患者交待，咬合垫治疗后复发机会大。

3.一般不建议外科手术治疗，如弹响等症状明显影响患者的生活质量，又不能进行咬合垫治疗的，可行关节镜下关节盘复位治疗。

4.合并咀嚼肌疼痛或滑膜炎者，应进行相应的治疗，以缓解疼痛症状。

## 三、不可复性关节盘前移位

### 【诊断标准】

1.一般曾有典型的关节弹响史，继而有间断性关节绞锁史，进一步发展则弹响消失，开口受限。

2.开口或前伸时下颌偏向患侧，触诊患侧髁突滑动明显减低。

3.可有关节区开口或咀嚼疼痛。

4.关节造影或MRI检查可见关节盘前移位，开口时髁突运动受限，关节盘仍位于髁突的前方。

### 【治疗原则】

1.急性期（2~3个月内）的不可复性关节盘前移位，通常有明显的开口受限，可在关节腔局麻下试行手法复位，再按可复性盘前移位的治疗方法戴下颌前伸位定位咬合垫。

2.如果不能复位或病程超过2~3个月的，有开口受限和疼痛症状的，可以行关节腔冲洗术，局麻下生理盐水关节腔冲洗扩张。治疗后要嘱患者开口训练2~3周，有疼痛症状者术后口服非甾体类消炎止痛药。必要时可关节腔内注射泼尼松龙或透明质酸钠。

3.如开口受限等症状不明显，可药物、理疗、封闭等对症处理，结合开口训练等康复治疗，也有很好的预后。

4.上述治疗无效者，或病程较长、症状严重者，可在关节镜下行关节松解、关节盘复位术或作开放性关节盘复位等手术治疗。

## 四、滑膜炎

【诊断标准】

1.关节区局部开闭口或侧向运动或咀嚼时疼痛，被动开口时关节痛加重。

2.关节外侧或髁突后方有明显压痛。

3.单纯滑膜炎X线影像检查无骨关节病改变。

【治疗原则】

**1.药物治疗**

口服非甾体类消炎止痛药多有很好的效果。

**2.理疗**

可采用各种理疗设备，也可以局部冷热敷及（或）辅以中药热敷。

**3.局部封闭**

如经上述治疗无效，可单纯局麻药封闭或用泼尼松龙0.5ml加入2%利多卡因0.5ml关节腔内封闭，一般封闭一次即可，3个月内不宜重复使用。

## 五、骨关节病

骨关节病的病理基础是关节面软骨的退行性变及其软骨下骨的吸收破坏或增生硬化。分为原发性骨关节病和继发性骨关节病两种，其X线、病理改变无法区别，临床治疗原则亦基本一致。

【诊断标准】

1.颞下颌关节或颌面部肌肉疼痛或僵硬，下颌运动受限和偏斜，下颌运动时关节摩擦音较常见。

**2.影像学表现**

皮质骨破坏、骨质缺损、关节面磨平、骨质硬化、骨质增生（骨赘形成）。

【治疗原则】

**1.治疗目标**

消除或缓解症状，提高生活质量，阻止软骨和骨的进一步破坏。

**2.对症治疗为主**

口服非甾体类消炎止痛药，红外线激光等物理治疗，局部热敷等家庭自我保健。口服硫酸氨基葡萄糖可能会改善关节结构。

**3.关节腔药物注射**

关节腔内单次注射泼尼松龙0.5~1ml，对减轻疼痛、恢复正常关节功能的近期及远期效果均较好。也可选用透明质酸钠进行关节腔内注射。

4.对少数症状严重、病程迁延者，可在关节镜下行关节腔灌洗、松解及清扫术；或行开放性外科手术治疗。

# 第二节　类风湿关节炎

【诊断标准】

1.中年女性多见。颞下颌关节症状表现为关节晨起僵硬，关节局部疼痛，开口受限及关节杂音，有时可见局部肿胀。严重者可因双侧髁突骨质破坏导致渐进性前牙开𬌗。

2.有明确的类风湿关节炎病史，或全身多关节受累且符合类风湿关节炎的诊断标准。

3.X线检查可有明显的骨质破坏和广泛的骨质稀疏。髁突和关节窝均可受累，很少有成骨征象。

【治疗原则】

治疗类风湿关节炎的目的：①控制关节滑膜炎症，缓解症状；②保持关节功能和防止关节畸形；③修复受损关节，恢复功能。

1.全身应用抗类风湿药物是主要治疗方法。

2.对颞下颌关节局部症状，可采用红外线照射、水杨酸钠离子导入及蜡疗等物理治疗，也可中药外敷。

3.关节腔药物注射

可采用泼尼松龙0.5~1ml关节腔内注射，如确需重复注射，间隔时间应不少于12周。

4.上述治疗无效者，可进行关节镜手术。已发生关节强直的病例，在病变静止期可行假关节成形术。

# 第三节　颞下颌关节肿瘤

## 一、髁突骨瘤及骨软骨瘤

颞下颌关节骨瘤及骨软骨瘤常无明显自觉关节症状，部分病例可有关节疼痛、关节内杂音等。但随肿瘤逐渐长大，常有下颌向健侧偏斜，咬合关系紊乱等表现。X线检查常显示髁突上有与之相连的明确的骨性新生物。

## 二、滑膜软骨瘤病

滑膜软骨瘤病多见于中青年男性，常表现为患侧关节疼痛、酸胀、下颌运动受限、关节内杂音等，少数病例可见耳前区肿胀。许勒位片、关节侧位体层片或CT片常显示关节间隙明显增宽。在关节内存在骨化较好的游离体时，则可见关节腔内有数个大小不同的类圆形致密影像。

## 三、恶性肿瘤

颞下颌关节恶性肿瘤早期临床症状及体征可与颞下颌关节紊乱病类似。X线检查在早期亦可无明显阳性征象，或仅有关节间隙增宽，在中、晚期则可出现广泛的骨质破坏。

对于关节肿瘤的治疗应根据肿瘤性质、侵犯范围而选用手术治疗或综合治疗方法。

# 第四节　颞下颌关节强直

器质性病变导致长期开口困难或完全不能开口者，称为颞下颌关节强直。临床上分为两类：第一类是由于一侧或两侧关节内病变，导致关节内纤维性或骨性粘连，称为关节内强直，也称为真性关节强直；第二类病变是由于软组织或肌肉损伤产生的瘢痕限制了下颌运动，也称为颌间挛缩或假性关节强直。关节内强直常见的原因是创伤和化脓性炎症。关节外强直常见病因为软组织或肌肉损伤所产生的瘢痕，患者常有严重创伤史、感染史、放疗史或不正确的外科手术史。

## 一、关节内强直

**【诊断标准】**

1.开口困难表现为进行性开口困难或完全不能开口，病史一般较长。

2.面下部发育障碍畸形多发生在儿童。严重者可致阻塞性睡眠呼吸暂停综合征。

3.咬合关系错乱多见于儿童期发生强直者。

4.髁突活动度减弱或消失。

5.X线检查见关节间隙模糊或关节间隙消失，髁突和关节窝融合成大的致密团块，呈骨球状。

【治疗原则】

关节内强直的治疗需外科手术。手术方法有适用于纤维性强直的髁突切除术及适用于骨性强直的颞下颌关节成形术。

## 二、关节外强直

【诊断标准】

1.不同程度的开口困难。

2.口腔颌面部瘢痕挛缩或缺损畸形。

3.髁突活动度减弱或消失。

4.X线片上，关节骨性结构及关节间隙无明显异常征象。

【治疗原则】

关节外强直需手术治疗。手术的基本方法为切断、切除颌间挛缩的瘢痕；凿开颌间粘连的骨质，恢复开口度，用皮片或皮瓣消灭创面。

# 第五节 颞下颌关节脱位

颞下颌关节脱位指髁突脱出关节窝之外而不能自行复位。关节脱位按部位可分为单侧脱位和双侧脱位；按性质可分为急性脱位、复发性脱位和陈旧性脱位；按髁突脱出的方向、位置又可分为前方、后方、上方及侧方脱位。临床上以急性前脱位最为常见。外伤导致的髁突向上、向后及侧方移位常合并下颌骨骨折及颅脑损伤。

【诊断标准】

1.下颌运动失常，患者呈开口状，不能闭合。

2.下颌呈前伸状，两颊变平，颏部前突。双侧关节脱位则前牙明显开𬌗，后牙通常无接触。

3.耳屏前空虚，颧弓下可触及脱位的髁突。

4.单侧关节脱位者，上述症状仅见于患侧，颏点及牙齿中线偏向健侧。

5.X线片显示病变侧关节窝空虚，髁突位于关节结节前上方。

**【治疗原则】**

1.颞下颌关节急性脱位后应及时复位。复位后应限制下颌运动2~3周，可采用颅颌绷带或颌间橡皮圈牵引。

2.对于复发性脱位，为防止再脱位的发生，可进行关节腔内硬化剂注射、翼外肌肉毒素注射或采用手术治疗。

（1）硬化剂注射：关节囊注射50%葡萄糖1~1.5ml，可做重复性注射。注射后应限制下颌运动1~2个月。如无效，可选用无水酒精0.25~0.5ml或鱼肝油酸钠0.25~0.5ml作关节上腔注射，因硬化剂可造成关节组织损害，使用时应十分慎重。

（2）翼外肌肉毒毒素注射：颧弓与下颌乙状切迹三角间隙处进针3~4cm，也可以在CT影像引导下，分2~3点进针注射肉毒毒素，共计25~50单位。

（3）手术治疗：对顽固性复发性脱位或用上述方法治疗失败者，则应采取手术治疗。

# 第十六章　口腔颌面部神经疾病

## 第一节　口腔颌面部神经痛

### 一、原发性三叉神经痛

三叉神经痛分为原发性和继发性两种，临床通常所说的"三叉神经痛"特指前者，即病因不明确或有血管压迫三叉神经根者，亦称为经典性三叉神经痛。因颅内相关区域肿物、口腔颌面部疾病所致则为继发性或症状性三叉神经痛。

【诊断标准】

（一）临床表现

1.中老年人多发。

2.单侧发病为主，疼痛范围限于三叉神经支配区内，不越过中线。

3.疼痛发作频率不等，为阵发性针刺样、电击样痛，持续时间数秒至二三分钟。

4.患区存在一至多个扳击点，轻柔触及该位点立刻引起疼痛发作。

5.睡眠中不发作或很少发作，间歇期无不适。

6.头面部无器质性病变、无脑神经系统阳性体征。多数患者有牙痛的表现，三叉神经痛易与牙髓炎混淆，需仔细排查。

7.确定诊断后，定位罹患分支。判别的方法：① 依据患者的主诉判定：通过病史及检查判断疼痛的分支；② 神经阻滞麻醉确认：根据疼痛的部位选择在不同的神经注射局麻药物，观察能否暂时遏制疼痛发作。

（二）辅助检查

头面部影像学检查：曲面体层、CT或MRI等等。目的是除外颌面部器质性病变及颅内病变。

【治疗原则】

遵循先保守后手术（包括神经毁损）的治疗原则，在保守治疗无效或不能耐受药物的副作用时，选择手术（毁损）治疗。

**西医治则**　药物剂量个体化，按疗程规范用药。

**1.药物治疗**

常用的药物有卡马西平、加巴贲丁、奥卡西平等。从小剂量开始，根据疼痛缓解程度和副作用耐受的状况决定是否增加剂量，调整至止痛剂量后需要持续用药2周以上，再逐步减至维持量继续服用。服药期间必须关注过敏等不良反应，定期进行血常规和肝、肾功能的检查。另有普瑞巴林、氯硝安定、巴氯芬等药物可供选择。

维生素$B_1$、$B_{12}$类及中药可以辅助治疗

**2.封闭疗法**

基础药物是神经营养药物与局麻药配伍，最常用维生素$B_{12}$，每次500~1000μg，一般注射5~10次，不良反应少见。

封闭应选用低浓度局麻药。配置后利多卡因的浓度是0.5%~1%，长效局麻药罗哌卡因或布比卡因的浓度为0.3%~0.5%即可。由于用量仅数毫升，很少造成中毒反应（注入血管内者除外）。

**3.手术治疗**

口腔专业范围实施的手术治疗均为通过神经毁损的手段达到止痛的效果，术前必须通过神经阻滞麻醉的方法确定能够完全止痛后方可施行。术后局部长期存在麻木、痛触觉障碍的表现。

（1）神经干水平的治疗：由于复发率较高，应用范围受到限制。

① 神经干射频温控热凝术：操作简便，常见的部位是颏神经孔、眶下神经孔、眶上神经孔等，通过不同的温度控制神经毁损的程度，1~2年后可复发。毁损的程度越轻局部的感觉障碍越小，但止痛时间也越短、复发率越高。

② 神经周围支撕脱术止痛效果确切，常用的是撕脱颏神经、眶下神经、眶上神经和下牙槽神经等等，目前基本被射频热凝术取代。

③ 40%~98%浓度不等的乙醇注射，乙醇使神经纤维变性，注射后局部产生炎症反应，一般注射一次。止痛效果0.5~1年，复发率高，高浓度乙醇的注射治疗临床已很少应用。

（2）半月节、感觉根水平的治疗

三叉神经半月节及感觉根射频温控热凝术：止痛效果肯定、复发率较低。但需要专门设备和熟练掌握颅底解剖结构，C形臂或CT的技术支持能够提高医疗安全。

（3）另外，可行半月节的甘油注射或球囊压迫治疗。

**4.其他**

神经外科的治疗：微血管减压术，被认为可能是针对病因的治疗，术后没有局部感觉障碍，身体状况较好的青中年患者及对生活质量有较高要求者易于接受。立体定向放射外科的治疗：伽马刀治疗，尤其适用于年老、体弱多病、对局部麻木及

颅内手术均不接受者。

## 二、原发性舌咽神经痛

舌咽神经痛是指病因不是十分明确的原发性舌咽神经痛，继发性舌咽神经痛不在此范畴。

【诊断标准】

（一）临床表现

1.疼痛的部位主要分布在舌根、耳深部、扁桃体周围的咽侧壁。

2.疼痛的特点与三叉神经痛相似，可伴有呛咳、声音嘶哑、心率减慢甚至骤停的迷走神经症状。

3.扳机点多在疼痛区域内，扳机因素为说话、吞咽、打哈欠等。因不能或恐惧进食，体质衰减的明显。

4.咽侧壁、扁桃体周围喷涂表面麻醉剂可暂时遏制疼痛发作，有诊断意义。

5.神经系统检查无其他阳性体征。

6.服用酰胺咪嗪类药物（卡马西平）有效有助于诊断。

（二）辅助检查

【治疗原则】

西医治则

同三叉神经痛。治疗方法亦基本相同，主要是药物治疗和手术治疗，微血管减压术治疗舌咽神经痛的效果优于三叉神经痛。

# 第二节　面神经疾患

## 一、周围性面神经麻痹

面神经麻痹俗称面瘫，根据损害部位的不同分为中枢性和周围性两种。最常见的是单纯性周围性面神经麻痹，又称贝尔麻痹。病因不是十分明确。

【诊断标准】

（一）临床表现

1.青壮年男性多见。

2.发病突然，进展迅速，多在晨起后洗漱时发现，1天左右达到症状高峰。

3.一侧面部表情肌发生不同程度瘫痪，额纹变浅或消失，眼睑不能闭合，鼻唇沟变浅，口角下垂、鼓腮漏气。表情肌瘫痪的表现在功能状态时更突出。

4.仅有面瘫者其损害在茎乳孔以外。除面瘫外，伴有一侧味觉、听觉、泪液分泌、涎腺分泌功能障碍，表示面神经损害部位在面神经管内的不同水平。

5.如果表现为眼裂以下的面部表情肌瘫痪，而额纹、皱眉功能正常则属核上性，即中枢性面神经麻痹，提示存在颅内病变。

**【治疗原则】**

**西医治则**

**1.急性期（2周内）**

改善局部微循环、促进神经水肿炎症消退。

（1）药物治疗应为首选，且应尽早开始，以缓解面神经管内的水肿（用糖皮质激素地塞米松、泼尼松）、扩张血管（如地巴唑）、神经营养和抗病毒药物治疗为主。

（2）物理疗法可采用红外线或超短波等，急性期慎用强刺激性治疗。

**2.缓解期（3周~2年）**

尽快恢复神经的传导功能和加强表情肌功能训练。

大多数患者可在1~3个月内恢复正常，如果无效可采取面神经管开放减压术。

**3.后遗症期（2年以上）**

未能恢复的面瘫，可考虑做整形手术。

## 二、面肌痉挛

疾病症状特征性明显，诊断不存在困难

**【诊断标准】**

**（一）临床表现**

1.多见于中、老年，女性多于男性。

2.多发于一侧，双侧者极少见。

3.发病常从下眼睑开始，逐渐扩展至面部、甚至颈部的表情肌。

4.痉挛为突然、阵发性、不能自控，紧张或激动时加重。每次发作抽搐时间由几秒到几分钟不等。发作频率和抽搐强度无规律。

5.病程迁延、不能自愈。

6.神经系统检查无其他阳性体征。

7.应除外颅内肿瘤等引发的继发性面肌痉挛。

**【治疗原则】**

西医治则

本病有多种疗法，但效果均不理想。

**1.抗癫痫或镇静药物**

只适合于早期病例，并且仅能减轻症状。

**2.肉毒素A**

能阻断神经末梢支配肌肉的功能，致使肌肉松弛性麻痹。可多点注射于抽搐面肌，有效期3~6个月，复发可再次注射。

**3.面神经干封闭**

在茎乳孔外注射维生素$B_{12}$等神经营养药物。

**4.面神经干毁损**

酒精注射或射频热凝。复发率较高，术后产生程度不同的面瘫，损伤程度不宜过重。

5.可选择微血管减压术治疗。

# 三、面神经损伤

物理、化学等因素造成面神经损伤所致的表情肌麻痹，损伤可发生在颅内或颅外，口腔专业治疗的类别基本属于面神经颅外段的损伤，神经受损的水平决定累及的范围。

【诊断标准】

（一）临床表现

**1.病因明确**

有面部、耳周创伤的经历，绝大部分为单侧。

**2.患侧表情肌功能障碍**

额纹消失或减少、眼裂增大、鼻唇沟消失或变浅、口角偏向健侧等等。因损伤的部位和程度不同，可表现为全部或部分表情肌功能的低下或丧失；茎乳孔外面神经总干损伤时，表现为单纯性周围性面瘫，不伴有泪液分泌及味觉的改变。

3.临床表现的系统评价及神经电生理检查，有助于面神经损伤程度及预后的判断。

【治疗原则】

西医治则

面神经损伤后的治疗应积极、及时，有非手术和手术治疗两类。

1.轻微、暂时性面瘫可自行恢复。

**2.药物治疗**

应在损伤的3天内给予糖皮质激素类药物及神经营养药，可以应用神经生长因子。

**3.康复治疗**

进行功能训练、局部理疗。肿瘤及肿瘤术后者不适宜理疗。

**4.手术治疗**

在神经损伤的早期或相对早期可以选择神经吻合、自体神经移植、神经植入等方法进行神经修复治疗。

**5.面瘫畸形的手术矫治**

适用于面神经难以恢复、表情肌已萎缩者。

# 第十七章　口腔颌面部囊肿

## 第一节　皮脂腺囊肿

皮脂腺囊肿：皮脂腺排泄管阻塞所致，皮脂腺上皮分泌物积聚并逐渐增多形成的潴留性囊肿。囊内为白色凝乳状皮脂腺分泌物，发炎时会呈浑浊液体。

**【诊断标准】**

可发生于面部任何部位。小如蚕豆，大至小柑桔样。一般病程较长，生长缓慢，顶部常与皮肤粘连，中央可有一小色素点。囊肿内容物有时可因压力而自行溢出。如继发感染可有红肿、疼痛甚至化脓。少数可恶变为皮脂腺癌。

**【治疗原则】**

局麻下手术切除。如有继发感染，最好在急性炎症控制后切除，已化脓应先切开排脓，局部红肿消退后手术。

## 第二节　皮样或表皮样囊肿

皮样或表皮样囊肿：源自胚胎发育期遗留于组织中的上皮细胞，也可以由于损伤使上皮细胞植入而形成。皮样囊肿囊壁较厚，由皮肤和皮肤附件构成，囊腔内有脱落的上皮细胞、皮脂腺、汗腺和毛发等结构。表皮样囊肿囊壁较薄，无皮肤附件。

**【诊断标准】**

**1.临床表现**

（1）好发部位多见口底区，还好发于额部、眼睑、眶外缘、耳后等处。

（2）触诊质地中等硬度，有面团样感觉，如无继发感染，一般与皮肤及黏膜无粘连。皮样囊肿或表皮样囊肿一般无自觉症状，但位于口底正中、下颌舌骨肌、颏舌骨肌或颏舌肌以上的囊肿，则多向口内发展，囊肿体积增大时可以将舌推向后上方，使舌体抬高，影响语言，甚至发生吞咽和呼吸功能障碍；位于下颌舌骨肌或颏舌骨肌以下者，则主要向颏部发展。

**2.辅助检查**

（1）穿刺检查：穿刺时可抽出白色干酪样物质，显微镜下可见有脱落的上皮细胞、毛囊和皮脂腺等成分，特别黏稠时用一般的细针不易抽出内容物。

（2）影像学检查：可行B超、CT或MRI检查，有助于明确病变内部结构、发生部位及与周围结构关系等。

【治疗原则】

治疗原则为手术完整摘除囊肿。

# 第三节　甲状舌管囊肿（瘘）

甲状舌管囊肿（瘘）：胚胎发育第6周时，甲状舌管自行消失，在起始点处仅留一浅凹，即舌盲孔。如果甲状舌管不消失，则残存上皮分泌物聚积可形成先天性甲状舌管囊肿，如继发感染常常形成瘘。

【诊断标准】

**1.临床表现**

（1）甲状舌管囊肿多见于1~10岁儿童，亦可见于成年人。

（2）囊肿发生于颈正中线，自舌盲孔至胸骨切迹间的任何部位，但以舌骨上、下部位为最常见。

（3）囊肿生长缓慢，呈圆形，可位于颈正中，或稍偏离中线。触诊质地软，周围界限清楚，与表面皮肤及周围组织无粘连。位于舌骨以下的囊肿，舌骨体与囊肿之间可扪及坚韧的索条与舌骨体粘连，故可随吞咽、伸舌运动上下移动。囊肿可以经过舌盲孔与口腔相通而继发感染。反复感染自行破溃，或因误诊为脓肿行切开引流后，形成甲状舌管瘘。亦可见出生后即存在的原发瘘。

**2.辅助检查**

（1）穿刺检查：穿刺检查可抽出透明微浑浊的黄色稀薄液体，据特征可基本确诊。

（2）影像学检查：可行B超、CT或MRI检查，有助于明确病变内部结构、发生部位及与周围结构关系等。对甲状舌管瘘还可行瘘道造影检查以明确其瘘道走行情况。

（3）核医学检查：位于舌根部的甲状舌管囊肿易与舌异位甲状腺混淆。后者呈瘤状突起，表面紫红色，有血管走行，酷似血管瘤，周界清楚。患者常有语言不清，呈典型的"含橄榄"语音；严重者可出现吞咽、呼吸困难。必要时可行核素 $^{131}$I扫描，可见异位甲状腺部位有核素浓聚。

【治疗原则】

手术彻底切除囊肿或瘘管。手术宜采用"柱状切除"法，即带有囊肿或瘘周围部分正常组织作"柱状"整体切除，至舌骨时，切除部分相连的舌骨是手术成功的关键。瘘管一般有内口，手术必须追踪至内口，否则极易术后复发。瘘管走行通常不易确定，可注入亚甲蓝示踪。

# 第四节　鳃裂囊肿（瘘）

鳃裂囊肿（瘘）：属于鳃裂畸形之一，是胚胎发育期的鳃裂或咽囊残余上皮囊变而成。囊壁厚薄不均，含有淋巴样组织，通常多覆有复层鳞状上皮，少数则被以柱状上皮。囊壁内淋巴样组织炎症产生纤维化，使囊壁增厚。

【诊断标准】

**1.临床表现**

（1）鳃裂囊肿可发生于任何年龄，但常见于20~50岁；来自第一鳃裂者，年龄则常更小，多在20岁之内。

（2）病变生长缓慢，一般无自觉症状。也可因上呼吸道感染，突然肿大并伴有疼痛。

（3）鳃裂囊肿位于面颈部侧方。不同鳃裂来源的囊肿位于不同部位：发生于下颌角水平以上及腮腺区者，常为第一鳃裂来源；发生于相当肩胛舌骨肌水平以上者多为第二鳃裂来源；发生于颈根区者多为第三、第四鳃裂来源。临床上以第二鳃裂来源最多见，大多在舌骨水平，胸锁乳突肌上1/3前缘附近。

（4）囊肿表面光滑，可呈分叶状，质地软，有波动感，无搏动，这可与神经鞘瘤及颈动脉体瘤相区别。鳃裂囊肿穿破后，可以长期不愈，形成鳃裂瘘；先天未闭合者，称原发性鳃裂瘘。前者可为不完全瘘，即有外口无内口；后者常为完全瘘即有内、外口。第一鳃裂的内口通向外耳道；第二鳃裂内瘘口通向咽侧扁桃体窝；第三、四鳃裂内瘘口则通向梨状隐窝或食管入口处。

**2.辅助检查**

（1）穿刺检查：穿刺检查可抽出透明微浑浊的黄色或棕色的、清亮的、含或不含胆固醇的液体。鳃裂瘘可时有黏液样分泌物溢出。

（2）影像学检查：行B超、CT或MRI检查，有助于明确病变内部结构、发生部位及与周围结构关系等。对鳃裂瘘还应行瘘道造影检查以明确瘘管走行情况。

【治疗原则】

外科手术彻底切除。

1.继发感染者，应先抗感染治疗和局部瘘管冲洗换药，待感染控制，炎症消退后再择期手术。

2.鳃裂囊肿可行沿囊肿壁分离的摘除术，一般不易复发，手术相对较安全。

3.鳃裂瘘应行连同瘘周围部分正常组织的"柱状"整体切除术，切除不彻底易导致复发。

4.术中为了看清瘘管的走行和分布，可先注入1%亚甲蓝进行示踪。

5.第一鳃裂瘘有内瘘者，内瘘口常位于外耳道，术中应追踪切除内瘘口，外耳道缺损应同期植皮修复，对于儿童应预防术后并发外耳道闭锁。追踪瘘道过程中，要注意保护面神经。

6.第二鳃裂瘘有内瘘者，内瘘口常位于咽侧壁，术中应追踪切除内瘘口，并严密缝合咽侧壁切口，同时注意勿损伤舌下神经及副神经等结构。

# 第五节　牙源性颌骨囊肿

牙源性颌骨囊肿：发生于颌骨内而与成牙组织或牙齿有关。临床常见的牙源性颌骨囊肿主要包括以下4种：①根尖周囊肿：是以病源牙根尖为中心的含有流体的病理性囊腔，囊壁内层有上皮衬里。根尖周囊肿是由于根尖肉芽肿，炎症的刺激，引起牙周膜内上皮残余增生所致，属牙源性炎症性囊肿，是临床最常见的颌骨囊肿；②含牙囊肿：又称滤泡囊肿，是指包含一个未萌出牙的牙冠并附着于该牙牙颈部的囊肿，发生于牙冠或牙根形成之后，在缩余釉上皮与牙冠面之间出现液体渗出而形成。含牙囊肿是牙源性发育性囊肿，是发生率仅次于根尖周囊肿的颌骨囊肿；③发育性根侧囊肿：是指发生于萌出牙根侧，临床上和组织学上不能诊断为炎症来源的非角化囊肿的一种较少见的牙源性发育性囊肿。此囊肿来源于哪种牙源性上皮尚无定论；④牙源性角化囊肿：是一种特殊的牙源性发育性囊肿，来源于原始的牙胚或牙板残余。该囊肿不仅起源和组织学表现有其特点，而且临床上有较高的复发率，有侵袭性和潜在发育成肿瘤的趋向，甚至癌变，因此被作为一种独立的牙源性囊肿。历史上，对始基囊肿与牙源性角化囊肿是否属于同一种病变存在争议，目前普遍同意两者是同一囊肿。

**【诊断标准】**

**1.临床表现**

（1）牙源性颌骨囊肿多发生于青壮年。

（2）牙源性角化囊肿好发于下颌第三磨牙区及升支部；含牙囊肿除下颌第三磨牙区外，上颌尖牙区也是好发部位；发育性根侧囊肿好发于下颌尖牙或前磨牙区。根尖周囊肿发生于病源牙的根尖周围。

（3）牙源性颌骨囊肿生长缓慢，初期无自觉症状。囊肿继发感染时，可出现红、肿、热、痛和功能障碍等典型感染表现。囊肿过大时，骨质逐渐向周围膨胀，可引起面部明显畸形。皮质变薄，扣诊时有乒乓球感、牛皮纸样感或波动感。上颌骨的囊肿可侵入鼻腔及上颌窦，严重者将眶下缘上推，而使眼球受压，影响视力，甚至产生复视。如牙根周骨质吸收，可使牙移位、松动与倾斜。下颌骨骨质损坏过多时，可引起病理性骨折。牙源性颌骨囊肿可伴先天缺牙或多余牙。

（4）牙源性角化囊肿（常为多发性）同时伴发皮肤基底细胞痣（癌）、分叉肋、眶距增宽、颅骨异常、小脑镰钙化等症状时，称为"痣样基底细胞癌综合征"或"多发性基底细胞痣综合征"。如临床上仅为多发性角化囊肿并无基底细胞痣（癌）等症状时，也可称为角化囊肿综合征。

**2.辅助检查**

（1）穿刺检查：囊肿穿刺时有草黄色液体，角化囊肿则可见皮脂样物质。

（2）X线表现

1）根尖周囊肿：通常位于病源牙根尖周，有时也可见于根尖侧，甚至根分歧处。呈圆形、椭圆形或围绕根尖的月牙形低密度影，边界清楚，通常无或可有致密线条影环绕。

2）含牙囊肿：典型表现为边界清楚并有密质骨白线围绕的圆形或椭圆形密度均匀减低的影像，并含有未萌出牙，通常牙冠朝向囊腔。

3）发育性根侧囊肿：位于牙槽嵴顶与根尖之间的牙根侧面，病变通常较小，呈圆形或泪珠状均匀密度减低影，界限清楚，多有密质骨白线围绕。

4）牙源性角化囊肿：此囊肿多见单囊，也可多囊，少数为多发。单囊者呈圆形或椭圆形均匀密度减低影，边界清楚，有密质骨白线围绕。多囊者为数目较少的骨间隔把病变分成数个圆形、椭圆形大小相近的大囊。发生于下颌骨的囊肿，无论是单囊还是多囊通常具有沿下颌骨长轴扩展，膨胀不明显的特点。囊肿内可含牙或不含牙。病变区上方牙牙根可有吸收，也可无吸收。

（3）CT检查：CT检查能清楚显示囊肿范围、内部结构、密质骨膨隆程度、对邻近组织结构的影响，尤其是观察上颌病变。

（4）活组织检查：部分病例难于与肿瘤鉴别，可行探查活检术以明确诊断。

【治疗原则】

1.治疗原则为囊肿刮治术。无论上下颌囊肿均可在口内进行手术。

2.对于成人含牙囊肿，手术除去除囊肿壁外，还需拔除囊肿内的受累牙。

3.对于儿童萌出期含牙囊肿，当估计患牙可以萌出到正常位置时，可打开囊腔，去除上部囊壁，保留患牙，让其自然萌出。

4.牙源性角化囊肿易复发，要求手术刮除更彻底。在刮除囊壁后可用苯酚或硝酸银等腐蚀剂涂抹骨创，或加用冷冻疗法，以消灭子囊，减少复发。

5.对于大型牙源性颌骨囊肿，尤其是估计刮治后容易发生颌骨骨折的病例，也可行成形性囊肿切开术，即袋形缝合术，待囊腔自行缩小、变浅后，可再采用手术的方法将剩余囊壁摘除。

6.对于多次复发、侵犯周围组织结构或已发生病理性骨折的下颌骨牙源性角化囊肿宜行下颌骨节段性切除术，下颌骨缺损可同期行骨移植修复。

7.对于证实发生恶变的囊肿，应按恶性肿瘤原则进行治疗。

# 第六节　面裂囊肿

面裂囊肿：由胚胎发育过程中残存于面突连接处的上皮发展而来，故亦称非牙源性外胚叶上皮囊肿。面裂囊肿包括球上颌囊肿、鼻腭囊肿、正中囊肿和鼻唇囊肿。

## 【诊断标准】

面裂囊肿多见于青少年。可发生于不同面突融合的部位，主要表现为颌骨骨质的膨胀。

### 1.正中囊肿

位于切牙孔之后，腭中缝的任何部位或下颌正中联合处。X线片上见缝间有圆形囊肿阴影。

### 2.鼻腭囊肿

位于切牙管内或附近。X线片上见到切牙管扩大的囊肿阴影。

### 3.球上颌囊肿

发生于上颌切牙与尖牙之间，牙齿常被挤压而移位。X线片上显示囊肿阴影在牙根之间，而不在根尖部位。

### 4.鼻唇囊肿

位于上唇底和鼻前庭内，囊肿在骨质的表面。从口腔前庭外侧可扪出囊肿的存在。X线片上骨质无破坏影像。

面裂囊肿主要凭借特定的部位以及牙片和咬合片检查多可确诊。

## 【治疗原则】

手术治疗，手术方法同牙源性囊肿。

# 第七节　创伤性骨囊肿

创伤性骨囊肿：又称单纯性骨囊肿、孤立性骨囊肿、出血性囊肿、外渗性骨囊肿等。为损伤后引起骨髓内出血、机化、渗出后而形成，与牙组织本身无关，其囊壁为一层纤维组织，无上皮衬里。本病为非真性囊肿，属颌骨非肿瘤性病变。

## 【诊断标准】

### 1.临床表现

（1）多发生于青少年，男性较女性多见。

（2）下颌骨比上颌骨多见，好发于下颌骨的前牙、前磨牙和磨牙区。

（3）患者多有明显的外伤史。

（4）早期一般无自觉症状，牙髓活力正常。往往在常规X线检查时偶然发现病变。部分病例可发生颌骨膨隆、压痛。

**2.辅助检查**

（1）X线表现：一般为圆形或椭圆形单囊性密度减低影像，边界较清楚，有密质骨白线围绕，少数无密质骨边缘。

（2）CT表现：无特征性表现，CT横断扫描对病变处颊舌侧骨板膨隆程度及内部结构观察优于X平片。

【治疗原则】

一般为手术治疗。其手术方法与牙源性囊肿相同。少数创伤性骨囊肿可自行停止生长，但并无法预知，故一般不主张观察。

# 第八节　畸胎样囊肿

畸胎样囊肿：是一种先天性发育畸形，为畸胎瘤的囊性变，可包含有三个胚层的衍生物，亦称口腔异位胃肠囊肿。

【诊断标准】

1.多见于儿童。生长慢，病程长，一般无自觉症状。

2.多位于舌体、口底，也可位于面颈及其他部位。

3.临床上畸胎样囊肿难与皮样囊肿相鉴别。

4肿瘤内含胃肠上皮（或组织），鳞状上皮或呼吸上皮和其他组织为诊断本病的依据。

【治疗原则】

同皮样囊肿及表皮样囊肿。

# 第九节　牙龈囊肿

牙龈囊肿来源于牙板上皮剩余或牙龈上皮钉的囊性变，可分为婴儿牙龈囊肿和成人牙龈囊肿两种类型。

【诊断标准】

1.新生儿牙龈囊肿多见于出生后1~2个月内，好发于上颌牙龈黏膜，可见到白色球状物，大小似粟粒状，数目不等。

2.成人牙龈囊肿亦被认为是牙周囊肿的软组织型，好发于下颌尖牙、前磨牙区游离牙龈或附着龈。囊肿直径一般不超过1cm。牙槽骨可有杯状吸收改变。

**【治疗原则】**

1. 婴儿牙龈囊肿一般不需治疗，多发者可用电凝烧灼治疗。

2. 成人牙龈囊肿，应行局部手术切除。一般无复发倾向。

# 第十节 静止骨腔

静止骨腔：也称为静止骨缺损、特发性骨腔、下颌骨舌侧骨腔、下颌骨异位涎腺等，为舌下腺、下颌下腺、腮腺的腺小叶增生/肥大（或迷走的腺小叶）对下颌骨密质骨产生压力，导致骨局限性萎缩或吸收而形成的下颌骨发育缺损。1942年Stafne首选报道这种病变，故亦称Stafne骨腔。

**【诊断标准】**

**1.临床表现**

（1）多见于男性成人。

（2）本病多无症状，常在接受X线拍片检查时意外发现。个别病例可出现局部不适，轻微疼痛，压迫感和麻木等症状。

（3）病损一般不扩大生长，故称静止骨腔。

**2.辅助检查**

（1）X线表现：缺损最常见于下颌体后部角前切迹区域舌侧，下牙槽神经管之下。缺损绝大多数为椭圆形，边缘清楚，有较厚密质骨围绕，大小约1~3cm。下颌骨舌侧前部缺损少见，表现为下颌尖牙或前磨牙根尖下密度减低区。发生于下颌骨升支后部髁颈下的缺损较罕见，X线表现同前述一致。

（2）CT表现：CT检查可直观地观察到缺损位于下颌骨舌侧及深浅。

（3）唾液腺造影：可见有分支导管伸向缺损内的部分腺体。

**【治疗原则】**

可以观察，也可手术探查摘除。

# 第十一节 动脉瘤样骨囊肿

动脉瘤样骨囊肿：本病并非动脉瘤，也不是真性囊肿，而是一种溶骨性、膨胀性、囊内充满血性液体的、无血管内皮细胞的良性瘤样病变。病因目前尚不明确，多数学者认为系骨病变局部静脉血栓形成或动静脉交通引起局部持久性血液动力学变化，致静脉压持续性极度增高，血管扩张，引起血管床的骨质吸收，骨组织被结缔组织取代，骨样组织形成。

【诊断标准】

**1.临床表现**

（1）多见于儿童和青少年。女性多于男性。可有外伤史。

（2）下颌骨多于上颌骨，下颌骨后部更常见。

（3）局部可有自发痛，活动时疼痛更明显。主要表现为病变部颌骨膨胀。拔牙或切开或自行破溃时，可大量出血。

（4）腔内含血液，时有搏动，可误诊为颌骨中心性血管畸形、巨细胞瘤、囊性成釉细胞瘤和骨肉瘤等。

（5）动脉瘤样骨囊肿偶可合并发生成釉细胞瘤、骨化纤维瘤等，临床表现呈现多样化特点。

**2.辅助检查**

（1）X线表现：本病X线表现并无特征性，通常表现为密度减低的透影区，可呈单囊或多囊。合并颌骨其他病变时，则病变内可显示斑点、片状高密度影等。

（2）血管造影可见动脉瘤或血管畸形表现。输入动脉较粗大，病变内表现为迂曲扩张的小血管团状影像，与恶性肿瘤瘤染不同。病变周围血管无明显增多，这与恶性肿瘤周围血管增多也不同。

（3）CT表现可见单囊或多囊病变，可呈水样或软组织样密度，内有囊隔或不均匀密度增高影像，伴有密质骨膨胀、破坏或周围骨化形成。

【治疗原则】

1.原则上应进行探查刮治术。

2.由于病变含有丰富血运，处理不当易导致大出血，术中应作好止血及输血准备。必要时术前可先行介入栓塞治疗。

3.合并骨化纤维瘤、成釉细胞瘤等肿瘤性病变时应行整体切除术，颌骨缺损可同期植骨修复。

# 第十八章 口腔颌面部良性肿瘤及瘤样病变

## 第一节 乳头状瘤

乳头状瘤是一类疾病的总称。根据2017版WHO分类，口腔内发生的乳头状瘤包括鳞状乳头状瘤、寻常疣、尖锐湿疣和多灶性上皮增生，其发生均同人乳头状瘤病毒感染有关。

【诊断标准】

鳞状乳头状瘤：好发于舌、唇和软腭。呈质软无痛的带蒂外生性结节，表面有多个指状突起，表现出菜花状或疣状外观。根据表面角化程度不同，病变可呈白色、淡红色或无颜色改变。常单发，最大直径一般在0.5cm左右。

寻常疣：常见于皮肤，累及口腔黏膜少见，通常位于唇红边缘、唇黏膜或舌前部。呈有蒂或无蒂的无痛性丘疹或结节，伴有乳头状突起或粗糙的小结节。病变通常为白色。常多个或成簇发生。

尖锐湿疣：口腔病变常发生于唇黏膜、软腭及舌系带。呈无蒂的界限清楚的无痛性外生性团块，伴有短而圆钝的表面突起。常聚集成簇，平均直径为1~1.5cm。

多灶性上皮增生：好发于唇、颊和舌部黏膜。呈多发的质软、无痛、扁平的丘疹，颜色和正常黏膜相同。单个病变较小，直径约0.3~1cm，但病变通常紧密聚集成簇。

【治疗原则】

发生于口腔黏膜的乳头状瘤均可手术切除，也可采用激光或冷冻治疗。

儿童寻常疣或多灶性上皮增生有自行消退的可能。

口腔黏膜乳头状瘤未见有恶变报道。

## 第二节 色素痣

色素痣多发于面颈部皮肤，偶亦见于口腔黏膜。根据组织病理学特点，分为交界痣、皮内痣和复合痣三种。

【诊断标准】

交界痣为淡棕色或深棕色斑疹、丘疹或结节，一般较小，表面光滑、无毛、平坦或稍高于皮表。突起于皮肤者容易受到洗脸、刮须、磨擦等刺激，并因此可能发生恶变，其恶变症状表现为局部痒痛，痣的体积迅速增大，色泽加深，表面出现破溃、出血，或痣周围皮肤出现卫星小点、放射黑线、色素环以及局部的引流区淋巴结肿大等。恶性黑色素瘤多来自交界痣。一般认为毛痣、雀斑样色素痣均为皮内痣或复合痣，这类痣极少恶变。

口腔黏膜内的痣甚少见，而以黑色素斑为多。

【治疗原则】

1.大多数皮肤色素痣无须治疗。对于美观需要、或位于易摩擦和受损部位者可手术切除或行激光治疗。

2.口腔黏膜色素痣由于可能与早期恶性黑色素瘤表现相似，因此对于性质不明确者，建议行手术切除并活检明确性质。

# 第三节　牙龈瘤

来源于牙周膜及颌骨牙槽突的结缔组织，与机械刺激、慢性炎症刺激和内分泌有关，非真性肿瘤。根据组织病理结构不同，牙龈瘤通常可分为肉芽肿型、纤维型及血管型三类。

【诊断标准】

以女性中青年多见。好发于牙龈乳头部，唇、颊侧较舌、腭侧多，最常见的部位是前磨牙区。肿块较局限，呈圆形或椭圆形，有时呈分叶状。大小不一，直径数毫米至数厘米。有蒂者呈息肉状，无蒂者基底宽广。一般生长较慢，但在女性妊娠期可迅速增大，较大的肿块可遮盖部分牙及牙槽突，表面可见牙齿压痕，易被咬伤而发生溃疡，伴发感染。局部常有刺激因素存在，如残根、牙石与不良修复体。随着肿块的增大，可以破坏牙槽骨壁，牙齿可松动，甚至移位。X线摄片可见骨质吸收，牙周膜间隙增宽的阴影。

【治疗原则】

除妊娠期龈瘤外，其他均应彻底切除，并去除局部刺激因素，包括龈下、龈上洁治，去除不良修复体等。凡牙齿已松动X线摄片示牙周膜间隙增宽或骨质稀疏及复发病例，均应拔除相关患牙，刮除牙周膜。

对妊娠期龈瘤只有在分娩后仍不消退时，才行手术切除。

# 第四节　纤维上皮性息肉

纤维上皮性息肉是一种很常见的口腔病损，可能同局部创伤有关。

【诊断标准】

好发于颊部，尤其是沿咬合线处，此外见于唇、舌等部位，呈有蒂或无蒂的无痛性坚实、粉红色息肉样肿块。病损形成后，通常维持多年无明显增大。

【治疗原则】

主要采用手术切除。

# 第五节　假上皮瘤样增生

假上皮瘤样增生：是纤维结缔组织类肿瘤样增生，多因慢性刺激所致。临床称之为义齿龈瘤或义齿乳头状瘤。

【诊断标准】

1.临床女性多见，好发于义齿相关的黏膜，如牙槽嵴、腭粗隆。

2.牙槽及前庭黏膜组织呈皱褶状或乳头状增生，质硬，表面可伴有红色斑块及溃疡病变。

3.患者多有不良义齿修复，口腔卫生差以及24小时佩戴义齿等不良习惯。

4.最后确诊应依赖病理检查。

【治疗原则】

1.去除不良刺激因素，局部抗炎症及抗真菌治疗。

2.如保守治疗仍不消退者，应行手术切除。

【临床操作标准】

# 第六节　损伤性神经瘤

由损伤、慢性刺激或手术等引起的神经断端非肿瘤性增生。

【诊断标准】

1.有损伤、手术或慢性刺激病史。女性好发。

2.可发生在任何部位，但临床以颏孔部、唇部（多与损伤及全口义齿长期刺激有关）及颈丛部位（多在颈淋巴清扫术后发生）为多见。偶可发生于颌骨内。

3.临床表现为小圆形肿块或可呈条索状病损，压痛明显是其特征。

【治疗原则】

疼痛症状明显时，可行手术切除。注意再次切除时，应包括一小段受累神经束的切除。

## 第七节 嗜酸性细胞增生性淋巴肉芽肿

又称"嗜酸性淋巴肉芽肿"。病因不清，主要为淋巴结肿大，淋巴细胞增生及嗜酸性粒细胞浸润。淋巴结以外的病变表现为肉芽肿。

**【诊断标准】**

1.多见于成年男性。生长缓慢，病程长，有时大时小病史。好发于腮腺、眶部、颧颊部以及下颌下区。肿块界限不清，可触及多个结节，初期为软橡皮样，日久渐韧，当肿块缓解时再度变软。

2.病损区可伴皮肤增厚及色素沉着，患者诉说有痒感。

3.病损区淋巴结肿大。

4.外周血嗜酸性粒细胞增多，分类计数（包括绝对计数）明显增多，可高达9%~70%。

应注意与骨嗜酸性肉芽肿相区别。后者属于郎格罕氏组织细胞增生症。

**【治疗原则】**

该病对放射治疗敏感，每野总量约10~20Gy，多发者应以化疗及肾上腺皮质激素治疗为主。

## 第八节 脂肪瘤

起源于脂肪组织的良性肿瘤。

**【诊断标准】**

好发于多脂肪区，如颈部、面颊部等。病程长，生长慢。边界不清楚，触诊柔软，有时有分叶状及假波动感。位于黏膜下者可显出黄色。穿刺时无物抽出，可行影像学检查辅助诊断。

**【治疗原则】**

手术摘除。

## 第九节 神经鞘瘤

来源于神经鞘膜的良性肿瘤，多见于中年人。头颈部神经鞘瘤主要发生于脑神经，诸如面神经、听神经、舌下神经和迷走神经干等；其次是周围神经，以头部、面部、舌部最为常见；较少发生于交感神经。

**【诊断标准】**

发生部位以颈动脉三角及舌部为多见。生长缓慢，包膜完整。肿瘤为圆形或卵圆形，触诊质中或偏软。来自感觉神经者常有压痛或放射样疼痛；来自颈交感神经者常使颈动脉向前移位；来自迷走神经者，颈动脉向前、内移位，偶可有声嘶症状；来自面神经者，常误诊为腮腺肿瘤。肿瘤一般只能沿神经干侧向移动，而难以沿神经长轴上下移动。肿瘤长到较大时，中心易发生黏液性变，穿刺可抽出血样液体。穿刺液经久不凝，可与血管瘤鉴别。

值得注意的是发生在颈动脉三角区时需与颈动脉体瘤相鉴别。其检查方法有B超、颈动脉造影、ACT以及核磁共振（MRI）等。

**【治疗原则】**

肿瘤完整摘除。

1.若为周围末梢神经鞘瘤，可完整摘除；若来源于知名重要神经，切不可贸然为切除肿瘤而将神经干切断而导致术后功能障碍。应将肿瘤上神经干外膜沿长轴切开，将肿瘤摘除，保留外膜。

2.来自迷走神经的神经鞘瘤，手术后可能发生声嘶、呛咳，术后短期内宜鼻饲流质，待患者神经功能恢复后，逐渐经口进食，以防导致吸入性肺炎。来自交感神经鞘者可能出现Horner综合征，一般不予特殊处理。

3.有神经损伤症状者术后可给予神经营养药，以促进神经功能及早恢复。

# 第十节　神经纤维瘤

神经纤维瘤或神经纤维瘤病是起源于神经纤维组织的良性肿瘤，临床上分单发与多发性两种，后者又称为神经纤维瘤病，口腔颌面部神经纤维瘤常来自第Ⅴ或第Ⅶ对脑神经。

**【诊断标准】**

1.神经纤维瘤多见于青少年。儿童期即发病，生长缓慢。好发于额、颞、头皮部，发生于口腔内者多见于舌部。该肿瘤的特征主要表现为皮肤呈大小不一的棕色或灰黑色小点状或片状病损；肿瘤松弛呈悬垂状；触之柔软，瘤体内可有多个结节；如来自感觉神经，则出现明显压痛。肿瘤可压迫邻近骨壁，引起畸形。枕部神经纤维瘤可伴先天性枕骨缺损。

2.神经纤维瘤病有遗传倾向，为常染色体显性遗传。就神经纤维瘤病的诊断来说，如果皮肤上的咖啡色或棕色斑块大于1.5cm，有5个以上，可诊为神经纤维瘤病。

**【治疗原则】**

对小而局限的神经纤维瘤可以手术彻底切除。

对巨大肿瘤只能做部分切除，主要目的是纠正畸形、改善功能。因病变弥漫、无清除边界且组织脆、血运丰富，术中极易出血，术前应做好充分准备。术前应备血，必要时栓塞滋养动脉；手术宜采用锐性切除瘤体周围组织。神经纤维瘤病有恶变可能，术后标本送病理检查。

# 第十一节　颈动脉体瘤

为来自化学感受器颈动脉体的肿瘤。

**【诊断标准】**

1.多见于青壮年。病程通常较长。

2.可为单侧发生，也可为双侧发生，以单侧常见。绝大多数为良性，极少数为恶性。

3.肿瘤位于颈动脉三角，也可向咽旁突出。大者可超出颈动脉三角范围。

4.扪诊有一定周界，质地中度硬，可有明显搏动感。肿瘤可前后移动，但不能上下活动。

5.极少数患者可出现直立性眩晕、上腹不适、一过性神志消失等颈动脉窦综合征，主要为体位改变肿瘤压迫颈动脉窦所致。

6.颈动脉体瘤，特别是恶性颈动脉体瘤压迫、浸润周围主要神经时，可出现声嘶、Horner综合征、舌下神经麻痹等症状。

7.颈动脉造影可见颈动脉外侧移位，颈动脉分叉部增宽，富于血管的肿瘤阴影，或有下交通支自颈动脉与肿瘤相通。

**【治疗原则】**

手术切除为首选治疗方法。对于肿瘤巨大无法切除、不能耐受并发症或有伴发病不能耐受手术者，可尝试放疗或部分切除加放疗。

# 第十二节　平滑肌瘤

来源于平滑肌组织的良性肿瘤。发生于口腔者大多来源于血管平滑肌，又称血管平滑肌瘤。

**【诊断标准】**

1.主要见于面部皮肤。口腔黏膜多发于唇、舌、腭及颊部，罕见于颌骨内发生。

2.可为单发性，也可为多发性。

3.肿瘤高出皮肤或黏膜，呈结节、斑状的棕色病损。个别病例伴有囊腔，也可发生钙化或骨化。

**【治疗原则】**

手术切除。

# 第十三节　畸胎瘤

由胚胎时期处于异位状态的多样组织所形成的先天性良性肿瘤。可同时伴发其他先天畸形，如腭裂等。

**【诊断标准】**

1.多发生于婴幼儿及儿童期。

2.好发于腭、口底的中线部位。还可发生于颌骨内，可合并有其他畸形，如腭缺损、分叉舌及下颌骨畸形等。

3.肿瘤内可见毛发、牙、皮肤及其附件等组织。颌骨畸形时，x线可见到颌骨、颧骨膨大，畸形牙及骨化团。X线片可见钙化不透光影。

4.个别病例可为恶性，如为生长迅速者，应考虑恶性畸胎瘤。

**【治疗原则】**

手术摘除。恶性畸胎瘤，应按恶性肿瘤处理。

# 第十四节　牙　瘤

发生于颌骨内，由一个或多个牙胚组织异常发育增生而形成。肿瘤可含不同发育阶段的各种牙胚组织。显微镜下有排列不规则的牙釉质、牙本质及牙骨质。

**【诊断标准】**

1.牙瘤多见于青年人。生长缓慢，早期无自觉症状。牙瘤发生部位可有骨质膨胀；可因肿瘤压迫神经出现神经疼痛；也可因拔牙或继发感染时才发现牙瘤存在。牙瘤患者常有缺牙现象。

2.X线摄片可见颌骨膨胀，有很多大小形状不一、类似发育不全的牙齿影像，或透射度似牙组织的一团影像，与正常骨组织之间有清晰阴影，此为牙瘤的被膜。牙瘤与囊肿同时存在者，则为囊性牙瘤。

**【治疗原则】**

无论是复合性还是组合性牙瘤，均需手术切除。一般将肿瘤表面骨质去除后，刮除牙瘤并清理其被膜。

# 第十五节 牙骨质瘤

来源于牙胚的牙囊或牙周膜的肿瘤，由成片状的牙骨质或圆形的牙骨质小体所组成，具有明显不规则的、强嗜碱性的生长线。

**【诊断标准】**

多见于青年人，女性较多。好发部位为下颌前牙、前磨牙区。肿瘤常紧贴于牙根部，生长缓慢，一般无自觉症状，肿瘤压迫神经可引起疼痛。有时是在影像检查时才发现本病。X线片显示根尖周围有不透光阴影。

**【治疗原则】**

手术摘除。如果肿瘤较小，无症状，一般可不予处理。

# 第十六节 成釉细胞瘤

颌骨中心性上皮肿瘤，在牙源性肿瘤的构成比中居首位。由成釉器的牙板上皮发生而来；但也有认为系由牙周膜内上皮残余或口腔黏膜基底细胞而来；亦可由始基或含牙囊肿转变而来。

**【诊断标准】**

1.成釉细胞瘤多发生于青壮年，男性略多于女性。以下颌骨体部、角部及升支部为常见。早期无自觉症状，生长缓慢；肿瘤逐渐发展，可以造成面部畸形，咬合关系错乱，牙齿移位松动；肿瘤进一步发展，压迫下牙槽神经时，患侧下唇可能感觉麻木不适。肿瘤可侵入软组织内，甚至发生吞咽、咀嚼和呼吸功能障碍。巨大型肿瘤还可发生病理性骨折。

2.颌骨X线片多数见多房性阴影，边缘呈切迹状，分房大小不等，可含牙或不含牙；牙根侵蚀成锯齿状或截根状吸收。少数可为单房阴影。

3.应注意与颌骨角化囊肿相鉴别。如果肿瘤已由口内暴露或拔牙创内突出，术前应活检，以排除恶变。疑有恶变者应行病理检查确诊。

**【治疗原则】**

以外科手术治疗为主。

对较小的肿瘤可行下颌骨方块切除，以保存下颌骨的连续性；对较大的肿瘤应将病变的颌骨整块切除，以保证手术后不再复发。因该肿瘤有局部浸润性，故切缘应在正常组织0.5cm以上。下颌骨部分切除后，可采用立即植骨；有条件应选用血管化骨瓣。

对于体积较大的单囊型成釉细胞瘤，可选择手术开窗减压治疗。

## 第十七节　成釉细胞纤维瘤

由牙源性上皮和间叶组织组成的一种牙源性混合肿瘤，但无牙体组织形成，为真性肿瘤。

【诊断标准】

1.发病年龄轻，多见于青少年，男女比为3∶1。

2.好发于下颌磨牙区。生长缓慢，早期无自觉症状，以后可出现骨质膨胀，随肿瘤增大可出现牙松动、疼痛、下唇麻木、张口受限甚至病理性骨折。

3.X线片可为单房性，亦可为多房性，并可同时伴有埋伏牙。

4.本瘤临床上与成釉细胞瘤较难鉴别，需靠病理确诊。

5.成釉细胞纤维瘤保守治疗易复发，亦可转变为成釉细胞瘤或恶性成釉细胞纤维瘤亦称成釉细胞纤维肉瘤。

【治疗原则】

手术彻底切除。

## 第十八节　牙源性黏液瘤

可能来自牙胚中的牙乳头或牙周膜，但也有人认为骨内的黏液瘤仅是牙源性纤维瘤的黏液性变。

【诊断标准】

1.牙源性黏液瘤多发生于青年人，下颌骨磨牙及前磨牙区为好发部位；常伴有未萌出牙齿或缺失牙齿。生长缓慢，呈局部浸润性生长。早期无明显症状，直到肿瘤逐渐增大，颌骨呈现畸形。

2.X线摄片显示骨质膨胀，伴多房小腔状病损，似蜂房状或火焰状，由于呈局部浸润性生长，边缘常不整齐。

【治疗原则】

手术彻底切除，切缘宜在肿瘤边界外0.5cm以上。

## 第十九节　牙源性钙化上皮瘤

亦称Pindborg瘤，起源于成釉器的中间层细胞，是一种具有局部侵袭性的牙源性上皮肿瘤。

【诊断标准】

1.青壮年多见，好发于下颌骨磨牙及前磨牙区。可见颌骨进行性膨胀，临床表现与其他颌骨肿瘤相似。

2.X线摄片显示颌骨膨胀，可为单房，亦可为多房病损，其中含有大小不规则钙化团块，并常伴埋伏牙。

**【治疗原则】**

手术彻底切除，切缘宜在肿瘤边界外0.5cm以上。

# 第二十节　牙源性腺样瘤

一种独立的牙源性肿瘤，可能发生于成釉器、缩余釉上皮或含牙囊肿的衬里上皮。

**【诊断标准】**

1.多见于青少年，男女比为1∶1.9。上颌尖牙区为好发部位，临床可见有缺牙。

2.肿瘤一般较小，生长缓慢；初期常无自觉症状，以后出现局部颌骨膨胀。

3.X线摄片显示边缘清楚的单房阴影，其中常有不透光的钙化颗粒为特征；多数有埋伏牙，可被误诊为含牙囊肿。

**【治疗原则】**

手术摘除，不易复发。

# 第二十一节　牙源性钙化囊肿

牙源性钙化囊肿是一种特殊的牙源性病损，它既有囊肿的某些特征又具有实性肿瘤的许多特征，其性质目前还不十分清楚。目前倾向于将其划分为牙源性钙化囊肿、牙本质生成性影细胞瘤和牙源性影细胞癌三种类型。

**【诊断标准】**

1.三种类型中以牙源性钙化囊肿最为常见。好发于青壮年，常累及下颌骨磨牙及前磨牙区。约3/4发生在颌骨内，1/4可发生在颌骨外软组织。发生在颌骨内者，上、下颌骨均可发生，但常见于磨牙和前磨牙区，发生在颌骨外者多见于牙龈。生长缓慢，一般无自觉症状，肿瘤长大时可见局部颌骨膨胀。X线摄片可显示颌骨内为一单房透明阴影，界限清楚，周围有致密边缘，中间可见钙化点或不规则钙化团块。病灶内可有埋伏牙。

2.牙本质生成性影细胞瘤和牙源性影细胞癌罕见，有报道二者发病年龄高于牙源性钙化囊肿，X线可呈多房性透射影，内见片状阻射灶。牙源性影细胞癌可有生长迅速、影像边界不清、下唇麻木等恶性表征。

**【治疗原则】**

牙源性钙化囊肿可行手术刮除，复发少见。牙本质生成性影细胞瘤和牙源性影细胞癌应行手术彻底切除。

# 第二十二节　骨纤维异常增殖症

又称骨纤维结构不良，为骨内纤维组织代替骨组织的异常增生，取代正常骨组织。为发育畸形而非真性肿瘤。

**【诊断标准】**

1.多在儿童及青年时期发病。男女比为1∶3。呈进行性肿大，青春期后可停止生长或速度变慢。

2.上下颌骨均可发生，但以上颌骨为多见。可为单骨性或多骨性。多骨性者除颅、面、颌面受累外，还可累及肋骨、盆骨及长骨。

3.本病主要引起面颌畸形及咬合功能障碍，亦可出现眼球移位、鼻阻塞等症状。

4.X线片表现为多形型，与骨化性纤维瘤甚难鉴别。

5.多骨性者，合并性早熟、皮肤色素沉着等现象时称为Albright综合征。

6.本病可能发生恶变，但少见。

**【治疗原则】**

手术应在生长发育期后进行。多采用保守性外科手术，以改善功能及畸形。

# 第二十三节　巨颌症

亦称家族性颌骨肥大、天使病、家族性纤维结构不良或家族性颌骨多囊性病变，为良性、自限性、有遗传倾向（常染色体显性遗传）的骨多囊性疾患。

**【诊断标准】**

1.有家族史。男女比为2∶1。多在2岁以后发病，3~7岁生长迅速，以后变慢或停止生长。

2.对称性的上下颌骨肿大为其特点，儿童类似胖头娃娃。

3.临床肿块与X线表现与骨纤维异常增殖症等相似而难以鉴别。

**【治疗原则】**

该病有自限性，不应急于手术，多数可待其自行消退。病变广泛无法消退者可以在青春期后的病变静止期施行改善功能及美观的保守性外科手术。

# 第二十四节　巨细胞肉芽肿

一般认为是一种局部修复性反应，非真性肿瘤，为瘤样病变，是对骨内出血或创伤的修复性反应。

**【诊断标准】**

1.常发生在儿童及青年女性，男女比为1：2。

2.下颌比上颌多见，下颌则多发生于磨牙以前的部位。

3.X线摄片示单房囊性阴影较多，周界清晰，并常有骨样或骨小梁发生，皮质变薄，但较少穿破。

4.本病与巨细胞瘤较难鉴别，需结合临床特点、X线片及组织学检查全面考虑。

**【治疗原则】**

手术刮治。

# 第二十五节　畸形性骨炎

又称Paget病，是一种原因不明的以骨不规则吸收和沉着为特征的慢性骨软化病，多见于老年人，男性发病率约为女性2倍。

**【诊断标准】**

1.常累及多骨，颅骨、脊椎骨、盆骨、骶骨和股骨最易受侵犯，因病期和病变程度不同，可有疼痛、长短畸形、步态异常、骨折等各种症状。

2.负重骨被侵犯时，渐致弓状、凹胸、驼背畸形，表现为类人猿或猿猴样体型，步履摇摆。

**3.颌面部表现**

颅骨与颜面骨溶解破坏期常有面部疼痛，成骨硬化期骨明显加剧。上颌骨受侵常见，可使面中1/3膨大，导致形成狮面畸形；牙槽骨受累常为对称性，有牙患者可使牙间隙增大，无牙患者则所配义齿无法就位，并影响咀嚼和发音，可伴牙齿伸长、倾斜松动。

**4.早期畸形性骨炎的X线表现**

骨质密度减退，骨小梁排列紊乱，颅骨可出现透光区；在疾病的骨形成期，呈现斑点状的骨化表现，并可有牙骨质肥大症。

**5.实验室检查**

可见碱性磷酸酶明显增高，血钙血磷正常，尿中的羟脯氨酸酶水平增加。

**6.组织学检查**

可见显著的不受控制的骨重吸收与骨形成。

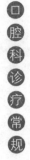

**【治疗原则】**

1.局部性畸形性骨炎无症状者无需治疗，如有显著疼痛者可给予止痛药。

2.双膦酸盐类药物如唑来膦酸是治疗畸形性骨炎的首选药物。

3.颌骨受累患者，一方面伴有牙骨质增生时拔牙手术十分困难，另一方面拔牙后易发生严重感染，临床应加注意。

4.有义齿者，应经常修改，或配用新义齿，以适应牙槽骨的肥大。

# 第二十六节　骨　瘤

骨瘤是一种较常见的良性肿瘤，发生于膜内外骨的骨组织，由骨表面的骨膜发生的称外周性骨瘤，由骨内膜发生的称中心性骨瘤。外周性骨瘤多于中心性骨瘤。

**【诊断标准】**

1.多见于青年人，无性别差异，上颌骨多于下颌骨。

2.发生于下颌骨者，多位于下颌骨体的舌侧和下颌角下缘部位。

3.生长缓慢，无自觉症状，仅引起颌骨局部膨隆。中心性骨瘤膨隆压迫神经时，可出现局部麻木感。

4.X线表现为均质的圆形不透光的白色影像，常位于磨牙根下方的骨皮质中，周边部为一层不透光的白线。

5.应与外生骨疣鉴别。后者是骨皮质局限性的结节状增生，不是真性肿瘤。发生在腭骨正中部称腭隆突，发生在下颌骨前磨牙舌侧称下颌隆突。不需治疗。

**【治疗原则】**

影响功能者予手术切除。

# 第二十七节　骨化纤维瘤

骨化纤维瘤是常见的颌骨良性肿瘤，来源于颌骨内成骨性结缔组织。由大量的、排列成束和漩涡状的纤维组织所构成，其中含有一些大小不等、排列不规则的骨小梁。此瘤多为实质性。

**【诊断标准】**

1.大多数在儿童期即已发病，女性较多。生长缓慢，常造成面部畸形。

2.上下颌骨均可发生。肿瘤质硬，界限不清。发生于上颌骨者，常波及颧骨，并可能波及眼眶，使眼眶畸形，眼球移位，甚至产生复视。下颌骨骨化纤维瘤除引起面部畸形外，可导致咬合紊乱，有时可继发感染，伴发骨髓炎。

3.X线片表现为骨质膨胀，骨小梁正常结构消失，同时伴有密度减低阴影与不同程度的钙化，使有的呈毛玻璃状，有的呈棉絮状，有的近似骨瘤样，有的则呈多房状囊性阴影。

4.下颌骨骨化纤维瘤有时可继发感染伴骨髓炎，而导致临床漏诊。

5.临床上很难与骨纤维异常增殖症鉴别，需结合病理检查确诊。

【治疗原则】

骨化纤维瘤属真性肿瘤，故原则上应手术切除。小的或局限性者应早期手术彻底切除。发生于儿童的范围较大的弥散性骨化纤维瘤或多发性骨化纤维瘤，情况允许的话亦在青春期后手术。如肿物发展较快，影响功能时，则需提前手术。

# 第二十八节　骨巨细胞瘤

骨巨细胞瘤又称破骨细胞瘤，主要由多核巨细胞和较小的梭形或圆形的间质细胞所组成。病理学根据巨细胞数量及分化程度分为三级：一级属良性；二级属于潜在恶性；三级属于恶性。

【诊断标准】

1.该肿瘤多发生于20~40岁的成年人，男女性别无显著差别。肿瘤发生在颌骨中央者，称为中央性巨细胞瘤；一般生长缓慢，如生长较快，则可能有恶性变。在下颌骨，好发于颏部及前磨牙区；在上颌骨，常波及全上颌骨，表现牙齿移位或松动，甚至面部畸形，拔牙时可见创口有易出血的肉芽组织。

2.X线摄片检查典型者呈肥皂泡沫样或蜂房状囊性阴影，伴骨质膨胀，阴影区无钙化点，肿瘤周界清楚。

3.应注意与骨巨细胞肉芽肿、甲状旁腺功能亢进症区别。巨细胞肉芽肿为局部修复性反应，非真性肿瘤。女性多发，下颌磨牙以前的部位好发。X线摄片示单房囊性阴影，确诊靠病理检查。甲状旁腺功能亢进症为全身性内分泌紊乱的疾病，在生化检查方面，有血钙及血清碱性磷酸酶增高。

【治疗原则】

手术治疗：病理属一级者，可采用彻底刮除加基底部石炭酸烧灼，乙醇中和；属二级者，应做颌骨切除术；属三级者应按恶性肿瘤原则处理。根据具体情况决定是否立即植骨。

# 第十九章 血管瘤与脉管畸形

John B.Mulliken（1982）首次提出基于血管内皮细胞生物学特性的分类方法，将此前传统意义的"血管瘤"重新分为血管瘤和脉管畸形，血管肿瘤存在血管内皮细胞的异常增殖，而血管畸形则无此现象。该观点被广泛认同，从而成为现代分类的基础。国际血管瘤和脉管畸形研究学会（The International Society for the Study of Vascular Anomalies，ISSVA）制订脉管疾病的现代分类系统，并每2年更新一次，目前国内应用比较广泛的是2014年的分类（表19-1）。

**表19-1 ISSVA血管瘤与脉管分类（2014年）**

| 血管性肿瘤 | 脉管畸形 | |
| --- | --- | --- |
| | 单纯性 | 混合性* |
| 良性 | 毛细血管畸形 | CVM |
| 局部侵袭性或交界性 | 淋巴管畸形 | CLM |
| | 静脉畸形 | LVM |
| 恶性 | 动静脉畸形 | CLVM |
| | 动静脉瘘 | CAVM |
| | | CLAVM |
| | | 其他 |

*定义为同一病灶中含有两种或两种异常血管瘤；表中字母缩写分别为：C：毛细血管；A：动脉；V：静脉；L：淋巴管；M：畸形

本章将介绍表中比较具有代表性的几种脉管疾病，包括良性血管肿瘤中的婴幼儿血管瘤，毛细血管畸形中的鲜红斑痣，静脉畸形，淋巴管畸形和动静脉畸形。

## 第一节 婴幼儿血管瘤

婴幼儿血管瘤（InfantileHemangioma，IH）是最常见的儿童肿瘤，旧称叫做草莓状血管瘤，发病率约为1.4%~4%。男女发病比例大概是1：3。低体重、家族史、早孕、子痫和胎盘异常是IH的危险因素。最常发生于头颈部（60%）。

【诊断标准】

**1.IH特征性的病史**

分为快速增殖期、消退期和消退完成期。患儿刚出生后，往往没有明显病变表现，或仅有皮肤轻度红斑、发白，出生后1个月进入快速增殖期，病变会明显增大，一般到1岁左右达到最大。此后进入消退期，病变逐渐缩小，在4岁以后进入消退完成期，保持基本不变。

**2.临床表现**

完全浅表型病变呈弥漫性，颜色鲜红，略微高起，表面呈鹅卵石样。深部血管瘤被覆皮肤仅仅略微高起、温度高，颜色正常或轻微偏蓝，表面也可有几条淡淡的扩张静脉或细小毛细血管扩张。婴幼儿血管瘤在临床上要与其他婴幼儿肿瘤和脉管畸形相鉴别，鉴别要点见表19-2：

表19-2 婴幼儿血管瘤与脉管畸形鉴别要点

| | 血管瘤 | 脉管畸形 |
|---|---|---|
| 发病时间 | 出生时或出生后不久 | 多见于出生时 |
| 男/女 | 1/3 | 1/1 |
| 发展情况 | 增生期、消退期、消退完成期 | 与儿童的生长发育成比例 |
| 病变颜色 | 鲜红或透出蓝色 | 视畸形的脉管种类而定 |
| 表面温度 | 正常或温度升高 | 温度升高或不变 |
| 自觉症状 | 不明显 | 不明显 |
| 排空试验 | 阴性 | 阳性 |
| 体位试验 | 阴性 | 阳性 |
| 组织病理 | 血管内皮细胞增生 | 血管内皮细胞正常，血管形态乱，管腔异常 |

**3.影像学检查**

超声检查在增殖期可见含大量快速血液流动的脉管的规则的实体病变。MRI检查增殖期T1加权像与肌肉相同，T2加权像则呈现均匀高信号，增强核磁显示均匀强化。

【治疗原则】

1.婴儿血管瘤主要以局部外用和系统用药为主，辅以激光或局部注射等，目的是抑制血管内皮细胞增生，促进瘤体消退，减少瘤体残留物。

**2.口服 β 受体阻滞剂**

建议普萘洛尔剂量为1.5~2mg/kg·d，分2次服用。治疗起始剂量为每天1.0mg/Kg，患儿无明显异常1~2日逐渐加量至常规剂量，用药前用药中应检测患儿心肌酶、血糖、肝肾功能、心电图、心脏彩超、甲状腺功能、胸片等。

### 3.外用 β 受体阻滞剂类

适用于浅表血管瘤，如普萘洛尔软膏、噻吗洛尔乳膏、噻吗洛尔滴眼液、卡替洛尔滴眼液等。用法及疗程：外涂于瘤体表面，每天2~4 次，持续用药3~6 个月或至瘤体颜色完全消退，通常用药第2~3 个月疗效最为明显。

### 4.脉冲染料激光治疗

用于浅表型婴儿血管瘤增殖期抑制瘤体增殖，血管瘤溃疡、消退期后减轻血管瘤的颜色或毛细血管扩张性红斑。

### 5.局部药物注射治疗

适用于深部血管瘤或混合型血管瘤：常用药①糖皮质激素：主要适用于早期、局限性、深在或明显增厚凸起的血管瘤，治疗终点为病灶体积缩小，甚至接近平坦。②博莱霉素、平阳霉素及其他抗肿瘤药物：用于口服或局部注射糖皮质激素效果不佳时，为防止偶发的过敏，建议在注射过程中保持静脉补液通畅。另过度治疗可诱发晚期注射区域发育迟缓或障碍。

### 6.手术治疗

用于非手术治疗或自发消退后遗留明显外观或功能问题，如瘤体消退后仍残留明显畸形、增生期出现溃疡而遗留永久性瘢痕、非手术治疗不足以及时解决功能障碍等。

# 第二节　静脉畸形

静脉畸形（Venous malformation），旧称海绵状血管瘤，是静脉异常发育产生的静脉血管结构畸形，病理上表现为从毛细血管到腔穴不等的扩张血管腔窦，腔内壁衬以正常扁平的内皮细胞，内皮细胞下单层基底膜。血窦的管腔壁平滑肌稀少，外膜纤维变性。静脉畸形主要通过临床表现、病史及影像学检查确诊。

【诊断标准】

### 1.临床表现

较小的静脉畸形表现为独立的黏膜、皮肤静脉扩张，大的则表现为局部海绵状肿块，甚至累及多组织和器官。出生时即存在，大部分可以被发现，少部分在幼年或青少年时才被发现。其生长速度与身体生长基本同步，不会自行退化，发病无性别差异。覆盖在静脉畸形上皮肤可以正常，如累及皮肤真皮层则表现为蓝色或深蓝色；局部为柔软、压缩性、无搏动的包块。有时可触及瘤体内有颗粒状静脉石。

2.部分除膨隆外无症状，静脉血栓形成，表现为反复的局部疼痛和触痛。也可因血液淤滞于扩张静脉腔内造成消耗性凝血病。瘤体逐渐生长增大后，可引起沉重感和隐痛。

**3.体位试验**

病变包块体积大小可随体位改变或静脉回流快慢而发生变化。病变有时在低头时充盈增大；称之为体位试验阳性。屏气或压迫颈浅静脉以及小儿哭闹或用力挣扎时也可有类似变大表现。

**4.瘤体穿刺检查**

从瘤体中央处穿刺，很容易抽到回血；但是，也无法完全排除非血管而血供十分丰富的疾病包块。

**5.影像学检查**

X平片有时可见多发规则颗粒状静脉石影像。有时可见面部骨受压迫呈现扁平或下陷。MRI是最常用于评估静脉畸形的工具之一。特征性表现包括局限性或弥漫性T2高信号，通常大小不等，被间隔组织分隔的腔隙组成。

【治疗原则】

1.以血管内硬化治疗为主。常用药物有无水乙醇、博莱霉素（平阳霉素）、泡沫硬化剂（聚多卡醇、聚桂醇、十四烷基硫酸钠）等硬化剂破坏血管内皮细胞，造成病灶血管的纤维化闭塞和体积的萎缩，实现外观和功能的康复，复发概率较小。但是，对于广泛而弥散的病灶，则需多次治疗，而且效果相对较差。

2.血管内硬化治疗时，最好在B超引导下进行，保证注射在病灶内，任何药物误入动脉分支都可能导致严重并发症。对于一些危险区域，建议在DSA下治疗。

3.博来霉素治疗时，一般采用1.5万IU药物，与4~7ml 2%利多卡因，5mg地塞米松配成溶液，单次用量小于1mg/kg，总剂量不超过300~400mg，否则有可能引起肺纤维化等严重并发症。博来霉素有可能引起严重过敏性休克，且可能在多次治疗后出现，治疗时最好开放静脉，严密监控。

4.泡沫硬化剂：一般液体药物与空气或二氧化碳按1∶4比例混合，制备成泡沫畸形，病灶穿刺点2点以上，见缓慢静脉血流出，明确互相流通。单次剂量不超过8ml（原液）。从病灶穿刺，回抽见缓慢静脉血流出，治疗在全麻、病灶内局麻或神经阻滞下进行。

5.无水乙醇注射时疼痛剧烈，并且可能引起心跳骤停、动脉压升高、缺氧等并发症，必须在有麻醉和生命监护的支持下，由经过专业训练且经验丰富的医师完成。单次剂量不超过0.2mL/Kg。

# 第三节　鲜红斑痣

【诊断标准】

鲜红斑痣，又称葡萄酒色斑（Port-Wine Stains PWS）。系先天性皮肤毛细血管扩张畸形。在面部常沿三叉神经第二支支配区域分布。表现为边缘清楚而不规则的红斑，压之褪色或不完全褪色。红斑颜色常随气温、情绪等因素而变化。随着年龄的增长，病灶颜色逐渐加深、增厚，并出现结节样增生。

部分病变可伴有软组织，甚至骨组织的增生，导致患部增大变形等。在颌面部最常见的表现为上唇增厚变长或同侧上颌骨过度发育肥大、伴牙龈增生。

6月龄内患儿需与婴儿血管瘤区别，早期两者都可表现为红斑，但婴儿血管瘤有明确的增生过程，表现为可逐渐隆起、呈鲜红颗粒状，而葡萄酒色斑在幼儿期均呈平坦的红斑，病灶成比例增大。

鲜红斑痣还需与单纯血管痣鉴别。后者是最常见的面部血管性胎记，临床表现与鲜红斑痣相同，但分布区域常见于枕后、眉间、鼻部、上唇。单纯血管痣无需治疗，会随诊患儿年龄增长逐渐消退。一般在2~3左右消失。

发生在面部沿三叉神经分布的鲜红斑痣需排除伴有Sturge-Weber 综合征（Sturge-Weber syndrome）。Sturge-Weber 综合征典型表现为面部皮肤血管异常（PWS），软脑膜血管畸形，眼脉络膜的血管异常，三者中满足两者即可诊断。建议神经内科及眼科就诊排查。

【治疗原则】

PWS主要使用选择性光热作用激光治疗。需根据患者个体和病情、局部反应等确定治疗参数，剂量过大将致热损伤瘢痕。重复治疗间隔1~2 个月。越早期PWS治疗效果越好。常用激光有595、585nm波长的脉冲染料激光、倍频532nm激光、长脉冲1064nmNd：YAG激光、长脉冲755nm翠绿宝石激光。对于部分病变，PWS激光治疗一定次数后可能会出现治疗抵抗现象，病变颜色变浅到一定程度不再消退。

光动力疗法（photodynamic therapy，PDT），利用激光激发富集于畸形毛细血管内皮细胞中的光敏剂所产生的单线态氧，选择性破坏畸形毛细血管网。是继选择性光热作用治疗之后的另一靶向性强、疗效好、安全性佳，且无热损伤的治疗新技术。但使用光敏剂后需要一段时间的避光。

对于激光治疗无效PWS可采用手术切除加其他方法修复。如皮片移植、皮肤扩张器等。

# 第四节　淋巴管畸形

淋巴管畸形（Lymphatic malformation，LM），旧称为"淋巴管瘤"。LM 的发病率为1/4000~1/2000，尚未发现有性别和种族的差异。该病多在2 岁前个体中发病，约50%患者出生时即发现罹患此病。LM可发生在身体具有淋巴管网的任何部位，约75%的病变发生在头颈部。

【诊断标准】

淋巴管畸形根据组成的囊腔大小不同可分为大囊型、微囊型和混合型。巨囊型LM由1个或多个体积≥2cm³的囊腔构成（即以往所称的囊肿型或囊性水瘤），而微囊型LM则由多个体积<2cm³的囊腔构成（即以往的毛细管型和海绵型），二者兼而有之的则称为混合型LM。

大囊型淋巴管畸形颌面部最为好发部位为颈部，口底、腮腺区等亦可发生。大囊型淋巴管畸形通常由不止一个囊腔组成，囊腔之间可以相通或不相通。囊腔中含有水样的透明液体，有波动感，有时不透光或呈琥珀色。若穿刺抽出淡黄色清亮淋巴液即可诊断为淋巴管畸形，若抽出陈旧性血液结合细胞学检查，则可诊断为淋巴管瘤伴出血。

而微囊型淋巴管畸形病灶相对较实心。淋巴管畸形的临床表现受病变的类型、范围和深度的影响差异很大，可表现为皮肤黏膜上充满液体的小泡，或表现为巨大的肿物。继发感染时小泡颜色加深，甚至破溃出血，病变体积明显肿胀变大。当累及舌体时，可表现为巨舌症，继发引起颌骨发育畸形。

影像学检查：超声检查，用以明确瘤体的部位、性质、大小及其与周围组织的关系，为手术或药物注射治疗提供依据，并可用于监测预后情况。大囊型的淋巴管畸形的MRI表现包括囊腔内囊液积聚，T2加权像高信号，病灶边缘和间隔无强化。病灶内出血常伴有液-液平面。微囊型淋巴管畸形MRI一般表现为T2加权像弥漫性高信号，通常不强化。

【治疗原则】

**1.伴随症状的处理**

淋巴管畸形时常合并感染，可能引起细菌性蜂窝织炎，一旦诊断，需及时给予适当的抗生素治疗，必要时给予静脉注射抗生素。导致感染的致病菌可能来自乳牙的龋坏和牙周病或扁桃体炎，定期严格口腔保健或扁桃体切除术有助于缓解症状。合并病变内出血可热敷止疼等对症治疗，出现血肿应注意预防感染。

**2.硬化治疗**

对于大囊型淋巴管畸形硬化剂注射治疗一般有较好的治疗效果。常见的硬化剂种类包括鱼肝油酸钠、博来霉素（平阳霉素）、无水乙醇、OK-432等。微囊型淋巴管畸形硬化治疗有报道认为在一些病例中有效，比如术后控制残余病变。

**3.射频消融与激光**

累及黏膜范围较局限的外突增生型微囊型淋巴管畸形可采用射频消融或激光治疗。激光包括高能量二氧化碳激光、Nd：YAG激光、半导体激光等。

**4.手术治疗**

手术治疗是过去最主要的，甚至是唯一的治疗手段，迄今仍是许多外科医师首选的治疗方法。但随着硬化技术的进步，手术应仔细考虑适应证。目前普遍认可的手术指征为：①病灶较小，位置较好可完全切除；②有症状的微囊型淋巴管畸形；③硬化治疗后仍有症状的巨囊型及混合型淋巴管畸形；④有危及生命的并发症；⑤对外观影响较大。

**5.药物治疗**

近年来口服西罗莫司治疗在一些常规治疗无效的大范围脉管疾病（包括淋巴管畸形和淋巴管血管混合畸形等）中取得了良好的治疗效果。但较长的服药时间、个别致死性并发症以及如何确定针对个体的最佳治疗剂量仍是临床有待解决的问题。

# 第五节　动静脉畸形

动静脉畸形（Arteriovenous malformation，AVM），旧称蔓状血管瘤，是一种高流量的先天性血管畸形，其本质是异常的动静脉之间缺乏正常毛细血管床而直接相交通所引起的血流动力学异常，继而引起一系列组织学的变化。AVM 发生率低，无性别差异。40%~60% 的患者出生时即发现，易被误诊为毛细血管畸形或血管瘤。头颈部相对好发，其次为四肢、躯干和内脏。病灶表现为皮肤红斑、皮温高、可触及搏动或振颤。局部可出现疼痛、溃疡或反复出血，严重者因长期血流动力学异常可致心力衰竭。AVM 还引起外观畸形、重要组织器官受压、功能损害等。

颌骨动静脉畸形是发生在颌骨内的AVM，常以牙龈出血为表现，出血常发生在替牙期，伴有上颌或下颌后牙松动，有时可伴有下唇麻木。临床贸然拔除松动牙可造成急性大出血，甚至导致死亡。需谨慎鉴别。

绝大多数动静脉畸形通过临床检查即可确诊。通过临床表现如不能明确，可利用影像学检查辅助诊断。彩色多普勒可检测AVM 的高流量特征。MRI 有利于明确病灶范围。数字减影血管造影（Digital subtraction angiography，DSA）是AVM 诊断的金标准，治疗前需进行DSA 检查，为治疗方案的选择提供指导。如果病灶累及骨骼，则需行CTA 检查。

除了疑似恶性肿瘤不能明确诊断的病例，活检通常不必要，且活检创伤可能引起病灶出血和病情加重。

**【治疗原则】**

AVM 治疗困难，复发率高。其治疗的核心是通过手术或栓塞的方法彻底消灭动静脉之间异常交通的病灶。而病灶供血动脉结扎或供血动脉近端栓塞，因病灶未充分处理，通常加重病情，且不利于后期治疗，这种有害无益的治疗方式应予废弃。

介入栓塞的材料有多种，包括固体栓塞剂，如明胶海绵粉、PVA（polyvinyl alcohol）及弹簧圈等；液体栓塞剂，如NBCA（nbutylcyanoacrylate）或Onyx等胶体，以及无水乙醇。根据治疗目的可分为AVM的术前栓塞和治疗性栓塞。术前栓塞可选用暂时性栓塞材料，如明胶海绵，栓塞病变主要的供血动脉，再以手术的方法，尽量将病变完全切除，然后采用其他方法进行组织修复。治疗性栓塞则是采用永久性的栓塞材料将异常交通的病灶完全填充阻塞，若病灶范围较大或交通较复杂，有时需要分次进行。无水乙醇以外的栓塞材料都存在一定的再通率，可能在数年后病变复发。无水乙醇因其能彻底破坏血管内皮，理论上可"根治病变"，但相较其他栓塞材料，更容易出现组织坏死、心血管性虚脱等严重病变症。

# 第六节　假性动脉瘤

假性动脉瘤及损伤性动静脉瘘：由损伤后血管破裂引起，为动脉破裂后在组织内形成一假性瘤腔，动静脉瘘为动脉与静脉直接交通。

【诊断标准】

1.均有损伤史。假性动脉瘤常在面中部骨折后并发。

2.假性动脉瘤常发生于下颌下、腮腺区；动静脉瘘可发生于颈部。

3.可触及搏动，听诊器或Doppler超声流量计可闻及搏动及血流声；位于深部者亦可无上述表现，但穿刺多有血。

4.颈动脉造影可见瘤腔充盈，或动静脉之间有交通。

【治疗原则】

1.一经确诊为假性动脉瘤后应争取早日手术，以免破裂后大出血。

2.结扎所属血管及交通支，手术显露瘤腔，刮除纤维组织壁。

3.动静脉瘘应行血管修补，或将瘘口两侧的血管结扎。

4.控制血压：分离假性动脉瘤时血压可降低19.95mmHg，当阻断颈总动脉时血压可比术前升高19.95~49.88mmHg。

5.输血与止血：假性动脉瘤易破裂，术前应预备充足的血源。

6.发生于颈总、颈内动脉的真假动脉瘤均可行覆膜支架植入。

【临床操作标准】

1.显露要充分，以采取胸锁乳突肌前缘斜切口为宜。

2.应尽可能争取行剥离切除术。为防止剥离过程中血管破裂出血，应先游离出颈总动脉近心端、颈内及颈外动脉远心端，并预置好塑料管或橡胶条，以备万一需要时，可立即提起阻断血流。

3.该假瘤血供极丰富，易出血，故剥离宜从下极颈总动脉端外壁处开始。应紧贴颈动脉外膜剥离，用蚊式血管钳不断钳夹、结扎，以阻断交通支。向上应首先分离颈内动脉，如颈内动脉能顺利分离出，必要时可将颈外动脉连同肿瘤一并切除。

4.如剥离过程中血管破裂出血，切勿用血管钳钳夹，往往越钳裂孔越大，应将血管下端的预置止血带提起，暂时阻断血流，或用satinsky钳钳夹，部分阻断血管，并用7-0或9-0无损伤缝线行动脉壁破孔的修补。完全阻断血流的时间，一般每次控制在5min之内。

5.必要时可将肿瘤及颈动脉一并切除，并立即用大隐静脉或人造血管修复，如术前造影显示Willis环循环通畅，阻断颈内动脉前后脑血流图检查结果为患侧脑血流量变化不大，也可作颈动脉永久性结扎，术后应按颈动脉结扎术常规处理。

# 第二十章 口腔颌面部损伤

## 第一节 概 述

口腔颌面部上连颅脑，下接颈部，是消化道和呼吸道的入口，是人体特殊感官集中的区域，是人体外貌最主要的部位，也是人类社会交往和情感交流最主要的表达区。这一部位损伤对患者的功能、形象和心理打击都很大，甚至危及生命。

现代社会的口腔颌面部伤以交通事故伤、工伤和生活意外伤为主，战争时期则以火器伤为主。由于战争形态的变化，平民火器伤的比例在逐渐增加。

口腔颌面部损伤可以导致进食、呼吸、视觉、听觉、嗅觉、味觉等功能障碍，毁损面部容貌，造成心理障碍。严重的口腔颌面部损伤，或同时发生重要脏器和血管伤时常危及生命。这是由该部位的解剖特点决定的：①血管丰富，伤口出血较多或容易形成血肿；②常因血肿、误吸血凝块和分泌物、撕裂组织的移位而阻塞呼吸道，甚至造成窒息；③穿通口鼻腔和鼻旁窦的伤口、骨折线上的牙齿或嵌入组织内的牙齿碎片常导致伤口感染；④颌骨骨折可造成咬合紊乱、张口受限、咀嚼困难；⑤面中部骨折可造成眼的功能障碍，甚至失明；⑥舌腭损伤可造成吞咽困难、语言障碍；⑦面神经损伤可造成口眼歪斜；⑧腮腺损伤可造成涎漏；⑨三叉神经损伤可造成该神经分布区域的麻木；⑩面部的疤痕、软组织和骨折的错位愈合均可造成面部畸形。

因此，在诊治口腔颌面部损伤时要了解伤因和伤后时间，对患者进行全面的检查，迅速判断伤情，根据轻重缓急决定救治顺序，及时处理威胁生命的损伤，再进行专科治疗。

口腔颌面部的解剖特点也决定了其救治中的特点：①血供丰富使得伤口抗感染能力强，愈合快，清扩创时应尽量保留有活力的组织，减少组织缺损，争取初期缝合；②在处理贯通性伤口时一般要首先关闭与口鼻腔和窦腔相通的伤口，以隔绝污染；③牙列错乱是颌骨骨折的重要体征，恢复正常的咬合关系也是颌骨骨折正确复位的重要依据；④利用牙列可以固定或辅助固定骨折断端。

# 第二节　口腔颌面部损伤伤员的急救

## 一、解除窒息

窒息可分为阻塞性窒息和吸入性窒息两类。

**1.阻塞性窒息**

（1）异物阻塞口咽部，如血凝块、呕吐物、骨碎片等。

（2）组织移位阻塞口咽部，常见于上颌骨横断型骨折和下颌骨颏部粉碎性或双发骨折。

（3）口底、舌根、咽侧、上颈部严重的软组织肿胀压迫呼吸道。

**2.吸入性窒息**

直接将血液、唾液、呕吐物、脱落牙齿等吸入气管、支气管或肺泡内而引起窒息。

【诊断标准】

首先判断伤情中存在导致窒息的因素。窒息的伤员最初表现为吸气困难、口唇发绀、鼻翼扇动、烦躁不安、大汗淋漓、发音障碍，甚至出现"三凹"体征，继而发生脉搏加速而弱、血压下降、瞳孔散大、呼吸停止乃至死亡。

鉴别诊断要与颅脑损伤引起的中枢性呼吸障碍区别。

【治疗原则】

防治窒息的关键在于及早发现和及时处理，在窒息发生之前仔细观察并作出正确判断，如已出现呼吸困难，应分秒必争，进行抢救。

1.阻塞性窒息的急救应根据阻塞的原因采取相应的措施。

（1）及早清除口、鼻腔及咽喉部异物，保持呼吸道通畅。

（2）将后坠的舌体牵拉出口外，将伤员的头偏向一侧或采用俯卧位，以利于血液、口鼻分泌物流出；清除口鼻咽喉部异物。

（3）当上颌骨折块下坠时，出血多，可能引起呼吸道阻塞或误吸时，则可现场用筷子、压舌板等物品横置于前磨牙区托住上颌骨，并临时固定于头部绷带上；有条件时使用口咽通气管或行气管插管，用吸引器充分吸出口咽、气管内液体和其他异物。

（4）对于咽部和舌根肿胀压迫呼吸道的伤员，可经口插入口咽通气道，以解除窒息。一旦呼吸停止，可行紧急环甲膜切开术解除窒息，随后改行气管切开术。

2.吸入性窒息应立即行快速气管切开术，通过气管导管，充分吸出进入下呼吸道的血液、分泌物和其他异物，解除窒息，此类伤员术后要特别注意防治肺部并发症。

## 二、止血

**【诊断标准】**

口腔颌面部出血可分为口腔内出血和面部出血，动脉性、静脉性和毛细血管性出血，采取止血措施要根据出血部位、出血性质和救护现场的条件决定。

**【治疗原则】**

以下止血方法常联合应用。

**1.指压止血法**

适用于出血较多的紧急情况。是将颌面部表浅的知名血管压迫于骨面上，如颞浅动脉、面动脉、颈总动脉。但不可同时压迫双侧颈总动脉。

**2.包扎止血法**

适用于较浅的毛细血管、小动静脉的出血。包扎前要将撕裂的软组织和移位的骨断端适当复位，包扎压力要适当，防止加重骨折断端的移位或阻塞呼吸道。

**3.填塞止血法**

适用于较深的开放性洞穿性伤口，常与包扎止血法共用。

**4.结扎止血法**

现场条件允许时可对血管断端进行钳夹和线扎止血，效果最确切，也便于转送伤员。对使用上述方法不能奏效的严重出血可以采用颈外动脉结扎术，同时进行抗休克治疗。

**5.药物止血**

分局部使用和全身使用。对表浅渗血或小动静脉出血可以局部敷以各种粉、纱布、明胶海绵类的止血制剂，甚至蘸有肾上腺素的纱布。全身可用各种辅助止血药物。

## 三、抗休克

创伤性休克可因合并全身其他部位伤、剧烈疼痛、过度应激反应引起。失血性休克是因过度失血引起。

**【治疗原则】**

抗休克主要以镇静、止痛、止血、补充血容量为主，必要时可用药物提升和维持血压。

## 四、伴发颅脑损伤的急救

**【诊断标准】**

口腔颌面部毗邻颅脑，要注意该部创伤可能伴发的颅脑损伤。若患者有昏迷史或出现二次昏迷，头痛，躁动不安，喷射状呕吐，瞳孔不等大等圆，对光反射迟钝或消失，颅骨骨折，有脑脊液耳、鼻漏等体征，则应会同神经外科医生共同诊治。

头颅CT检查是主要的诊断依据。

【治疗原则】

1.急救：令伤员平卧，严密观察神志、脉搏、呼吸、血压、瞳孔变化，对躁动不安的伤员可适量使用除吗啡以外的镇静剂，对昏迷的患者常采用气管造口术保持呼吸道通畅，使用脱水剂和激素防治脑水肿。

2.若患者出现二次昏迷，患侧瞳孔散大，对光反射消失，呼吸和心率减慢，血压上升等，是脑疝的典型表现，一经B超、CT检查确诊应即请神经外科医生开颅减压。

# 第三节　口腔颌面部软组织损伤

口腔颌面部软组织损伤一般涉及皮肤、皮下组织，也常涉及舌、颊、软腭、口底、涎腺、神经、血管等特殊的组织和器官，还可与颌面部骨折同时发生。不同的伤因可造成不同的伤情。

## 一、擦伤

为粗糙表面与皮肤表面剧烈摩擦所致。

【诊断标准】

皮肤表层破损，出血不多，常被表浅异物污染，疼痛较剧。

【治疗原则】

可在局部麻醉下彻底清洗创面，清除异物，保持创面干燥，防止感染。这种创面一般无需缝合，不遗留明显瘢痕。

## 二、挫伤

一般为钝器撞击所致。是皮下组织及其深部组织的损伤，没有开放伤口。

【诊断标准】

受伤局部疼痛，皮肤常显示瘀斑，肿胀，甚至深部血肿。

【治疗原则】

伤后24h内可用冷敷，局部加压包扎止血，镇痛。已形成血肿者，可在1~2d后改用局部热敷、理疗，预防感染。如已发生血肿感染则应切开引流，排出脓血。

## 三、切割伤

多为刃器或碎玻璃致伤。

【诊断标准】

临床表现为皮肤及其被覆的软组织裂开，创缘多整齐，伤及大血管可大量出血，伤及面神经可造成面瘫，伤及腮腺或导管可发生涎漏。

【治疗原则】

1.若在3d以内伤口无明显化脓，应在彻底清创止血条件下将伤口准确复位，分层缝合，皮肤缝合采用小针细线。

2.对耳屏前和面侧方的伤口应探查面神经和腮腺导管，发现神经或导管断裂，有条件时应做修复，无修复条件时应转往上级医院。

## 四、刺伤

多为匕首致伤，也可见铅笔、树枝、钢筋等物致伤。

【诊断标准】

伤口多为较深的盲管状，穿通伤也不少见，刺入物可将污染带入伤口深部，甚至断在伤口内。

【治疗原则】

1.处理前要特别注意伤口出血情况，借助B超或CT检查判断伤道和异物与重要血管的关系，在充分作好止血准备后才能着手取出伤道内的异物。

2.取深部的异物要通过影像学定位，或在C型臂X线机下操作。

3.彻底清创后应先关闭与体腔相通的伤口，逐层缝合，消灭死腔，放置橡皮引流条，加压包扎。

## 五、撕裂或撕脱伤

较大的机械力可将软组织撕裂，甚至撕脱。

【诊断标准】

这种创口多不整齐，常见组织缺损，皮肤及其深层组织往往伴有挫伤，甚至有骨面的暴露。大面积的撕脱伤往往出血多，疼痛剧烈，容易发生休克。

【治疗原则】

1.对撕裂伤要及时清创，尽可能少地修剪创缘，更不要轻易修剪掉尚有连接的撕裂组织，准确复位移位的组织，尤其对眼睑、鼻唇等部位更要仔细对位缝合。对完全离体的撕脱组织应尽可能做血管吻合再植，如无血管可供吻合也应尽量利用其皮肤游离移植以消灭创面。

2.若离体组织最大径小于2cm，也应尝试复合组织游离移植。

3.对舌体的裂伤应采用大针粗线全层缝合，原则上要恢复舌的长度。

4.若因组织严重水肿、感染、缺损，清创后不能做初期缝合，可先行定向减张缝合，待水肿消退、感染控制、创面稳定后再做延期缝合或修复。

## 六、咬伤

生活中的人畜咬伤时有发生。

**【诊断标准】**

此类伤口创缘不整齐，常伴有组织缺损和污染。

**【治疗原则】**

1.处理此类伤口的原则与撕裂伤相同。对于犬咬伤，应注射狂犬疫苗。

2.对颌面部较深较大的创口，除以上局部处理外，应注射破伤风抗毒血清，适当使用抗生素预防感染。

# 第四节　颌面骨骨折

## 一、牙槽骨骨折

伤因：外力直接作用于牙槽骨或牙列。多见于上颌前部，也常与颌面部其他损伤同时发生。

**【诊断标准】**

口唇肿胀，牙龈撕裂，摇动伤区一个牙时邻近的几个牙与折裂的牙槽骨一起活动，损伤牙的移位可引起咬合错乱，常与牙折、牙脱位、牙脱落同时发生。

**【治疗原则】**

局部麻醉下先将移位的牙槽突和牙齿复位到原来的解剖位置，然后利用两侧的健康邻牙作支撑，用钢丝将受伤的牙与未受伤的牙共同结扎到金属弓丝（牙弓夹板）上，或采用正畸的托槽弓丝固定，也可采用多牙粘结固定。至少固定4周。

## 二、下颌骨骨折

伤因：下颌骨呈"U"形，位于面部的突出位置，具有人体唯一的双侧联动关节，当受到各向的撞击力时，很容易发生骨折，其发生率约占颌面部骨折的一半。按下颌骨的解剖特点，骨折发生频率最高的是髁突和髁颈部，依次为下颌角部、颏孔区、正中联合、下颌体部、下颌支。

**【诊断标准】**

1.下颌骨骨折的主要体征有骨折处压痛、肿胀、出血、咬合错乱、咬合无力、骨折段异常活动和移位、张口受限等。骨折线通过牙列的部位可见牙龈撕裂、牙槽突骨折、牙折、牙脱位、牙脱落。面下部可有开放性伤口，甚至骨折断端暴露。

2.正中联合和一侧颏孔区单发的线性骨折，骨断端移位可能不明显，但双侧颏孔区以内的颏部双发骨折或粉碎性骨折均可发生局部明显变形、下颌牙弓变窄、舌后坠、上呼吸道梗阻的表现。该区骨折要特别注意双侧髁突有无同时发生的骨折。

3.下颌角部骨折若骨折线位于咬肌和翼内肌附着之前，则近中骨断端可能向后下移位，远中骨断端向前上移位。由于下牙槽神经血管束的断裂常见下唇麻木，骨折线上的阻生智牙影响骨断端对位时常发生颌周血肿。

4.髁突骨折约占下颌骨骨折的30%，分为矢状骨折、髁头骨折、髁颈骨折和髁颈下骨折。一侧髁头骨折时，受伤侧耳屏前区压痛明显，张口受限，若骨断端被压缩嵌顿，下颌支高度变短，可出现咬合错乱。一侧髁颈及髁颈下骨折常因升颌肌群作用，骨断端错位，下颌支常变短而出现咬合错乱，不能做向健侧的侧颌运动。双侧髁突骨折可出现后牙早接触、前牙开𬌗，下颌不能前伸，侧方运动受限。

5.曲面断层片和CT是主要的影像学检诊手段。其中，CT冠状位对髁突矢状或斜行骨折的诊断价值最大，CT轴位片对下颌体部斜行劈裂的骨折具有重要的诊断意义。CT三维成像对骨折线和骨折段移位的显示更清楚。

**【治疗原则】**

1.恢复下颌骨的连续性、弓形、咬合关系和下颌支高度。

**2.及时处置**

一经确诊下颌骨骨折，应首先进行手法复位以减少出血、减轻疼痛、防止窒息。若患者全身情况不好，伴有重要脏器损伤，应首先抢救生命，视具体情况同期或延期进行专科处理。

**3.关闭软组织伤口**

彻底清创后应先关闭穿通口腔的伤口，再进行骨折的复位固定，冲洗止血后关闭外部伤口。若软组织有缺损可采用皮瓣覆盖修复，勿使骨折断端暴露。

**4.处理骨折线上的牙**

位于骨折线上的牙若无松动应尽量保留，有利于骨折的复位固定。若牙已松动、大面积龋坏、根折、牙根裸露、存在炎症，或影响骨折的复位，则应予以拔除。

**5.正确复位和固定骨折段**

骨折断端的解剖复位要达到裸眼观上下颌牙齿广泛接触后才能进行固定。对于简单的稳定型骨折可以采用单颌牙弓夹板、颌间弹性牵引等非手术方法进行外固定。对于不稳定的骨折，有条件的医院应尽可能通过口内入路进行功能稳定性内固定。对于开放性骨折、粉碎性骨折、污染严重的骨折、有骨质缺损的骨折常需通过口外入路进行复位和完全负载式内固定，必要时可同期植骨，适当放置引流。要特别注意恢复下颌骨弓的宽度。对于无牙颌骨折有明显错位者一般采用内固定。对于髁突骨折，原则上要恢复下颌支的高度，保护好关节盘。对于陈旧性错位愈合的骨折通常按照正颌外科的原则进行处理。功能稳定性内固定材料多采用各种类型的小型、重建接骨板和螺钉、拉力螺钉。

**6.康复治疗**

术后适当使用抗生素预防感染。采用功能稳定性内固定的患者一般在术后一周内停止颌间牵引，进行开闭口训练，半流或软质饮食，保持口腔清洁。采用非手术固定的患者可在术后4~6周酌情拆除牙弓夹板。

## 三、上颌骨骨折

伤因：上颌骨骨折多因作用于面中部的正面或侧方撞击力造成。骨折的类型和复杂程度依撞击力的大小、速度和方向决定。在闭合性损伤中，较大的瞬间作用力常造成粉碎性骨折，骨折移位可能不明显；相对缓慢释放的作用力造成明显的骨折移位和面部变形。

【诊断标准】

1.上颌骨骨折按照骨折线高低位置由低到高可分为Le FortI型（低位骨折）、Le FortII型（鼻根、眶下至翼上颌连接）和Le FortIII型骨折（颅面分离），也可同时伴有沿腭中缝或中缝旁的矢状骨折。

2.症状和体征有疼痛、张口受限、骨折处压痛、肿胀、口鼻腔出血、咬合无力、咬合错乱、骨折段异常活动和移位等。

3.低位骨折涉及眶下孔时可出现眶下区麻木，高位骨折常常发生在上颌骨与相邻骨连接的骨缝处，常与鼻骨骨折、颧骨骨折、眶底骨折、鼻中隔骨折同时发生，在眶下缘可触及台阶感，眶周出现特征性的眼镜状瘀斑，睑、球结膜下出血，眼球移位和复视。

4.同时发生翼突骨折时，上颌骨整体向后下方移位而出现后牙早接触，前牙区开合，严重的可阻塞上呼吸道。

5.骨折线通过颧颌缝、颧颞缝、鼻额缝时常造成颅面分离，使面中部被拉长、凹陷。

6.上颌骨高位骨折还常与颅底骨折、颅脑损伤同时发生，可出现脑脊液耳漏或鼻漏。

7.目前CT是主要的影像学检诊手段。其中，CT三维成像对骨折线走行方向、数量和骨折段移位的显示更清楚。

**【治疗原则】**

1.恢复咬合关系，恢复面部高度、突度和宽度，除非有可以利用的原伤口，一般不在面部正面作切口。

2.及时处置。一经确诊上颌骨骨折，可用直径1cm左右的圆木棍横置于后牙区托住上颌骨，并用绷带固定于颅骨上以减少出血、减轻疼痛、防止窒息。要特别注意患者有无颅脑损伤的症状和体征。

3.对于错位不明显的闭合型骨折，可采用颌间弹性牵引加颅颌悬吊等非手术治疗。

4.对于低位横断型骨折一般采用经口内入路进行复位和功能稳定性内固定。固定部位一般选择在双侧梨状孔旁和颧牙槽嵴处。

5.对于高位复杂性骨折通常需要通过口内外联合入路进行复位和功能稳定性内固定。

6.对陈旧性上颌骨骨折可以按照正颌外科原则进行整复。

7.内固定材料多采用微型或小型接骨板和螺钉，对于有骨质缺损的病例还可使用钛网。

8.康复治疗。术后适当使用抗生素预防感染。采用功能稳定性内固定的患者一般在术后1周内停止颌间牵引，进行开闭口训练，半流或软质饮食，保持口腔清洁。4周后可拆除牙弓夹板。非手术固定的患者可在术后4周左右酌情拆除牙弓夹板。

## 四、颧骨颧弓骨折

伤因：颧骨和颧弓处于面部比较突出的位置，正面或侧方的外力可造成颧骨和/或颧弓骨折。

**【诊断标准】**

1.颧骨体骨折常出现眶周瘀斑，眶外侧缘和眶下缘可触及台阶感，骨断端处压痛明显。

2.骨折段发生明显移位时至少应有三条骨折线。骨折线常见于颧额缝、颧颌缝、颧颞缝、颧牙槽嵴和眶底，还要注意颧蝶缝的骨折线。

3.当骨折段向外下后移位时，颧突部不对称，面宽增加，严重时眼球移位；骨折段向内下后移位常造成骨折段嵌顿，眶下神经损伤，眼球运动受限等症状。 单纯颧弓骨折在肿胀发生前或消退后常见面侧方的凹陷，骨折断端向内错位可压迫颞肌和喙突引起张口受限。

4.颧骨骨折还常与颧弓、眶周诸骨的骨折同时发生。颧骨的粉碎性骨折多有局部的开放性伤口。

5.传统X线平片常采用华特位、鼻颏位、颧弓切线位，目前CT使用更为广泛，CT三维重建片对了解骨折线的部位、方向、骨折移位情况和指导治疗都有重要价值，CT冠状位和矢状位可以观察到眶内软组织向眶底疝出或嵌顿情况，轴位可观察眶内壁情况。

**【治疗原则】**

1.恢复张口功能，恢复面中部突度和宽度的对称，恢复眼球位置和运动功能。

2.单纯颧弓骨折若无明显功能障碍和凹陷畸形者可在局部使用塑胶夹板包扎固定，防止骨折段移位。骨折段有明显移位引起张口受限者，可经口内、面部小切口或发际内切口用器械复位。对粉碎性或开放性颧弓骨折通常需实施手术复位和内固定，术中要特别注意保护面神经颧支和颞支。

3.有明显移位的颧骨体骨折一般需要通过手术复位和固定。手术入路常联合使用冠状切口、下睑缘切口和上颌前庭沟切口，在颧额缝、颧颞缝和眶下缘等部位用微型接骨板连接和固定骨折段，在颧牙槽嵴处用微型接骨板固定。

4.眶底骨折伴有眶内容物疝出者，应先将眶内容物复位，再用钛网或植骨修复眶底。

5.对错位愈合的颧骨颧弓骨折通常需经周密的术前设计再实施整复手术，若患者没有明显的功能障碍，也可植骨或人工代用品进行整复。

## 五、儿童颌面部骨折

儿童正处于生长发育期，身高较低，体重较轻，骨质富于弹性，颌骨内多含有牙胚。儿童的认知能力、表达能力、对诊疗的依从性都较成年人差，因此诊断儿童颌骨骨折要从伤因、伤后的行为、受伤局部体征等方面全面分析。

**【诊断标准】**

1.儿童骨折多见青枝型，或即使发生骨折，骨折段的移位也不很明显。

2.患儿常常哭闹，张口受限，牙龈出血，拒绝进食或进食速度减慢，乳牙过早松动。

3.在混合牙列期的儿童要注意鉴别骨折引起的牙齿松动和替牙时的自然松动，颏部有开放伤口时要特别注意检查髁突有无骨折。

4.因骨折线常沿牙囊边缘的薄弱部位走行，在读X线平片、曲面断层片和CT片时要仔细观察。

**【治疗原则】**

1.儿童骨折多采用非手术治疗。因为儿童在替牙期内咬合关系可塑性很大，处理骨折对恢复咬合关系的要求不如对成年人高。

2.乳牙的牙冠较短，外形凸度小，可以采用粘结钩的方法进行颌间牵引，牵引时间应较成年人缩短一半。

3.大部分儿童髁突骨折采用非手术治疗方法，可以采用5mm左右厚度的咬合板进行下颌支的牵引，结合功能训练，预防颞下颌关节强直的发生。

4.对于开放性、错位严重的骨折，手术治疗时要注意保护牙胚，可使用可降解的接骨板进行内固定。

5.对于已错位愈合的儿童骨折一般应待16岁以后按正颌外科、颞下颌关节外科和整形外科的原则进行治疗。

# 第五节　口腔颌面部火器伤

枪弹和爆炸弹片是火器伤的主要致伤物，爆炸冲击波也是主要致伤因素之一。此类损伤常见于战争时期，致伤物撞击人体的速度较高；和平时期偶有发生，致伤物撞击人体的速度较低。由于现代战争模式的改变，口腔颌面部火器伤在平民中的发生率在不断升高。

【诊断标准】

口腔颌面部火器伤伤情常较严重，发生严重出血、窒息、休克的几率较高。伤口边缘多不规则并伴有污染，实际损伤范围较裸眼所见范围要大，贯通伤和盲管伤较多，贯通伤的出口常较入口大，伤道内可能存在弹片、牙齿、碎骨、砂石等异物。火器性的颌骨骨折多为粉碎性的，甚至伴有骨质缺损。

【治疗原则】

**1.彻底清创缝合**

除按一般清创原则外，尤其要清除伤道内的异物，修剪创缘已无活力的组织，由深及浅逐层缝合创口，适当放置引流。

2.对有严重灼伤或震荡伤的伤道，软组织肿胀常很严重，早期处理时不宜勉强拉拢缝合伤口，可以先做定向减张缝合，局部湿敷，待肿胀消退、坏死组织脱落后再做延期缝合。

3.对有软组织缺损的创面，应尽量采用局部组织瓣转位的方法修复，若缺损较大或可能造成面部器官明显变形，也应先植入断层皮片消灭创面，待后期进行修复。

**4.处理骨折**

原则上，位于骨折处的松动牙不予保留，准确复位和固定骨折断端，并用足够的软组织包裹覆盖。在伤后24h以内，对可能影响恢复颌骨连续性的已经游离的碎骨片应彻底清洗，再回植入骨质缺损处，进行可靠的内固定。当骨质缺损大于1.5cm，则应清除骨折区内的所有碎骨片，是否即刻植骨，取决于清创的彻底性和局部软组织伤口能否分层关闭。若拟植松质骨则应采用完全负载式的内固定，还可采用带血管蒂的骨组织瓣游离移植。适当放置引流。

**5.康复治疗**

术后使用广谱抗生素预防感染，伤口渗出多时要勤换敷料，保持引流通畅，预防继发性出血和火器性骨髓炎的发生。制订合理的营养计划和采用适当的饮食方式，防止水和电解质紊乱。功能训练的时机应较非火器伤患者适当延迟，训练强度应循序渐进。初期处理遗留的问题，如瘢痕、畸形、功能障碍一般应待伤口愈合后半年再行二期处理。加强心理疏导。

# 第二十一章 口腔颌面先天性、发育性畸形

## 第一节 唇 裂

胚胎在发育过程中，某种因素影响而使胚突的正常发育及相互联接融合的过程受到阻挠，可造成相应畸形。唇裂是口腔颌面部最常见的先天性畸形，是面裂的一种。可分为综合征型和非综合征型两类。唇裂可单独发生也可伴有牙槽嵴裂或腭裂。

**【诊断标准】**

根据裂隙的程度可分为三度。Ⅰ度唇裂：只限于红唇部裂。Ⅱ度唇裂：上唇部分裂，但未裂至鼻底。Ⅲ度唇裂：上唇、鼻底完全裂开。皮肤与黏膜完整，肌肉部分或全部连接不全者称为隐裂或微型唇裂。唇隐裂表现形式多样，观察唇白线的连续性是否中断、鼻底是否塌陷、鼻翼扁平等有助于明确诊断。唇裂有单侧裂和双侧裂之分。双侧唇裂两侧裂隙程度可不一致，约9%的单侧唇裂对侧存在唇隐裂。上下唇也可发生正中裂。

**【治疗原则】**

**（一）术前准备**

**1.手术年龄**

唇裂手术为择期手术，视患儿体重，营养状况，有无慢性病和上呼吸道感染而定；一般单侧唇裂在3~6个月，双侧唇裂可以适当后延至6~8个月，但如果前颌骨生长过快，也可提前至3个月进行。术前最好改变喂养方法，由吸吮改为勺喂。但视患儿的适应能力，以患儿舒适为准。

**2.麻醉**

建议采用全身麻醉，口腔插管。

**3.术前检查**

胸片或胸透；血常规检查；肝肾功能检查以及必要的免疫指标检查。对有先天性心脏病史的患者应行超声心动检查。

**（二）整复方法**

**1.单侧唇裂整复术**

根据裂隙情况及个人技巧常选择以下整复方法之一。

（1）下三角瓣手术法，考虑David Fisher法，尤其对于患侧唇过长或过短的病人，慎用传统下三角瓣Tennison法。

（2）改良旋转推进手术法。

（3）直线缝合手术法，结合唇白线鬼冢三角瓣法可加大直线法的适应证。

**2.双侧唇裂整复术**

现多主张采用保留前唇原长的整复手术，即原长法。目前主流方法不保留前唇红唇，利用侧唇唇白线重建唇峰，上唇形态更为自然。

**3.唇裂鼻畸形整复**

已经取得广泛共识，在唇裂修复同时，可以采用开放性方法进行一期鼻畸形整复，适当分离和悬吊鼻翼软骨，可明显改善鼻畸形程度。

**（三）唇裂整复术后护理**

1.术后即刻伤口可涂抹芦荟胶外贴减张胶条；术后24小时用生理盐水擦拭清洁伤口；5~7天拆线，口内缝线可晚拆或不拆。

2.唇裂手术同期进行鼻畸形整复者，术后即刻应戴用鼻模，保持3个月至半年。可有效保证两侧鼻孔大小、鼻翼对称性。

3.有条件者，拆线后可进行染料激光治疗，或使用硅胶贴，涂抹抑制瘢痕增生的软膏，预防瘢痕增生。

4.如果有继发唇畸形需要修复至少应在初次手术半年后进行。

5.唇裂术后继发唇鼻畸形应在骨组织畸形矫正后（12岁以后）再进行Ⅱ期修复。对于鼻畸形严重者，可能影响患儿生长发育的，可在学龄前进行早期鼻畸形矫正。

# 第二节 腭 裂

腭裂可单独发生也可与唇裂伴发。腭裂患者存在吸吮、进食、语言及听力等生理功能的障碍，且咬合紊乱及上颌骨发音不良的发生率也高于正常人群。腭裂可分为综合征性腭裂和非综合征性腭裂。单纯腭裂伴发其他畸形的比率较高，约占30%~50%，如先天性心脏病，小下颌等。

**【诊断标准】**

根据硬腭和软腭部的骨质、黏膜、肌层的裂开程度和部位，可分为Ⅰ、Ⅱ及Ⅲ度。

Ⅰ度腭裂：仅为腭垂裂；Ⅱ度腭裂：部分腭部裂开，可向前至切牙孔；

Ⅱ度腭裂又分为浅Ⅱ度裂（仅限于软腭）和深Ⅱ度裂（累及硬腭可至切牙孔），Ⅰ、Ⅱ度腭裂也称不完全腭裂；

Ⅲ度腭裂：也称完全腭裂，裂隙由腭垂至牙槽突。

少数为非典型性病例。深Ⅱ度腭裂和Ⅲ度腭裂亦分单双侧。双侧腭裂两侧裂开程度可不一致。此外，也存在一种特殊裂型，叫腭隐裂或腭黏膜下裂，出生时多不容易发现，后因语音不清就诊才被明确诊断。腭隐裂诊断可基于三大特点：悬雍垂分叉、软腭中央存在透明带、硬腭后缘触诊有凹陷。

【治疗原则】

**（一）术前准备**

**1.手术年龄**

腭裂手术为择期手术，手术年龄目前推荐在8~12个月。具体应考虑患儿的全身情况、手术的安全性、裂隙的类型和裂隙的宽度、采用的手术方法、可能的术后语音效果和对上颌骨发育的影响等诸因素，更要视医院的设备条件、麻醉、手术的技术力量而定。伴有重度小下颌畸形、喉骨软化者，应适当后延手术时间。

**2.麻醉**

经口腔气管内插管的全身麻醉。

**3.术前检查**

一般检查：同唇裂的术前检查（见本章第一节）；特殊检查：对于伴有小下颌者应进行睡眠监测；有心脏病史或怀疑综合征患者应进行超声心动检查。

**（二）整复方法**

腭裂整复常用的方法包括：

**1.改良兰氏修复术**

适用于所有类型的腭裂，裂隙较窄者可免做松弛切口。

**2.单瓣或两瓣后退修复术**

该术式能适当延长软腭，多用于不完全腭裂患者。

**3.Furlow法**

又称反向双"Z"形瓣成形术，该术式也是一种延长软腭的修复方法，多用于裂隙较小的不全腭裂或腭隐裂。

无论采用哪种方法，均应重视软腭部肌肉解剖重建，特别是腭帆提肌环重建。

**（三）腭裂整复术后护理与语音训练**

1.术后即刻护理：腭裂术后患儿清醒拔除气管内插管后，进行复苏观察2~3小时，回病室后如患者为睡眠状态则侧卧、头向一侧，以便口内血液和涎液流出，如患儿哭闹，可在护士的指导下由家长平抱患儿。床旁应备有吸引器和氧气，必要时进行血氧监测。

2.完全清醒后视患者需要可饮温凉流质（一般术后3~4小时），勺喂。术后流质2周，半流质2周，1个月后可进普食。术后选择性应用抗生素3~5天；如应用可吸收线缝合则不需要拆线，否则拆线时间为术后2周。

3.在学龄前开始正式的语音训练，大龄腭裂患者可在术后3个月后进行语音训练。

### （四）腭裂整复术后并发症

#### 1.咽喉部水肿

多因困难气道，反复气管插管或手术时间过长引起，一般在术后4~6小时出现，应用适量激素，严重者需行气管切开。

#### 2.出血

局部填塞和压迫止血，必要时缝扎止血及应用止血药物。术后1~2天也可见软腭中央出现血肿，严重者需要全麻下清除血肿。

#### 3.创口裂开或穿孔

多在术后1周左右出现，如果只是口腔侧黏膜裂开，术后1~2个月多能自行愈合，全层裂开会形成腭瘘，须行二期（6~12个月后）整复手术。

#### 4.继发腭咽闭合不全

因软腭长度不足或运动能力低下，导致腭咽闭合功能障碍，影响语音功能。需要再次手术予以恢复腭咽闭合功能。

# 第三节 牙槽突裂

牙槽突裂的发生是在胚胎发育期由于球状突与上颌突融合障碍所致，并发于唇裂或完全性腭裂。常引起口鼻腔瘘、裂隙临近牙齿歪斜、患侧鼻底塌陷等。裂隙发生部位多在中切牙和侧切牙或尖牙之间，裂隙侧侧切牙常为畸形牙。牙槽突裂可分为单侧或双侧。

【诊断标准】

根据裂的程度可分为完全性裂：从鼻腔到前腭骨的牙槽突完全裂开，口鼻腔贯通，食物易从鼻腔流出及患侧鼻翼基底塌陷等；不完全性裂：鼻底及前庭部位牙槽突有缺损凹陷，黏膜完整，口鼻腔不相通；隐裂：借助X线牙片、上颌骨全景片或华氏位片可见到牙槽部有骨质缺损，阴影降低区。

【治疗原则】

### （一）术前准备

#### 1.手术年龄

9~11岁之间为最佳时间，即裂隙侧尖牙未萌出，其牙根形成1/3~2/3时。

#### 2.麻醉

采用经口内气管插管全麻，局部加用含肾上腺素的局部麻醉药以减少出血。

**3.术前检查**

同腭裂外，应摄取以患侧尖牙为中心的前部咬合片和全口曲面断层片，了解上颌牙及牙根形成情况，目前采用CBCT可更清晰反应牙槽突裂裂隙范围。还应同正畸科会诊，决定植骨区牙齿的去留以及后继治疗方案，必要时应进行植骨前正畸治疗，改善手术条件，提高植骨成功率。

**（二）整复方法**

手术一般从髂骨取骨植于牙槽嵴裂中。取骨量视受区要求而有不同。受骨区的植骨床准备，应充分暴露受骨区，及患侧梨状孔周缘，形成完善的植骨床，严密缝合植骨床上壁、后壁及下壁的黏骨膜。除牙槽突裂隙处外，尤应注意对梨状孔周缘处缺损骨量的补充。在患侧口腔前庭形成蒂在上方的宽大组织瓣，并充分游离松解，使之向裂隙侧转移，在无张力情况下关闭伤口。大龄（16岁以上）病人，若裂隙已合拢且无正畸、正颌治疗需要，可考虑应用骨代用品作为植入体。

**（三）术后处理**

1.清醒后4小时进流质，维持软食1~2周；抗生素3~5天，预防感染。

2.术后髂骨取骨区常规包扎，7天拆线。每日清洁植骨区，口内伤口如用不可吸收线缝合则10~14天拆线。

3.术后1个月内避免剧烈体育运动。

4.术后如创口裂开，部分移植骨暴露排出，应在加大抗生素剂量同时，及时去除表面已露出的移植骨，可置碘仿纱条于创口，隔绝外界刺激。如需再次植骨者，至少间隔半年以上。

5.术后1个月左右如果出现慢性感染的症状，如有渗出，异味或松质骨排出，首先选择保守观察，淡盐水漱口，服用抗生素，局部清洁。一般情况下可自愈，如出现发热，局部肿胀等及时就医。

6.术后视手术年龄和后续治疗进行复查（三月、半年或一年），摄以植骨区尖牙为中心的前部咬合片，了解移植骨愈合情况及牙齿移动萌出情况。

# 第四节 腭咽闭合不全

腭咽闭合是指在发音和吞咽过程中软腭、咽侧壁、咽后壁等腭咽结构协调运动，形成腭咽通道暂时性关闭的功能。腭咽闭合不全特指在发音时，腭咽口不能关闭将鼻腔及口腔分隔开，主要表现为过高鼻音（鼻腔共振异常），鼻漏气，以及特异的代偿性发音，导致发音清晰度下降，腭咽闭合不全的患者可出现鼻反流，呛食等症状。导致腭咽闭合不全的具体原因有多种，可大致分成三类。一是解剖因素导致的腭咽部结构缺陷，最常见的是腭裂修复术后因瘢痕收缩或肌肉连接不良导致软腭过短和/或动度不够，腭瘘，腭隐裂，咽腔过深综合征，肿大的扁桃体或瘢痕条索化的腭咽弓限制了软腭的上抬运动等。二是由于神经肌肉发育异常，以及外伤或医源性损伤，导致软腭运动能力明显低下，如大脑麻痹、Mobius'综合征和肌强直性营养不良等。第三类原因单纯是由于腭咽闭合肌群运动控制不协调造成的，如严重代偿性不良发音习惯可影响腭咽闭合功能。以上三种因素可同时存在，如有些腭裂患者既存在结构缺陷，也可伴有软腭肌肉发育不足和运动能力低下，同时也可继发有不良的代偿性习惯。腭咽闭合不全多为继发，也可原发，所有除外任何原因的腭咽闭合不全称为先天性腭咽闭合不全症。

**【诊断标准】**

主观语音评价是诊断腭咽闭合不全的主要依据，患者一定存在不同程度的过高鼻音和鼻漏气。结合病史和口腔检查、X线以及鼻咽内窥镜检查，可明确诊断，根据腭咽闭合程度可分为四种情况：边缘性腭咽闭合（腭咽闭合率90%以上）、轻度腭咽闭合（腭咽闭合率80%以上）、中度腭咽闭合（腭咽闭合率70%以上）、重度腭咽闭合（腭咽闭合率低于70%）。

**【治疗原则】**

**（一）术前准备**

**1.手术年龄**

腭裂术后1年以上，明确诊断存在腭咽闭合不全者，就可以再次考虑软腭再成形手术矫正腭咽闭合不全。对于中重度腭咽闭合不全，需要进行咽成形手术治疗的，多在四岁半以后进行。

**2.麻醉**

采用经口内气管插管全麻，局部加用含肾上腺素麻醉药以减少出血。

**3.术前检查**

同腭裂外，应进行头颅侧位静止和发/i/音的X片检查；语音录音分析；鼻咽纤维镜的检查，以确定闭合不全的解剖特点。应注意检查咽部扁桃体及其他情况，如扁桃体过大应进行扁桃体摘除后再进行咽成形术。

**（二）治疗方法**

主要的治疗方法是手术，根据腭咽闭合不全的特点手术可分为：

**1.咽后壁瓣修复术**

适用于软腭短，咽侧壁运动良好的患者。

**2.腭咽肌瓣转移术**

适用于咽侧壁运动差，软腭运动良好者。

**3.咽后壁增高术**

适用于边缘性或轻度腭咽闭合不全者，制作咽后壁瓣向上翻卷成嵴，或咽后壁进行脂肪注射。远期效果多不稳定。

**4.软腭肌肉再成形术**

适用于轻中度腭咽闭合不全患者，特别是腭帆提肌复位较差者。应用反向双 Z 法可有效延长软腭，重建腭帆提肌吊环，改善腭咽闭合功能。

**（三）术后处理**

1.术后清醒拔管后，即刻应注意出血及呼吸道问题，应复苏3~4小时，回病房后应继续血氧检测，必要时吸氧。

2.清醒后4小时进流质，维持软食1~2周；适量抗生素3天。或进行含有抗生素的雾化吸入。

3.切口在口腔深部以及咽部，故尽量用可吸收线缝合，如果用不可吸收缝线也可待自行脱落。

4.术后1个月到3个月进行复查，必要时开始语音训练。

5.术后出现的打鼾症状可随时间减轻，半年后应消失。如出现加重或出现睡眠呼吸暂停症状应在复查时提出主诉，如需断蒂患者也应在咽成形术后1年之后进行。

# 第五节　面　裂

胚胎发育第4周时面突开始生长，颌面部发育的各区域基本确定，由额鼻突发育而来的中鼻突、侧鼻突，以及两侧的上颌突、下颌突之间相互融合而成。融合过程中细胞迁移、增殖、凋亡等受众多因子或蛋白参与调控，同时也受宫内物理、化学环境影响。各面突之间融合发生障碍，则会导致形成各类面裂。如上颌突和下颌突融合障碍则导致面横裂，上颌突与侧鼻突融合障碍导致面斜裂，中鼻突之间融合障碍形成上唇正中裂，上颌突和中鼻突融合障碍形成唇裂。面裂可以单侧或双侧发生，多种面裂可以同时并存，也可以作为综合征中的一种表现而存在。面裂中以唇裂最为多见，其次为面横裂和面斜裂。

**【诊断标准】**

简单面裂可以根据胚胎学发生机制进行诊断，如面横裂、面斜裂、正中裂等。

复杂面裂多采用Tessier面裂系统进行分类。该系统以正中矢状线为起点，由内向外分别以数字命名不同裂型，正中裂命名为0号裂，唇裂为3号裂，面斜裂为4号、5号、或6号裂，面横裂为7号裂。该系统以眶下裂为界，眶下裂上为颅裂，命名为8~14号裂，眶下裂下为面裂，命名为1~7号裂。颅裂和面裂裂型数量是相同且对应的，代表数字不同仅表示发生位置不同。Tessier分类是解剖学描述，很多裂型是散发的，病因学不明。

诊断时应综合考虑是否伴发其他畸形，如双侧面横裂伴有眼表皮样囊肿、副耳畸形、脊柱异常等，常可诊断为第一、二鳃弓综合征或Goldenhar综合征。如双侧面横裂不伴有眼、耳部位异常，上颌牙槽突或软腭存在复制表现，则可诊断为羊膜带综合征。

【治疗原则】

（一）术前准备

**1.手术年龄**

面裂手术为择期手术，手术时间视面裂严重程度，以及患儿体重，营养状况，有无慢性病和上呼吸道感染而定；一般单纯软组织面裂可以在3~6个月修复，伴有骨缺损或颌骨发育不良或缺如者，年龄可适当后延至3岁以后考虑植骨手术，复杂面裂更需要综合制定治疗计划。

**2.麻醉**

建议采用全身麻醉，口腔插管。

**3.术前检查**

胸片或胸透；血常规检查；肝肾功能检查以及必要的免疫指标检查。对有先天性心脏病史的患者应行超声心动检查。

（二）整复方法

1.面裂软组织修复，多以局部组织瓣法进行裂隙关闭，如W成形术、Z字成形术等。需要兼顾形态和功能。

2.面裂骨组织修复，可采用肋骨、髂骨移植或骨牵引成骨技术进行修复。

（三）面裂整复术后护理

术后即刻伤口可涂抹芦荟胶外贴减张胶条；根据情况局部可以加压包扎，以避免血肿形成；术后24小时用生理盐水擦拭清洁伤口；5~7天拆线，口内缝线可晚拆或不拆。

术后需要定期复诊，观察颌骨发育情况以及处置继发畸形。

# 第二十二章　牙槽外科手术

## 第一节　牙拔除术

牙拔除术是口腔外科最常用的手术，是治疗某些牙病和预防由牙齿引起的局部或全身一些疾病的手段。

【适应证】

1.牙体破坏过大或残根，采用现有技术无法修复者。

2.牙根尖周围病变广泛，用根管治疗或根尖切除等方法不能治愈者。

3.重度牙周病，牙槽骨明显吸收，牙齿松动而不能治疗者。

4.阻生牙反复引起冠周炎或引起邻牙病变者。

5.有碍咀嚼功能、美观，或引起食物嵌塞及创伤，或邻牙病损，妨碍义齿修复的移位牙或错位牙。

6.牙因创伤折裂至龈下或根折，不能治疗保存者。

7.形状异常，影响美观，位置不正或妨碍功能的多生牙。

8.正畸治疗需要进行减数的牙；义齿修复需要拔除的牙；恶性肿瘤放射治疗前，位于照射区的、不宜通过治疗而保留的牙。

9.乳牙滞留，妨碍恒牙正常萌出者。

10.引起邻近组织疾病的病源牙（如引起颌骨骨髓炎，蜂窝织炎等）或引起其他系统疾病的病灶牙（如引起风湿病、肾炎、心肌炎、虹膜睫状体炎）。

【禁忌证】

1.血压高于24/13.3kPa（180/100mmHg）一般不宜拔牙，应先进行降压治疗。有条件者可在心电图血压监护下施行拔牙术。

2.心脏病患者有不稳定的或近期开始的心绞痛、6个月内发生过心肌梗死、充血性心力衰竭、未控制的心律不齐、严重的风湿性心脏病活动期等及心功能III级或以上者，应严禁拔牙。患风湿性心脏病、先天性心脏病可以拔牙者，手术前、后应使用抗生素。

3.患有造血系统疾病者，如血友病、白血病、再生障碍性贫血，血小板减少性紫癜等，应在内科医师的配合下，全身症状、体征得到缓解控制后方可拔牙。

4.未控制的糖尿病患者禁忌拔牙。血糖控制在9mmol/L（160mg/dl）以内，无酸中毒症状时可以拔牙。因病人抗感染能力差，应在拔牙术前、后给予常规剂量的抗生素。

5.重症甲亢患者严禁拔牙（因拔牙可导致甲状腺危象发生）。经治疗后，若基础代谢率控制在+20%以下，$T_3$80~200μg/dl，$T_4$5~12μg/dl，心率在100次/分以下可予拔牙。但麻药中忌用肾上腺素，手术前后应采取抗感染措施。

6.急性肝炎，慢性肝炎活动期、肝功能损害严重者，应暂缓拔牙。

7.急性肾炎和有严重肾功能损害者不宜拔牙。

8.月经期应延期拔牙。怀孕3个月以内和产前3个月内一般不宜拔牙。有习惯性流产史或早产史者应缓拔，其妊娠期内禁忌拔牙。

9.急性炎症伴有尚未得到控制的蜂窝织炎时，一般不宜拔除引起感染的牙。控制后应予拔除。

10.恶性肿瘤区域内，禁忌单独拔牙；颌面部曾放射治疗的区域，拔牙要十分慎重；必须拔牙时，拔牙前、后应给予大量抗生素。

【基本步骤】

（一）术前准备

1.术前仔细询问病史及检查，正确掌握适应证和禁忌证。

2.术者应核对拟拔牙位，向患者说明拔除患牙的必要性，对术中可能发生的问题应给予充分解释，必要时应签手术同意书。

（二）麻醉的选择和应用

麻醉是保证拔牙术顺利完成的重要环节。局部麻醉是拔牙术主要采用的麻醉方法之一，临床上常用的麻醉药为含1：100 000肾上腺素的2%普鲁卡因和2%利多卡因溶液，常用的方法为局部浸润或神经干阻滞麻醉。有关各牙位的神经分布和所采用的麻醉方法见表22-1。

表22-1　各牙位神经分布和麻醉方法

| | 神经分布 | | 麻醉方法 | |
|---|---|---|---|---|
| 21\|12 | 上牙槽前神经 | 鼻腭神经、 | 局部浸润 | 局部浸润或鼻腭神经阻滞麻醉 |
| 3\|3 | 上牙槽前神经 | 鼻腭神经、腭前神经末梢 | 局部浸润 | 局部浸润 |
| 54\|54 | 上牙槽中神经 | 腭前神经 | 局部浸润 | 局部浸润或腭前神经阻滞麻醉 |
| 6\|6 | 上牙槽中、后神经 | 腭前神经 | 上牙槽后神经阻滞麻醉加局部浸润 | 局部浸润或腭前神经阻滞麻醉 |
| 87\|78 | 上牙槽后神经 | 腭前神经 | 上牙槽后神经阻滞麻醉 | 局部浸润或腭前神经阻滞麻醉 |
| 21\|12 | 下牙槽神经 | 舌神经 | 局部浸润 | 局部浸润 |
| 43\|34 | 下牙槽神经 | 舌神经 | | 下牙槽、舌神经阻滞麻醉 |
| 8765\|5678 | 下牙槽神经、颊神经 | 舌神经 | | 下牙槽、舌、颊神经阻滞麻醉 |

## （三）手术方法

1.待麻醉显效后方可开始拔牙。

2.用1%碘酊棉球消毒患牙及牙周组织，彻底分离牙龈附着；特别是残冠、残根，以减少牙龈撕裂。

### 3.使用牙挺时

（1）应以牙槽嵴作为支点，勿以邻牙为支点；

（2）挺喙大小适宜；右手要有支点，以防牙挺滑脱，伤及邻近组织；

（3）用左手指挟压邻牙，以防挺伤；

（4）应使用楔力，轮轴，杠杆的组合力，不能使用暴力。

### 4.上牙钳时

（1）应再次核对患牙；

（2）钳喙尖应插入牙龈与牙体之间的间隙；

（3）钳喙长轴应与牙长轴一致，以防伤及邻牙或断根；

（4）牙齿脱位时应防止对颌牙的损伤。

### 5.拔牙后

（1）应仔细检查牙是否完整；

（2）尽量彻底刮除根尖病变，残余肉芽组织异物、残片；

（3）牙槽骨压迫复位；

（4）如有牙龈撕裂，要予以缝合；

（5）修整过高牙槽中隔与骨尖；

（6）创伤大时可放入预防干槽症的药物。

## （四）术后处理

1.咬紧纱卷半小时至1小时，进行压迫止血。

2.拔牙当天不漱口：不刷牙，勿进食热硬食物，不用手触摸或用舌舔创口，以防止出血。

3.拔牙当天不宜做剧烈运动，应注意休息。

4.对一次拔牙数目较多，创伤大，或年老体弱者，可适量选用抗生素。

5.有明显出血、疼痛、肿胀等术后并发症患者应及时复诊。

## （五）并发症及处理

### 1.血肿

因注射针刺破局部血管或拔牙创出血所致。

处理方法：即刻冷敷或加压包扎防止继续出血。48小时后如出血控制，改为热敷或理疗，促进血肿吸收。为防止继发感染应根据血肿的范围及患者的身体状况选用肌注或口服抗生素。

**2.术后出血**

（1）全身因素所致出血较少见，主要为出血性疾病。临床上应以预防为主，术前详细询问病史及检查，一旦发生，应针对原因进行专科治疗，必要时可少量多次输入新鲜血及成分输血助凝药物，同时必须进行局部止血处理。

（2）局部因素所致出血较多见，多因创伤大、软组织撕裂、牙槽骨或颌骨骨折、牙槽窝内炎性肉芽组织未彻底刮净及残留牙根，剧烈运动，过热饮食、饮酒、吸烟、吮吸拔牙创和过分漱口等所致。查明原因后，临床上以对症处理为主。

**3.术后感染**

主要是手术创伤较大、急性炎症期拔牙等原因所致。临床上以预防为主，处理可参照口腔颌面间隙感染。

**4.干槽症**

多见于下颌阻生智牙拔除后，主要是由于手术创伤大、时间长、拔牙创继发感染、血块溶解脱落所致。也可由患者过早或过多漱口使血块脱落而造成。其处理详见口腔颌面部感染章节中的干槽症。

**5.下牙槽神经损伤**

多见下颌磨牙拔除术，尤其是低位阻生的第三磨牙，根尖距下颌管很近，拔牙过程中极易损伤下牙槽神经。或者是将牙根推入下颌管内造成下唇麻木。

对低位阻生牙，术前应仔细观察X线片，了解牙根与下颌骨的关系，尽量避免术中损伤，一旦牙根进入下颌管，应及时翻瓣扩大牙槽窝后取出。如神经损伤，术后应给予预防水肿、扩张血管及神经营养药。

（1）泼尼松：5~10mg，每日3次，口服1周。

（2）地巴唑：10mg，每日3次，口服2周。

（3）丙硫硫胺（新维生素$B_1$）：25mg，每日3次，口服1个月。

（4）理疗。

**6.牙根进入上颌窦**

上颌窦腔过大和窦底距牙根较近是牙根进入上颌窦主要原因。一旦进入，原则应予取出。一般采用翻瓣去骨法或冲洗法。具体操作方法见断根取出术。

# 第二节　断根取出术

【适应证】

1.根尖周组织有明显病变，应尽可能取出。

2.断根有影响正畸治疗的可能，应取出。

3.断根较小无病变，取根可能创伤大，甚至有可能伤及下牙槽神经或上颌窦时，可以不取断根。

**【基本步骤】**

**（一）术前准备**

1.拔牙断根时，应仔细检查断根的数目、折断的部位、断面的斜行方向等。

2.准备好照明及器械，体位适当。

3.断根情况不明，应摄X线片协助诊断。要注意下牙槽神经管及上颌窦的位置。

4.去除牙槽窝内的碎屑，出血较多时，可用纱布或肾上腺素棉球压迫数分钟，以使术野清晰。不能盲目挺凿。

**（二）手术方法**

**1.牙挺取根法**

（1）此法适用于牙颈部以下折断，根钳无法夹住时，应使用牙挺，将其取出。

（2）牙根折断在牙槽窝平面或稍下方时，用偏薄的牙挺插入牙根与牙槽壁之间，折断面如为一斜面，根挺应从斜面高的一侧插入。必要时可进入牙槽骨，切忌不能将刃顶在牙根断面上。

（3）根尖部折断时，应选用直或弯根尖挺，插入斜面的高点侧与牙槽壁之间，以楔力和转动力，将断根挤出。

（4）多根牙中有一根折断者，应选用三角挺插入已无牙根的牙槽窝底部，向断根方向旋转撬动，将牙槽中隔连带断根一并挺出。

（5）多根牙在分叉以上折断时，选用双斜面小骨凿，按牙根数目分开，再用牙挺插入分裂线内并转动，将各根挺松后再取出。

**2.翻瓣取根法**

（1）如出血多、断根深，使用其他方法取根困难者，或可能将断根推入邻近器官（如上颌窦、下牙槽神经管、组织间隙）等，均可使用翻瓣取根法。此法术野大，直视下操作，侧方去骨取根，比较安全。

（2）手术切口有"L"形和梯形两种，用骨凿或钻去除骨板显露断根，插入根尖挺将断根挺出。

（3）按常规处理牙槽窝，缝合创口。

**3.上颌窦内取根法**

（1）翻瓣去骨法适用于断根进入上颌窦，但仍位于黏膜下的情况。手术自颊侧做梯形瓣进入，去除颊侧骨板及牙槽中隔，使牙槽窝底扩大，在直视下取出牙根。然后将龈瓣向腭侧滑行，严密缝合。

（2）冲洗法适用于断根完全进入上颌窦内的情况。翻瓣方法同上，去除窦底骨板，打开上颌窦，调整体位至上颌牙与地面平行，用生理盐水加压冲洗上颌窦上壁，断根会随水流经扩大的穿孔处流入口腔。断根取出后穿孔的封闭方法见上颌窦瘘修补术。

**（三）术后处理**

1.一般处理原则同牙拔除术。

2.上颌窦内取根术后，应嘱患者2周内勿用力擤鼻涕及鼓腮，并用抗生素及麻黄素药水滴鼻。

# 第三节　阻生牙拔除术

**【适应证】**

1.阻生牙反复引起冠周炎症，应予拔除。

2.阻生智牙本身有龋坏或引起第二磨牙龋坏，引起食物嵌塞，或引起第二磨牙远中骨质吸收者，均应拔除。

3.因正畸需要时，可拔除。

4.可疑为颞下颌关节紊乱病诱因的阻生智牙，应予拔除。

5.完全骨阻生而被疑为某些原因不明的神经痛患者，或可疑为病灶牙者，也应拔除。

**【基本步骤】**

**（一）术前准备**

1.详细检查阻生牙的萌出情况与邻牙的关系及周围组织情况；邻牙是否有龋、松动度或叩痛等，牙龈黏膜是否有充血、炎症，颞下颌关节运动等情况。

2.术前摄X线片检查阻生牙的位置、类型、牙根数目、分叉等情况，与邻牙的关系和进行阻力分析。

3.了解阻生牙及邻牙周围骨质情况，在骨内的深度，与上颌窦和下颌神经管的关系。

4.应向患者交待阻生齿拔除的困难性、复杂性及术后可能出现的并发症。

**（二）手术方法**

**1.下颌阻生第三磨牙拔除术**

（1）切口：切口由远中切口和颊侧切口组成。从第二磨牙远中面约1.5cm处开始，向前切开抵第二磨牙远中。然后沿第二磨牙颈部龈缘切开达第二磨牙近中处。再成45°向前下，切至颊前庭沟上缘处，勿超过颊前庭沟，要切透骨膜，做黏膜瓣全层切开。

（2）翻瓣：自远中和颊侧切口交界处插入骨膜分离器，向后面颊侧掀起组织瓣。

（3）使用去骨劈开拔牙可先用骨凿凿去部分覆盖阻生牙的骨板，以暴露牙冠最宽径及近中颊沟为原则。使用骨凿时，应保持良好支点，忌有暴力。

（4）劈牙：劈牙采用双斜面骨凿，放置近中颊发育沟，与牙呈点状接触。一定在劈开前、后检查，确认骨凿放在拔除牙上而不是放在牙槽骨上。常用的劈开方向有正中劈开和近中冠劈开。

（5）挺出阻生牙正中劈开后，选用薄挺，插入劈裂线，先挺出远中冠及根，再挺出近中冠及根。牙挺使用要点，同一般拔牙术。

（6）拔牙创处理：先用刮匙清除牙槽窝中骨及牙的碎屑、牙囊、肉芽。舌侧骨板如有折裂，应压迫复位，如已与骨膜分离，应去除之。然后缝合创口，用棉卷加压止血。

2.上颌阻生第三磨牙拔除术，拔除上颌阻生第三磨牙的一般方法与下颌阻生第三磨牙相似，其不同点如下：

（1）上颌后部骨质疏松，解除阻力以凿除部分骨质为主，一般不宜采用劈牙法。

（2）去骨要适量，以暴露牙冠最大径为原则。

**（三）术后处理**

术后处理同牙拔除术。

但由于拔除阻生牙创伤大，组织肿胀明显，术后可按常规给予抗生素。如有引流条者，术后24~28小时取出，术后1周拆线。

**（四）注意事项**

1.切口设计以暴露手术区为原则，组织瓣应保证足够的血供。

2.拔除下颌阻生第三磨牙时，去除冠部阻力，特别是冠部骨阻力时，可采用去骨法；劈牙法主要用于解除根部阻力及邻牙阻力。有条件时，建议采用适宜的手机及车钻完成去骨及分牙。

**（五）并发症及其处理**

并发症及其处理同牙拔除术。

# 第四节 牙种植术

牙种植术是指应用生物或非生物材料预成的人工牙根，植入牙槽骨内的过程。该植入物称为种植体。种植体分为：骨内种植体、骨膜下种植体、牙内骨内种植体和黏膜下种植体等类型。临床上最常用的是骨内种植体。

**【适应证】**

身体健康能进行常规牙槽突外科手术，从一个牙缺失到多个牙缺失，以及无牙殆患者均能进行牙种植修复术。用于下列患者时效果更加显著：

1.因炎症、外伤、手术所致牙槽骨有较大形态改变，造成普通修复体固位不良者。

2.全口或部分牙列缺失，对修复要求高，而一般义齿修复又无法满足者。

3.长期使用全口义齿，牙槽嵴明显萎缩、义齿固位差，特别是下颌固位不良、无法行使咀嚼功能者。

4.某些牙列缺失、末端游离缺失，不能行常规的活动或固定义齿修复者。

5.外伤所致的下颌骨缺损，或因肿瘤截骨后，同期行血管化骨移植修复者。

6.下颌骨缺损游离植骨6个月后。

**【禁忌证】**

**1.全身禁忌证**

主要是指全身脏器的器质性病变，具体参照牙拔除术的禁忌证。

**2.局部禁忌证**

（1）口腔颌面部急性炎症期。

（2）拟种植区或相邻部位有埋伏牙、残根、异物、颌骨肿物及囊肿等。

（3）拟种植区缺少足够的附着龈。

（4）颌关系异常与咬合关系紊乱。

（5）拟种植区骨量不足。

（6）严重牙周病、口腔黏膜病损、不良习惯、口腔卫生差、并无法保持口腔卫生者。

（7）单个牙缺隙异常，特别是重度不足（牙冠萌出不足所致）。

**【并发症及其处理】**

**1.牙龈炎**

清除菌斑和感染源，加强口腔卫生，修整不良修复体。一旦有瘘管形成，应予以彻底刮治。

**2.种植体折断**

若发生在种植体的下1/3处，应弃用该种植体，关闭软组织，若周围无感染，则种植体不必取出；若折断在种植体最上端，应设法更换一个基台。

**3.组织损伤**

术中钻头进入上颌窦、鼻底、下牙槽神经管时，手中有突破感，应根据具体情况加以处理，必要时停止种植。下颌后牙种植后发生下唇麻木，若1周内无缓解，应取出种植体。

**4.种植体松动**

为种植体与周围骨床之间未形成骨性结合，应予以去除，种植窝必须彻底刮治，1年后若有要求可重新种植。

# 第五节　牙槽骨修整术

**【适应证】**

1.牙槽嵴骨尖、骨嵴可能因义齿基托压迫出现疼痛者。

2.骨隆突及上颌结节明显肥大影响义齿就位或稳定者。

3.上颌前部牙槽明显前突畸形，影响义齿正常关系的建立及美观者。

4.为配合预成义齿的修复多个牙一次拔除，同时对牙槽嵴进行修整。

5.牙槽骨的修整术通常在拔牙1~2个月后进行。

**【禁忌证】**

牙槽骨修整术禁忌证参照牙拔除术。

**【基本步骤】**

**（一）手术方法**

1.麻醉，局部麻醉方法同拔牙术。

2.切口与翻瓣根据骨嵴范围的大小及部位可选用梯形、"L"形、或弧形切口。切口与翻瓣范围应比骨尖、骨嵴或骨隆突大。切透骨膜，从唇颊面切口向牙槽嵴顶剥离翻起黏骨膜瓣。

3.去骨用骨凿或咬骨钳去除骨尖或骨嵴。去骨量应适中，保持牙槽嵴的原有高度和宽度。

4.修整缝合锉平骨面，清除骨屑，黏骨膜瓣复位缝合。

**（二）术后处理**

1.压迫止血。手术范围较大者可加压包扎。术后常规应用抗生素和止痛药，保持口腔卫生。

2.流食或软食1周。

3.术后7天拆线。

# 第六节　系带修整术

**【适应证】**

1.上唇系带附力过低或肥大，造成中切牙出现间隙者。

2.舌系带过短，伸舌呈"W"形，卷舌困难，以致影响发音者。

3.唇、颊、舌系带因附着位置近牙槽嵴顶或附着宽大，影响义齿稳定和固位者。

**【禁忌证】**

1.口腔内有明显炎症表现。

2.智力发育障碍所致的发音不清者，不宜行系带修整术。

3.全身禁忌证参照牙拔除术。

**【基本步骤】**

## 一、手术方法

### （一）唇、颊系带修整术

**1.方法之一**

适用于一般唇、颊系带附丽过低者。

（1）注射麻药于系带两侧。

（2）提起上唇或颊部，用一把止血钳夹住系带附丽于牙槽突的基部；另一把止血钳夹住唇颊部附丽端，两把止血钳尖端相交于唇颊移行沟。

（3）沿止血钳外侧切开并切除系带，潜行分离创缘两侧至能拉拢后，间断缝合。

**2.方法之二**

适用于儿童唇系带肥大者。

（1）麻醉方法同"方法之一"。

（2）在两中切牙之间做一楔形切口，直达腭乳头的前方，如腭乳头亦大，则切至其后方，切透骨膜将该组织去除。

（3）唇系带处的切口按方法之一缝合。切牙之间及腭乳头的创口以碘仿纱条或丁香油氧化锌糊剂填于创口内，4~5天后去除。

**3.方法之三**

适用于系带过短而且附丽较低者。

（1）绷紧系带做"Z"形切口，"Z"形的纵切口应在系带上。

（2）剥离"Z"形组织瓣后，两角相互交叉缝合。

### （二）舌系带修整术

1.舌系带两侧行浸润麻醉。

2.用一把止血钳在舌腹部下夹住舌系带，提起止血钳使系带绷紧，用小剪刀在止血钳下方，平行于口底，由前向后剪开系带，长度剪至伸舌时其"W"形态消失，或舌尖前伸与上抬无障碍时为止。

3.剪开后的菱形创面，采用纵行缝合。

## 二、术后处理

1.保持口腔清洁，经常漱口。

2.术后1周拆线，小儿如不合作可不必拆线。

3.舌系带术后应进行功能训练。

# 第七节　唇颊沟加深术

【适应证】

1.牙槽嵴过度萎缩，下颌颏肌或颊肌附丽过低；或上颌唇颊部肌肉附丽过低，影响义齿固位者。

2.下颌骨切除植骨后所致牙槽嵴缺损，义齿固位困难者。

3.颌面部外伤所致牙槽嵴部分缺损及前庭沟瘢痕形成，而使唇颊沟变浅，无法行义齿修复者。

【禁忌证】

1.牙槽嵴完全缺损，颌骨骨量明显不足者。

2.下颌颏神经、颊肌附着的位置明显上移；上颌前鼻棘、鼻软骨、颧牙槽突基底等的明显下移者。

3.全身禁忌证参照牙拔除术。

【基本步骤】

（一）术前准备

1.术前检查牙槽嵴的高度，颌骨体的高度，唇颊沟的深度和肌肉附丽点的位置，以确定手术的方式和范围。注意下颌骨的高度，颏孔的位置，以确定可能加深的深度。

2.备好固定用的橡皮管，或做好预成基托。

3.需要植皮者，应做好游离植皮术前准备。

（二）手术方法

**1.黏膜下前庭成形术**　以下颌为例。适用于牙槽嵴明显萎缩，覆盖黏膜健康者。

（1）手术在局部浸润麻醉或阻滞麻醉下进行。

（2）在唇颊沟外侧的黏膜上或在唇颊沟的牙槽侧做半圆形切口，其深度只能切透黏膜下组织，不应切破骨膜，其长度为需加深的范围。

（3）在骨膜表面剥离黏膜瓣，将附丽于骨面的肌肉充分推向下方，注意勿将骨膜剥穿。

（4）将已剥离的黏膜瓣缝于沟底部的骨膜上；将消毒的橡皮管置于新形成的唇颊沟底部，再用丝线绕过橡皮管，穿过软组织固定于颊部及下颌下区皮肤上，或用预成基托加压固定。

（5）暴露创面用碘仿纱布覆盖保护，任其自行愈合。

2.皮片移植前庭成形术适用于黏膜量不足、瘢痕形成而不能行黏膜下前庭成形术者。

（1）手术在局部浸润麻醉或阻滞麻醉下进行。

（2）在唇颊沟皱褶处横行切开黏膜或切除黏膜瘢痕；在骨膜表面将肌肉附着推向深面，直达所需深度，应注意保护骨膜。

（3）按创面大小，切取适宜的中厚皮片缝合于骨膜上，用碘仿纱条打包缝合固定；亦可用内衬凡士林纱布的义齿基托加压固定。

**（三）术后处理**

1.术后常规应用抗生素，保持口腔卫生，清洁创口。

2.术后3~5天流质饮食。注意预防口底血肿和水肿。

3.黏膜下前庭成形术后1周拆线；植皮者10天后拆除固定物。两者均应立即戴入预成义齿。

4.创面愈合后应早日更换永久义齿。

# 第八节　口腔上颌窦瘘修补术

**【适应证】**

口腔上颌窦瘘较大不能自愈，且无上颌窦炎者。

**【禁忌证】**

1.口腔内急性炎症期。

2.上颌窦慢性化脓性感染未控制者。

3.全身禁忌证参照牙拔除术。

**【基本步骤】**

**（一）术前准备**

1.临床检查瘘道的大小位置，有无分泌物。X线摄片检查上颌窦有否炎症和瘘道周围骨质情况。

2.有上颌窦慢性化脓性炎症存在时，应同时行上颌窦根治术；术前数日应反复冲洗至无明显分泌物为止。

3.根据瘘口的大小及部位设计手术方案。

## （二）手术方法

1.颊瓣滑行法适用于瘘口较小，位于牙槽嵴顶部或偏颊侧者。

（1）手术在局部浸润麻醉下进行。

（2）将整个组织瓣覆盖区域的上皮切除，形成新鲜创面。

（3）由颊侧向颊沟做梯形切口，切透骨膜形成蒂在颊沟的黏骨膜瓣，剥离范围要越过前庭沟翻起此瓣后在基底部骨膜表面横行切开（注意只切开骨膜）充分减小张力，然后将瓣牵向腭侧保证无张力下，行褥式加间断缝合。

2.腭瓣旋转法适用于瘘口较大，位于牙槽嵴顶部或偏腭侧者。

（1）麻醉及先切开瘘口边缘黏膜并向内翻转，修去龈边缘，相对缝合。

（2）在腭侧设计一个蒂在后、瓣内包括腭降动脉的黏骨膜瓣，其长宽以能旋转覆盖瘘口为宜。

（3）按设计切透骨膜，沿骨面翻起此瓣，旋转并覆盖穿孔后，采用褥式加间断缝合。

（4）腭侧裸露骨面，用碘仿纱条覆盖填塞。

## （三）术后处理

1.术后1周内常规应用抗生素，滴鼻剂。保持口腔卫生，清洁创口。

2.术后1~2周进流食或软食。

3.术后2周内避免擤鼻涕、鼓腮，以防负压影响创口愈合。

4.腭部填塞纱条8~10天内抽去；10天拆线。

## （四）并发症及其处理

### 1.上颌窦炎症未控制

术前应仔细检查上颌窦炎症情况，脓性分泌物应反复冲洗。一旦术后穿孔发生，上颌窦瘘再次修补术应与上颌窦根治术同时进行。

### 2.组织瓣过小或张力大

在瘘口修补术中组织瓣设计过紧，术后组织收缩而产生小穿孔，6~12个月后再行修补术。

### 3.术后护理不当

有擤鼻涕、鼓腮不良习惯者，术后易再次造成穿孔。应加强术后宣教，一旦发生6~12个月后再行修补术。

# 第二十三章　颌骨发育性畸形

由于各种先天及获得性原因导致颌骨生长发育异常而引起的颌骨体积、形态和空间位置的异常，造成病人牙𬌗关系及口腔系统功能异常与颜面部形态异常者，称为牙颌面畸形（dento-maxillofacial deformity）。现代正颌外科的主要治疗策略是正畸正颌联合治疗，即在正畸专业的配合下的手术前后的正畸治疗，通过正颌手术矫治牙颌面畸形。牙颌面畸形尚无统一的分类标准，临床常以颌骨的体积和位置的异常为依据进行分类和诊断。本章的内容主要讨论正颌外科临床常见的颌骨发育性畸形。

## 第一节　上颌前突畸形

【诊断标准】

**1.临床表现**

上颌前突畸形中真正整体上颌骨前突者极其少见，临床多以上颌前牙及牙槽突的前突为主。常表现为：

（1）上颌前突，凸面型。

（2）开唇露齿，自然状态下双唇不能闭拢，微笑时牙龈外露过多。

（3）上下前牙拥挤、唇向倾斜，前牙深覆𬌗、深覆盖，双侧上颌尖牙间宽度不足。

（4）后牙常为安氏Ⅱ类关系。

（5）常伴有下颌前突、后缩及颏后缩畸形。

**2.辅助检查**

X线头影测量表现为：

（1）上颌骨前后向和垂直向发育过度，上颌骨整体或前牙区位置偏前。

（2）SNA角大于80°。

（3）鼻唇角偏锐。

【治疗原则】

根据X线头影测量和术后效果预测（VTO）及模型外科设计，选择适当的正颌外科术式。若上颌后退超过第一前磨牙的宽度，则除了后退上颌前部，利用第一前磨牙骨间隙以外，还应该行上颌整体后退，即术中拔除双侧上颌第一前磨牙，行上颌Le Fort I型分块截骨术；若上颌后退不超过上颌第一前磨牙的宽度，且上颌前部上移不超过3mm者，可首选上颌前部截骨术。手术矫治上颌前后向畸形的同时，还应该注意上颌骨垂直方向的畸形矫治，即适当上移上颌前部、或上颌整体的上移，必要时应配合软组织成形手术（上唇延长）和上颌前牙牙龈成形或牙冠修复等。伴有下颌及颏畸形的患者应根据情况考虑同时行下颌升支矢状劈开术及水平截骨颏成形术。

# 第二节 上颌后缩畸形

**【诊断标准】**

**1.临床表现**

（1）上颌后缩，鼻旁区较凹陷，凹面型。

（2）上唇落于下唇的后方，闭口时下唇显得较厚。

（3）前牙或全牙列反𬌗，后牙为安氏III类关系。

（4）上下颌前牙代偿，表现为上牙唇倾和下牙舌倾。

（5）常伴有前牙切割功能障碍。

（6）可伴有发音异常，如唇齿音。

**2.辅助检查**

X线头影测量表现为：

（1）上颌骨前后向和/或垂直向发育不足。

（2）SNA角常小于80°。

（3）鼻唇角较钝。

**【治疗原则】**

通常需要行术前正畸治疗以消除上下颌前牙对于骨畸形的代偿及上颌牙弓的宽度不足。

根据X线头影测量和术后效果预测（VTO）及模型外科设计，决定手术方案。手术原则是前移上颌骨，恢复面中部适当的突度。同时注意鼻旁区和眶下区凹陷的恢复。上颌Le Fort I型截骨术、改良高位Le Fort I型截骨术为首选术式，另外可根据情况配合鼻旁区自体骨或人工材料的植入，矫治该部位的凹陷畸形。

# 第三节　下颌前突畸形

**【诊断标准】**

**1.临床表现**

（1）侧面观：呈凹面形，可见面下1/3（面下部、下唇和颏部）明显前突，下唇位于上唇的前方，而面中1/3常显得凹陷。部分患者颏部突度可基本正常。

（2）正面观：面下部可以是对称的，亦可以伴有偏斜畸形。

（3）前牙呈对刃或反𬌗，可伴有开𬌗，前牙代偿表现为上牙唇倾和下牙舌倾。后牙为安氏Ⅲ类关系。

（4）程度严重者，可伴有咀嚼功能障碍，常表现为前牙不能完成切割动作。

（5）部分严重患者，上下唇不能完全闭合，可出现语音功能障碍。

（6）可伴有颞下颌关节病。

**2.辅助检查**

X线头影测量表现为：

（1）下颌骨前后向和垂直向发育过度，下颌骨相对颅底位置关系的一些测量值高于正常，如SNB角大于80°等，ANB角较正常值减小或为负值；

（2）面下1/3高度较长；

（3）颏部可能同时发育过度或基本正常，亦可能发育不足。

**【治疗原则】**

多数下颌前突畸形病例需要行术前正畸治疗去除代偿性前牙倾斜，排齐牙列。

根据X线头影测量和术后效果预测（VTO）及模型外科设计，决定手术方案。口内入路双侧下颌升支垂直截骨术（BIVRO）和双侧下颌升支矢状劈开截骨术（BSSRO）是目前普遍用于矫治此类畸形的术式，尤以BSSRO更为流行，因为其应用坚固内固定技术更为便利，已经成为首选术式。制定治疗方案时，应注意颏部形态。如果因为下颌后退后，导致颏部突度不足，还需要同时设计水平截骨颏成形术矫治颏部畸形。

# 第四节　下颌后缩及小颌畸形

下颌后缩畸形是指下颌相对颅底及上颌骨位置靠后，但形态发育基本正常；而小颌畸形则是由于发育障碍导致的小下颌畸形，下颌骨体积较正常下颌骨明显变小。下颌发育不足类畸形存在一定的人种差异，在我国相对较少，而在西方国家则较为常见。

【诊断标准】

**1.临床表现**

下颌后缩畸形通常表现为：

（1）面下1/3突度不足，垂直距离过短。

（2）口唇常需用力方能闭合，此时可见颏肌紧张导致的颏部软组织膨隆。

（3）侧面观呈凸面型，颏部突度不足。

（4）前牙呈深覆𬌗、深覆盖，牙代偿表现为上颌前牙舌倾、下颌前牙唇倾以及Spee曲线过陡，后牙为安氏Ⅱ类关系。

（5）可伴有不同程度的颞下颌关节骨关节病。

（6）可伴有阻塞性睡眠呼吸暂停综合征（OSAS）相应的临床症状。

小颌畸形则表现为：

（1）俗称"鸟形脸"的特征性面型，颏突度缺乏，后缩明显，颏颈距离过短及颏下软组织隆起。其余表现类似下颌后缩畸形。

（2）严重的小颌畸形病人常因为继发上气道狭窄，造成睡眠打鼾、憋气、反复呼吸暂停和日间嗜睡，存在不同程度的阻塞性睡眠呼吸暂停综合征（OSAS）相关症状。

（3）可伴有严重的颞下颌关节骨关节病。

**2.辅助检查**

（1）X线头影测量表现为下颌骨前后向及垂直向发育不足，下颌相对颅底位置关系的一些测量值低于正常，如SNB角小于78°等，面下高度和颏部发育明显不足；

（2）夜间睡眠呼吸监测可诊断OSAS。

【治疗原则】

伴有颞下颌关节病的患者，需要评估关节处于稳定状态方建议开始正畸正颌联合治疗，必要时需颞下颌关节专科医师会诊。

通常需要术前正畸治疗纠正代偿性牙倾斜，整平Spee曲线。

应该根据X线头影测量和术后效果预测（VTO）及模型外科设计，决定手术方案。目前矫治这类畸形首选双侧下颌升支矢状劈开截骨术（BSSRO），多数患者需要同期行上颌Le Fort I型截骨术并逆时针旋转上下颌牙骨段，才能达到较为理想的前徙下颌的效果。配合进行的手术包括下颌前部根尖下截骨术、水平截骨颏成形术等。

严重的小颌畸形病例往往需要大幅度前徙下颌骨，采用上述术式难以达到治疗目的，且术后复发倾向明显。此类病例目前多采用颌骨牵引成骨（DO）技术配合正畸和正颌手术进行治疗，才能收到良好效果。

# 第五节 上颌前突伴下颌后缩畸形

**【诊断标准】**

**1.临床表现**

（1）开唇露齿、双唇不能自然闭拢，微笑时有明显的牙龈外露，上唇短小并向鼻方卷曲，下唇位于上前牙的下后方；

（2）颏后缩，下唇与颏之间有软组织隆起，在闭口动作时更加明显，颏颈距离短小，颏颈角增大；

（3）前牙深覆𬌗、深覆盖，上下前牙唇倾明显，下前牙过高，Spee曲线过陡，后牙为安氏Ⅱ类关系。

（4）可伴有不同程度的颞下颌关节骨关节病。

（5）可伴有阻塞性睡眠呼吸暂停综合征（OSAS）相应的临床表现。

**2.辅助检查**

（1）X线头影测量表现为：SNA角大于正常，而SNB角小于正常；上下牙轴均唇倾；面下1/3较长，上颌骨在垂直方向发育过度；鼻唇角较锐，上唇高与下唇颏高之比较小；颏颈角大于正常，颏颈距离较短。

（2）夜间睡眠呼吸监测可诊断OSAS。

**【治疗原则】**

一般应在颞下颌关节处于稳定状态方可开始正畸正颌联合治疗。

多数病人需要术前正畸治疗排齐牙列，调整Spee曲线，去除代偿性牙轴倾斜；术后正畸治疗对于获得稳定的咬合关系，并使得术后效果得以保持且避免复发，十分重要。

应该根据X线头影测量和术后效果预测（VTO）及模型外科设计，决定手术方案，此类畸形一般应用双颌外科手术完成矫治。上颌常需拔除两个第一前磨牙，利用其牙—骨间隙使上颌前部后退并立轴，即行上颌前部截骨术。伴有露齿过多者还可使该骨段上移，但如果该骨段上移超过3mm，或者上颌前部后退量大于两侧第一前磨牙的宽度，就应该行上颌Le Fort Ⅰ型分块截骨术，在上颌前部后退、上移的同时，整体后退、上移上颌骨。下颌手术一般需要先拔除双侧第一前磨牙，行下颌前部根尖下截骨术，调整Spee曲线并保证咬合关系协调；然后行双侧下颌升支矢状劈开截骨术（BSSRO）前徙下颌骨。也可在术前正畸开始前拔除双侧下颌第一前磨牙，正畸内收下前牙，增大前牙区覆盖，以避免行下颌前部根尖下截骨术，减少手术创伤。为增大下颌前徙的程度，通常需要上颌牙骨段逆时针旋转。大多数患者需要同期行水平截骨颏成形术调整颏中线、颏突度和面下1/3高度，改善术后的美观效果。

# 第六节  上颌后缩伴下颌前突畸形

**【诊断标准】**

**1.临床表现**

（1）正面观，下颌突出较为明显，下唇颏高度较长，下唇及颏部前突。上唇显得短缩，眶下、鼻旁区扁平凹陷。

（2）侧面观，面中部明显凹陷，下颌骨前后方向的长度明显较长，下唇颏常位于面部其他结构的前方，鼻唇角较小，上唇短小上翘。部分患者颏部可突度基本正常。严重者可见下唇闭合不全。

（3）前牙对刃或者反𬌗，也可表现为全牙列反𬌗，后牙呈安氏Ⅲ类关系。牙列可有不同程度拥挤，上颌前牙代偿性唇倾，下颌前牙代偿性舌倾。

（4）咀嚼功能，发音功能可存在不同程度的障碍。

（5）程度严重者可伴有颞下颌关节病。

**2.辅助检查**

X线头影测量表现为：

（1）SNA角小于正常，而SNB角大于正常，ANB角常为负值。

（2）面下1/3较长。

（3）鼻唇角较锐。

（4）上颌露齿较小或为负值，表明上颌骨垂直方向发育不足。

**【治疗原则】**

术前正畸治疗需要纠正上下颌代偿性牙倾斜、排齐牙列并充分协调上下颌牙弓的宽度。精细的术后正畸治疗亦是必不可少的步骤。

应该根据X线头影测量和术后效果预测（VTO）及模型外科设计，决定手术方案，此类畸形一般应用双颌外科手术完成矫治。上颌Le Fort Ⅰ型截骨术可前移、加长并摆正咬合平面，在三维方向纠正上颌骨的畸形。除了部分病例因为咬合关系、上下颌宽度等问题需要分块以外，一般已经完成术前正畸治疗者均可使上颌整体移动。下颌手术目前一般选用口内入路双侧下颌升支垂直截骨术（BIVRO）或双侧下颌升支矢状劈开截骨（BSSRO），且以后者为首选和多选，因为其应用坚固内固定技术更为便利。一般应同期行水平截骨颏成形术调整颏中线、颏凸度和面下1/3高度，改善面形。

# 第七节  双颌前突畸形

**【诊断标准】**

**1.临床表现**

（1）无论正面还是侧面观，都表现为双唇明显前突，开唇露齿，双唇自然闭拢困难，微笑时露龈过多。

（2）强迫闭口时，下唇下方与颏部之间有明显的软组织隆起。

（3）常伴有明显的颏后缩畸形，进一步反衬了上下颌过突的视觉印象。

（4）上下前牙唇倾，拥挤不齐，磨牙一般呈安氏Ⅰ类关系。

**2.辅助检查**

X线头影测量表现为：

（1）SNA角和SNB角均大于正常，颏前点偏后。

（2）面下1/3较长。

（3）上下前牙牙轴唇向倾斜，牙长轴与下颌平面夹角大于正常。

**【治疗原则】**

牙列严重拥挤不齐者应该进行术前正畸治疗，排齐牙列。但是应该注意充分保留上下颌骨前份后退的间隙，尽量选择在术中拔除双侧上颌第一前磨牙，以利用拔牙间隙分块截骨后退上颌前部牙骨段。多数病人需要术后正畸排齐牙列，达到满意的咬合关系。

正颌外科手术选择可考虑：①轻度双颌前突畸形，在良好术前正畸的基础上，单纯使用水平截骨颏成形术改善面形；②颏部后缩不严重的患者，可以同时行上颌前部截骨术、下颌前部根尖下截骨术和水平截骨颏成形术进行矫正；③严重的双颌前突畸形和（或）伴有颏部严重后缩的患者，需要拔除四个第一前磨牙使上下颌前部后退，必要时还需使上颌骨进一步后退。同时使上下颌牙骨段逆时针旋转，并辅以颏成形术，以较为理想的改善颏部突度。一般选用术式为上颌Le Fort Ⅰ形分块截骨术、双侧下颌升支矢状劈开截骨术、下颌前部根尖下截骨术和水平截骨颏成形术。术前正畸可选择拔除双侧下颌第一前磨牙，内收下前牙，以避免行下颌前部根尖下截骨术。

部分病人可能还需要同期选择唇成形术等辅助性软组织成形手术。

# 第八节  颏后缩畸形

**【诊断标准】**

**1.临床表现**

（1）主要表现为颏部前后向发育不足，部分病人伴有颏部高度不足和左右不对称畸形。

（2）上下颌骨形态位置、咬合关系均在正常范围。

**2.辅助检查**

X线头影测量显示，除了颏部的相应指标异常以外，其余均在正常范围以内。

**【治疗原则】**

水平截骨颏成形术是矫正此类畸形的首选术式。对于合并颏部高度不足者，还可同时通过自体骨移植术予以矫正，常用的供骨区为下颌升支外侧板，颅骨外板和髂骨少用。

# 第九节　下颌角肥大伴咬肌肥大畸形

**【诊断标准】**

**1.临床表现**

（1）正面观，面下1/3明显宽大，面型呈方面型或宽面型。

（2）下颌角向后向下突出。

（3）可伴有面下1/3高度不足，面部长宽比例失调。

（4）咬合时可见或可触及明显肥厚隆起的咬肌条索。

（5）大多为双侧发病，少数为单侧。双侧肥大者常见双侧畸形程度不对称，单侧肥大者两侧下颌角咬肌区不对称更为明显。

（6）咬合关系可以正常，也表现为安氏Ⅱ类错合或前牙闭锁合。

（7）常伴有颧骨颧弓过突。

（8）患者可有夜磨牙、紧咬牙以及喜食硬物等习惯。

**2.辅助检查**

（1）头颅正位X线片可以显示下颌角外突，侧位X线片可见下颌角的角度及下颌平面角的角度明显小于正常。

（2）曲面体层片可显示双侧下颌角向后向下突出的形态。

（3）CT检查能精确显示双侧咬肌的厚度、两侧的差异等。

**【治疗原则】**

下颌角明显向下向后突出者，可选用口内入路下颌角三角形去骨术和咬肌成形术矫正；下颌角形态尚可，但下颌角间宽度较大者，可以选用口内入路改良矢状劈开去骨术和咬肌成形术矫正；还可对下颌升支和外斜线处骨质进行适当的磨改，使得面型更加柔和。如果病人面下1/3短小，可以同期运用水平截骨颏成形术，加上下颌角去除的骨质进行治疗。咬合异常者可通过正畸，甚至联合正颌外科（与本手术同期或二期）矫治。

# 第十节　颅缝早闭

颅缝早闭也称颅骨狭窄症或狭颅症，是由于发生于出生前或出生后早期的一条或多条颅缝过早闭合，影响了颅颌面部及大脑的发育，从而导致一系列相应的临床症状的一种畸形。新生儿发病率约为1/2500。发病机制尚不明确。目前一般根据临床症状将颅缝早闭分为非综合征型和综合征型两类。

【诊断标准】

**1.临床表现**

（1）非综合征型：指发生于1~2个颅缝的过早闭合或缺失，从而导致的颅盖异常。

临床检查可见：①特殊的颅脑形态异常：不同的颅缝过早闭合可形成相应的舟状头、短头、尖头、斜头及后枕扁平等畸形，并因颅腔容积减小，导致头疼、恶心、呕吐等颅内高压症状，以及脑积水。②程度严重者，可能严重影响大脑发育，影响智力，并可能导致精神心理功能障碍。

（2）综合征型：是指除颅缝过早闭合外，同时伴有颌面部、躯干、四肢的其他畸形者。常见的并发综合征有：Apert综合征，Crouzon综合征，Pfeiffer综合征，Saethre–Chotzen综合征，Muenke综合征等。

临床表现除前述表现外，还有：①颌面部发育异常，常见的为额部及面中份严重发育不足，呈凹陷畸形，可有不同程度的面部不对称。②可伴有因面中部发育不足而导致的睡眠呼吸暂停综合征，夜间张口呼吸等。③视力障碍及突眼，可有单眼突出或双眼突出，严重颅缝早闭常有视乳头水肿和视神经萎缩等。其他眼部症状还可见眼睑闭合不全、弱视及斜视等。④四肢及脊柱畸形。⑤心血管系统畸形。

**2.辅助检查**

（1）二维B超和三维B超：可以用于胎儿期颅缝早闭的早期诊断，但预测准确性不高。应用于出生后的颅缝评估价值目前尚不明确。超声虽然不能单独用于胎儿期确诊颅缝早闭，但是有助于发现一些相关的其他部位的畸形。

（2）CT：头颅CT扫描及三维重建是目前诊断颅缝早闭的金标准。可显示出过早闭合或缺失的颅缝，也可以评估颅内高压及脑积水的情况。

（3）MRI：MRI一般仅限于评估颅缝早闭患者的颅内改变。

（4）睡眠呼吸监测：用于分析诊断睡眠呼吸状况。

【治疗原则】

由于颅缝早闭的临床表现复杂多样，个体间差异较大，因此目前尚无统一的广为接受的治疗方案和流程。目前国际上文献报道的治疗方案多数是在多学科协作基础上制定个体化治疗方案和治疗流程。

手术治疗是目前主要治疗手段之一。非综合征型主要采用颅骨重塑及必要时的颅腔扩大手术。综合征型患者则以扩大颅腔手术为主。面中部凹陷患者可采用LeFort Ⅲ型截骨术前徙面中部，严重凹陷者则需在Le Fort Ⅲ型截骨术的基础上形牵引成骨术，以改善患者的容貌及睡眠呼吸状况，但具体手术时机目前尚缺少一致意见，多数学者认为应该在青春期前行面中份手术。眼部、四肢脊柱及心脑血管畸形等需要由相应学科医师进行处理。

# 第二十四章　牙体缺损的修复

## 第一节　修复原则

牙体缺损是指牙齿硬组织不同程度地被破坏、缺失或发育畸形，造成牙体形态、咬合和邻接关系的异常，影响牙髓、牙周组织的健康，对咀嚼功能、发音和美观等产生不同程度的影响。牙体缺损的病因主要包括龋病、外伤、严重磨耗、楔状缺损、酸蚀症和发育畸形。

牙体缺损的修复方法有两种，即直接充填法和间接修复法。直接充填法适用于牙体缺损范围较小的患牙。对于牙体缺损重的患牙，用直接充填法不能获得满意疗效者，可以采用修复体间接修复的方法来恢复牙体的形态与功能，目前常用的修复体有嵌体、部分冠、全冠、桩核冠等。

牙体缺损的修复，首先应解除造成牙体缺损的病因，使缺损不再继续发展。修复时应符合生物学和机械力学的原则。修复治疗的全过程应严格遵循下列修复原则。

### 一、正确地恢复形态与功能

#### 1.轴面形态

天然牙冠轴面有一定凸度，起着维持牙颈部龈组织的张力和正常接触关系，保证食物正常排溢和对牙龈的生理刺激以及利于修复体的自洁等作用。牙冠轴面突度过大或过小都不利于牙周健康和美观。

#### 2.邻接关系

牙冠修复体邻面与邻牙紧密接触，能防止食物嵌塞，维持牙位和牙弓的稳定，并有利于每个牙在咀嚼时保持各自的生理运动。

#### 3.外展隙和邻间隙

外展隙作为食物的溢出道，有利于食物排溢。邻间隙位于邻接点的龈方，正常时被龈乳头充满，具有保护牙槽骨和防止水平性食物嵌塞的作用，二者过大或过小都会引起并发症。

#### 4.咬合关系

正确地恢复𬌗面形态和咬合关系是有效恢复咀嚼功能的基本条件之一。良好咬合的标准是：具备稳定而协调的咬合关系；非正中殆关系亦协调；咬合力的方向接近牙体长轴；咬合功能恢复的程度应与牙周支持组织相适应。修复体应按照上述标准建立。

## 二、患牙预备时尽可能保存健康组织、保护牙髓

1.去除病变组织，阻止病变发展。

2.消除轴壁倒凹，将轴面最大周径降到人造冠的边缘区。

3.创造修复体所需空间，特别在咬合面上更为重要，保证修复体一定的强度、厚度和美观。

4.牙体预备成一定形态，提供良好的固位形和抗力形。

5.磨改过长牙或错位牙，以建立和谐的咬合关系和外观。

6.磨改异常对殆牙及邻牙，预防咬合紊乱、邻接不良和人造冠戴入困难。

7.牙体预备的预防性扩展有利于自洁和防止继发龋。修复体殆面应覆盖牙体的点隙沟裂，邻面应扩展到自洁区。

8.牙体预备时应尽量避免对牙髓产生不良影响，在局麻下使用高速高效的磨切器械并充分冷却，牙体预备尽量一次完成，术后用暂时冠保护。

## 三、修复体应合乎保护组织健康的要求

**1.修复体的设计与组织健康**

修复体类型和修复材料的选择以及修复体边缘的位置等设计应根据牙体、牙周、邻接关系和患者的基本条件来决定。

**2.保护硬组织和牙髓的健康**

边缘线尽量短并扩展到自洁区，尽量与牙体组织密合。邻牙及对颌牙上应避免有异种金属存在，避免产生电位差刺激牙髓。

**3.保护牙龈组织的健康**

修复体的龈边缘位置应根据患牙的形态、固位、美观要求和患者的年龄、牙位、牙周状况及口腔卫生等因素决定；修复体龈边缘与患牙衔接处应形成一个连续、光滑一致的面，避免形成任何微小的肩台；修复体龈边缘的牙体预备形式应根据修复体的种类、材料、牙位和牙髓情况各种因素来综合考虑，刃状、羽状、凹状等形式适合修复材料强度大的金属修复体，全瓷、金属烤瓷、树脂材料修复体则应采取肩台式或肩台加斜面等形式。

## 四、修复体应合乎抗力形和固位形的要求

**1.建立良好的抗力形**

抗力形是指完成修复后要求修复体和患牙能抵抗殆力而不致破坏或折裂。

增加患牙抗力的措施包括：①修复体类型的选择设计应考虑到患牙组织结构和缺损情况，避免牙体预备后形成薄壁弱尖；②牙体预备时去除易折断的薄壁，降低高尖陡坡，修整尖锐的边缘嵴和轴面角；③牙体缺损较大者，应增加辅助措施，如采取钉、桩加固后充填或采用酸蚀—复合树脂成形作成桩核结构。

增加修复体抗力的措施包括：①保证修复体适当的体积和厚度；②合理控制修复体外形，其内外表面应避免尖、薄、锐的结构形式，防止因应力集中而出现折裂；③根据患牙条件和设计要求，选择理化性能优良的修复材料；④保证修复体制作质量；⑤控制𬌗面形态及𬌗力方向，避免应力集中，金—瓷、金—塑的交界处应避免直接受力。

**2. 建立良好的固位形**

固位形是指修复体在行使功能时能抵御各种作用力而不发生移位或脱落的能力。固位力的大小主要由约束力、摩擦力及粘接力所决定。

建立良好的固位形的措施包括：①预备体具有一定的𬌗龈高度，各轴壁近乎平行，轴向聚合度不超过2°~5°，并尽量增加修复体与预备体之间的接触面积；②修复体与预备体之间应紧密贴合；③增加辅助固位形，如设计鸠尾、轴沟、针道和箱型固位，必要时向根管内延伸，以桩的形式增加固位；④选择性能良好的粘结材料。

# 第二节　常用修复体类型

每位口腔医师在进行各种牙体缺损的固定修复前，必须明确一些重要概念，以确保固定修复体制作精确、美观，并能够在口腔中长时间正常行使功能。

**1. 修复间隙**

是指牙齿预备后将用修复体代替的，用来恢复牙齿正常解剖形态的空间，包括整个咬合循环过程中上下牙的间隙，即正中咬合、侧方咬合、前伸咬合三个咀嚼运动过程中的间隙。牙体预备前医师要对所选用的修复方法和选用的材料强度有足够了解，以便于选择合适的修复间隙。修复间隙预备过小，则修复体过薄，强度较差，金属冠容易磨穿，烤瓷冠容易暴露金属内冠，而全瓷冠则容易饰瓷碎裂。修复间隙预备过大，则剩余牙体组织过少，违背了牙体预备的机械性原则，导致牙体剩余强度下降；对于冠类修复空间过大，则会导致预备体高度降低，或者轴面聚合度加大，修复体固位力下降。

**2. 功能尖斜面**

是指为使预备体获得正中咬合和侧方咬合时足够的修复间隙，而对功能尖（上牙舌尖，下牙颊尖）颊舌侧进行分别预备形成的两个预备面。功能尖斜面的意义在于使得后牙预备体功能尖部位获得足够的修复空间。如果将后牙功能尖与非功能尖同样预备，会使得预备体侧方运动时功能尖修复间隙过小，导致修复体调𬌗穿孔。

**3.牙本质肩领**

是指在桩核冠修复中，最终完成的全冠修复体覆盖1.5~2.0mm的剩余牙体组织；也就是说在进行桩核预备后，剩余牙体断端与预计全冠边缘间要留有1.5~2.0mm高度的牙本质，其形态类似于衣领，故称为牙本质肩领。牙本质肩领的保存对于增加剩余牙体组织抗力以及桩核的固位具有重要意义。如残根牙本质肩领缺如明显，则一般不适合进行保存修复。

**4.就位道**

是指修复体戴入预备体和取下的方向与角度。一般固定修复体仅仅设计一个就位方向，单一就位道对于嵌体、部分冠的固位尤其重要；修复体就位所需要的角度范围越小，则固位力越大。

**5.边缘**

是指牙齿表面剩余牙体组织与修复体相接的部分。边缘不密合造成的微渗漏和清洁困难是引起修复体失败、牙周炎症的主要原因。边缘长短、位置和形态的设计应该特别注意。嵌体的边缘线过长，不容易全部密合。牙冠边缘位置的设计是保证美观与牙周健康的关键。预备体边缘形态与修复体粘接后微隙关系一般为：刃状边缘<45°角，斜面边缘<肩台与无角肩台的90°边缘。修复体边缘的设计要根据牙体缺损大小、修复材料以及美观要求等综合考虑。龈下边缘的预备应在排龈后进行。

## 一、嵌体

嵌体是一种嵌入牙体内部，用于恢复牙体缺损的形态和功能的修复体。按其所用材料可分为金属嵌体、瓷嵌体和树脂嵌体。与银汞和树脂充填治疗相比，嵌体为口外制作，具有机械性能更佳，边缘更密合，能够恢复缺损牙体的沟窝尖嵴，更好地恢复牙体外形与功能等优点。

【适应证】

嵌体仅可以修复牙体缺损部分，不能给剩余牙体组织提供足够的保护，一般活髓牙缺损多可设计嵌体修复，且修复效果优于充填体。

1.各种牙体缺损已涉及牙尖、边缘嵴以及𬌗面，需要修复缺损者。

2.牙体缺损引起邻面接触不良，可用嵌体修复邻面接触点。

3.嵌体可以设计作为固定桥基牙的固位体。

【禁忌证】

1.死髓牙牙体缺损较大，不宜选用无保护功能的嵌体修复。

2.髓腔大、髓角位置高的患牙，如乳牙或年轻恒牙，牙体预备制备就位道时容易伤及牙髓者，不宜选取备牙量相对较多的嵌体修复。

3.𬌗面缺损范围小且表浅，不涉及较大咬合接触区者，宜选取更加方便的充填治疗。

4.牙体缺损范围大，残留牙体组织抗力形差，固位不良者，不宜选取嵌体修复。

5.对于美观要求高的患者，前牙累及美观区域的缺损，慎用不易配色的嵌体修复。

**【方法】**

**（一）预备体基本要求**

1.一般前牙舌侧设计唇向，后牙设计根向的单一就位道。

2.嵌体洞形沿就位道方向不能有倒凹，洞壁微向外展2°~5°。

3.为获得垂直向的支撑，洞形要求底平，如洞底缺损不均匀，可通过垫底获得底平。

4.嵌体洞形边缘形态根据不同材料进行选择，强度较大的金属嵌体可制备45°角1mm宽的洞缘斜面；全瓷和树脂嵌体边缘容易碎裂，洞缘制备成90°角。

5.牙齿邻面可作片切形以恢复邻面外形及接触区。

6.当预期固位力较差时，可制备辅助固位形，用来限定就位道并增加固位，通常采取制备鸠尾、针道或固位沟等方式。

**（二）牙体预备基本步骤**

**1.去尽龋坏**

选用慢机球形车针，去除软化的腐质和龋坏组织。

**2.确定就位道**

选用圆头锥形车针去除薄弱牙体组织并适当扩大洞形，使得洞壁外形呈圆钝曲线；洞深度一般2mm，轴壁沿就位道方向外展2°~5°。

**3.形成洞底平面**

龋坏较深处或近髓处可进行垫底处理。

**4.制备洞缘**

根据最终选择的材料预备成45°小斜面或90°洞缘。

**5.邻𬌗面洞型**

缺损累及邻面者需制备邻面洞型，即与充填体预备相似的箱状洞型或嵌体特有的片切洞型，同时需要预备增加固位力的𬌗面洞型，称为邻𬌗面洞型。

箱状洞型的制备：适用于邻面龋坏较大者，去除龋坏后，用中号圆头锥形车针预备邻面箱状洞型，其龈端位于接触点以下，龈壁水平，颊、舌侧边缘扩展至自洁区。邻面箱状洞型的颊舌轴壁略向外扩展2°~5°，髓壁与就位道一致。

片切洞形的制备：适用于邻面龋坏较表浅者，去尽龋坏组织后，用细圆头锥形车针紧贴患牙颊舌向切割，颊舌侧扩展到自洁区，颈部沿龈缘线预备，即邻面形成一个小平面，片切面的中心可制作箱状洞形与殆面固位形相连。

殆面洞型的制备：用中号圆头锥形车针制备殆面鸠尾固位型，外形适应窝沟形态，洞深一般2mm，轴壁略外展2°~5°，鸠尾峡部的宽度一般不大于颊舌尖宽度的1/2。

6.精修洞壁及洞缘斜面，确定就位道方向无倒凹以及薄弱牙壁。

## 二、贴面

贴面是通过对牙体进行少量磨除，制作树脂或瓷贴面，并利用粘接固位方式修复美容区域牙体颜色异常和/或形态异常，从而达到与天然牙相似的美学效果的一种修复方法。一般分为树脂贴面和瓷贴面两种。树脂贴面由于传统树脂材料色泽与耐磨性能上的不足，临床中已经较少应用，近年出现的一些改良型树脂在性能上已经有了较大提升，但其临床效果尚需进一步观察。瓷贴面因其具有色泽美观、稳定，通透性与天然牙相似，表面光洁度高，与树脂粘接剂粘接性好等优点，成为临床广泛应用的贴面种类。玻璃类陶瓷因其可通过氢氟酸酸蚀和硅烷偶联获得较大粘接强度，成为目前瓷贴面最常选用的材料。

【适应证】

瓷贴面美观但强度有限，故其主要应用于前牙美容区，并使其避免承受较大咬合力。

1.适用于前牙或双尖牙因釉质发育不全、龋病、外伤等引起的影响美观且深度不超过2mm的釉质缺损。

2.适用于前牙或双尖牙由于死髓、四环素牙、氟斑牙等引起的轻度变色的美容修复。

3.适用于前牙区畸形牙、过小牙和轻度扭转牙改形或关闭牙间隙等轻度改变牙体形态的修复。

【禁忌证】

瓷贴面的强度和遮色能力有限，故在可能会承受较大殆力或基牙底色较深等情况下不宜选择瓷贴面修复。

1.反殆情况下的上前牙唇面，以及深覆殆情况下的下前牙唇面。

2.患有磨牙症或有前牙咬硬物习惯的患者。

3.重度四环素牙等染色较深的患牙。

4.切端缺损大于2mm的患牙不宜使用瓷贴面恢复外形。

【方法】

### （一）预备体基本要求

1.牙体预备均匀，保证足够的修复空间用来恢复牙体外形。

2.牙体预备尽量在釉质层内，以提供足够的釉质粘接面。

3.切端、近远中边缘嵴处可适当加大预备量，形成贴面边缘加固区。

4.边缘尽量设计于易清洁区，颈缘设计齐龈或龈下。

5.预备体光滑，内线角圆钝，无倒凹。

### （二）牙体预备基本步骤

瓷贴面最小厚度为0.3~0.5mm，在颈缘处釉质较薄，一般预备0.3~0.5mm，在切端和近远中边缘嵴处，釉质层较厚，可预备0.5~0.8mm，以获得边缘增强以及就位引导结构。

**1.唇面和龈端预备**

唇面预备采用龈1/2和切1/2两个方向沿牙表面预备。先选用深度指示车针，在唇面需预备区进行深度指示沟预备，颈缘处制备0.3mm或0.5mm深度，近切端处和近远中边缘嵴处制备0.5mm或0.8mm深度，然后根据指示沟深度选用中号圆头锥形车针磨除唇侧釉质。龈端先形成齐龈或龈下0.5~1.0mm无角肩台，以便于后期精修。

**2.邻面预备**

使用中号圆头锥形车针由唇面自然过渡于邻面，磨除0.5~0.8mm，原则上不破坏邻面接触区，但需用砂条适当打开邻面接触，便于后期贴面制作时代型修整。如接触区已被充填体破坏或需关闭间隙者，邻面可适当磨除，但需注意贴面就位道。

**3.切端预备**

贴面切端预备类型根据切端预备情况可分为三种：开窗型，对接型和包绕型。

（1）开窗型：牙齿切端不需修复者选用，不改变前牙切导斜度，多用于上前牙。切端预备终止于切端厚度的1/2，可适当形成1.0~1.5mm切端加固区。

（2）对接型与包绕型：牙齿切端缺损且小于2mm需贴面修复者选用，多用于下前牙。磨除切端1.0~2.0mm，保证贴面切端强度，舌侧不进行预备为对接型，舌侧进行包绕切端预备1.0~2.0mm者为包绕型。对接型与包绕型边缘注意要远离正中接触区。

**4.预备体精修**

精细修整预备体，保证点线角圆钝，无薄弱牙体，并确定龈边缘位置。

## 三、铸造金属全冠

铸造金属全冠是用合金材料铸造而成的覆盖整个牙冠表面的修复体。它与牙体的接触面积大，固位力强，对牙齿的保护作用好，用于牙体缺损的修复及固定桥的固位体。常用的合金有镍铬合金、钴铬合金、金合金等。

【适应证】

1.后牙各种牙体外形严重缺损，需要以修复体恢复正常的解剖外形、咬合、邻接、排列以及𬌗曲线者。

2.后牙区经完善根管治疗后的牙齿，为防止牙冠劈裂可预防性全冠修复。

3.后牙固定义齿的固位体。

4.可摘义齿的基牙需全冠改善外形，并需放置支托者。

5.牙本质过敏严重并伴有牙体缺损，脱敏治疗无效者可适当选用全冠修复。

【禁忌证】

1.前牙区美观影响大，一般为禁忌。

2.未进行完善根管治疗，有牙髓炎、根尖炎的患牙。

3.对合金中某些金属过敏或口腔黏膜对流电现象敏感者慎用。

4.牙冠短小，固位、抗力或修复空间不足者。

【方法】

（一）铸造金属全冠基本要求

1.尽量选用生物学性能较好的金合金作修复材料。

2.铸造金属全冠以龈上边缘为佳，边缘形态可选择刃状边缘或0.5mm无角肩台。

3.牙冠长、冠根比例大的患者可将冠边缘设计到龈上，并适当增加轴面突度以及与邻牙的接触面积。

4.铸造全冠固位力差者应增加轴沟、箱形或钉洞固位形。

5.牙冠严重缺损者应考虑作桩核后再作全冠修复。

6.患牙原有水平型、垂直型食物嵌塞者，全冠外形设计应考虑食物流向控制。

（二）牙体预备基本步骤

全冠牙体预备选择棒槌状车针以及小号、中号圆头锥形车针，以𬌗面—颊舌面—邻面—辅助固位预备—精修的顺序进行预备。

1.𬌗面预备

用棒槌状车针在𬌗面颊舌沟以及牙尖嵴磨出深度为1.0mm的指示沟，以此为参照，依照解剖外形均匀磨除牙体组织。注意功能尖斜面的磨除。

2.颊舌面预备

用中号圆头锥形车针按照全冠就位道方向，分别在颊舌侧近中、中部、远中制备0.5~1.0mm深的深度指示沟，直至形成宽0.5mm的颈部无角肩台，然后顺序磨除指示沟间牙体组织，形成2°~5°聚合度，并尽量向邻面扩展。

### 3.邻面预备

邻面预备应尽量保护邻牙，选用小号圆头锥形车针于邻面由颊侧向舌侧上下提拉预备，与邻牙间可保留小薄层釉质，以保护邻牙。待全部磨通邻面后，换用中号圆头锥形车针加大预备量，形成2°~5°聚合度，颈缘形成宽0.5mm的无角肩台。

### 4.辅助固位形预备

如牙体组织因牙冠过短等导致固位力差时，需增加固位沟，以增强固位。可选用中号圆头锥形车针于近远中或牙体组织较多处，预备深1.0mm，龈𬌗向不小于2.0mm的固位沟，并注意固位沟方向与就位道方向一致。如冠上需放置支托窝等结构，则需在预备体对应的位置进行相应预备，以保证牙冠厚度。

### 5.精修完成

最终修整预备体外形，形成光滑连续边缘，无尖锐点线角。最终获得刃状边缘或0.5mm无角肩台，𬌗面、颊舌面、邻面不小于1.0mm修复间隙，功能尖斜面不小于1.5mm修复间隙，聚合度2°~5°的预备体。

## 四、金属烤瓷全冠

金属烤瓷全冠，又称烤瓷熔附金属全冠，是瓷粉经高温烧结于金属内冠表面而形成的修复体，因此金属烤瓷全冠兼有金属全冠的强度和全瓷冠的美观。它的特点包括能恢复牙体的形态与功能，外观逼真，机械强度好，表面光滑，色泽稳定。

【适应证】

1.氟斑牙、变色牙、四环素染色牙等，需改变颜色不宜用其他方法修复者。

2.锥形牙、釉质发育不全等牙齿缺损，需改变外形且对美观要求较高者。

3.前牙错位、扭转而不宜或不能作正畸治疗者。

4.龋洞或牙体缺损较大而无法充填治疗者。

5.需作烤瓷桥固位体的基牙。

【禁忌证】

1.有其他相对磨牙较少修复方法并能满足修复需要者。

2.对前牙美观要求较高，不能容忍颈缘灰线等金属烤瓷冠不良影响者。

3.髓腔宽大的年轻恒牙、乳牙等，容易引起意外露髓者，建议先行根管治疗后修复。

4.基牙剩余牙体抗力或固位不足者，需进行桩核修复后，选用全冠修复。

5.严重夜磨牙患者，容易产生崩瓷现象，慎用。

6.修复间隙不足的后牙以及深覆𬌗前牙慎用。

**【方法】**

**（一）金属烤瓷冠基本要求**

**1. 金属内冠的要求**

（1）适应牙冠的正确解剖形态，无铸造缺陷。

（2）有足够的厚度，烤瓷部位的金属内冠厚度至少0.3mm。

（3）烤瓷面的瓷粉厚度均匀，牙体缺损过多处由金属部分弥补。

（4）为烤瓷面提供足够的空间，唇面至少1.0mm，切端1.5~2.0mm。

（5）金属内冠表面形态光滑圆钝，避免深凹及锐角。

（6）金瓷交接边缘应离开咬合接触区1.5~2.0mm。

**2.** 不透明层应均匀地覆盖在金属表面。其厚度通常为0.2~0.3mm，既可较好地遮盖金属底色，同时构成修复体的基础色调。

**3. 体瓷**

（1）体瓷的厚度一般不小于1.0mm。

（2）厚度均匀。

（3）比色尽可能正确，选择合适的瓷粉。

**（二）牙体预备基本步骤**

后牙区金属烤瓷冠牙体预备基本与铸造金属全冠类似，只是加大牙齿磨除量，以便提供足够修复空间，获得良好的瓷层美观效果。殆面磨除不少于1.5mm，功能尖斜面磨除不少于2.0mm，颊侧以及邻面磨除不少于1.5mm，颈部形成无角肩台，舌侧金属颈环区可选择刃状边缘或0.5mm无角肩台。对于后牙区对美观影响较小的区域，可设计全金属颈环，以便减少牙体预备量，以及获得更佳的边缘密合度。

金属烤瓷冠主要用于前牙区，故以上前牙为例重点介绍前牙区牙体预备步骤。前牙牙体预备，选择中号圆头锥形车针和棒槌形车针，分为切端—唇面—邻面—舌面—边缘—精修几步完成。

**1. 切端磨除**

用圆头锥形车针在切端磨出三条深度指示沟，深度为2.0mm，然后磨除沟间牙体组织。

**2. 唇面磨除**

首先用圆头锥形车针在唇面制备三条深度指示沟，指示沟依照唇面外形凸度分两个平面，龈1/3与牙体长轴平行，切2/3顺沿唇面弧度，指示沟深度为1.5mm。然后磨除指示沟间的唇面牙体组织，形成唇面边缘形态，边缘可制备成齐龈无角肩台。

**3. 邻面磨除**

选用圆头锥形车针小心磨除邻面牙体组织，注意保护邻牙，并形成2°~5°聚合度，以及颈部齐龈1.5mm无角肩台。

### 4.舌面磨除

舌面舌窝部分先使用中号圆头锥形车针预备颈部向切端2条指示沟，深度为1.0mm（舌侧金属背板部分）或1.5mm（有瓷层部分），然后选用棒槌状车针均匀磨除舌侧釉质，形成舌侧窝以及舌隆突相应外形，靠近颈缘部分参照唇面预备形成龈1/3轴壁，在龈端形成0.5mm无角肩台，边缘可位于龈上。

### 5.精修完成

排龈后修整龈下边缘，美观区域距龈沟底不小于0.5mm，非美观区可设计龈上或齐龈边缘，预备体其他部分线角圆钝。最终完成的预备体具备切端2.0mm，有瓷层部分1.5mm，金属颈环部分0.5mm左右的修复空间。

## 五、全瓷冠

全瓷冠是由全瓷材料制作与金属烤瓷冠相似的硬质内冠，然后将瓷粉烧制于内冠上形成的全冠修复体。其具有完美再现天然牙的色泽与通透性的特点，是美观修复全冠类的最佳选择。目前常用的全瓷冠按照内冠材料可分为玻璃基陶瓷、氧化铝增强基陶瓷、氧化锆增强基陶瓷三种；按照内冠制备方法目前主要有热压铸、粉浆涂塑玻璃渗透、计算机辅助设计与制作（CAD/CAM）三种。

【适应证】

1.美观要求很高，其他修复方法无法达到美观要求者。

2.前牙邻面缺损大，或冠部有多处缺损，不能使用贴面修复者。

3.前牙牙冠氟斑牙、四环素染色等影响美观者的美容修复。

4.因发育畸形或发育不良影响美观的前牙。

5.前牙错位牙、扭转牙而不宜行正畸治疗者。

6.因目前全瓷冠强度与通透性之间存在不可兼顾的特点，强度方面玻璃基陶瓷<氧化铝基<氧化锆基，而模拟天然牙色泽方面玻璃基>氧化铝基>氧化锆基，故需根据欲修复牙位以及需改变的预备体色泽选择不同类型的全瓷冠。

7.全瓷材料在进行核磁共振以及CT检查时不会产生伪影的影响，故后续有做口腔颌面部上述检查需要的患者，需选择全瓷修复。

【禁忌证】

全瓷冠较金属烤瓷冠牙体预备量相对较大，内冠强度较金属强度稍差，且修复费用较高，临床需谨慎选择适应证。

1.乳牙以及年轻恒牙牙体缺损且为活髓者。

2.患者前牙区咬合过紧，舌侧预备量不足者，慎用。

3.前牙区牙齿变色严重或金属桩核需美容修复者，不宜使用通透性高的全瓷材料。

4.需做活动义齿修复固位基牙者，不宜选用全瓷修复。

5.磨牙症患者，如需全冠修复，需慎重选择。

6.需固定义齿修复患者，需参考殆力情况，选择合适全瓷材料。

【方法】

全瓷冠牙体预备步骤与金属烤瓷冠基本相同，仅在边缘以及美容区域预备量有差异。

**（一）牙体预备基本要求**

1.前牙切缘磨除2.0mm，后牙殆面的磨除量为1.5mm，功能尖斜面为2.0mm。

2.轴壁应均匀磨除1.2~1.5mm，各轴壁殆向聚合度为6°。

3.颈部边缘为无角肩台，宽度1.0~1.2mm。

4.各预备面应圆钝、光滑、连续、无倒凹，消除可能的应力集中。

**（二）牙体预备方法及步骤（同金属烤瓷全冠）**

最终完成的全瓷预备体具备切端2.0mm，殆面1.5~2.0mm，轴壁1.5mm，边缘部分1.0~1.5mm左右修复空间。

## 六、桩核冠

桩核冠是残根、残冠修复时常用修复体，它由桩核和外冠两个独立的结构组成。桩核的固位由插入根管内的桩获得，而与桩一体的核则形成外冠预备体外形。桩核冠具有边缘密合，可修复大面积牙体缺损，可以较方便地更新外冠等优点。目前常用的桩核有间接法的金属铸造桩核与直接法的纤维树脂桩核。

【适应证】

1.牙冠大面积缺损，剩余牙体不能为全冠提供足够固位力，难以用其他方法修复者。

2.固定义齿的固位体。

3.前牙畸形、错位或扭转，可用桩核冠修复，一定程度改善牙齿倾斜度。

【禁忌证】

1.牙体缺损过大，缺少牙本质肩领，不能为桩核提供足够固位力者。

2.未进行完善的根管治疗者。

【方法】

**（一）桩核的基本要求**

1.桩伸入根管内长度为根长的2/3~3/4，且不短于牙冠长度。

2.桩的直径约为根管截面直径的1/3。

3.核的形态应与牙冠保留的牙体组织共同形成外冠预备体形态。

4.外冠的边缘要放在根面牙体组织上，即基牙应具有1.5~2.0mm高的牙本质肩领。

### （二）牙体预备基本步骤

1.预备残留牙冠组织，降低残留牙壁高度，然后磨除薄壁、弱尖及无基釉，保证最终牙冠预备后剩余牙体组织厚度至少有1.0mm。

2.根管预备可参考X线片，了解牙根的长短、粗细及形态，先用根管钻慢速提拉取出根充材料，深度为根长的2/3~3/4，在根尖区至少保留约4mm的根充物以保证良好的根尖封闭，修整根管壁，可稍作扩大。

3.间接法金属铸造桩核修复者，需保证预备体与各个轴壁与根管就位道一致并稍外展6°，保证无牙体倒凹。

4.直接法纤维桩核，可保留髓腔牙体组织倒凹以增加核固位力。

5.金属铸造桩试戴合适粘接后，或者纤维桩树脂核固化后，便可按照设计类型的全冠，进行牙体预备。因桩核预备时保留了足够牙本质肩领，故全冠牙体预备时，边缘全部终止于牙体组织。

## 七、塑料暂时冠

塑料全冠是用塑料制成的全冠修复体。它具有颜色自然美观、制作容易、价格低廉等优点，曾一度被广泛应用于前牙的缺损修复，但由于塑料全冠存在耐磨性差、硬度低、易老化及变色等缺点，目前已被金属烤瓷冠替代，现更多应用于暂时性修复。

【适应证】

1.金属烤瓷冠、全瓷冠修复时，牙体预备后为暂时恢复患者的美观，及保持预备后间隙和牙龈稳定。

2.受医疗条件或患者的经济条件限制，只能用塑料全冠修复的前牙过小牙、变色牙、切端缺损不超过牙冠切龈高度1/3者。

【方法】

牙体预备基本与全瓷冠相同，即预备体磨除厚度至少1.0mm，以保证塑料全冠的厚度，获得较好的强度。

临床制作暂时冠分为直接法与间接法。直接法适用于进行全冠预备时，患牙牙体外形完整者；间接法适用于全冠预备前，牙体缺损较大，已无正常外形者。

### 1.直接法

牙体预备前，使用藻酸盐或硅胶印模材重体制取待预备牙以及相邻两牙阴模，待牙体预备后，将预备体涂布凡士林等分离剂后，将暂时冠树脂或面团期自凝树脂置于阴模中预备体位置，将阴模重新口内就位，待硬固后取出，即形成与患牙牙体预备前形态相同的暂时冠，进行边缘修整以及口内调𬌗后，抛光，暂时性粘接。

**2.间接法**

进行牙体预备前，取牙体缺损区阴模灌制石膏模型，在模型上使用蜡雕刻出正常的牙体外形，然后使用藻酸盐或硅胶重体，制取石膏模型阴模，后续过程与直接法相同。

## 八、部分冠

部分冠是覆盖部分牙面的固定修复体。因其只覆盖部分牙面，在前牙只覆盖舌、邻面及切端，较金属全冠美观；后牙只覆盖船邻舌面，颊侧基本不暴露金属，既兼顾了美观，同时由于部分冠常加用沟、钉固位形，固位也较好。此外，部分冠牙体预备量少且较表浅，颈缘线较短，对龈缘刺激小；较全冠就位容易，粘接剂易排出，因而粘接后冠边缘密合性好。此类修复体主要用于烤瓷类修复体出现前，近年已经较少应用。

部分冠可分为前牙3/4冠、后牙3/4冠、开面冠和半冠。半冠因预备过程复杂，并存在固位及美观问题，现在已经较少使用。

### （一）前牙3/4冠

【适应证】

1.咬合紧、船力大、覆船深或覆盖小的前牙邻面或切角小范围缺损，不能或不适合做烤瓷冠、贴面等修复者。

2.前牙固定桥的固位体，基牙为活髓牙或不宜做其他固位体者。

3.需做固定夹板或咬合重建者。

【禁忌证】

凡舌面缺损严重及邻面无法预备出足够抗力形和固位形者，以及牙髓病、根尖周病未彻底治愈者不能做3/4冠修复。

【方法】

**1.邻面片切**

用小号圆头锥形车针自切端沿邻面方向片切或从邻面舌侧预备至唇外展隙，方向与牙长轴一致，稍向舌侧倾斜，片切面在龈方止于龈嵴顶，在唇面则止于自洁区。近远中两个片切面应相互平行，由于前牙唇面宽于舌面，在作邻面片切时，避免磨除过多的唇面组织，而使唇面显露较多金属，影响美观。

**2.切缘磨除**

用棒槌形车针按前牙切缘的形态，上前牙向舌侧，下前牙向唇侧磨成与牙长轴呈45°的斜面。尖牙则磨成近中和远中两个斜面。

**3.舌面磨除**

用棒槌形车针从切缘舌侧顺舌面解剖形态至舌隆突顶点，均匀磨除一层，使之形成凹形，其间隙约为0.5mm。

**4.舌隆突下的轴壁磨除**

用圆头锥形车针从舌隆突顶点至龈缘消除倒凹，并形成与牙冠就位道方向一致的轴壁，间隙约为0.5mm。

**5.邻面沟制备**

用中号圆头锥形车针从邻切线角中点开始，制备深1.0mm，方向与牙冠就位道方向一致的邻面沟。

### （二）后牙3/4冠

**【适应证】**

1.后牙舌、𬌗面缺损、舌尖折断等修复不宜做全冠或充填治疗者。

2.𬌗面缺损需要恢复咬合者。

3.固定桥的固位体。

4.牙周固定夹板或多个后牙𬌗重建。

**【禁忌证】**

凡舌面缺损严重及邻面无法预备出足够抗力形和固位形者，以及牙髓病、尖周病未彻底治愈者不能做3/4冠修复。

**【方法】**

**1.邻面片切**

与前牙3/4冠相同。

**2.舌面磨除**

同前牙3/4冠舌隆突顶至龈缘的磨除，磨成与牙长轴平行的轴面。

**3.𬌗面磨除**

用棒槌形车针在𬌗面均匀磨除0.5~1.0mm，边缘磨成斜面。为了不使颊侧显露金属，可以保留后牙颊尖的𬌗缘，用中号圆头锥形车针在𬌗面近颊部分磨一沟，深入牙本质内约1.5mm，在颊尖的舌侧部分作斜面。

**4.邻轴沟制备**

用中号圆头锥形车针在邻面片切面的颊1/3与中1/3交界处，顺牙齿长轴自𬌗面向龈方磨入1.0mm深，沟止于片切面内。若邻面有龋坏，可制备成箱状。

**5.修整**

将各轴角磨圆钝，以免蜡型在轴角处过薄。

### （三）半冠

此类修复体因只覆盖牙冠的𬌗面和轴面的1/2左右，故称半冠。一般适用于牙冠轴面突度较大的患牙。制备时，除适当磨除𬌗面外，邻面、颊、舌面亦应磨除。颊舌面外形高点线较凸，在牙冠中1/3以上接近𬌗面者，应将凸面磨除，将外形高点线降低，但不应去除牙冠颈部倒凹。

## 九、牙体缺损修复的印模制取

牙体缺损修复目前采用制取牙齿预备体印模，翻制石膏模型，于模型上间接制作修复体，然后口内试戴和粘接的操作流程。清晰、稳定的印模能准确反映口内预备体，是精确制作修复体的基础。

**1.印模材料种类**

适合于牙体缺损修复的印模材料包括：藻酸盐＋琼脂类、硅橡胶类、聚醚橡胶类三种。

（1）藻酸盐＋琼脂类藻酸盐单独使用流动性较差，清晰程度有限，而琼脂类流动性好，亲水性佳，但强度较差，故二者配合应用，既能获得清晰准确的预备体印模，价格又低廉。其缺点在于因琼脂类需在40℃~70℃高温情况下使用，对于活髓牙预备体应慎用，并且在印模制取后应避免印模脱水变形，立即灌注模型。

（2）硅橡胶类此类印模材使用方便，模型强度以及尺寸稳定性佳，是目前牙体缺损修复常用印模材料。多数产品包含流动性好、亲水性佳的轻体，以及流动性差、强度高的重体两组分，通过两组分联合应用获得良好的印模。

（3）聚醚橡胶亲水性好，强度佳，尺寸稳定性好，但费用较高。

**2.印模方法**

选择合适托盘，排龈，吹干预备体，将印模材流动性好的琼脂或硅胶轻体，以先缓慢从龈边缘一周，再轴面，后𬌗面的顺序覆盖预备体，然后将流动性差、强度高的组分置于托盘内，口内放置，直至印模材硬固。

## 十、修复体的临床试戴与粘接

完成的修复体需在患者口内进行试戴，调整，最终粘接完成。对于牙体缺损修复体，临床试戴主要按照以下顺序检查与调整：邻面接触区→边缘→咬合情况→抛光处理→粘接。对于瓷嵌体，因强度有限，需先行粘接，然后进行咬合调整，最后口内抛光。

**1.邻面接触区**

邻面接触区松紧度以牙线能够稍有阻力通过为合适标准。邻面接触过紧会导致修复体不能完全就位以及邻牙移位。

**2.边缘**

修复体边缘需达到与预备体完全密合，用探针沿预备体向修复体划过检查，外形应连续、移行。

**3.咬合情况**

任何修复体的咬合情况要按照正中咬合、侧方咬合、前伸咬合的顺序进行依次检查与调整，最终需达到正中咬合后牙接触均匀，无高点，侧方咬合时形成尖牙保护𬌗或组牙功能𬌗，前伸咬合时后牙无接触，前牙均匀接触。

**4.抛光处理**

金属修复体和瓷修复体均可进行抛光处理，但在情况允许下，瓷修复体最好进行上釉处理。

**5.粘接**

粘接前预备体需使用75%酒精棉球消毒，并对修复体进行适当处理，选择合适粘接材料进行最终粘接，粘接后将多余粘接剂清理干净。

（1）粘接剂的种类与选择

1）聚羧酸锌水门汀：硬固后对牙髓刺激小，但与牙体组织无粘接力且强度较差，仅应用于活髓牙全冠、嵌体粘接。

2）玻璃离子水门汀：硬固后对牙髓轻度刺激，且与牙体组织有一定粘接力，适合于全冠、嵌体的粘接。

3）树脂类粘接剂：此类粘接剂与预备体以及经过处理的修复体均会产生一定粘接力，并且自身硬固后强度大，溶解度低，适合于全瓷类修复体粘接以及固位力较差的全冠、嵌体的粘接。

（2）全瓷类修复体粘接方法：目前全瓷类修复体根据粘接方法主要分两类：可被氢氟酸酸蚀处理的玻璃陶瓷类，以及强度较大的氧化铝基或氧化锆基全瓷类。

1）玻璃陶瓷类：此类陶瓷粘接前强度较差，在粘接前的调𬌗过程要小心。粘接前，全瓷贴面或全冠组织面先使用氢氟酸凝胶酸蚀处理，然后使用气雾彻底冲洗，涂布硅烷偶联剂反应后吹干；修复体采用树脂粘接剂自带的牙体处理剂处理；然后将修复体涂布树脂粘接剂后口内就位，光固化2秒，去除多余粘接剂，沿边缘处光固化完全。

2）氧化铝或氧化锆类：粘接前对修复体内表面进行喷砂处理，增加粘接面积，超声清洗，消毒预备体，直接采用树脂粘接剂粘接，去除多余粘接剂。另外由于氧化锆类修复体其内冠强度很大，可以同金属类修复体采用玻璃离子粘接。

## 十一、牙体缺损的CAD/CAM修复

目前应用于口腔修复的CAD/CAM系统主要包括两大类，一类是在技工室使用的CAD/CAM，用于制作金属或全瓷烤瓷冠的基底冠和桥体，或用于制作金属可摘局部义齿支架，或全口义齿的基底托等；另一类是在诊室中使用的椅旁CAD/CAM，可直接制作树脂或全瓷嵌体、贴面、部分冠和全冠。

椅旁CAD/CAM的主要临床特点包括：①修复体制作精度高，与基牙密合；②修复过程快捷，由于省去了传统修复体制作过程中的翻制模型、蜡型雕刻、包埋铸造等步骤，而由计算机辅助设计和制作系统在几十分钟内一次完成修复体的制作，因而大大节约了患者就诊和等待的时间；③计算机辅助设计软件不断更新，使得设计的准确性、便利性和灵活性不断提高。

椅旁CAD/CAM采用的材料主要为硅基陶瓷材料，成分主要为长石类陶瓷和二矽酸锂陶瓷。先将材料制作成标准尺寸的预成瓷块，由计算机辅助制作加工单元通过切（磨）削法或放电加工法，加工成单冠、嵌体、贴面等修复体形状。也可加工复合树脂和金属等材料。

【方法】

椅旁CAD/CAM临床操作的基本方法与步骤包括：对预备好的基牙进行三维形态数据采集，然后使用计算机辅助设计软件进行修复体设计，再通过计算机辅助制作单元完成义齿的制作。具体方法如下：

**1.修复设计**

根据修复原则及临床需要选择修复体种类。

**2.牙体预备**

按照全瓷修复体的预备要求对基牙进行预备。底平壁直无倒凹，𬌗面和肩台要留出足够的厚度，嵌体邻面的轴面角可外展4°~6°。洞缘不能预备洞斜面，因为计算机辅助设计软件无法确定修复体的洞缘终止线。

**3.印模**

使用系统配置的小型光学取景器获取光学印模。操作方法可分为两种：一类为口内直接法，对基牙区喷涂反光材料后，用取景器从口腔内直接获得三维信息，优点是快速简便，缺点是取像时稳定性不良，影响光学印模的精度；另一类为口外间接法，使用传统方法取印模，灌制低反光石膏模型，固定后由取景器获取光学印模，优点是精度高，缺点是延长了修复体制作时间。在获取光学印模时，光学探头置于预备牙体之上，与牙长轴垂直且不与牙面接触，可有10°以内的角度偏斜，观察显示器上预备体的形态和清晰度。

**4.计算机辅助设计**

在计算机上通过辅助设计软件设计出修复体的边缘、外形、邻接点、切缘线、𬌗面形态及牙尖高度和沟窝的深度。借助编辑软件可灵活修改修复体外形直至满意，将资料储存。

**5.修复体加工**

将瓷块置于切架上固定，启动计算机辅助制作单元，将修复体切切成设计的形状。冠和嵌体可在20分钟内切削完成。平时应按照提示定期检查切盘和钻头，并及时更换冷却水。

**6.修改抛光**

将完成的修复体在口内试戴，根据情况可能需少量调节咬合接触。对修复体的外表面进行高度抛光或上釉处理以增加修复体强度，还可进行外染色增加美观效果。

**7.粘接**

方法同常规硅基陶瓷修复体的粘接。包括对瓷修复体的氢氟酸酸蚀和硅烷化处理，基牙酸蚀和粘接剂处理后使用树脂粘接剂将修复体粘接到基牙上，初步固化后去除边缘多余粘接剂，再深度固化。可使用不同颜色的粘接剂进行混色处理以调整前牙的色度，获得满意的美观效果。

# 第二十五章　牙列缺损的修复

## 第一节　固定义齿

固定义齿又称固定桥，它是以缺牙间隙两端或一端的天然牙作为基牙，利用全冠等固位体粘接于基牙上，患者不能自行摘戴的一种牙列缺损的修复方法。

【适应证】

**1.缺牙的数目和部位**

一般适宜于修复缺失1~2个牙的单个非末端游离缺失、间隔缺失或单个牙的末端游离缺失。但切牙全部缺失，只要尖牙条件良好，也可做固定义齿修复。

**2.基牙的健康情况**

（1）牙体、牙髓情况：牙冠的形态和高度正常，有龋病或其他牙体缺损者需经过完善的充填治疗，有牙髓病变者需经过完善的牙髓治疗，基牙牙冠要有足够的强度。

（2）牙周支持情况：牙齿无松动，牙龈健康，牙槽骨吸收少于根长的1/3，有足够的牙根长度和牙周潜力，冠根比例正常，有根尖病变者已经过完善的治疗并趋于愈合。

（3）排列位置与咬合关系　基牙的排列位置和咬合关系基本正常，无过度的倾斜、扭转、伸长和错位，𬌗曲线正常。

**3.缺牙区牙槽嵴的吸收情况**

拔牙后3个月左右，牙槽嵴形态已稳定，缺牙区牙槽嵴不宜吸收过多。

【禁忌证】

**1.缺牙区牙槽嵴情况**

（1）拔牙时间短，拔牙窝未完全愈合者。

（2）缺牙区牙槽嵴缺损过多者。

（3）缺失牙多，近远中缺隙过大者。

（4）缺牙区黏膜有病变者。

**2.基牙情况**

（1）因牙周病导致的较明显的松动，牙槽骨吸收大于1/3。

（2）基牙牙根过短。

（3）严重倾斜移位，重度深覆𬌗、深覆盖。

（4）临床冠过短，或髓腔过大。

（5）根尖口尚未闭合。

（6）有龋病、其他牙体牙髓和根尖病变未经完善治疗者。

（7）牙体缺损达龈下过深者。

### 3.其他

（1）余留牙有重度牙周病、严重龋病、根尖病变需继续拔牙者。

（2）口腔卫生差、大量牙石、软垢聚集者。

【方法】

## 一、检查

### 1.口内检查

（1）缺牙间隙：①缺失牙的部位和数目，缺牙间隙的殆龈向高度；②拔牙窝是否愈合，牙槽嵴的高低、形态，是否平整，有无骨尖、骨嵴、倒凹等；③黏膜的厚度、弹性、色泽、动度，有无病变，系带附着位置是否过高。

（2）余留牙：①牙体牙髓情况：有无龋坏、缺损、磨耗、变色、形态异常，牙髓活力，充填体的材料是否完整；②牙周健康状况：牙齿松动度，临床冠长度，牙龈健康情况，牙周袋深度，叩痛；③排列与咬合关系：有无倾斜、扭转、移位、过长或下垂，有无殆关系和殆曲线的异常，有无早接触和殆创伤。

（3）其他软硬组织情况 有无炎症、溃疡或其他病变。

（4）口内现存修复体形态、与组织的关系和功能状态。

### 2.颌面部检查

（1）颜面的对称性，面部比例，垂直距离。

（2）颞下颌关节和咀嚼肌的状态。

（3）下颌运动是否有异常，有无关节弹响、张口受限、关节和（或）肌肉疼痛、头痛等症状。

### 3.X线检查

（1）基牙和其他余留牙的根尖片或全口曲面断层片

1）髓腔大小、髓角高度，龋坏部位、深度，牙髓状态。

2）牙根的长度、数目、形态，根尖口是否闭合。

3）根尖病变的程度和范围，牙髓治疗是否完善。

4）牙周膜宽度，牙槽骨高度和吸收方式。

5）根周和缺牙区牙槽嵴骨组织的骨小梁密度和结构，骨硬板的厚度。

6）拔牙窝愈合情况，有无残根或残留骨片。

（2）颞下颌关节CBCT或薛氏位和经咽侧位片：如患者有颞下颌关节问题则需

拍以上关节片检查关节间隙大小和髁突位置，关节窝和髁突表面骨质改变。

## 二、设计

### 1.选择基牙

（1）基牙的支持作用：基牙应能为固定桥提供良好的支持。基牙的支持能力来源于其牙周组织，基牙支持能力的大小与基牙牙根的数目、大小、形态，牙周膜的面积和牙槽骨的健康状况密切相关。

（2）基牙的固位作用：基牙应能为固定桥提供良好的固位。基牙的固位能力主要取决于其牙冠的情况，与牙冠的大小、形态，牙冠的高度，牙冠硬组织的健康状况密切相关。

（3）基牙的共同就位道：固定桥的基牙之间应有共同的就位道。在选择基牙时应注意牙齿的排列位置和方向。

（4）基牙数目的确定：临床上一般根据牙周膜的面积确定基牙的数目。基牙牙周膜的面积的总和应等于或大于缺失牙牙周膜面积的总和。

### 2.选择固位体

全冠是临床上固定桥最常用也是固位能力最好的固位体类型。前牙等美观要求较高者可选用烤瓷熔附金属冠或者全瓷冠，后牙美观要求不高者可选用全金属冠。基牙为残根残冠者须先进行桩核修复。

### 3.设计桥体

桥体是修复缺失牙形态和功能的部分。桥体的唇颊面要达到美观要求，桥体的咬合面要满足功能要求，为减轻基牙的负担后牙桥体的𬌗面可适当减径，减小咬合面面积。桥体的龈端一般设计为改良盖嵴式的接触式桥体，要满足以下要求：

（1）桥体龈端与牙槽嵴黏膜紧密接触而无压力

（2）桥体龈端与牙槽嵴黏膜接触面积尽量小

（3）桥体的龈端尽量为凸形

（4）桥体龈端应光滑、高度抛光

### 4.设计连接体

临床上固定桥的连接体一般设计为固定连接体，应在保证自洁的基础上有足够的强度，防止弯曲变形和断裂。

## 三、修复前准备

### 1.拆除不良修复体
### 2.缺隙的处理

（1）拔牙：①重度松动或牙槽骨吸收达根长2/3以上的牙；②牙体缺损或劈裂

至龈下过深的牙；③重度倾斜移位且无法正畸矫正的牙；④根尖病变过大无法治愈的牙；⑤过短的残根。

（2）缺牙区牙槽嵴的修整：①去除骨尖；②矫正附着位置过高的唇、颊、舌系带，切除增生的软组织。

（3）治疗黏膜病变

**3.基牙和其他余留牙的处理**

（1）牙周治疗：去除牙石，治疗牙龈炎和牙周病，牙槽骨、牙龈形态修整。

（2）牙体牙髓治疗：①有龋病、牙髓炎、根尖周炎、楔状缺损等牙体牙髓疾病的余留牙，或治疗不完善者，应行完善的治疗；②基牙牙冠缺损大或畸形，剩余组织的抗力型和固位型差，需做桩核修复者，必须先进行根管充填；③为了进行基牙预备、外形调整或调𬌗而需磨除过多牙体组织的基牙，应先做牙髓失活和根管充填。

（3）正畸治疗：矫正倾斜移位牙、错𬌗牙，关闭或集中散在的牙间隙。

（4）调𬌗：对𬌗牙和其他余留牙调𬌗，磨短伸长牙，改善𬌗接触关系，以及𬌗曲线和𬌗平面。

## 四、修复过程

**1.基牙预备**

（1）活髓牙预备前应先进行局部麻醉处理。

（2）根据固定桥固位体的设计进行基牙预备，方法与牙体缺损修复的牙体预备基本相同，各基牙间必须形成共同的就位道。

（3）基牙为残根或残冠者，需先做桩核修复，核的轴壁需与其他基牙形成共同就位道。

**2.排龈**

（见牙体缺损修复）。

**3.制取印模并灌注石膏模型**

（见牙体缺损修复）。

**4.临时固定桥修复**

（见牙体缺损修复）。

**5.固定桥制作**

目前临床常用的固定义齿类型主要有全金属固定桥、金属烤瓷桥和全瓷固定桥。全金属固定桥只需在工作模型上制作蜡型，经包埋、铸造和磨光后，即可在患者口内进行试戴，然后粘接。金属烤瓷固定桥需先制作金属桥架，然后将金属桥架在口内试戴。全瓷固定桥从结构上可以分为单层全瓷固定桥和双层全瓷固定桥。单层全瓷固定桥通过CAD/CAM切削或热压铸一次整体制作完成或仅在表面添加薄层饰瓷，然后调磨、染色、上釉抛光后直接在口内试戴、粘接。双层全瓷固定桥与金属烤瓷固定桥类似，先加工制作高强度全瓷桥架，在口内试戴桥架，然后制作表面饰瓷结构，最后完成全部全瓷固定桥的制作。目前临床制作双层结构全瓷固定桥桥架的全瓷材料一般为氧化锆。

**6.固定桥架试戴与比色**　金属烤瓷固定桥的金属桥架或者双层结构全瓷固定桥氧化锆桥架经初步磨光后在患者口内试戴，检查是否能顺利就位，有无翘动，固位是否良好，边缘是否密合。桥体及连接体是否符合设计要求。前牙固定桥固位体和桥体的唇面、切端、舌面和邻面，或后牙固定桥固位体和桥体的颊面、𬌗面、舌面和邻面，以及桥体的龈端等部位是否有容纳烤瓷的足够空间。金属桥架试戴合适后要进行比色，为修复体确定最适宜的颜色。要求与金属烤瓷冠相同。双层结构全瓷固定桥在全瓷桥架制作之前就要比色，以便选择制作合适颜色的全瓷桥架。

**7.固定桥的完成**

金属桥架试戴合适后，送回技工室进行烤瓷。

**8.固定桥试戴**

将完成的固定桥在口内试戴和调𬌗，最后进行上釉和抛光。

（1）能够完全就位，无障碍点，无翘动和弯曲变形。

（2）固位体的边缘与基牙预备体密合，表面平滑、移行、无悬突。

（3）固定桥与邻牙接触点的部位、大小和松紧度与自然牙列相同，无接触点过紧、过松或位置异常。

（4）咬合接触均匀、稳定，无早接触和𬌗干扰。

（5）固定桥的外形和颜色与邻牙和对𬌗牙协调，自然、美观。

（6）桥体龈面应与牙槽嵴黏膜紧密接触而无压力，接触面积尽量减小。

**9.固定桥粘接**

（1）清洁：用棉球擦拭或用三用枪冲洗基牙预备体、邻牙和牙槽嵴表面，去除杂质和出血。

（2）隔湿：将干棉卷置于基牙唇颊侧前庭沟内和下颌基牙的舌侧口底位置。

（3）消毒：用酒精棉球分别消毒基牙预备体表面和固定桥固位体的组织面，然后吹干。

（4）粘固：将调拌好的水门汀涂于固定桥固位体的组织面上，然后立即将固定桥戴入口内，使其完全就位，去除多余的水门汀，保持稳定，待水门汀完全硬固。

# 第二节 可摘局部义齿

可摘局部义齿是修复牙列缺损最常用的方法，它是利用天然牙和基托覆盖下的黏膜及骨组织作支持，依靠义齿的固位体和基托获得固位，利用人工牙恢复缺失牙的形态和功能，用基托材料恢复缺损的牙槽嵴及软组织形态，患者能够自行摘戴的一种修复体。

【适应证】

1.各类牙列缺损，特别是游离端缺失者。

2.伴有牙槽骨、颌骨或软组织缺损的牙列缺损者。

3.拔牙后需要即刻义齿修复或过渡性修复者。

4.需要在修复缺失牙同时升高颌间距离者。

5.可摘式夹板兼作义齿修复和松动牙固定者。

6.腭裂患者以腭护板关闭裂隙。

7.可摘食物嵌塞矫治器。

8.不能耐受固定义齿修复时磨除牙体组织者。

【注意事项】

有下列情况时，一般不建议采用可摘局部义齿修复。

1.有吞服义齿危险的精神病患者。

2.生活不能自理，摘戴义齿困难，不能保持口腔及义齿清洁的患者。

3.患有严重的牙体疾病（如猖獗龋）、牙周病或黏膜病未经治疗控制者。

4.对义齿材料过敏者。

5.缺牙间隙过小或𬌗龈距过低致义齿强度不足者。

6.对义齿的异物感无法克服者。

7.对发音要求较高的患者，基托可能会影响发音质量。

【方法】

（一）可摘局部义齿的分类

1.按义齿的支持方式分类

①牙支持式义齿：所承受的𬌗力主要由基牙提供支持，适用于缺牙少、基牙稳固的病例。义齿的支持、固位和稳定效果最好；②黏膜支持式义齿：由黏膜和牙槽骨提供支持，用于缺失牙数目多，余留牙健康情况差者，义齿的支持和稳定效果较差，易发生义齿下沉；③混合支持式义齿：所承受的𬌗力由基牙和黏膜共同承担，基本适用于各类牙列缺损，尤其是游离端缺损，义齿的支持效果较好，但易发生翘动、摆动等不稳定现象。

**2.按义齿材料或制作方法分类**

①塑料胶连式义齿的基托为甲基丙烯酸类树脂，制作工艺相对较为简便，费用低廉，易于重衬和修理，但基托较厚且面积较大，异物感明显且义齿强度较差，容易发生断裂；②金属铸造支架式义齿由铸造的金属支架连接义齿的各个组成部分，颌间距离小者可金属整铸，金属大连接体体积小，强度高，较舒适，但制作工艺相对复杂，费用较高，调改困难。

**（二）修复前检查**

**1.口内检查**

主要包括缺隙的部位、大小、分布，缺牙区剩余牙槽嵴高度、丰满度、形态等，黏膜的厚度、弹性、系带附着高度等；余留牙牙体牙髓健康状况及治疗情况，牙周健康状况，牙列排列与咬合关系；唾液的量及黏稠度；口内现存修复体情况；颌位关系等。

**2.颌面部检查**

面部比例、丰满度以及颞下颌关节和咀嚼肌状态。

**3.X线检查**

拍摄根尖片或曲面断层片观察余留牙牙体牙髓及治疗情况，牙周膜宽度及牙槽骨高度，缺牙区牙槽骨密度及结构等。拍摄薛氏位和经咽侧位片观察颞下颌关节间隙大小和髁突位置，关节窝和髁突表面骨质改变。必要时可通过CBCT观察。

**4.研究模型检查**

对于情况比较复杂的患者可制取诊断性研究模型并上𬌗架检查，以了解余留牙咬合关系和𬌗曲线，上下颌牙间天然间隙的位置。确定可摘局部义齿的就位道，调整余留牙及组织倒凹的分布并进行义齿初步设计，制作个别托盘。

**（三）修复前准备**

1.拆除不良修复体。

2.下列牙齿应予以拔除

Ⅲ度松动或牙槽骨吸收达根长2/3以上的牙、错位牙等对修复不利的牙、牙体缺损至龈下过深而无法保留的余留牙；手术去除基托范围内的骨尖骨突；行系带矫正术、唇颊沟加深术、牙槽突增高术等提高义齿固位力。

**3.牙周治疗**

控制余留牙牙周炎症。

**4.治疗余留牙牙体牙髓疾病**

如因余留牙过长需磨除较多牙体组织时，可考虑去髓治疗。

**5.正畸治疗**

矫正移位牙、错殆牙等。

**6.修复治疗**

可以保留的形态异常牙、残冠、残根等，经过适当治疗，可以全冠、桩冠或根帽等修复后作为基牙或作覆盖基牙；咬合面欠佳或过低者可用全冠恢复咬合；对于骨支持较差的基牙，或受扭力较大的游离缺失的末端基牙，可与邻牙做联冠修复；适合做固定义齿或种植修复的缺隙，应在可摘局部义齿修复前进行；

7.口腔有炎症、溃疡、增生物、肿瘤及其他黏膜病变者，应先行治疗。

**（四）基牙预备**

**1.基牙和余留牙的调磨**

磨改过长、过锐的牙尖，恢复正常的殆平面和殆曲线，消除早接触和殆干扰；按义齿设计调整基牙倒凹；适当加大颊外展隙，避免义齿戴入时卡臂尖受邻牙的阻挡；前牙缺失伴深覆殆时，可适当调改下前牙切缘，以留出基托间隙。

**2.导平面的预备**

在邻面板、与卡环和支托等相连接的小连接体与基牙轴面接触的部位，去除倒凹，平行于义齿就位道方向预备导平面，一般龈殆向为冠长的1/2~2/3，约3~4mm，以增强义齿的固位和稳定，避免食物嵌塞。

**3.支托凹的预备**

一般预备在缺隙两侧基牙殆面的近中或远中边缘嵴处、尖牙的舌隆突及切牙的切端处。如咬合过紧，殆面重度磨耗，可将支托置于殆面不妨碍咬合处如上磨牙颊沟区、下磨牙舌沟区等。若上下颌牙咬合过紧，或者殆面磨损致牙本质过敏，可以适当调磨对殆牙。

（1）殆支托凹：呈圆三角形，向殆面中心逐渐变窄，其近远中长度约为基牙近远中径的1/4（磨牙）~1/3（前磨牙）；支托凹在基牙边缘嵴处最宽，约为殆面颊舌径的1/3（磨牙）~1/2（前磨牙）；底面为凹形，中心部位最低，轴线角圆钝，深度1~1.5mm；支托凹底一般应在牙釉质内，如已磨及牙本质，应作脱敏防龋处理。

（2）舌支托凹：位于前牙的舌隆突上，一般用于上颌前牙和上下颌尖牙（舌隆突明显者）。在舌面的颈1/3和中1/3相交界处，呈"V"字形，底部低于舌隆突，向根尖方向，深度为1~1.5mm；或以舌隆突为中心，预备成圆环形，深1.5mm，宽1.5~2mm。

（3）切支托凹：在前牙的切角或切缘上，预备出唇、舌斜面，支托凹宽为2.5mm，深度为1~1.5mm，线角圆钝。

**4.隙卡沟的预备**

通过基牙与相邻牙的殆外展隙，尽量利用天然牙间隙，必要时可调磨对殆牙尖。弯制隙卡沟宽度和深度为0.9~1.0mm，沟底呈圆形，不应破坏邻接触点，颊舌外展隙处应圆钝，注意检查侧方殆间隙。铸造间隙卡或联合卡宽度和深度为1.5mm，相邻边缘嵴处预备殆支托凹，适当扩大颊、舌外展隙，注意检查侧方殆间隙。

**5.修复过程**

（1）制取印模

1）解剖式印模：在承托义齿的软硬组织处于非功能状态下取得的印模，为无压力印模。用于牙支持式义齿。根据牙弓的形态和大小选择成品托盘，托盘距牙弓内外侧应有3~4mm的间隙，以容纳印模材料，托盘的翼缘应距黏膜皱襞约2mm，不妨碍唇、颊和舌的活动，在唇、颊、舌系带处有相应的切迹，上颌托盘的远中边缘应盖过上颌结节和颤动线，下颌托盘后缘应盖过磨牙后垫；在托盘中盛入调拌好的印模材料，取上颌印模时，上颌殆平面约与地面平行，避免印模材料向后流动刺激软腭，用口镜牵拉患者口角，在倒凹区、较深的唇颊间隙处、上颌结节颊侧、高腭穹窿者的硬腭上可先放置适量的印模材料，然后右手持托盘，以旋转方式从一侧口角斜行旋转放入口内，托盘柄对准面部中线，使托盘后部先就位，前部后就位，在印模材料硬固前，保持托盘固定不动并完成唇颊肌功能修整。取下颌印模时，张口时下颌殆平面与地面平行，并让患者轻抬舌并前伸和左右摆动，以完成口底的边缘整塑。在印模材料完全硬固后，将印模垂直向脱位并从口内旋转取出。

2）功能性印模：在一定压力状态下取得的印模，为选择性压力印模。用于混和支持式义齿或黏膜支持式义齿。

方法一：选择成品托盘，将软化的印模膏加在托盘的缺隙部位，在口内就位并整塑，获得初印模；将印模的组织面刮除一薄层，并去除余留牙部位的印模膏；然后在托盘内加适量的终印模材，将托盘在口内就位并施加一定的压力，待印模材硬固后取出，获得终印模。

方法二：同解剖式印模的方法获得初印模；灌注石膏模型，用自凝或光固化树脂制作个别托盘；在缺隙处、后缘和口底处的个别托盘边缘加印模膏，将其加热软化后在口内进行功能整塑；托盘上加适量的终印模材，将托盘在口内完全就位并进行边缘整塑，待印模材硬固后取出。

方法三：单侧或双侧游离端缺失时，方法同解剖式印模获得初印模；灌注石膏模型，设计铸造金属支架并复位于模型，在缺牙区制作暂基托；口内试戴并修整金属支架及暂基托；暂基托边缘加烤软的边缘蜡，肌功能整塑，将边缘及组织面均匀去除约2mm；制作蜡堤取正中殆记录；调拌印模材置于暂基托组织面，口内就位，于正中殆位进行肌功能整塑，印模材硬固后取出。

（2）灌注石膏模型：印模取出并消毒后应及时灌注石膏模型，特别是藻酸盐印模，以免因放置时间过长，印模材失水收缩而导致印模变形。

①按水粉比要求调拌石膏并在振荡器上自印模一端灌注，避免出现气泡。

②模型石膏应包过印模的边缘3mm，边缘厚度为3mm，底部厚度至少为10mm。

③待石膏完全硬固后，将模型与印模分离，并进行模型修整。

（3）确定颌位关系和上𬌗架

1）缺牙少，余留牙能保持正常的咬合关系时，可在模型上利用余留牙确定上下颌牙的𬌗关系。

2）口内仍有可以保持垂直距离高度的后牙，但在模型上对位不准确或不稳定时，可制作暂基托加软蜡堤，戴入患者口内，使其咬合在最大牙尖交错位，蜡堤硬固后取出，利用蜡𬌗记录使上下颌模型准确对位。

3）不能维持垂直距离或者垂直距离变低者，必须利用暂基托和蜡𬌗堤在口内重新确定垂直距离和正中关系。根据需要选择相应𬌗架，必要时用𬌗叉和面弓将上颌的位置关系转移至𬌗架上，将上颌颌模型固定，再根据蜡𬌗记录固定下颌模型。

（4）工作模型观测和义齿设计：根据设计要求将模型在观测台上进行相应方向的倾斜，画出观测线，确定软硬组织倒凹的位置，画出义齿的最终设计。

（5）义齿制作按照义齿修复工艺操作规程完成义齿制作。

（6）义齿初戴

1）初戴义齿前，将基托近龈缘处及进入基牙和组织倒凹处的部分适当缓冲；义齿应按已设计好的就位道方向戴入，戴义齿时如遇有阻碍，不应强行戴入，以免造成疼痛和义齿摘出困难。可以在义齿下衬垫薄咬合纸，根据着色痕迹，确定阻碍部位，调磨义齿障碍点或基牙预备不足之处，直至义齿能顺利戴入和摘出。

2）义齿戴入后应检查义齿各部分是否与组织密贴，卡环固位力是否适中；𬌗支托是否影响咬合；基托边缘的伸展范围是否合适，是否妨碍软组织活动，有无翘动、旋转、弹跳等不稳定现象，连接杆与黏膜接触是否适当；颌位及咬合关系是否正确；义齿的形态是否自然、美观。

（7）义齿的修理

1）树脂基托折裂、折断对于断端无缺损、对𬌗良好的义齿，可将其洗净拭干，准确对合断端并暂时粘固，在基托组织面灌注石膏，将其固定；基托断端磨成较宽的斜面达石膏面，涂分离剂，将义齿各部分复位于石膏模型上；滴少许自凝树脂单体溶胀折断处基托表面，将调和至粘丝早期的自凝树脂粘固于断端之间并恢复基托外形；待树脂硬固后，将义齿取下并打磨抛光；或用基托蜡恢复折断处的基托外形，装盒后用热凝树脂修补；断端有缺损或不能对合复位的义齿，需将义齿断开的部分戴入口内取印模，再灌注石膏模型修理。

2）锻造卡环、聆支托折断将义齿上残留的卡环、支托和连接体剔除，用蜡封闭缺损处，将义齿戴入口内，取印模，将义齿翻到石膏模型上，制作卡环或支托，用自凝或热凝树脂固定，同时可在模型上延伸义齿的基托并增加人工牙。

3）人工牙折断、脱落磨除残留人工牙和部分基托，尽量保存基托唇侧龈缘，选择颜色、形状和大小合适的人工牙，经磨改以适合缺牙间隙，先用自凝树脂单体溶胀基托和人工牙在粘接面，再用自凝树脂粘固，调聆并磨光。

4）加高人工牙的咬合：将人工牙聆面磨粗糙，并在对颌牙的聆面涂分离剂；然后在人工牙聆面加自凝树脂，将义齿戴入口内并咬合在适当的位置，直至树脂硬固；或先在人工牙聆面加蜡取聆记录，然后根据蜡聆记录用蜡恢复人工牙的高度和聆面形态；再经装盒，用热凝树脂加高咬合。

5）树脂基托重衬

直接法：将义齿组织面均匀磨除一层，使之表面粗糙。在口内（余留牙和黏膜处）和义齿（磨光面和人工牙处）涂分离剂，同时在义齿组织面涂单体使表面溶胀。调拌硬衬材料至粘丝早期并涂布于义齿组织面。将义齿戴入口内，使卡环、支托等完全就位并做功能整塑，至树脂初步硬化但尚有弹性时从口内取出，浸泡于温水中加速聚合。待树脂完全硬固后，去除进入倒凹的部分并磨光。将义齿重新戴入口内，使其完全就位并进行调聆、抛光。

间接法：将义齿组织面均匀磨除一层，使之表面粗糙。在义齿组织面加调拌好的印模材。将义齿戴入口内，使卡环、支托等完全就位并做功能整塑，至印模材硬固后取出。去除多余的印模材，将义齿直接装盒。开盒后去除义齿组织面的印模材，填塞热凝树脂。进行热处理，打磨和抛光。

# 第三节 固定-活动联合修复

固定-活动联合修复是介于固定修复和活动修复之间的一种修复方式，兼具固定修复的固位良好，美观易用和活动修复的组织保健。常见的有附着体义齿和套筒冠义齿两种形式。

## 一、附着体义齿

附着体义齿是一类以附着体为主要固位形式的可摘局部义齿或活动-固定联合义齿。兼有固定义齿和可摘义齿修复方式的重新组合，具有固定义齿和可摘义齿的某些特点。

附着体通常是由阴性和阳性两部分组成的固位装置，其一部分与基牙或种植体结合，另一部分与义齿结合，从而为义齿提供良好的固位、稳定和美观。其特点是应用范围广、固位稳定好、美观、咀嚼效率高、基牙保存效果佳、符合生物学原则且可演化为种植体的上部结构。

【适应证】

1.单、双侧游离缺失者。

2.缺牙间隙大的肯氏Ⅲ类、Ⅳ类者。

3.有牙周疾患的基牙，可利用附着体的牙周夹板作用。

【禁忌证】

1.口腔卫生不良者。

2.生活不能自理的患者。

3.颌间距离不足，无法安放附着体。

4.牙周炎未控制或根管治疗不完善的基牙。

【方法】

**1.附着体义齿的分类**

附着体义齿的分类方法较多，比如根据附着体与基牙的关系分为冠内附着体、冠外附着体和根面附着体；根据附着体制作的精密程度分为精密附着体、半精密附着体；根据附着体之间的结合形式分为刚性附着体、弹性附着体等。

**2.修复前检查，制定修复计划**

（1）评定患者的全身和口腔状况以及对美学的要求，了解患者的心理需求，修复动机，对口腔卫生健康的要求，并向患者解释修复后的预期效果，在医患之间达到共识。

（2）选择附着体其原则是在保证咬合力均匀分散至基牙和牙槽嵴的前提下，最大限度的利用基牙形态，取得良好固位又不损伤口腔的软硬组织。附着体的高度和宽度（即颊舌向距离）是选择附着体的主要依据。冠内附着体要求基牙牙冠外形垂直高度大于4mm，冠外附着体则要求基牙牙冠的𬌗龈距大于6mm。

**3.口腔检查**

（1）口腔卫生情况对于口腔卫生不佳的患者，进行系统的牙周治疗。

（2）牙列缺损状况：缺牙的数目、位置，缺牙区牙槽骨的情况、黏膜的情况有无活动性软组织以及缺牙区的𬌗龈距离。

（3）基牙状态：基牙数目、形态、牙周状况、有无龋坏、是否为活髓牙均为考虑因素。必要时进行X线片检查。通常牙弓两侧选择固位力基本相等的附着体，且基牙数目尽可能相等。对于基牙外形欠佳者，必要时进行根管治疗后调改外形，改善冠根比。

（4）咬合及余留牙，患者上下牙列的覆𬌗覆盖以及咀嚼过程中的咬合情况。余留牙的牙体牙髓和牙周状况均要详细检查。

（5）颌面部检查，颞下颌关节的检查，必要时进行关节评估。

**4.制取研究模型**

对于口腔情况复杂的患者可制取研究模型，在口外进行模型评估、设计，制作临时义齿试戴。

**5.基牙预备**

（1）冠内附着体安放：冠内附着体的基牙需要根据冠内附着体的类型进行预备，通常要求预备出的空间要比附着体宽0.6mm，深0.2mm。牙冠的舌侧壁要留出足够的空间安放对抗臂，还要保证牙体预备的洞形与总就位道平行。

（2）冠外附着体安放：冠外附着体的基牙的牙体预备与全冠牙体预备基本一样，保证冠的固位力和高度。

（3）根面附着体：首先根管桩的预备同桩核，约为根长的2/3~3/4，保留根尖部3~5mm的根充材料，桩直径为根径的1/3（根据牙根情况尽可能地延长根桩）。其次根面牙体预备量根据附着体类型而定，一般平齐龈缘，为平面或凹面，为防止旋转，根管口处可制作凹槽（防旋转沟）。为增加固位，牙体颈部可制备肩台斜面。

**6.制取印模**

一般用精细印模材如硅橡胶印模材制取，硅橡胶印模材料易于从口腔取出，牙龈缘不易变形，在临床上常用。灌注超硬石膏模型。

**7.义齿制作特点与制作常规**

义齿不同的是要准确安放附着体。先制作附着体的固定部分，进行试戴，确认合适后将附着体的另一部分（或另一部分的替代件）安放于已完成部分，制取全牙列印模，灌制模型，确定颌位关系，完成义齿。为了保持修复体中附着体阴、阳性结构之间的密合度，附着体义齿的制作必须使用平行研磨仪，它可以确定共同就位道，校准附着体或其替代件的位置，研磨蜡型或金属管的轴面角度。

**8.义齿初戴**

一般根面附着体义齿，先将根面附着体结构粘固于基牙牙根内，再将另一部分附着体结构固定于义齿基托的组织面上。对于冠内或冠外附着体义齿在初戴时，需将附着体的两部分精确结合，再将连接附着体的基牙牙冠粘固于基牙上。初戴义齿时需注意：附着体义齿的阴性、阳性结构必须精密吻合，且不能对基牙产生扭力；在基牙牙冠粘固前，达到正中咬合无早接触，前伸及侧方咬合无障碍；基牙牙冠粘固时，粘固剂勿渗入附着体的阴性、阳性结构之间，粘固后及时去除多余的粘固材料，然后戴入义齿的可摘部分。通常2小时内不得摘下附着体义齿；用模型向病人讲述正确的摘戴方法和清洁方法。

**9.随访附着体**

义齿戴入后，安排患者复诊时间，指定随访计划。复诊时注意：义齿的咬合状况和固位力大小；基牙的牙体组织及牙周组织状况、是否因牙槽嵴吸收对基牙产生扭力。患者的摘戴方法和清洁方法是否正确。

## 二、套筒冠义齿

套筒冠义齿是指以套筒冠为固位体的可摘义齿。套筒冠固位体由内冠和外冠组成，内冠粘固在基牙上，外冠与义齿其他组成部分连接成整体，义齿通过内冠与外冠之间的嵌合作用产生固位力，使义齿取得良好的固位和稳定。义齿的支持由基牙或基牙和基托下组织共同承担。其特点是修复牙列缺损时，可将基牙连接成整体获得良好的支持和稳定作用，可恢复较理想的咀嚼效能，并具有牙周夹板的功能合理分配咬合力，摘戴方便，有利于保持口腔清洁。

【适应证】

1.仅余留少数牙的牙列缺损修复。

2.先天缺牙的牙列缺损修复。

3.颌骨缺损伴牙列缺损的修复。

4.牙周病伴牙列缺损。

5.咬合重建。

【禁忌证】

1.牙周疾病未有效控制者。

2.过度伸长、倾斜的活髓牙。

3.根尖病变未得到有效治疗。

4.易龋人群、黏膜有病变者。

【方法】

**1.套筒冠义齿的分类**

依据不同要求可有多种分类，最常用的是圆锥形套筒冠，它根据内冠与外冠之间的接触形式分为缓冲型和非缓冲型。

**2.检查**

（1）口内检查：包括缺牙的位置、数目，缺牙区牙槽嵴状况，𬌗龈距离，软组织的情况；余留牙的数目、位置，排列，牙体牙髓和牙周状况；基牙条件一般选择经过完善根管治疗的牙，对于牙冠外形要求不高。只要不属于拔牙适应证或骨吸收严重及重度牙周炎患牙，经过完善治疗均可作为基牙。

（2）颌面部检：查面部的对称性、垂直距离以及颞下颌关节的检查。

（3）X线检查：根据具体情况选择合适的X线片检查。

（4）研究模型 口腔情况复杂的患者可制取研究模型进行诊断分析。

### 3.义齿设计

（1）基牙设计：根据缺牙类型，基牙条件可将基牙分为固位支持型基牙（适用于牙周组织健康，牙周膜面积大的基牙，为义齿提供固位和支持）、支持型基牙（为义齿提供支持）。

（2）固位体设计

①多点支持优于单点支持，双侧支持优于单侧支持。

②对于套筒冠义齿，固位支持型固位体的内冠聚合度为6°，可提供500g左右的固位力。而支持型固位体的内冠聚合度为8°，内聚度必须严格控制才能达到设计要求。通常套筒冠义齿的固位力总和调控在1.5~2.0kg之间，可依此合理设计固位体。

③内冠厚度一般约为0.3mm，内冠高度与固位力成正比，且可以通过内冠高度的调节改善冠根比。

④内外冠的接触非缓冲型的套筒冠固位力恒定，缓冲型的内外冠之间一般咬合面有0.3mm，轴面有0.03mm的间隙达到缓冲效果。

（3）人工牙设计：一般前牙区制作烤瓷或烤塑人工牙；后牙区制作金属人工牙；缺牙数目多时选择成品树脂人工牙，缺牙数目少时可以将人工牙制作成桥体形态增加舒适度。

（4）连接体设计：大连接体的设计同可摘局部义齿相似，小连接体的设计要求为：连接区域位于固位体外冠近中或远中轴面的1/3处，要有足够的强度，一般厚度在1.5mm，宽度在2mm以上，底部与黏膜之间应有1.5mm的间隙。

（5）基托设计：根据具体情况选择，一般常用金属基托，有时塑料基托用于游离端缺失的设计，易于重衬调磨。

### 4.基牙预备

套筒冠义齿的基牙预备按照内冠聚合度设计进行制备，牙体制备量为内外冠厚度之和，一般轴面磨除量为1.5~2mm。𬌗面磨除量依基牙健康状况而定，可通过冠根比例的调节控制基牙受力。颈部肩台通常为斜面肩台，宽度约0.3~0.5mm，位于龈下约0.5mm。

### 5.制取印模

牙体预备完成后，选择合适的全牙列托盘，用硅橡胶印模材料制取印模，确保印模准确完整清晰，用超硬石膏灌注模型。预备后基牙要制作临时修复体。

### 6.内、外冠制作

同固定修复，制作可撤式模型，根据基牙的设计要求，制作内冠蜡型，并用平行研磨仪修整，为保证义齿最终的精确度，可在模型上内冠之间制作防旋转架，并制作个别托盘。将内冠在患者口内试戴合适后，安放防旋转架，用个别托盘制取印模，连同内冠复制在印模内，灌注模型，制作外冠。也可内冠粘固后直接制取外冠模型，在内冠的石膏模型上制作外冠。此法操作较为简便，但精确度不如前者。

### 7.义齿完成

在戴有内冠的模型上制作外冠，然后按照活动部分义齿的设计常规完成义齿制作。

### 8.义齿初戴

初戴义齿时，先将内冠戴入基牙，然后将外冠及活动义齿的整体戴入内冠，检查义齿的固位力和稳定性，基托与黏膜之间的密合度，义齿外冠与人工牙及天然牙是否协调。调整咬合达到平衡。摘下套筒冠义齿，常规粘固内冠，及时去除多余粘固剂，将外冠部分义齿戴入。初戴义齿时需注意：套筒冠义齿的内外冠之间达到设计要求，且不能对基牙产生扭力；在基牙内冠粘固前，达到正中咬合无早接触，前伸及侧方咬合无障碍；基牙内冠粘固时，粘固剂勿渗入内外冠之间，粘固后及时去除多余的粘固材料，然后戴入义齿的可摘部分；向病人讲述正确的摘戴方法和清洁方法。

### 9.随访套筒冠

义齿戴入后，安排患者复诊时间，制定随访计划。复诊时注意：内、外冠之间的嵌合状态；基牙的牙体组织及牙周组织状况和颞下颌关节状况。患者的摘戴方法和清洁方法是否正确以及对义齿的主观评价。

# 第二十六章　牙列缺失的修复

## 第一节　全口牙列缺失的修复

全口牙列缺失是指上颌和下颌的天然牙全部缺失，上下颌为无牙颌。牙列缺失最常见的病因是龋病和牙周病。牙列缺失后，患者的牙槽嵴吸收，逐渐变低变窄；唇颊部肌肉向内凹陷，口角下陷，面容苍老。由于牙列缺失，患者的咀嚼功能、发音功能严重障碍，面部美观受到影响，甚至影响全身健康，造成心理功能障碍。牙列缺失的修复治疗方法有两种，一种是采用全口义齿（又称总义齿）修复，这是长期以来乃至目前一直广泛采用的传统治疗方法。另一种修复治疗方法是采取种植固定义齿或种植覆盖全口义齿修复（详见种植义齿），随着生活水平和医疗条件的改善，这种修复方式的应用在逐渐增加。

全口义齿是由人工牙和基托组成，靠基托与承托区黏膜之间的吸附力和大气压力得以固位，恢复无牙颌患者的咀嚼、发音功能和面部美观。

【适应证】

全部牙齿缺失。拔牙创愈合良好，牙槽嵴平整，无锐利骨尖和骨棱，无妨碍义齿就位的组织倒凹，口腔黏膜正常。

【禁忌证】

1.口腔黏膜、颌骨有未治愈的损害病变。

2.对基托塑料过敏者。

3.有精神障碍，不能协作完成义齿修复治疗和适应义齿使用者。

【方法】

### 一、准备

#### （一）问诊

在开始全口义齿修复之前应首先了解患者来就诊的目的和要求，即患者的主诉是什么。还要了解患者既往的口腔病史和治疗修复史，以及必要的全身病史。问诊的过程并不只是简单的采集病史，而是医患交流的开始。通过问诊，既有助于准确了解患者失牙的原因，对以往修复治疗的体验，对以往修复治疗效果的认识，以及对新义齿的要求和期望；也可以了解患者的全身健康状况、精神状态、性格特点、治疗依从性等，有助于判断修复预后。

**（二）临床检查**

在修复开始前，对患者进行全面检查，根据情况制订修复计划，还可以预先估计新义齿可能达到的修复效果。

**1.颌面部检查**

患者面部形态是否对称；上唇长短和唇颊的丰满度；下颌是否前突或后缩；开闭口、下颌前伸和侧方运动有无异常；颞下颌关节有无弹响、压痛，咀嚼肌有无扪痛。

**2.口内检查**

（1）无牙颌牙槽嵴：拔牙创愈合情况，是否有残余牙根、残片；牙槽嵴是否平整，有无过大倒凹，过锐骨尖和骨棱；牙槽嵴形态是丰满还是刃状或低平；是否有松软牙槽嵴。

（2）颌间距离：即上下牙槽嵴顶之间的距离。颌间距离适中，既有足够的空间利于排牙，也利于义齿稳定；牙槽嵴低平者颌间距离过大，虽方便排牙，但咀嚼时义齿较易翘动；颌间距离过小者，虽有利于义齿的稳定，但修复间隙不足，排牙较困难，常需磨改人工牙的嵴盖部或暂基托。

（3）上下颌弓水平位置关系：上下颌弓之间的前后左右位置关系。上下颌弓形态和大小相近，前后位置和后部宽度关系基本正常，则较易修复。若因上下颌骨近远中关系异常，牙槽嵴过度吸收，导致上下颌前部牙槽嵴前后位置关系异常（如上颌前突/下颌后缩，或上颌后缩/下颌前突），或上下颌弓后部宽度不协调，都会给全口义齿的修复特别是人工牙排列和咬合关系的恢复带来一定困难。

（4）唇、颊系带：系带附着处距牙槽嵴顶过近时将会影响义齿的边缘封闭。

（5）口腔黏膜：是否有红肿、溃疡及异常增生。牙槽嵴黏膜厚度、移动性。

（6）唾液：唾液分泌是否过多或过少，黏稠度如何。

**3.旧义齿检查**

对于戴用旧义齿的患者，应先检查旧义齿的外观，了解义齿材料老化、磨损程度，有无缺损、折裂，以及卫生状况等。然后将旧义齿戴入患者口内，检查基托伸展范围、密合程度和固位力，检查人工牙排列位置、咬合接触、颌位关系和义齿稳定性等。通过发现旧义齿存在的问题，了解新义齿修复过程中应注意的方面，和需解决的问题。

**4.其他检查**

如有长时间未愈合的拔牙创者，应拍摄X线牙片确定是否有未拔除的残根。有颞下颌关节症状者，必要时应进行X线检查。对于戴用不适合的旧义齿，存在黏膜广泛红肿、压痛者，应进行唾液真菌培养，以确诊是否有白色念珠菌感染。

### （三）修复治疗计划与医患沟通

在经过问诊和口腔检查后，应确定患者是否适合进行全口义齿修复，义齿修复前需要进行哪些准备和处理，开始义齿修复的时间，义齿修复的治疗过程、材料选择和时间安排等。然后，就修复治疗预期可能出现的各种问题，与患者及家属进行充分的沟通。包括修复前各项准备的必要性，义齿修复的时间安排、材料选择、费用，义齿修复可能达到的效果，可能遇到的问题与修复方法，以及对患者本人在修复治疗中的配合作用和要求等，得到患者及家属的充分理解和同意，签署知情同意书。

**1.修复前的外科处理**

（1）牙槽嵴修整术：牙槽嵴有妨碍义齿就位的过大倒凹，如两侧上颌结节颊侧均有明显倒凹；上颌结节下垂，与下颌磨牙后垫接触，义齿修复间隙不足；下颌隆突过大，影响义齿就位；或有尖锐的骨嵴、骨尖时，需作牙槽嵴修整术。

（2）系带成形术：唇颊系带附着接近牙槽嵴顶时，为改善义齿固位，需降低系带附着位置，作系带松解成形术。

（3）炎症组织切除术：长期戴用不合适的旧义齿导致的黏膜慢性炎症性增生（缝龈瘤），即使停戴义齿增生组织也不能完全自行消退，需手术切除。

**2.修复前的其他准备**

如因戴用不适合的义齿导致黏膜创伤、炎症者，需停戴义齿至少1~2周，避免机械刺激，使黏膜恢复健康。如果有义齿性口炎的患者，应进行抗真菌治疗。停戴旧义齿会造成患者生活不便。因此，更好的办法是采用组织调整材对患者的旧义齿进行组织面重衬。组织调整材是一种临时性软衬材料，衬于旧义齿基托组织面，增加基托密合固位，缓冲咀嚼压力，促进炎症愈合，并使承托区黏膜受到生理性刺激和锻炼。组织调整材使用一般不超过1个月，不宜长期使用，黏膜恢复正常后即可开始新义齿修复。

## 二、制作

### （一）取印模

全口义齿修复必须采用二次印模法，即先用成品托盘取初印模，制作个别托盘，再加终印模材取得终印模。二次印模法能够准确取得义齿承托区组织的形态和周围组织的功能状态，以保证义齿基托与黏膜密合，边缘伸展适度。常用二次印模法有以下两种。

**1.方法一**

（1）选择成品托盘：选择大小与无牙颌颌弓合适的成品无牙颌托盘，将选择好的托盘在口内试戴，托盘与牙槽嵴之间应为印模材留有厚度3mm左右的空间。托盘的唇颊舌侧边缘要短于前庭沟或口底移行皱襞2mm。上颌托盘后缘两侧覆盖翼上颌切迹，后缘中部盖过腭小凹；下颌托盘后缘至少覆盖磨牙后垫的1/2。

（2）分别取上下颌初印模：吹干托盘，将适量调拌好的藻酸盐印模材盛入托盘。嘱患者放松张口，用口镜牵拉一侧口角，迅速将托盘旋转放入口内就位。在印模材凝固前，完成唇颊侧和舌侧口底的边缘整塑。整塑的同时保持托盘与牙槽嵴位置稳定，直至印模材完全凝固。印模材硬固后，轻轻翘动印模，或从印模边缘吹气，有助于印模与黏膜分离而不发生变形，然后将印模从口内旋转取出。完成的初印模应完整无缺损，无脱模和变形，表面清晰、准确，边缘圆钝，伸展适度。

取印模时，患者坐在治疗椅上，头部靠在头枕上，以保持头部稳定。取上颌印模时，医生坐或站在患者右后方，患者头部可适当前倾，以避免印模材流到腭咽部造成恶心不适。取下颌印模时，医生坐或站在患者右前方，患者头部可适当后仰，便于术者操作。

取印模时的边缘整塑方法分为主动整塑和被动整塑两种。主动整塑是让患者主动完成一些功能运动动作，达到边缘整塑目的。如让患者抬舌前伸，用舌尖舔上唇唇红缘外侧，而后用舌尖舔两侧口角，完成下颌印模口底边缘整塑。上下颌印模唇颊侧边缘的主动整塑是让患者做噘嘴唇和咧嘴动作，或让患者分别发"咿"和"呜"音。此外，取上颌印模时，让患者大张口，可整塑上颌印模后缘两侧翼下颌韧带根部的形态；让患者在微闭口时下颌左右侧方运动，可整塑上颌印模颊侧后部边缘厚度。被动整塑是医生牵拉患者唇颊组织，模仿唇颊组织功能运动，完成唇颊侧边缘整塑。取下颌印模时，医生用手指牵拉患者下唇向上，牵拉颊侧组织向上、向前、向内，完成唇颊边缘的整塑。取上颌印模时，牵拉上唇向下，牵拉颊侧组织向下、向前、向内。无论是主动还是被动整塑，动作应运动充分，避免整塑不充分，印模边缘过长。应避免印模托盘手柄等部位对边缘整塑动作的干扰。但也应避免动作幅度过大，导致印模边缘过短。比如口底的整塑，应避免让患者过度伸舌。

（3）灌注石膏模型：初印模取得后应立即灌注石膏模型。模型表面清晰完整，边缘包过印模边缘，上颌后缘在腭小凹后4~5mm，下颌后缘包括整个磨牙后垫。模型最薄处有足够的厚度。

（4）制作个别托盘：用铅笔在石膏模型上沿唇颊侧前庭沟底和舌侧口底黏膜皱襞底画一条线，在这条线的牙槽嵴一侧距离3mm再画一条线，此线代表个别托盘边缘位置，即比模型边缘短3mm，系带处同样让开3mm。下颌个别托盘边缘线向后至磨牙后垫上缘。上颌个别托盘边缘线绕过翼下颌韧带皱襞，向后延长到腭小凹后4mm。

用基托蜡对模型表面进行缓冲处理和填倒凹。需缓冲处理的是无牙颌的缓冲区，包括切牙乳突、上颌隆突、下颌隆突、下颌舌骨嵴、松软牙槽嵴，以及其他牙槽嵴上的骨尖等部位。需填倒凹的部位可能有牙槽嵴唇侧、上颌结节颊侧、下颌舌骨后窝（下颌舌骨嵴后下）。然后在模型表面均匀涂布藻酸盐石膏分离剂。

调拌自凝树脂，制成2mm厚薄片，轻压铺贴在石膏模型上，沿个别托盘边缘线切去多余部分。再在托盘前部正中牙槽嵴顶处自制连接一个手柄，手柄与牙槽嵴垂直相连，离开牙槽嵴约25mm后弯成直角伸出口外。也可以用2mm厚的光固化树脂膜，铺贴在模型上制作个别托盘，修整成形后要在光固化灯箱内固化。

材料硬固后将个别托盘从模型上取下，打磨光滑边缘。将个别托盘在口内比试，检查托盘组织面是否贴合，边缘长度是否合适，边缘伸展过长处应调磨，距离黏膜皱襞和系带3mm。完成后的个别托盘边缘应厚2~3mm。

（5）个别托盘的边缘整塑：将印模膏边缘整塑棒用火焰烤化，粘固在个别托盘边缘，然后将个别托盘边缘添加的整塑材料烤软，托盘在口内就位，进行边缘功能整塑，边缘整塑可逐段进行。边缘整塑方法同初印模边缘整塑。整塑时应避免将整塑材料压入托盘组织面，进入组织面的印模膏应及时用刀刮除，否则影响托盘密合性和印模准确性。上颌腭侧后缘和下颌磨牙后垫处托盘直接伸展到位，不必整塑。完成整塑的个别托盘边缘伸展适度，光滑圆钝，宽度、形态与移行沟一致，具有良好的边缘封闭作用。下颌舌侧远中边缘应进入下颌舌骨后窝，对于下颌牙槽嵴低平者，可增强下颌义齿的固位和稳定。个别托盘边缘整塑是二次印模法的关键步骤，不能省略。

（6）取终印模：选择专用的全口义齿终印模材，如各种橡胶类中体印模材，或氧化锌丁香油糊剂印模材。避免使用轻体或超轻体印模材。将调拌好的终印模材均匀涂布在个别托盘组织面及边缘，与初印模相同的方式将托盘旋转放入口内就位，然后进行肌功能修整。整塑动作可重复进行，同时稳住托盘，直至材料硬固。使用橡胶类终印模材时，为避免印模材与个别托盘脱模，可先在托盘组织面涂布专用的粘接剂。

**2.方法二**

（1）选择成品托盘：同方法一。

（2）初印模与个别托盘：用成品托盘加印模膏取初印模。印模膏是热塑性材料，首先将印模膏浸泡在60℃~70℃的热水中使其软化，然后选取一定量的软化印模膏置于托盘内，用手指压出牙槽嵴的凹陷。将托盘旋转放入口内就位，稳定托盘防止其移位，同时在印模膏硬固前完成唇颊侧及舌侧组织的边缘整塑，与方法一相同。印模膏硬固后将初印模从口内取出，检查初印模印模膏组织面和边缘的准确性和完整性，必要时将局部印模膏边缘在酒精灯上烤软或添加印模膏后，重新将印模在口内就位后进行局部整塑。

初印模完成后用自来水冲洗冷却，然后用刮刀将印模膏初印模的组织面刮除一层，刮除厚度为1~2mm。不同部位的刮除厚度应根据无牙颌的功能分区，主承托区应少刮除，副承托区适当多刮除，缓冲区应多刮除。组织面刮除一层的印模膏初印模直接作为个别托盘。

（3）终印模：取适量藻酸盐印模材，适当加大藻酸盐印模材的粉液比例，调拌流动性更强的印模材糊剂，均匀涂布在印模膏个别托盘组织面和边缘，放入口内就位并进行功能整塑，待印模材硬固后从口内取出。

按方法二制取印模的操作较简单，但印模质量较方法一差。

## （二）工作模型灌注与修整

可用一般灌注法和围模法灌制石膏工作模型。模型材料为硬石膏。石膏应包过印模边缘，形成一定厚度的基底（最薄处不小于1cm）。石膏硬固后小心脱模，避免损伤模型组织面和边缘。在石膏打磨机上打磨修整模型基底，使底面平整，侧面与底面垂直。形成宽于、高于印模边缘2~3mm的模型边缘。打磨后及时用流动水冲洗，避免打磨掉的石膏残渣粘固在模型组织面上。

上颌模型需制作后堤区，具体制备方法是在上颌模型腭侧腭小凹后2mm，从腭小凹向两侧翼上颌切迹，用雕刻刀各刮出一条V字形沟，此沟中间处深1mm，向腭小凹和翼上颌切迹逐渐变浅，然后将沟呈弓形向前方扩展，且逐渐变浅，中间最大宽度5mm。这两部分弓形的凹陷即为模型后堤区。完成的义齿基托组织面在此处突起，压紧后堤区黏膜，形成腭侧后缘封闭。

## （三）颌位关系记录

### 1.制作𬌗托

颌位关系记录前需要在模型上制作全口义齿𬌗托。𬌗托由暂基托和蜡𬌗堤组成，在确定颌位关系时代替缺失牙列，并保证其在口内固位和稳定。

（1）制作暂基托：工作模型组织面经填倒凹和缓冲处理，涂布藻酸盐石膏分离剂，铺自凝树脂或光固化树脂暂基托。暂基托厚度2mm，坚硬不变形，与组织密合，有良好的边缘封闭，固位稳定好。

（2）制作蜡𬌗堤：在酒精灯上均匀烤软一片基托蜡片，卷成卷，注意一定要使蜡卷每层之间连成一体。将蜡卷弯成"U"形，压到暂基托牙槽嵴上方。用热蜡刀将蜡卷与暂基托烫到一起，修整蜡卷，去除超长的部分，形成蜡𬌗堤，使上颌𬌗堤前部高度约加20~22mm（从暂基托唇系带旁到蜡堤的𬌗缘），宽度约5mm，蜡堤后部的高度16~18mm（颊侧基托边缘至𬌗平面高度），宽度10mm；前部蜡堤唇颊面形成略唇倾的弧形斜面，蜡堤切缘位于唇侧基托边缘前2~3mm，距切牙乳头中点6~8mm。下颌蜡𬌗堤前部宽约5mm；后部宽约10mm，𬌗堤从前向后延伸至磨牙后垫前缘，高度约等于磨牙后垫高度的1/2，与牙槽嵴平行。

**2.确定丰满度和𬌗平面**

将上颌𬌗托在口内就位，检查上唇及面颊部外形突度和组织紧张程度，必要时增加或减少上颌前部蜡堤唇颊侧突度，形成正常的上唇和面部丰满度。用𬌗平面板检查蜡堤平面，必要时添加或用烫蜡板调整蜡堤高度，使前部蜡堤下缘位于上唇下缘下1~2mm，与两侧瞳孔连线平行，后部与耳屏鼻翼线平行，形成上颌蜡堤𬌗平面。

**3.确定垂直距离**

上下颌垂直关系以鼻底至颏底的距离表示，称为垂直距离。天然牙列正中𬌗位咬合时鼻底至颏底的距离称为咬合垂直距离。下颌处于姿势位时上下颌牙列分开2~3mm的间隙（息止𬌗间隙），此时鼻底至颏底的距离称为息止颌位垂直距离。

确定垂直距离的方法有多种，临床上多采用息止颌位法，并以其他方法辅助判断。

（1）息止颌位法：息止颌位时鼻底至颏底的距离减去息止𬌗间隙2~3mm。测量息止颌位垂直距离时，应让患者头颈部直立，口唇自然闭合，避免体位和组织紧张的影响。

（2）面部形态观察法：通过观察面下部与整个面部是否协调、自然。口唇闭合自然，无口角下垂，无皮肤紧张、表情僵硬或面容苍老等表现。

（3）面部比例等分法：瞳孔至口裂的距离约等于鼻底至颏底的距离（二等分法）；发际至眉间点和眉间点至鼻底的距离与鼻底至颏底的距离大致相等（三等分法）。

（4）发音法：根据戴上下𬌗托时发唇齿音和齿音的清晰程度来判断垂直距离是否适当。

（5）拔牙前记录：利用事先保留的患者拔牙前正中𬌗位时的侧面外形轮廓记录。

（6）参考旧义齿：先确定旧义齿的咬合垂直距离是否正常，义齿若有磨耗和息止𬌗间隙过大，则应适量升高垂直距离。

将上下𬌗托在口内完全就位，检查闭口咬合时上下颌暂基托后部无干扰，根据上述方法判断上下𬌗托咬合时的垂直距离是否合适，通过调整下颌蜡堤高度，使上下颌𬌗托咬合在正常的垂直距离。

**4.确定正中关系**

正中关系是无牙颌患者可重复的下颌参考位置，所谓确定正中关系位就是确定在适当垂直距离下，下颌对上颌的最后位置，即髁突在关节窝的生理后位。

确定颌位关系的方法有𬌗托咬合法和哥特式弓描记法。其中𬌗托咬合法确定正中关系的方法包括。

（1）卷舌后舔法：在上颌暂基托腭侧后堤区中线处粘固一个直径约5mm的小蜡球，嘱患者向后卷舌，舌尖舔到蜡球的同时闭口咬合至上下殆堤轻轻接触。

（2）吞咽咬合法：患者在做吞咽动作时下颌能够后退咬合在正中关系位。

（3）后牙咬合法：医生将两手食指放在两侧后部上下殆堤之间，让患者轻轻咬牙，当患者感觉咬合自然有力时，医生将食指向两侧移开，上下殆堤咬合接触。

（4）肌肉疲劳法：让患者保持下颌前伸状态一段时间，直至肌肉疲劳，然后再下颌后退咬合。如先反复进行齿音的发音练习。

（5）诱导暗示法：对于精神紧张，动作失调的患者，首先要帮助其放松，消除紧张。比如先与患者交谈，让患者从镜子中观察自己下颌的动作。有时可以利用相反的动作指令得到下颌后退的结果。

采用殆托咬合法确定正中关系时，要在上殆托两侧后部蜡堤殆面上用蜡刀分别刻两条不平行的V字形沟，并在蜡堤表面涂布一薄层凡士林。将下颌后部蜡堤高度降低1mm，在此处添加颌间记录材料，如殆记录用硅橡胶、印模石膏或烤软的蜡。将上下殆托在口内就位，用上述方法使下颌后退咬合在正中关系位。待颌间记录材料硬固后，将上下殆托从口内取出，在口外检查是否对合准确稳定。将上下殆托再次戴入口内，验证正中关系咬合是否准确。术者可将双手小指指肚向前伸入患者外耳道内，检查正中关系咬合时两侧髁突撞击小指指肚的力度，如果未感觉到撞击或两侧撞击的力度不一致，说明下颌未后退，或发生下颌偏斜。也可将双手食指置于患者两侧颞肌中份，根据咬合时颞肌中份收缩力度，判断下颌是否后退及有无偏斜。最后，用蜡刀在蜡堤唇侧刻画排牙标记线，包括中线，闭口时口角位置——口角线，微笑时上唇下缘位置和下唇上缘位置——唇高线和唇低线。

采用哥特式弓描记法确定颌位关系的方法是先同法完成上颌殆托，确定丰满度、殆平面。然后用软化的印模膏将描记装置粘固在上殆托和下颌暂基托上。其中描记板固定在上颌暂基托腭侧中间部位，前后左右与殆平面平行，适当低于蜡堤高度。描记针固定在下颌暂基托后部（相当于第一前磨牙与第一磨牙之间）。将固定描记装置的上下颌暂基托戴入口内就位，检查描记板与描记针的位置关系，描记针应与描记板垂直，位于描记板的中央。调节描记针的高度，使描记针与描记板接触时下颌处于正常的咬合垂直距离。在正中咬合及前伸和侧方运动时均只有描记针与描记板接触，上下颌暂基托其他部位无接触干扰。用黑色水笔在描记板表面均匀涂黑，然后让患者闭口，保持描记针与描记板接触的同时反复进行下颌前伸、后退和左右侧方运动，描记针将在描记板上描记出下颌水平运动的轨迹。此轨迹应为突向后的锥形，锥形的尖端即为下颌后退的最后位置，描记针位于此尖端时下颌即处于正中关系位。将描记针固定塑料片粘固在描记板上，固定片中间的小圆孔对准描记轨迹的尖端。让患者下颌后退咬合，使描记针固定在圆孔内，然后将殆记录硅橡胶或调拌印模石膏充填在上下颌暂基托之间的空隙内，待材料硬固后连同上下暂基托一起从口内取出。

### （四）模型上殆架

#### 1.面弓转移上殆架

面弓转移是利用面弓将上下颌与髁突铰链轴（转动中心）的空间位置关系转移至殆架上。

先将面弓的殆叉在酒精灯上烤热后插入上殆托蜡殆堤唇颊侧固定，使殆叉柄与中线一致，然后将上殆托戴入口内。松开髁梁或弓体固定螺丝以及固定殆叉的万向结螺丝，将殆叉柄套入面弓万向结，将面弓两侧的耳塞伸入外耳道内并固定（或将髁梁对准两侧髁突外侧铰链轴点），确定参考平面（鼻翼耳屏面或眶耳平面），将万向结螺丝旋紧。然后松开面弓髁梁或耳塞，将面弓连同殆叉及上颌殆托整体从口内取出。

锁住半可调殆架髁导盘内的髁球，调节切导针，使上下颌体平行。将面弓的髁梁固定在殆架的髁球处，调整万向结高度，使参考平面与殆架上下颌体平行。将上颌模型在殆托上就位，调拌石膏将上颌模型固定在上颌体架环上。当石膏硬固后，松开螺丝，将面弓从殆架上拆除，将殆架上下翻转，利用颌位关系记录将下颌模型与上颌模型对合在一起。再调拌石膏，将下颌模型固定在下颌体的架环上。

#### 2.前伸颌位关系记录与髁导斜度的确定

模型上殆架后，将上下殆托重新戴入患者口内，在上下颌蜡堤之间添加适量颌间记录材料（烤软的蜡殆记录或硅橡胶），让患者下颌前伸6~7mm并咬合至上下颌蜡堤前部接触，待颌间记录材料硬固后从口内取出，此即前伸颌位记录。

将殆架上的髁球锁松开，上颌体适当后退，将前伸颌位关系记录在石膏模型上就位。然后，从大到小或从小到大调整一侧髁导盘倾斜角度，同时观察前伸颌位关系记录上下颌接触关系的变化。当前伸颌位关系记录前后都均匀接触时，固定髁导盘倾斜角度，此即该侧髁球的前伸髁导斜度。同法确定对侧髁球的前伸髁导斜度。再根据公式算得侧方髁导斜度（侧方髁导斜度＝12+前伸髁导斜度/8），旋转殆架侧柱，调整侧方髁导斜度至相应的刻度并固定。

### （五）人工牙的选择与排列

#### 1.选择前牙

根据患者的年龄、性别、肤色、面形、蜡堤上的排牙标志线，以及患者的要求，选择确定人工前牙的材质、颜色、形态和大小。

#### 2.选择后牙

后牙的材质和颜色应与前牙一致，后牙的形态应根据牙槽嵴的情况选择，牙槽嵴丰满者，可选择解剖式人工牙，排列解剖式平衡殆；牙槽嵴低平者可选择改良殆型人工牙，比如舌向集中殆、平面殆（无尖牙）。还应根据后部牙槽嵴近远中长度（口角线与磨牙后垫前缘间距离）选择后牙大小，牙槽嵴条件差者应考虑减数排牙。

**3.排牙**

上前牙适当唇倾，唇面与蜡堤丰满度一致，中前牙切端和尖牙牙尖与殆平面一致，侧切牙切端略高于殆平面。下切牙唇面基本直立，尖牙颈部突出。正中殆时上下前牙不接触，成浅覆殆、浅覆盖。

排列后牙时应尽量避免偏离牙槽嵴顶，殆平面平分颌间距离。采用解剖式或半解剖式牙时，应形成适度的纵、横殆曲线，达到平衡殆。采用舌向集中殆时，纵殆曲线与平衡殆相同，下后牙横殆曲线为0度，上后牙横殆曲线曲度加大（抬高颊尖）。正中殆时只有上后牙舌尖与下后牙中央窝接触，前伸和侧方殆时上牙舌尖与下牙中央窝保持平衡接触。

**（六）全口义齿蜡型试戴**

全口义齿排牙和基托蜡型完成后需在患者口内试戴。试排牙的目的有两个，一个是验证颌位关系，一个是检查人工牙的排列有无异常。如果试排牙时发现颌位关系异常，必须重新确定颌位关系，模型重新上殆架。人工牙排列位置与咬合的异常，可及时在殆架上调改，最终还需得到患者的认可。

**1.颌位关系检查**

（1）垂直距离：将义齿蜡型戴入口内，嘱患者放松，观察患者面部组织形态是否自然，若垂直距离过低时口角下垂、下颌显得前突，息止殆间隙过大；若垂直距离过高时面部表情紧张、上下唇闭合困难，息止殆间隙过小或无。

（2）正中关系：引导下颌后退，作正中咬合。采用外耳道触诊或颞肌中份扪诊，检查下颌是否退回正中关系位。口内观察下颌后退咬合时上下颌人工牙尖窝交错关系、覆殆覆盖关系、中线是否正确，咬合关系与在殆架上是否相同，下颌是否为近中或远中关系，有无侧方偏斜，咬合时义齿蜡型是否有扭转、移位或翘动等颌位关系异常的表现。

如果检查发现颌位关系有误，则必须重新确定颌位关系。如果上颌人工牙排列位置无异常，可只去掉下颌双侧后牙或去掉全部下颌人工牙，下颌重新铺蜡堤，或用颌间记录材料，重新确定颌位关系。然后利用新的颌位关系记录，将下颌模型重新上殆架，重排下颌牙后再试牙。

**2.人工牙排列位置检查**

（1）中线：检查义齿中线是否居中，与面部中线协调一致。上下颌义齿中线是否一致。

（2）上前牙切缘：自然放松状态下，上颌人工前牙切端在上唇下露出1~2mm，与下唇唇红的干湿交界线接触。上前牙切端与下唇的位置关系正常时，唇齿音发音清晰、准确、自然。从上颌切牙切缘到尖牙和前磨牙牙尖所形成的曲线称为笑线。美观的笑线一般呈两端向上翘，中间向下弯的曲线，曲度应与下唇的曲度一致。笑线与种族、年龄、性别和患者的个性有关。笑线的弯曲度随年龄增加渐平直；男性比女性更平直。

（3）上颌尖牙与口角的关系：上颌尖牙应位于口角，起支撑口角的作用。尖牙的颈部向唇侧突出，近远中向垂直或颈部稍向远中偏。

（4）前牙的高度和颈缘线：前牙的高度和颈部龈缘的位置适宜，微笑时上前牙露出2/3，下前牙露出1/2，避免漏龈微笑。第一前磨牙的高度应与尖牙相协调。

（5）上唇丰满度：检查上唇形态，判断上唇丰满度是否合适。必要时适当调整上前牙唇舌向位置或倾斜角度，以及唇侧基托厚度。上颌前部牙槽嵴过突者，可去除唇侧基托，改为无唇翼义齿。

（6）人工牙与牙槽嵴顶位置关系：义齿𬌗平面应平分颌间距离，后牙𬌗面略高于舌侧缘，第一磨牙𬌗面平齐磨牙后垫1/2高度。后牙颊舌向位置应尽量靠近牙槽嵴顶，前牙亦应避免过于偏离牙槽嵴顶。

（7）覆𬌗覆盖关系：上下前牙浅覆𬌗、浅覆盖，正中𬌗时上下前牙不接触。上下后牙颊舌侧覆𬌗覆盖正常。

（8）𬌗曲线：上下后牙均有适当的横𬌗曲线和纵𬌗曲线。

全口义齿试戴后，完成蜡型，经装盒、装胶、热处理、开盒和磨光，完成全口义齿制作。

### （七）全口义齿初戴

**1.戴牙前检查**

义齿戴入前，先检查义齿的外观。检查义齿基托组织面有无塑料小瘤、残留石膏，边缘是否过锐，是否进入组织倒凹，如有则应先予磨除。

**2.义齿就位**

牵开一侧口角，将义齿旋转放入口内，再沿一定方向慢慢就位。不要用力过猛，以免因局部基托进入倒凹而擦伤黏膜。上颌义齿就位方向需向后上倾斜，或先将前部就位，再使后部就位。下颌舌骨嵴较突者，应将下颌义齿从后向前倾斜就位。

**3.义齿固位**

（1）基托密合性：义齿就位后，检查基托与黏膜是否密合，有无吸附力，是否存在组织支点导致基托翘动，黏膜是否压痛。可在义齿基托组织面涂布压力指示剂后将义齿重新就位，作准确定位后适量调磨缓冲。容易形成组织支点的部位包括上颌硬区、上颌隆突、颧突和下颌隆突等。

（2）基托边缘伸展：义齿就位后，检查义齿唇颊舌侧基托边缘是否伸展到位。嘱患者做一些软组织的功能活动，比如大张口、抬舌、伸舌、咧嘴、吸吮等，以及牵拉唇颊组织活动等。检查义齿有无松动、脱位，或周围组织活动受限、疼痛。如果基托边缘伸展过长，影响周围软组织活动，应磨除过度伸展的部分。

义齿基托变形或基托边缘伸展不足，影响义齿固位者，应重新修复。

**4.颌位关系检查**

戴入义齿后的咬合垂直距离和正中咬合关系，方法与试排牙时相同。如果发现颌位关系异常，则需要重新义齿修复。

**5.咬合检查与选磨调𬌗**

（1）咬合检查：义齿就位，保持咬合面干燥，将薄咬合纸放在上下颌义齿人工牙之间，分别进行正中、侧方和前伸咬合。正中咬合可采取快速叩齿运动；侧方咬合动作为下颌从正中𬌗向左右两侧滑动（或只向一侧滑动）到上下后牙颊尖相对；前伸咬合动作为下颌从正中𬌗向前滑动到上下前牙切端相对。完成咬合动作后，将义齿取出，检查咬合接触印记的部位、范围、强度、数量。

（2）选磨调𬌗：所谓选磨调𬌗就是根据咬合检查的结果（咬合印记），选择性调磨某些咬合接触点，达到去除个别点的正中𬌗早接触和前伸、侧方咬合接触滑动过程中的𬌗干扰，获得咬合平衡的目的。

1）解剖式平衡𬌗的选磨调𬌗

a.正中𬌗与侧方𬌗调𬌗：首先检查正中𬌗咬合，如果存在非功能尖（上牙颊尖或下牙舌尖）早接触，应调磨此非功能尖。如果支持尖（上牙舌尖和下牙颊尖）与对𬌗沟窝或边缘嵴在正中𬌗有早接触，需结合此牙尖在侧方运动时作为平衡侧的接触情况。如果该功能尖作为平衡侧时存在𬌗干扰，则调低此牙尖。如果该功能尖作为平衡侧时不存在𬌗干扰，则调低此功能尖相对的对𬌗牙的中央窝或边缘嵴。侧方咬合时工作侧如果有咬合干扰，应调磨非功能尖（上后牙颊尖舌斜面或下后牙舌尖的颊斜面）。前牙部尤其是尖牙处为保持形态只调磨上颌牙的舌侧。

b.前伸𬌗调𬌗前伸咬合检查时，如果前牙存在咬合干扰，调磨时应避免磨短上前牙切端而影响美观，可调磨上前牙切端舌斜面或下前牙切端。后牙存在前伸𬌗干扰时，应调磨上牙颊尖的远中斜面和下牙舌尖的近中斜面。

c.调𬌗应少量多次，咬合检查与调𬌗交替反复进行。每次调磨后要擦除原有咬合印记，重新用咬合纸检查。早接触与𬌗干扰的调磨一般均应单颌进行，不要同时调磨相对的尖与窝。控制调磨量，越调磨接触点越多，达到多点接触的平衡𬌗、均匀的咬合接触。避免过量调磨导致人工牙𬌗面形态破坏，甚至垂直距离降低。

2）舌向集中𬌗的调𬌗：舌向集中𬌗在正中𬌗及侧方和前伸咬合时后牙均为上牙舌尖在下牙中央窝内正中自由区的接触滑动，上下后牙颊尖脱离接触，保持

0.5~1mm的间隙。前伸咬合时除上后牙舌尖与下后牙中央窝接触外，上下前牙切端同时接触。调𬌗时磨除所有其他多余的后牙咬合接触点。与解剖式平衡𬌗相比，舌向集中𬌗显著减少了正中𬌗和非正中𬌗咬合接触点的数量，简化了平衡接触关系，减小了在咬合接触滑动过程中产生的水平向作用力。有利于增强义齿的稳定性，有效减轻支持组织的负荷，简化了全口义齿的排牙和调𬌗。

**6.医嘱**

（1）注意口腔卫生，饭后取下义齿，用软毛牙刷和牙膏刷洗义齿后再用清水冲洗。睡前取下义齿，刷洗干净后用冷水浸泡。不要用热水和其他有腐蚀作用的清洁剂浸泡。避免挤压、磕碰义齿。初戴义齿后医生应就全口义齿的使用和可能出现的问题与应对方法对患者进行必要的指导。

（2）初戴全口义齿可能会有异物感、恶心、唾液增加或发音不清等情况。要增强信心，耐心试用，不适感1~2周内即可消失。

（3）初次戴牙后，先练习用后牙咀嚼，吃软一点的小块食物，先不要吃较硬的食物，避免用前牙啃咬较硬的大块食物。经过一段时间练习、适应后再逐渐增加食物的硬度。

（4）如有疼痛等症状，应及时到医院复诊，切勿自行修改。

# 第二节　单颌牙列缺失的修复

单颌牙列缺失是指上颌或下颌牙列缺失，其对颌为天然牙列或牙列缺损需用可摘局部义齿或固定义齿修复。单颌牙列缺失修复的方法是制作单颌义齿，又称半口义齿。单颌牙列缺失后，由于对颌天然牙经常有伸长、倾斜、磨损、𬌗曲线异常等缺点，致使在咬合运动中，义齿的稳定性差，修复时要注意对颌天然牙的调改和人工牙的排列。

【适应证】

单颌牙列缺失（上或下无牙颌）。拔牙伤口愈合，口腔黏膜正常。牙槽嵴无尖锐的骨突和骨尖及妨碍义齿就位的倒凹。在正中𬌗位时，对颌的天然牙与无牙𬌗牙槽嵴之间有适当的距离，以便于人工牙排列。

【禁忌证】

1.口腔黏膜、颌骨有未治愈的损害病变。

2.对基托塑料过敏者。

3.有精神障碍，不能协作完成义齿修复治疗和适应义齿使用者。

4.在正中𬌗位时，对颌天然牙咬及无牙颌牙槽嵴黏膜，或颌间距离过小，排牙有困难，而患者不同意拔牙或将过长牙失活并大量调改。

【方法】

## 一、准备

单颌牙列缺失患者的问诊、检查、修复治疗计划及修复前准备，除了与全口义齿相同之处以外，尚需注意以下几点：

### （一）对颌天然牙的检查

确定有无牙体牙髓疾病、牙周病。有无缺失牙，拔牙创愈合情况，是否进行了修复，修复体状况。对颌天然牙𬌗面形态、𬌗曲线是否正常，有无过长、过度磨耗、低𬌗、牙体缺损。在适宜垂直距离时，无牙颌牙槽嵴顶黏膜与对颌天然牙之间是否有足够的间隙排列义齿人工牙。对颌牙弓与无牙颌颌弓的位置关系等。

### （二）对颌牙的治疗和修复

制定治疗计划和修复前准备应包括对颌牙的相应治疗与修复。如拔除松动牙，拆除不良修复体，牙体牙髓、牙周治疗，过长牙牙髓失活、根管治疗。单颌全口义齿修复前，磨改对颌天然牙，调整𬌗曲线、𬌗面形态，牙体缺损修复。对颌缺失牙如果需要固定义齿修复，应在单颌全口义齿修复前完成。如果缺失牙需要进行可摘局部义齿修复，可与单颌全口义齿修复同时进行。

## 二、制作

单颌无牙颌由于与天然牙相对，咬合力大，牙槽嵴负担重。而且对颌天然牙位置、𬌗曲线、𬌗面形态不理想，单颌全口义齿的人工牙不容易排在牙槽嵴顶上，且不易与对颌牙形成平衡𬌗。导致义齿不稳定，容易出现压痛、牙槽骨吸收，义齿人工牙磨耗快，基托易折断等问题。

### （一）上颌全口义齿

【修复原则】

1.前牙与下牙排成浅覆𬌗、浅覆盖，正中𬌗时上下前牙不接触。

2.排列后牙时可采用舌向集中𬌗。只有上牙舌尖与对𬌗牙中央窝接触，简化咬合接触，有利于获得咬合平衡，减轻咬合负担，并可使上牙舌尖排在牙槽嵴顶上，使𬌗力作用于牙槽嵴顶。如果下牙弓与无牙颌弓后部宽度差距较大，必要时排成反𬌗。

3.上颌义齿腭侧采用金属基托或塑料基托内加金属网，增强基托强度。采用硬质树脂人工牙，防止磨耗。

## （二）下颌全口义齿

**【修复原则】**

1.前牙与下牙排成浅覆殆、浅覆盖，正中殆时上下前牙不接触。

2.后牙排舌向集中殆，人工牙减数减径，必要时基托组织面软衬，尽量减轻牙槽嵴负担。

3.采用硬质树脂人工牙。

# 第二十七章　颌面缺损的修复

颌面缺损修复是用人工材料修复上下颌及面部组织器官的缺损或缺失，并恢复其部分生理功能。

**【适应证】**

1.配合上、下颌骨切除等手术后用的矫治器。

2.上、下颌骨缺损的修复。

3.面部耳、眼、鼻器官和面颊、眶部缺损的修复。

4.助语器，颌骨骨折的固定夹板等。

**【方法】**

## 一、修复原则

### （一）早期修复

上颌骨部分或全部切除后将导致牙列缺损、口鼻腔相通、面中分软组织凹陷和口鼻歪斜；这些解剖结构的异常造成患者吞咽困难、发音异常、咀嚼功能下降和容貌受损。结构、功能和容貌异常严重损伤患者的心理和精神健康。如果上颌部分切除术后，不立即进行早期的修复治疗，创面愈合过程中的疤痕挛缩还将导致患者张口受限，加重颜面畸形，给以后的修复治疗和患者的心理康复带来很大的困难。因此，尽早进行修复治疗是非常必要的。早期修复不仅能分隔口鼻腔、恢复功能、改善容貌，而且对患者心理上会起到一定的安慰作用。所以，术后需立即戴上即刻外科阻塞器（腭护板）、颌导板这类预成修复体。对于面颊部及鼻缺损的患者，早期修复还能起到保护创面、防止周围组织挛缩的作用。因此面部缺损也以早期修复为原则。

### （二）恢复生理功能

颌骨缺损修复应尽量恢复患者的吞咽、语音和咀嚼等生理功能。

### （三）恢复面部外形

对于颌骨缺损患者应采取外科、放射和修复的全程协作医疗的方式，通过手术切口的美观设计和创面植入半厚皮片、早期修复、在放射治疗中佩戴无金属的阻塞器和开口训练，有效地恢复患者的面形。面部缺损的修复在恢复外形的基础上应使复体表面颜色及透明度与周围的皮肤接近。

### （四）保护余留组织

除不能治愈的残根或过度松动的牙，锐利的骨尖、骨突，不能利用反而妨碍修复的瘢痕组织需切除等外，应尽量保留剩余组织。

### （五）获得足够的支持和固位

颌骨缺损的修复体往往大而重，缺损区缺乏有效的支持组织，在修复设计时要争取利用口内保有的基牙支持条件和骨组织支持条件。对于松动度较小的天然牙应进行彻底的牙周治疗予以保存并以联冠的方式予以加强作为基牙为颌骨缺损修复提供一定得支持和固位。尽量保留残根以提供支持和固位。骨组织除了能够提供黏膜形式的支持外，还可以通过植入种植体为颌骨缺损的修复提供有效的支持和固位。

### （六）轻巧、使用方便、舒适耐用

重量对固位是不利的。因此义颌要尽可能设计制作得轻巧，不能过厚，阻塞部分应做成中空形式以减轻重量，或开顶式更能减轻重量。颌骨修复体还要容易摘戴、使用方便、舒适耐用。

## 二、修复要点

### （一）术前口腔检查与治疗

应在外科切除手术之前就对患者的口颌情况作彻底检查，完成常规的预防性治疗，包括牙周牙体治疗，拔除不能治愈的牙以及不良修复体的拆除并对患者做必要的口腔卫生宣教。

### （二）术前制备研究模型

术前制取印模，灌制研究模型，取颌位关系记录，并把模型按颌位关系记录转移到适当的𬌗架上，并获得需要的X线片。应与患者讨论修复计划，并向患者解释修复治疗的目的、程序和修复效果等事项。修复医师应与颌面外科医师和放射科医生会诊，讨论有关修复缺损的各种问题。

### （三）修复程序

颌面缺损的修复治疗可分为3个阶段，最初阶段的修复体被称为即刻外科阻塞器，也称为腭护板，该修复体应在手术前预制，在外科切除术后即刻戴入口内。随着缺损区组织愈合的变化，需要经常修改；第二阶段称暂时阻塞器，这阶段的目的是给患者提供一个较舒适的和有一定功能的修复体，直到组织完全愈合。该修复体通常在手术后2~3周开始进行，通常是采用直接法将即刻外科阻塞器转化而成。第三阶段称长期阻塞器，该系修复在手术后3~6个月时进行，此时缺损腔组织愈合良好，形态大小稳定，所做修复体可长期使用。

## 三、基本操作

### （一）上颌骨切除术

### （二）下颌骨切除术

### （三）上颌骨缺损的修复

**1.腭护板的设计和制作**

外科医生在上颌设计图上明确画出手术范围，包括将要切除的骨组织相应的天然牙以及软腭。

修复医生应严格根据外科的手术范围设计腭护板。

（1）设计要点：建议在紧邻缺损区的第一个基牙上设计I型杆卡环，在其余2~3个较为强壮的天然牙上设计隙卡。根据手术范围的后界预测腭护板的后界，腭护板应覆盖手术后界以后10~15mm的软腭组织。

（2）临床操作要点：常规隙卡间隙预备；选择合适托盘并用红蜡片将上颌托盘加长以能覆盖整个软腭为宜。印模制取方法与活动义齿相同，印模后边缘应到软腭后缘。常规灌注模型。

（3）模型设计：在将要切除的颌骨上天然牙上作标记。在基牙上划出卡环的位置。在手术侧牙列的唇颊侧画出修复体的前缘和侧缘，在软腭上划出修复体的后边缘。必要时确定颌位关系（方法同活动义齿）。附与模型设计一致的设计单，将设计单和模型送技术室。

（4）技师操作要点：①将模型固定在𬌗架上。严格按照医生的设计单和模型设计将画有标记的石膏牙平牙颈部刮除，在此基础上再刮去3mm深度的石膏以降低牙槽嵴高度，然后将唇颊侧的石膏刮去3mm深度以减小宽度；②用不锈钢丝弯制卡环，蜡型需严格按照模型设计范围制作；③仅排前牙不排后牙；④常规装盒制作完成。

**2.暂时阻塞器的制作**

（1）由腭护板转化而成的暂时阻塞器，将术前预成的腭护板做适当调改使之与术后变化了的口腔软硬组织相适合，然后在腭护板组织面与缺损区相对应的位置添加无刺激性的自凝树脂材料，再戴入口内，可根据缺损的大小进行多次操作，直到所添加的树脂与缺损内表面软组织紧密切合，在患者含水鼓腮时无鼻渗漏为止，最后从阻塞器的顶部进入将中央部的树脂磨除形成中空开敞式阻塞器。

（2）对于术前没有预成腭护板的患者，可在术后2~3周设计制作中空开敞式或中空封闭式阻塞器，设计与腭护板相同，完成模型设计后交与技师加工。由于术后早期缺损腔形状变化较大，取模后应尽快戴入，否则易出现阻塞器难以就位的情况。

### 3.长期阻塞器的设计和制作

（1）修复体类型支架中空（开敞式或封闭式）阻塞器。

（2）设计要点

1）支持设计牙和黏膜混合支持。选择多个基牙，前后牙上均设计支托；尽可能地利用牙槽嵴获得黏膜支持。

2）固位设计以卡环固位为主，利用缺损区倒凹固位为辅。一般固位体不少于3个，紧邻缺损区的基牙选择I型杆卡环。

3）大连结体设计腭板式。

4）咬合设计前牙以美观为主，设计为浅覆𬌗浅覆盖；缺损侧后牙为轻微接触，只起支撑面颊和防止对𬌗牙伸长的作用，不建议患者用患侧后牙咀嚼食物。

（3）临床治疗步骤

1）基牙加强处理，紧邻缺损区的基牙作联冠加强，前牙舌侧预留带状支托间隙，后牙预留和𬌗支托间隙和小连接体间隙，近缺损腔的邻面制作成邻面导板。

2）基牙预备，对联冠以外的基牙行常规预备。

3）取模，选择与患者牙弓适合的通用托盘，将托盘后缘用红蜡片加长，以盖过缺损后缘15mm为度；将红蜡片烤软加在托盘相对缺损腔的位置上，在口内就位，可反复操作使所加蜡的外形与缺损腔接近；使用藻酸盐印模材料制取印模。

4）技术室灌制石膏模型，翻制耐高温模型，制作金属支架。

5）临床试金属支架，调𬌗。

6）支架改型个别托盘的制作，技术室将支架复位于模型之上，用自凝树脂或光固化树脂铺在缺损腔内表面及支架的金塑交界区域，制成支架改型个别托盘，将模型沿金塑交界线切割，将缺损侧模型弃去，保留牙列侧模型，在其短端制作固位槽。

7）颌位关系的确定，于支架改型个别托盘的口腔面相当于牙槽嵴的位置防止软蜡条，将其就位于口腔。嘱患者做正中咬合。

8）制取缺损区功能印模，对支架改型个别托盘的组织面的表面和作边缘反复的整塑使之在咬合状态下与缺损区表面的软组织紧密切合；然后对该表面作0.5mm的回切后涂托盘粘结剂；在其表面涂布2mm厚的硅橡胶印模材料，然后戴入口内，让患者咬至正中𬌗后紧咬合直至材料彻底结固。

9）灌制复合模型，将支架功能印模复合体从口内取出，修除多余部分，然后将牙列侧模型复位在支架中，用蜡封闭模型与支架之间的间隙，然后灌注模型，建议采用围盒灌注法。

10）上𬌗架，将复合模型和下颌模型，依照咬合关系固定在𬌗架上。送往技术室加工制作。

（4）修复体戴入和复诊（同活动义齿）

此外，对于无牙颌伴颌骨缺损者，全上颌缺损者，必须采用种植覆盖式修复体设计，其设计和操作建议参考本部分内容及种植义齿部分。

### （四）下颌骨缺损的修复

#### 1.下颌骨切除患者的矫形治疗

下颌骨一侧缺损，健侧下颌内移，使咬合关系错乱，健侧为覆盖加大，缺损侧为反𬌗或呈无咬合关系。下颌骨中部缺损，两侧下颌断骨内移，使两侧均为大的覆盖关系或无咬合关系者。所以术前应预成翼状导板手术后立即戴上。翼状导板既可设计在上颌也可在下颌，目前临床多设计在上颌，分不可调式和不可调式，其设计和制作要点如下：

（1）不可调式翼状导板适用于下颌骨缺损量不多，有较多的稳固余牙存在者戴用。翼状导板戴在患者上颌。在上颌后牙上制备隙卡沟，利用多个卡环固位。翼板从上颌后牙的腭侧向下伸向同侧下颌后牙的舌侧，至于距口底2mm的龈缘表面。一侧下颌骨切除者，翼板设在健侧。下颌骨中部缺损者，设在双侧。在正中咬合时，舌翼紧靠在下颌后牙的舌侧，使下颌骨不能向内移位。颊翼的高度要在适当张口度时仍能起作用，而在闭口时离开口底约2mm，患者不感到压痛。

（2）可调式翼状导板适用于陈旧性下颌骨缺损，下颌骨已难回到正常下颌骨位置上的患者。其与不可调式翼状导板的不同之处在于：其一，在设计方面，翼板塑胶与基板塑胶之间有3~4mm的间隙，两者之间由2~3根直径为1.0mm或1.2mm的钢丝相连。通过对这些钢丝的调节，达到调节翼板的位置的目的。其二，在颌位确定方面，因这类患者颌位的特殊性，颌关系应取在下颌骨最大矫正位，而不是在正中𬌗位上。其三，在使用方面，导板就位、检查合适后，将翼板和基板间的加力钢丝同时向外方加力，使翼板对余留下颌牙齿整体保持50g的压力，其后每2周加力1次，直至将下颌骨推到正常位置并保持在该位置。

#### 2.下颌骨缺损的修复

下颌骨缺损，需先植骨，然后再作修复体修复。植骨的位置、形成、宽度和厚度与义齿功能恢复的好坏密切相关。因骨完全愈合约需半年时间，故植骨后一般半年后才能作永久性修复，特殊情况可提前到3个月。在条件允许的情况下也可选择种植修复。

# 第二十八章 种植义齿

种植修复技术作为口腔医学领域发展最快的技术之一，已成为继可摘义齿和固定义齿之后修复牙列缺损与缺失的主要手段，极大地推动了口腔修复学的发展。近年来，随着材料、方法、设备和器材的不断改进和完善，人工种植牙修复方法的简单化、安全性、成功率也逐步提高，因此越来越多的患者首选人工种植牙修复，尤其是对于游离端缺失的患者，种植义齿良好地解决了固位问题，可有效地恢复咀嚼功能。

## 第一节 种植义齿组成结构及分类

### 一、种植义齿的组成结构

**1. 种植义齿（implant denture）**

种植义齿是由牙种植体及其支持的上部结构组成的修复体组成，一般情况下，种植义齿的结构分为三部分：种植体、基台、上部结构。

**2. 牙种植体**

牙种植体一般由金属、生物陶瓷等材料制成，通过外科手术植入缺失牙区颌骨。种植体埋入颌骨或骨膜下的部分称为体部，是种植体锚固于骨内、发生骨结合的主体。随着材料学的发展以及相关研究的不断深入，为了加强骨结合的形成、缩短治疗周期，种植体的体部一般会有不同的形态及表面处理。而位于种植体顶端，用于连接基台和（或）修复体的部分称为顶部。

**3. 基台**

基台是安装于种植体顶部，并将其向底部延伸，用于连接、支持、固位种植义齿上部结构的部分，其一般是通过中央螺丝固定于种植体上。

**4. 上部结构**

上部结构是种植义齿中修复患者缺失的牙齿、牙列的部分，由种植体支持固位的修复体可以是冠、桥、局部义齿和全口义齿。这些修复体及与种植体之间的人造冠、人工牙、连接螺栓、附着体、支架等，统称为上部结构。

除了上述部分之外，还有一些在种植义齿修复过程中需要用到的其他组件，被称为辅助部件，临床医师常用的有：

**1.覆盖螺丝**

在潜入式愈合种植体植入后，用于覆盖种植体顶部，防止骨组织、软组织等进入该区域。

**2.愈合基台**

一般用于二期手术后，与种植体连接一段时间（常为2周左右）形成软组织袖口，为后期基台修复提供占位空间。同时也防止食物残渣等异物进入种植体与基台的连接区。

**3.取模柱**

取模型时，替代患者口腔中的种植体、基台位置和方向的结构并转移到工作模型上，以便准确的制作种植义齿的上部结构。一般分为闭合式和开窗式。

**4.替代体**

替代体是被用于石膏模型中，模拟患者口中的种植体和基台的位置的组件，在口外精确的实现口内种植体的位置与方向。

## 二、种植义齿的分类

根据种植体上部结构的固位方式，可以分为固定式种植义齿和可摘式种植义齿。而固定种植义齿根据其上部结构的固位方式又可以被分为螺丝固位种植义齿和粘接固位种植义齿。而可摘式种植义齿又分为局部可摘种植义齿和全口可摘种植义齿，可以采用在种植基台上设计球帽、附着体等结构完成上部结构固位。

按照缺牙数目进行分类，则可以分为单个牙种植义齿，多个牙种植义齿以及全口种植义齿。

# 第二节 种植义齿的适应证和禁忌证

【适应证】

## 一、最适于种植义齿的病例

1.无牙颌且牙槽嵴严重吸收，常规总义齿无法达到固位稳定者。

2.因各种原因导致颌骨缺损，常规义齿修复难以实施者。

3.游离端缺失不能制作固定义齿且不接受可摘义齿者。

4.承托区软组织耐受力差而无法行可摘义齿修复者（发生黏膜溃疡、疼痛，软腭接触基托出现恶心、呕吐等）。

5. 特殊职业者前牙缺失只能做固定修复，但基牙条件不能做常规修复者。

6. 对义齿修复材料如复合树脂过敏或从心理上完全拒绝可摘义齿者。

## 二、优先考虑种植义齿治疗的病例

1. 希望做固定义齿修复而现有余牙条件不能提供足够支持者（如游离端缺牙、过长的缺牙间隙、无牙颌等）。

2. 少数（一或二个）缺牙，希望做固定义齿修复，又不愿接受大量牙体预备作为固定桥基牙者。

【禁忌证】

通常将某些系统性疾病对种植修复有不利影响而不能进行种植修复，称之为绝对禁忌证。但有一些系统性疾病经过治疗、病情得到控制后，仍可以进行种植修复治疗，对种植修复的成功率不产生显著影响，此时称之为相对禁忌证，例如糖尿病、骨质疏松等患者目前已经不是种植义齿的绝对禁忌证。

## 一、种植义齿绝对禁忌证

### 1.外科禁忌证

指因全身状况不宜施行任何外科手术的病例，如近期曾有心梗发作、患有严重的系统病且未得到控制的病例或恶病质营养健康状况低下的病例。

2. 精神神经疾患者、严重心理障碍者、情绪极不稳定者。智力障碍患者。过度嗜烟、酒者及吸毒者。

## 二、种植义齿相对禁忌证

1. 急性炎症感染期患者，如流感、胃肠炎、泌尿系统感染等，在疾病治愈前不宜种植。

2. 正在服用抗肿瘤化疗、抗凝血制剂、皮质类固醇激素等药物期间。

3. 慢性病未得到有效控制者。

## 三、不适合进行种植手术的时期

1. 怀孕期间的妇女。

2. 颌骨未发育完成的青少年（一般女性15岁，男性18岁后为宜）。

## 四、口腔颌面部的局部病变和不利因素

1. 缺牙区骨组织近期（1年内）接受过放疗者。

2. 患者因各种原因开口受限，对手术操作造成明显障碍者。

3.待植入区骨内有肿物或口腔黏膜有急性炎症、白斑、红斑、扁平苔藓者。

4.确诊为夜磨牙、紧咬牙等副功能活动者，如不能有效控制，种植体遭受创伤性负荷风险很大。

5.反𬌗或𬌗龈距离过小者，修复体和种植体的空间位置容易发生矛盾并影响修复治疗效果者。

6.颌骨骨量不足，但因各种原因又不能通过植骨手术改善可用骨量者。

7.口腔干燥症易引起余牙广泛龋坏、口腔保健卫生状态很差者。

## 五、不适于实施种植义齿的病例

1.邻缺隙牙存在缺损，经治疗后需作冠修复，缺牙间隙又适于以邻牙作为基牙行常规固定桥修复者。

2.牙列中存在"不稳定因素（有些牙需作牙周治疗或需拔除）"，而这些治疗可能对修复方案产生重大影响者。

3.对美观、发音要求很高，而因解剖形态条件所限，种植义齿难以满足者。

4.经济条件对支付种植义齿费用较勉强者。

# 第三节　种植义齿术前检查和预后评估

## 一、术前常规检查

### （一）口腔临床检查

#### 1.种植区的解剖条件

咬合关系应有正常的覆𬌗、覆盖关系；单牙缺失的𬌗龈距至少有5mm，近远中距至少有5mm，对颌牙如有伸长则需调磨或采用正畸方法矫治。口腔黏膜颜色、质地、厚度、深部骨量等健康状况。

#### 2.余留牙情况

邻缺隙余留牙的牙体、牙髓、牙周是否存在病变及治疗情况。一般要求邻牙应无松动或松动不超过Ⅱ°。如有牙周炎、根尖周炎应予以彻底治疗。

#### 3.口腔卫生检查

口腔卫生条件差者应加以警惕。应明确患者刷牙的频率、时间、牙间清洁的知识、器具等详细情况；了解患者吸烟状态，如每天吸烟时间、数量等。术前应清洁口腔，全口牙洁治。

#### 4.颌面部检查

面部或牙列是否对称；颞下颌关节有无弹响、疼痛、开口度及开口型等。

## （二）影像学检查

### 1.根尖片

主要用于检查个别缺牙区近远中向和垂直向可用骨量及骨密度，以便制定治疗计划。也常用于术中、术后检测种植体各部件的就位情况。

### 2.曲面断层片

可得到颌骨的垂直高度、上颌窦底、鼻底和下颌管至牙槽嵴顶的距离以及颌骨内是否有阻生牙、肿物等信息。

### 3.CBCT

能够三维观察颌骨解剖结构，精确测量种植区域的可用骨量和评价种植区域的骨质密度，观察种植部位与邻近解剖结构之间的关系，协助制定种植方案。

## （三）全身一般检查

### 1.常规化验

血常规、出凝血时间、肝功、血糖及血清四项（了解有无梅毒、艾滋病、肝炎）。

2.检测血压、脉搏、心电图等。

3.询问患者的系统病史、用药史等。

通过这些检查，要掌握患者全身状况能否耐受种植手术，能耐受简单手术，还是中等或复杂手术。对于一些相对适应证的患者，需要请内科医生会诊，并做好相应的预防措施。

## （四）模型检查和测量分析

### 1.牙𬌗模型诊断性上𬌗架

明确缺牙数目、缺牙区牙槽嵴与邻牙及对颌牙的关系；上下颌弓的对位关系、对颌牙列及颌间距离；上下牙列的正中𬌗关系等。

### 2.诊断性试排牙

即在种植手术前预先将牙𬌗模型按正中关系上𬌗架，按照制作常规义齿的要求，将人工牙排列到研究模型适当的位置上，展示将来人工牙及𬌗平面的理想位置与剩余牙槽嵴之间的关系；明确种植体植入的数量、位置、角度，设计上部结构等。

# 二、种植义齿预后评估

医师完成对患者的病史采集、临床检查、放射检查、全身状况检查和模型分析后，即可对当前患者的种植义齿预后前景得出初步结论。但还应结合不同患者的具体情况，作个案预后评估。评估需主要考虑以下因素：

### （一）患者全身性影响因素

**1.年龄和性别**

目前尚未见性别和高龄对种植预后有显著影响的报道。但①妇女绝经后易患骨质疏松症；②处于发育期的儿童，颌骨持续发育对种植预后产生不利影响；③跨度较大的固定种植义齿对患者的颌骨发育造成障碍。

**2.遗传或免疫系统**

遗传是一些个体患牙周病的易感因素，这些个体接受种植义齿修复时发生感染可能性也增大。免疫缺陷也会影响种植义齿的长期预后。

**3.慢性病**

慢性病如糖尿病、骨质疏松会增加种植义齿的风险。

**4.使用药物**

口服皮质类固醇和肿瘤化疗药物可对种植预后产生不利影响。

**5.个人不良习惯**

如吸烟、饮酒会影响种植义齿的成功率等。

### （二）种植系统及医技水平的影响

口腔医师应该了解所选择的种植系统的特点（包括外形轮廓特点、表面处理、内部设计等）、成功率，熟悉这些特点合理选择种植体系统。口腔医师对该种植系统的熟悉程度、外科手术操作技能、修复体设计的合理性及修复体技工制作情况也是影响种植义齿预后的关键因素。

### （三）患者局部因素的影响

**1.颌骨因素**

颌骨的可用骨量和骨质直接影响种植体骨接触面积、种植手术的复杂程度及种植体位置的理想程度。医生要掌握种植区颌骨"可用骨量"和"可用骨密度"。

**2.种植体的轮廓尺寸**

种植体与相邻的天然牙根至少有1.5mm以上的间隔，两个相邻的种植体之间间隔至少3mm；种植体与颌骨壁外面有至少0.5mm以上的厚度；种植体不可突入鼻底、上颌窦、下颌管等重要解剖结构等。

**3.黏膜因素**

缺牙时间较长时，附着龈逐渐转变为游离龈，抗咀嚼压力和摩擦能力减低，袖口封闭作用下降，对预后不利。

**4.邻牙因素**

牙列缺损患者的余留牙患进展性牙周病时，致病群可能向种植体周围软组织传播。

**5.维护保养因素**

种植义齿戴用后的维护保养也会影响到预后。

## 三、前牙区种植义齿的美学评估

在前牙美学区域作种植义齿修复时，需要进行一系列美学因素检查、测量和评估，以明确是否需要在种植手术前或同期进行一些软、硬组织塑性手术以改善义齿修复的美学效果。同时也能予以患者更明确、更现实的美学效果预期值。美学影响因素包括：

**1.面部比例关系**

通过目测、拍摄患者正、侧面照片等让患者了解种植义齿对面部比例的调节作用相对有限，但可以作为治疗前后的对比，让患者更直观看到修复效果。

**2.牙龈情况**

微笑时露龈程度、牙龈的质地、种植区有无角化牙龈及邻牙龈乳头的形态都会影响种植修复的美学效果。

**3.缺牙区牙槽骨形态**

牙槽骨高度、宽度、方向及牙槽间隔形态会影响种植义齿美学效果。

**4.相邻和对侧同名天然牙的情况**

相邻天然牙唇面形态、未来种植牙与邻牙接触点的位置、对侧同名天然牙形态、牙周健康状况都会影响种植义齿良好外观和长期健康。

**5.缺牙区的修复空间**

近远中、𬌗龈修复空间也是取得良好整体效果需要考虑的问题。

**6.患者的美学要求**

在制定种植修复计划时，应掌握患者对功能和美学效果的期望值。对美观要求过高的患者，必须更加谨慎地评估所有的美学相关因素，当局部解剖条件超出目前的技术能力时，应当选择放弃种植治疗，避免引起不必要的医疗纠纷。

# 第四节　种植义齿治疗计划制定及术前准备

## 一、制定治疗计划

### （一）确定难易程度

（1）简单：可预计的外科手术程序简单易操作，风险小；无邻近重要结构破坏风险，种植术后无明显并发症。前牙区因涉及美学风险，不管其骨质骨量如何，都不属于简单病例。

（2）中等：外科手术过程较为复杂，多设计骨引导再生等技术的联合应用，且涉及保护邻近重要解剖结构，增加了手术操作的难度，同时也增加了术后并发症的风险。

（3）复杂：预计整个外科手术过程复杂，骨量明显缺损，需要复杂植骨（如上颌窦提升、外置式植骨等）。预后难以预料，并发症风险较大或涉及前牙美学恢复困难者。

**（二）治疗余留牙**

牙列缺损病例准备实施种植义齿修复时，需对余留牙的健康状况作全面的检查和处置，其目的是保持牙齿在较长时期中保持稳定。

**（三）确定种植修复方案**

**1.受植部位的选择**

术前应有种植外科、种植修复医生密切配合，结合模型研究、放射检查、综合解剖条件及修复体支持的需要，设计出未来的种植义齿和咬合平面，选择骨质、骨量比较好而又能避开上颌窦、下颌管等薄弱部位的区域。

**2.种植数量的确定**

一般认为1个种植体完全可以支持恢复1个牙冠；2个种植体可支持3~4个单位的固定桥。但临床应用时需考虑以下几个因素：

（1）需根据支持牙修复体的数目需要而定。无牙颌覆盖义齿最少2~4颗种植体，固定修复8~10颗种植体。

（2）根据局部解剖条件而定。缺牙区骨质良好者可多植入几颗种植体。

（3）根据种植体植入部位的负荷功能而定。后牙是咀嚼功能区，原则上1颗种植体支持1颗修复体。

要强调的是，在术前需综合考虑各种因素，如牙弓大小、牙齿排列、咬合关系、美学、解剖条件、全身状况等，在此基础上制定出合理的治疗计划。

**（四）种植术式和种植时机的确定**

一般在拔牙、牙槽骨手术或轻型外伤后至少3个月以上考虑种植手术；符合即刻种植要求的可利用拔牙窝立即植入种植体；如果外伤伴有颌骨骨折，种植手术时间应在骨折愈合稳定后进行，一般4~6个月；对于植骨后种植患者，必须在植骨后4个月后才能进行。

随着技术的发展与研究证实，对于拔牙病例也可实施早期种植，即在拔牙6周后进行种植体植入术，将种植体愈合的时间与拔牙创的进一步愈合同步进行，不但有利于防止缺牙时间过长引起的牙槽骨过度吸收，维持牙龈乳头形态，也缩短了患者的治疗时间。

（五）确定种植义齿的实施方案

**1.经典的二段二次手术（潜入式）**

第一次植入种植体手术后，缝合黏膜关闭创口，2~3周后可戴用可摘过渡义齿，3~6个月后行二次手术，用基台穿龈露出于口腔，再待2周的黏膜愈合期后开始修复程序。

**2.二段一次手术（非潜入式）**

第一次植入种植体手术后，即以愈合基台穿龈露出于口腔，2~3周后可戴用可摘过渡义齿。3~6个月后将愈合基台更换为永久基台，开始修复程序。

相比之下，后一种方案减少了一次手术，缩短了治疗周期，减轻了患者的负担与心理压力。但这种手术常常要求患者有较充分的骨量和较致密的骨质，对临床医师的操作水平也有较高的要求。如果患者口腔有易导致感染的风险因素，或菌斑牙石控制能力较差，应慎重采用此种种植方案。

# 二、术前准备

种植术前准备除前面所述术前检查、化验、评估、拟定治疗计划外，还必须做如下准备：

## （一）种植手术知情同意书

这是术前必须履行的手续，是医师的义务和责任，也是患者的权益和选择。在知情同意书上应详细告知种植手术使用的材料、方法和过程；术中术后可能发生的各类并发症；各种不良生活习惯对种植牙的影响等。

## （二）种植手术模板的制作

随着数字化种植技术的推广，种植外科模板的制作是牙种植外科术前的重要步骤，尤其在多个种植体同时植入时，要求植入的种植体处于良好的位置，各种植体之间相互平行以获得良好的功能和美学修复。手术模板的制作也可以对修复效果进行预测，可提高手术实施的准确性和修复效果预测的可靠性。

**1.基于模型基础分析的传统外科模板**

首先取模、转移殆关系，在工作模型上根据咬合关系和美学要求排牙，恢复正常的牙列和殆关系。然后在空气压模机模型平台上选用透明热塑片在硬石膏模型上压制而成。模板至少应包括种植术区两侧各两个牙的范围，修整后戴入模型。根据模型上殆关系和牙槽嵴的位置，用小球钻在模板上定点钻孔，初步确定种植手术时种植体植入的方向和位置。

**2.基于CT数据分析的CAD/CAM定位导向外科模板**

利用CT扫描技术获得拟种植颌骨结构的断层图像和重组图像，在计算机辅助下对该区进行多方位骨量图像分析、骨密度测量、种植模拟手术等三维模型重建，并将图像分析结果、个体设计方案及缺牙区拟植入种植体的部位、数量、植入方向、角度和深度等信息作为参数，通过数控机床最终完成个体化设计的模板制作。

### （三）种植外科的器械和设备

牙种植系统的专用手术设备和器械主要由种植机和用于种植窝洞制备、种植体植入的手术器械组成。此外，还包括种植手术专用器械：如上颌窦提升、骨挤压等器械及必须的种植辅助外科器械等。

### （四）过渡义齿制作

（1）可摘过渡义齿用旧义齿改制成过渡义齿或重新设计制作过渡义齿，其设计制作与常规胶连法可摘局部义齿相似，但卡环等应避开种植体部位，除即刻种植外，应在术前试戴调整合适。在种植体植入手术后2周后可戴入过渡义齿，在愈合期内需对可摘过渡义齿进行2~3次基托缓冲重衬。

（2）固定过渡义齿：可采用剩余天然牙支持粘结桥作为过渡义齿，也可用临时性种植体或一部分永久性的种植体支持过渡修复体。临时性植入体通常采用小而细的一段式简单螺钉结构，与常规种植体同期植入，随后制作固定过渡义齿。

# 第五节　种植义齿修复技术

种植义齿的修复过程与常规义齿修复类似，也包括取印模，制作模型，颌位记录，制作金属支架，排牙、试戴和戴牙等过程，但由于种植义齿是使用种植体提供固位、稳定和支持作用来恢复缺失牙的形态和功能，其修复过程也有不同之处。下面简介种植修复的基本修复方法和技术。

## 一、制取印模

由于种植义齿的印模过程与常规修复不大相同，普通的藻酸盐印模材料不适合种植修复，常用的是硅橡胶材料、聚醚橡胶材料等。目前种植修复的印模方法也有很多：根据托盘是否开窗分为开窗式印模、非开窗式印模，根据转移目的不同分为种植体转移印模和基台转移印模。

取印模前，用专用的扳手卸下种植体上的愈合基台，冲洗种植体顶端，彻底清洁并吹干种植体内部。如果是基台转移印模，则需要根据缺牙区的𬌗龈距离选择合适基台，用基台扳手将其旋入种植体内，用棘轮扳手锁紧。按照基台高度选择转移体，将转移体安装到基台上，使其完全就位。对于种植体转移印模，则直接将转移体接入种植体，使其完全就位后开始制取印模。

选择合适的托盘或用制作的个别托盘，用硅橡胶材料或聚醚橡胶材料取模。取模时将硅胶置于托盘中，吹干口腔内种植区及牙𬌗面，注射精细硅橡胶，然后将盛有硅橡胶的托盘在口腔内就位。

待印模材料凝固后，取下印模，松开螺钉，将转移体取下，并将其放入印模中，在转移体插回印模时，确保转移体头部的狭缝或凹面方向与印模内一致。随后根据种植系统的不同，将种植体的愈合基台或者基台保护帽等再装回种植体上，以维持种植体周围软组织形态并保护基台。

仔细检查确认印模完整、清晰后将印模送到技工室准备灌制工作模型。

## 二、制作人工牙龈，灌注工作模型

将人工牙龈材料调匀后，用注射器注射到替代体周围，注射高度需高出转移体与替代体接缝处2mm左右，勿过厚或过薄。注射范围近远中向以邻牙为界，唇舌向覆盖牙槽嵴顶区，在边缘形成一定厚度，并用酒精棉球按压形成平面，用尖刀片修整边缘。待人工牙龈硬固后，灌注工作模型，石膏硬固后，分离印模与模型，获得带有替代体的工作模型。

## 三、取𬌗位记录与上𬌗架

单个牙或少数（2~3单位）缺牙种植冠桥的修复，咬合关系稳定者，可将工作模型按照患者固有的正中关系位直接上𬌗架；多数牙缺失或全颌牙列缺失时，余留天然牙咬合关系已经不能用来确定下颌的正中关系位，甚至不能确定生理性垂直距离，则需要记录和转移𬌗关系，以便进行咬合重建。

**1.少数牙缺失的颌位记录**

缺牙数目较少，但口内仍有保持上下颌垂直关系的牙时，取正中关系颌位记录。方法是：将软蜡片卷成长方形蜡条，让患者做正中咬合，硬固后从口内取出，将𬌗关系转移到工作模型上后上𬌗架。

**2.部分牙缺失或全颌牙列缺失的颌位记录**

需要确定垂直高度及正中关系的颌位记录，方法与常规修复方法相似，不同之处是种植义齿时可利用已安装的基台支持固定暂基托，提高咬合记录的准确性。具体方法是：在工作模型上用自凝塑料制作暂基板，然后在左右两个末端种植体和两个中间种植体对应处打孔，用技工室实验螺丝固定。从模型上取下基板，放入口内试戴合适后重新转移到工作模型上制作蜡𬌗堤，𬌗堤在螺丝孔处余留空间，以备拆卸。按照常规记录正中关系位和垂直距离。用面弓转移记录上颌的位置，将上颌模型固定到𬌗架上，然后根据颌位记录将下颌也固定到𬌗架上。

## 四、制作上部结构

### 1.粘接固位种植体支持的单冠

将实心基台塑料修复帽在基台替代体上就位。根据缺牙间隙高度截短修复帽，修复帽表面全部用蜡覆盖，蜡层的厚度至少0.2mm。完成的蜡型与对殆牙之间留出1.5~2.0mm的瓷层空间。在蜡型舌侧牙龈上方2mm处形成明显的凹形肩台，以利于金瓷连接。安插铸道、包埋、铸造完成金属基底冠。与常规烤瓷冠不同，种植牙基底冠的蜡型较厚，需要较粗的铸道。将完成的金属基底冠在模型上试戴，取下人工牙龈，检查基底内冠是否与替代体精密吻合，试戴合适后抛光。完成烤瓷：堆瓷时要降低牙尖高度和斜度，如果种植体直径小，要减少颊舌径，在不影响美观的前提下加大与邻牙间的舌侧外展隙。

### 2.螺丝固位种植体支持固定局部义齿

（1）金属基底支架的蜡型制作在模型上将螺丝固位的基台安装到种植体的替代体上，确定准确就位后拧紧螺丝。选择合适的桥塑料修复帽就位到基台上，根据殆龈距离的大小将其截短并固定。

（2）制作修复体的蜡型完成后的蜡型与对殆牙之间留出1.5~2.0mm的瓷层空间，桥体蜡型的龈缘离开黏膜1.0mm。

（3）安插铸道、包埋、铸造完成金属基底支架。

（4）试戴金属基底冠：先在模型上试戴，取下人工牙龈，检查各基底冠与替代体之间是否精密吻合。然后口内试戴，去除愈合基台，在种植体上方安装配套基台并固定后，将金属基底冠就位在基台上，使其能达到被动就位。最后再完成烤瓷。

### 3.螺丝固定种植支持全颌义齿

（1）排牙及试戴遵循全口义齿的排牙原则，在殆架上排列人工牙，排好牙后在患者口内试戴，检查颌位记录是否正确、是否美观等。

（2）制作导板：在殆架上用硅橡胶制取人工牙的唇颊侧及前牙切缘、后牙殆面的形态记录，作为导模。用沸水冲掉排牙的蜡，人工牙被固定在导模内面。将导模复位至殆架上，人工牙舌侧空间可用来确定金属支架的空间位置。拆除基板暴露穿龈环替代体，在模型上制作金属支架蜡型。

（3）制作金属支架的蜡型、包埋、铸造在穿龈环上方安装预成塑料修复帽并用修复螺丝固定。根据殆龈距离将其截短，然后用铸造蜡或成型塑料将修复帽连成一体。支架的龈方应离开黏膜2.0mm，在支架蜡模的唇颊面和殆面设计针状固位型供人工牙附着；在金属与塑料交界处制作交接线。蜡型完成后安插铸道，包埋铸造。先在模型上试戴，调整就位后打磨抛光。然后在患者口内试戴支架，将支架在患者口内就位，检查边缘适合性及是否达到被动就位。

（4）排牙、完成种植义齿金属支架在口内试戴合适后，将其放回到工作模型上，按照全颌义齿的排牙原则排列人工牙。修整上部结构的蜡型，完成外形雕刻后，装盒填胶完成总义齿。

## 五、安装修复体

### 1.粘接固位的单冠和螺丝固位的固定局部义齿的安装

拆下模型上的基台，将其安装在口腔内种植体上方，锁紧，稍调整接触点使修复体就位，并与天然牙形成点状接触。确定被动就位精密吻合后，用修复螺丝将上部结构固定在基台上，调𬌗，使紧咬牙时与对𬌗牙均匀接触，尽量利用天然牙引导咬合，建立种植牙保护𬌗。一定要避免任何𬌗干扰及咬𬌗高点。可试戴1周后复诊，再次拧紧修复螺丝。

### 2.螺丝固位的全颌义齿的安装

将完成的义齿上部结构就位于患者口腔内，确认上部结构被动就位，边缘与穿龈环精密吻合。按2、5、3、4、1、6的顺序上紧螺丝，需注意螺丝在口内的位置与在模型上一致。调整咬合，正中𬌗时上下牙均匀广泛接触，非正中𬌗时如果对颌是天然牙则形成组牙功能𬌗，如果对颌是全颌义齿则形成平衡𬌗，无任何𬌗干扰。

使用配套扳手拧紧修复螺丝、固定上部结构。先用暂封材料封闭螺丝孔，预约患者定期复诊。1周后如果效果满意，重新上紧螺丝并将螺丝孔永久封闭。

# 第六节　种植义齿的随访和维护

种植义齿的长期成功率在很大程度上依赖于认真严格的戴牙后保健措施，种植义齿的维护和随访要延续多年甚至患者的终生。患者能正确认识和使用种植义齿、医师能及时发现解决问题都有益于延长种植义齿的使用寿命。

## 一、种植义齿的日常维护

患者应根据种植义齿不同的修复方式，采用不同的口腔健康维护方式。对于种植牙支持的固定修复患者，建议采用刘洪臣提出的口腔保健三部曲，即一刷、二通、三冲的方法，每天至少清洁2次，每次不少于3分钟，以将牙齿、义齿的各个面清洗干净为宜，具体方法为：

### 1.一刷

以正确的方法刷牙，同时应该包括对人工种植牙龈面、颊（唇）舌面的清洁。

### 2.二通

应用牙线、牙间隙刷等彻底清洁人工种植牙的邻间隙，将每个牙齿或牙冠的邻面清洁干净。

### 3.三冲

在上述两个步骤完成之后，利用冲牙器等工具将人工种植牙每个细小缝隙冲干净，同时对种植体周围的口腔黏膜进行冲洗按摩。

对于人工种植牙支持的可摘修复的患者，无论是采取人工种植附着体式修复或磁性附着修复，还是卡扣修复或杆卡式覆盖修复，均应按照常规可摘义齿的方法进行义齿清洁，特别要求患者仔细认真清洁种植体与义齿的连接部分。老年患者或残障患者可对其亲友进行健康教育，帮助患者进行义齿的清洁和保养。

除普通牙刷外，种植义齿患者可根据自己的情况选择合适的牙刷、牙间隙刷、牙膏、冲牙器，辅以漱口水等个人口腔卫生保健用品。对于吸烟的患者应该鼓励患者戒烟。

定期到医疗机构请口腔医师清除种植体周围积存的菌斑牙石。口腔医师可取下种植体上部结构（螺丝固定的情况下），使用碳纤维洁牙头做超声洁治，并用橡皮杯和磨光糊剂去除菌斑和抛光。必要时可采用药物治疗。

## 二、种植义齿的随访与专业维护

### （一）戴牙后定期随访时间表

患者接受种植牙修复后，应与医生进行合理的、规律的、周期性的复诊，一般应在戴牙后1周、1个月、3个月、6个月和1年到口腔医疗机构复诊。此后各方面情况趋于稳定，可每半年或1年复诊1次。但如果种植义齿患者有以下情况，应尽快到口腔医疗结构复诊：

1. 种植体周围或邻牙疼痛。
2. 固定种植义齿出现松动。
3. 种植体周围龈组织充血、肿胀出血和溢脓。
4. 种植义齿损坏，如金属支架断裂、人工牙崩裂。

### （二）定期随访检查的内容

#### 1.患者主诉

患者主诉反映了种植义齿关注的焦点，为临床检查诊断提供了有价值的线索。更重要的是患者表示满意的情况下口腔医师也不应放松系统、认真、细致的例行检查，因为很多患者对发展中的病变没有明显的感觉。

#### 2.口腔卫生状况

口腔卫生良好的患者往往会延长种植体的使用寿命。口腔医师应仔细的评估患者的口腔卫生情况，检查菌斑、牙结石的存在与分布，及时发现患者自我口腔维护中的不足，并做好相关的口腔卫生宣教，督促患者提高口腔卫生状况。

### 3.软硬组织检查

首先观察种植体周围软组织的形态、质地，观察临床探诊深度，有无探诊出血，注意有无如黏膜红肿，是否有瘘管、脓性分泌物的存在等，如存在上述情况应及时明确病因，进行相应处理。如果临床检查发现患者存在探诊深度增加、附着丧失等表现，提示患者可能存在种植体周围炎，则需要借助X线检查检测种植体周围骨水平，明确诊断并及时处理。

### 4.对修复体和种植体动度的检查

骨整合种植体不应有垂直动度，无可感觉的水平动度。如果有肉眼可觉察的动度，表明该种植体已临床失败。也可以借助仪器测量对种植体的动度进行检测。对种植体周围骨组织的放射检查观察种植体周围骨吸收情况，观察种植体内部结构是否有变化等。除此之外应检查患者的咬合情况。

### （三）远期疗效评价

1986年，Albrektsson等提出种植成功的评价标准，得到广泛认同。其标准是：

### 1.临床检查

单个的种植体稳定无动度。

### 2.放射学检查

X线片上种植体周围无透射区。

### 3.种植体承受负荷

1年内骨吸收小于2mm，之后在垂直方向上的骨吸收每年小于0.2mm。

### 4.种植后无持续性及（或）不可逆的症状及体征

如疼痛、感染、神经疾患、麻木或下颌管的损伤等。

5.按上述标准，5年的成功率要大于85%，10年成功率要大于80%。

## 第七节　种植牙并发症及防治

## 一、术中并发症

### （一）初期稳定性不足

多数是由于手术操作不当造成种植窝预备过大或骨质疏松时骨密度降低，对种植体的锁紧效应降低，种植体螺纹滑丝所致。在种植体植入前试种植体，如发现种植窝预备过大，可采用较大种植体；如牙槽嵴高度有余量，可适当延长种植窝，换较长的种植体。如上述方法都不可能，可将骨代用品植入种植窝。对于骨质疏松患者，可采用骨挤压术等增加骨密度。

## （二）牙槽嵴穿孔

因钻孔方向不佳、解剖变异造成穿孔或牙槽嵴宽度不足采用劈开扩张术等导致皮质骨骨折穿孔。采用骨移植或骨组织引导再生术修复穿孔。如穿孔小，可植入种植体，穿孔处植骨盖膜，缝合软组织，观察6个月。如穿孔后种植体无法获得初期稳定性，则植骨缝合关闭创口，3~6个月后再植入种植牙。对于皮质骨断裂者，可复位、缝合，二期再植种植牙。

## （三）出血

骨内出血压迫5分钟左右，多数可以止血，如有小动脉破裂，可采用封扎止血。

## （四）种植体位置和角度不佳

如果种植体的位置和角度与理想位置偏离不是很远，则可以通过修复的方法进行矫正，例如角度基台等。但如果种植体位置与理想位置偏差太大，则有可能损伤周围结构且给后期修复带来困难，应做好预防，在种植体植入时精确确定种植体植入位置和角度。

## （五）神经损伤

可能出现下牙槽神经、颏神经、舌神经损伤。术前应周密计划、精确测量，预防发生。当已确定损伤了神经，则不要植入种植体，简单缝合创口，使受损的神经自行恢复或取出种植体，告知患者可能出现的感觉异常，位于神经管或只是末梢神经受损，多数患者能自行恢复。若神经位于软组织，神经干被损伤或切断，则难愈合，观察6周后，如感觉未恢复，可行神经吻合术。

## （六）邻牙损伤

当种植体距离邻牙少于1.5mm，有可能损伤邻牙。邻牙损伤后会出现疼痛、牙髓炎和根尖周炎的表现。重要的是术前应做影像学精确测量，并根据间隙大小选用直径合适的种植体。

# 二、术后并发症

## （一）术后感染

如术后3天组织肿胀加重，则提示有术后感染，应加强局部抗感染治疗，必要时做细菌培养和药敏检测。有脓肿形成者切开排脓，脓腔冲洗，拧紧螺丝。早期感染并不意味着种植失败，但应积极治疗。但如果抗炎治疗效果不佳，无法彻底消除且有种植体松动等表现，则只能拔除种植体后进一步进行治疗。

## （二）感觉异常

术后水肿消退后，患者仍有感觉异常，应摄X线片明确种植体与神经的关系，一旦怀疑种植体压迫神经，应将种植体立即取出。由于术中对神经的牵拉导致的感觉异常，通常可在6个月内完全修复。

### （三）伤口裂开

多由于张力下缝合软组织瓣造成的。伤口裂开，使其下方的种植体暴露。修复方法可用庆大霉素液稀释后冲洗种植体，保持口腔卫生，种植体大多可达到骨性愈合甚至有上皮覆盖。

### （四）种植体暴露

如果发生术后种植体暴露，则应该保持暴露部分清洁，同上述方法处理，以期种植体发生骨性愈合并有完整的软组织覆盖。

### （五）种植体周围结缔组织长入

多由于术中及术后感染、种植体周围骨吸收、种植体植入后与骨壁间距离过大或骨灼伤所致。如病变局限于种植体冠部区域，则采用钛金属制作的专用种植体周洁治器械，清除病变的肉芽组织或上皮组织，植入骨代用品。若结缔组织包绕整个种植体，则刮除种植窝内结缔组织后植入大一号种植体或清理后关闭窗口。

### （六）上颌窦并发症

主要是上颌窦底意外穿孔。如未损伤窦底黏膜，可按上颌窦提升术处理，诱导窦底骨形成；如窦底黏膜穿孔，多数可能引起上颌窦炎，可按照上颌窦炎处理，抗感染处理；如无效且症状严重，可考虑行上颌窦根治术。

### （七）种植体松动

术后3~6个月出现松动者，应取出种植体。配合摄片观察骨整合情况，参照种植体周围结缔组织长入的修复方法处理。

## 三、修复后并发症

### （一）种植体周围骨吸收

修复后第1年骨吸收超过2mm，以后每年吸收超过0.2mm时即认为有病理性吸收。对于失败种植体，应取出种植体，清理种植窝，人工骨材料充填。

如果有进行性骨吸收种植体则应分析病因，采用调𬌗、牙周治疗等保守治疗无效时，应手术探查病因。将骨代用品置于骨缺损处，严密缝合，定期临床及X线拍片观察骨再生情况。

对于静止型种植体病变应分析原因，可通过种植体周洁治、牙周翻瓣等处理。

### （二）局部软组织慢性炎症

如果种植体周围局部软组织有慢性炎症，应积极查找原因，如有粘接剂残留、食物嵌塞等应积极处理，必要时可抛光种植体颈部及上部结构近龈处，如有明显的软组织增生，应手术重建种植体周角化龈或牙龈成形术。

### （三）种植体修复的机械结构缺陷或损坏

**1.铸件不能精确就位**

金属支架完成后应口内试戴，不能被动就位部分切割分开，然后分别就位后用自凝树脂将多个种植体连接加固，取模后重新焊接。

**2.种植体螺纹滑丝**

可更换一个新螺丝；如更换螺丝不能就位，就用种植系统专用的内部攻丝工具；如仍不能解决问题，可考虑在种植体上预备桩核，做桩冠。

**3.螺丝破坏**

调𬌗建立平衡正中𬌗，更换新螺丝。

**4.骨内种植体折断**

基台水平以下折断的种植体，可保留在骨内或取出折断的种植体行即刻种植。如有骨皮质穿孔而不能即刻植入新种植体，可植骨后6个月，再植入新的种植体。

**5.种植体缺失**

可不再补种植体，根据现存种植体的负荷能力，改变修复计划。如重新补种种植体，可清理种植窝，在缺损区重新形成种植窝，即刻植入种植体。

**6.粘固式修复体松动**

取出松动部分，保留旧冠于基牙上，重新备冠后取模，在其上制作新的套筒冠，粘固固位。也可用气动式脱冠器或破冠器取下，重新取模做新的修复体。

**7.修复体内部破坏**

取出基台，如种植体内部无损坏，则可更换新的基台，如内部已损坏，但尚未造成穿孔，可按桩冠修复法完成修复。

# 第二十九章　修复后可能出现的症状及处理

## 第一节　牙体缺损修复后可能出现的症状及处理

### 一、基牙疼痛

1.牙体缺损修复的修复体在完成粘结后立即出现疼痛，这种情况多为牙髓受到刺激引起的过敏性疼痛，一般粘结后一段时间疼痛可逐渐减缓消失。

2.邻接过紧导致基牙疼痛，一般粘结后一段时间疼痛可逐渐减缓消失。

3.如粘接后出现咬合疼，多为咬合创伤引起，应检查咬合，作调𬌗处理。如果使用一段时间后出现咬合疼，多为根尖周问题引起，应作相应的检查和处理。

4.如果使用一段时间后出现疼痛，多为修复体松动产生继发龋所致。这种情况需要拆除修复体，重新治疗修复。

### 二、牙龈炎症

其原因可能是龈缘下溢出的多余粘固剂未去除干净，修复体边缘过长刺激或边缘不密合，轴面外形恢复不良、不利于自洁和对牙龈的按摩作用，与邻牙的接触点恢复不良、食物嵌塞压迫刺激牙龈。

修复方法：治疗时去净多余的粘固剂，局部用药消除炎症，通过调磨修改，尽可能消除或减少致病因素。若效果不佳者，应拆除修复体重做。

### 三、牙齿折裂

牙齿折裂是因为咬合力过大或存留的牙体组织抗力不足引起的。适应证选择不合适，修复后咬合不平衡造成局部应力过大等都是造成牙齿折裂的原因，应根据折裂的具体情况作相应的处理。例如牙髓治疗后全冠或桩冠再修复。

### 四、修复体松动、脱落

这种情况多为修复体制作的精确度不够，修复体与牙体不密合；粘结剂选择不合适或操作不当；洞形过浅、固位力差等原因引起的；基牙牙冠𬌗龈距离过低；基牙聚合角过大等。对于采用桩核冠修复的患牙，全冠修复体的边缘要包绕剩余牙体组织断面约1.5~2.0mm。

修复方法：应认真查找原因并作相应的处理。

### 五、修复体边缘微渗漏

这种情况多为修复体制作的精确度不够，与牙体不密合或粘结剂质量问题引起的。早期无症状，随着问题的发展可出现牙齿敏感、修复体与牙体粘结边缘出现色素沉着等问题。早期可采用窝沟封闭的方法治疗，如果范围过大或出现继发龋，就应该拆除修复体，重新修复。

### 六、修复体折裂

1.咬合力过大，导致局部瓷层崩裂如果对美观、功能没有较大影响，局部调磨、抛光即可。

2.修复体制作缺陷常需要重新制作修复体。

3.修复体设计缺陷如局部间隙过大、过小；患者咬合紧、𬌗力大；材料选择不当等。需重新设计制作修复体。

# 第二节　固定义齿修复后可能出现的症状及处理

## 一、疼痛

### 1.过敏性疼痛

（1）修复体粘固后出现过敏性疼痛：活髓牙经牙体切割后，暴露的牙本质遇冷、热刺激会出现牙本质过敏症状。粘固时，消毒药物刺激，冠就位时机械刺激、粘固剂中游离酸刺激及粘固剂凝固时的产热等刺激，会引起患牙短时疼痛。

修复方法：①因操作刺激引起的疼痛，待粘固剂充分固化后，疼痛一般可自行消失。②可先将固定桥暂时性粘固，待症状消失后，再做恒久性粘固。

（2）固定桥使用一段时期后出现遇冷热刺激疼痛，可能由于：①基牙产生继发龋；②牙周创伤或牙龈退缩；③固位体适合性差，固位不良、桥松动；④粘固剂质量差或粘固剂溶解。

修复方法：除因粘固的问题，在不损伤修复体与基牙的情况下取下固定桥、重新粘固外，一般需要拆除固定桥，治疗患牙后重新制作。

## 2.自发性疼痛

修复体粘固后出现自发性疼痛，多为牙髓炎、根尖周炎或牙周炎。粘固后出现的自发性疼痛，多是由于牙体切割过多，未戴临时冠，牙髓受刺激由充血变成牙髓炎。修复体戴用一段时间后出现的自发性疼痛，多见于继发龋引起的牙髓炎；或由于修复前根管治疗不完善，出现根尖周炎症；以及咬合创伤引起的牙周炎。

修复方法：处理前应查清原因。一般需要拆除固定桥，治疗患牙后重新制作。对于部分根管治疗不完善的病例也可采用根尖手术的方法治疗。

## 3.咬合痛

（1）修复体粘固后短期内出现咬合痛，常为创伤殆引起。

修复方法：如患者有咀嚼痛伴有叩痛，发病时间不长，创伤性牙周炎不严重，通过调殆，症状会很快消失。调殆时首先确定正中殆及非正中殆的早接触位置，调改不合理的斜面和过锐尖嵴。如咬合过高调殆有困难，或因粘固时修复体未就位，应拆除修复体重做。

（2）在修复体戴用一段时间之后出现咬合痛。

修复方法：应做X线检查，确定是否有创伤性牙周炎，根尖周炎，根管侧穿，外伤性或病理性根折等，然后再做针对病因的治疗，如调殆、牙周治疗乃至拆除重做或拔牙等。

## 4.接触点过紧疼痛

轻微者，戴用数日后可自行消失。疼痛严重者，应将固定桥完整取下后，缓冲接触点处，然后重新粘固。如果不能完整取下，只能将其拆除后重新修复。

## 5.基牙的就位道不完全一致

戴用数日后疼痛一般可自行消失。

## 二、食物嵌塞

食物嵌塞是固定义齿修复后常见问题之一，患者可以感到胀痛不适，嵌入或滞留的食物可以直接压迫牙龈引起疼痛，滞留的食物发酵、腐败、发生口臭，分解产物和细菌代谢性产物的刺激可引起龈炎，出现疼痛，继发龋和牙周炎。其原因为修复体与邻牙或修复体之间无接触，或接触不良；修复体轴面外形不良，如殆外展隙过大，龈外展隙过于敞开；殆面形态不良，边缘嵴过锐，颊舌沟不明显，食物排溢不畅；殆表面与邻牙不一致，形成斜向邻面的倾斜面；邻面接触虽然良好，但修复体有悬突或龈边缘不密合；对颌牙有充填式牙尖（杵臼式牙尖）等。

修复方法：食物嵌塞的治疗应针对原因进行。属邻接不良，外展隙过大者，一般需拆除重做；属形态不良者可做调殆磨改，然后仔细磨光。

### 三、龈炎

固定桥戴用后出现龈缘炎或桥体下牙槽嵴黏膜发炎的情况较多见，可能由于：

1.龈缘下溢出的多余粘固剂未去除干净；

2.固位体边缘过长刺激或边缘不密合，有悬突、食物残渣和菌斑集聚；

3.固位体和桥体的轴面外形恢复不良，不利于自洁和对牙龈的按摩作用；

4.与邻牙的接触点恢复不良，食物嵌塞压迫刺激牙龈；

5.桥体龈端与牙槽嵴黏膜间存在间隙，或因压迫牙槽嵴过紧，加速牙槽嵴吸收而出现间隙。龈端抛光不足，食物残渣停滞和菌斑附着。桥体龈面或残留的粘结剂对牙槽嵴黏膜产生压迫，可导致牙龈发炎，出现红肿、疼痛等症状；

6.口腔卫生习惯较差。

修复方法：治疗时可去净多余的粘固剂，局部用药消除炎症，通过调磨修改，尽可能消除或减少致病原因。若效果不佳者，应拆除固定桥重做。

### 四、基牙松动

固定桥基牙松动可能有局部和全身的原因。

1.基牙本身的条件差，或桥体跨度过大，设计的基牙数量不足。

2.桥体𬌗面恢复过宽或牙尖过陡，恢复的𬌗力过大。

3.咬合不良，使基牙遭受𬌗创伤。

4.局部或全身健康状况差，机体的代偿功能失调，基牙牙周组织的耐受力降低。

修复方法：对松动的基牙可采取保守治疗，先调𬌗以减轻负担。如果牙周组织损伤严重，且经常引起炎症而产生疼痛，一般应拆除固定桥，治疗患牙，重新修复缺失牙。

### 五、修复体松动、脱落

固定桥松动、脱落涉及设计、材料、口腔卫生情况及多个技术操作的环节。

1.两端固位体的固位力相差悬殊，受到两端基牙运动的相互影响。

2.基牙牙体预备不当，使其固位体固位力不足。如轴面聚合度过大，𬌗龈距过低，或辅助固位体的长度、深度不足等。

3.桥架变形或就位道不一致，使固位体和基牙不密合，降低了固位力。试戴时，有轻微翘动未被察觉。

4.金属材料机械强度不足，耐磨性差，固位体穿孔，使得粘固剂溶解，或桥架设计不当，引起桥体弯曲变形。

5.基牙产生了继发龋。

6.粘固剂选择或粘固操作不当等。

修复方法：固定桥出现松动、脱落，在仔细检查并找出原因后，针对原因做相应处理。若系桥基牙预备问题导致固位力不足或两端固位力相差大，应重新预备基牙。若因金属桥架制作中的缺陷或材料问题，应重做或更换材料。若基牙产生继发龋，应拆除固定桥，治疗患牙后重新设计制作。若因粘固剂选择或粘固操作不当，需选用合格材料重新粘固。

## 六、修复体破裂、折断、穿孔

修复体在使用过程中的破损现象，有下列原因：

1.外伤或咬合不平衡，有殆干扰，导致应力集中。咬合创伤或咬硬物时殆力过大都有可能引起瓷裂、瓷剥脱，以瓷修复体和前牙多见。

2.材料因素，如瓷的脆性较大，树脂强度较低，特别是在薄弱处。

3.金属桥架设计制作不当，使其强度不足而引起桥架变形；或桥架表面存在锐角、尖嵴或连接体处呈现V形峡缝；或金瓷交界处位于殆力集中部位；或承受最大殆力处无金属基底支持等。瓷层过厚，气孔率增高或瓷层过薄，都会降低瓷的强度。

4.金属桥架表面处理不当（包括打磨、粗化、清洁、除气和预氧化），降低了金瓷结合强度。塑瓷或烧结中的问题，如瓷浆瓷粒缩聚不够，入炉或出炉过快，或反复烧结等。

5.存在深覆殆，咬合紧。

6.调殆磨改过多，由于牙体预备不足，或患牙预备后伸长，修复体完成时已经将殆面磨得过薄。

7.磨耗过多，如咀嚼硬物、磨牙症等。

修复方法：固定桥破损后，应分析原因，一般都需拆除后重做。对于瓷崩裂而未暴露金属基底，可采用瓷修补的专用光固化复合树脂材料直接在口内修补；若瓷折片小而完整者，可用树脂粘结材料，直接粘固复位；若瓷崩裂而暴露金属者，还要在口内粗化金属表面，酸蚀，涂遮色树脂后，用光固化复合树脂修补。用树脂修补瓷缺损的使用寿命有限，一般为2~3年。若涉及咬合功能面时，效果更差。因此，对于瓷裂、瓷剥脱的问题，重在预防其发生。大范围破损应将修复体拆下重做，对于穿孔的金属修复体原则上应重做。对于折断牙冠部分的桩冠，如桩固位良好不易拆除，可将残留桩冠预备成核，然后做冠修复。

# 第三节　可摘局部义齿修复后可能出现的症状及处理

## 一、疼痛

**1.基牙疼痛**

（1）义齿与基牙接触过紧或卡臂尖进入倒凹过深，对基牙施力过大造成。

修复方法：可适当缓冲，调改卡环，或调整基牙形态以减小倒凹深度。

（2）游离缺失的末端基牙常因受扭力而造成疼痛，游离端翘起易扭伤放置直接固位体的基牙，还导致远离游离端的支架下软组织的压伤。

修复方法：一是在义齿设计时要放置合适的间接固位体，对抗义齿游离端的翘起。二是应减小义齿游离端所受𬌗力。

**2.黏膜疼痛及修复方法**

（1）对于疼痛部位局限者，可使用压痛指示剂确定基托组织面的压迫部位，然后进行局部缓冲。

（2）对于因基托进入组织倒凹造成的义齿摘戴时疼痛，应磨除进入倒凹的基托。

（3）对于因咬合高或剩余牙槽嵴支持能力差而造成的大范围疼痛，则应减小人工牙承受的𬌗力。

（4）系带根部、前庭沟和口底部位疼痛者，应对义齿基托边缘进行适当缓冲。

## 二、义齿翘动

**1.支托、卡环等义齿坚硬部分在天然牙上形成支点，义齿不能完全就位者**

修复方法：用薄咬合纸确定支点位置，然后调磨义齿或天然牙，去除支点。

**2.支托、卡环等移位、变形**

修复方法：可将其磨除或去除，将义齿完全就位后重取印模，在义齿上重新制作支托或卡环；

**3.基托覆盖下组织隆突处形成支点**

修复方法：在基托组织面相应处缓冲。

**4.游离端基托与黏膜不密合**

修复方法：可进行基托组织面重衬。

**5.不能修改的严重变形者**

应重新修复。

## 三、义齿固位差

### 1. 卡环没有固位力

卡臂尖未进入倒凹，卡环内径略小于基牙周径或卡臂尖抵住邻牙，造成义齿弹跳；卡环与基牙牙面不贴合或卡臂进入倒凹过多，使义齿上下浮动。

修复方法：可调整卡环与基牙的接触关系，避免与邻牙接触。

### 2. 人工牙排列位置不当

前牙覆𬌗深或覆盖小造成前伸障碍，义齿前后翘动；后牙排列偏颊侧，咬合时义齿以两侧牙槽嵴顶为支点翘动；后牙排列偏舌侧，舌运动受限、舌体的挤压和抬高作用会使卡环固位力差的义齿发生松动、脱位。

修复方法：应对症调改或重新排牙。

### 3. 基托边缘过长或过厚妨碍软组织的运动，造成义齿松动

修复方法：调磨基托边缘。

## 四、义齿摘戴困难

（1）义齿坚硬部分进入倒凹区或与基牙接触过紧，调磨或缓冲义齿相应部位，调整基牙形态。

（2）卡环数目过多，减少卡环数目或改变卡环种类。

（3）卡臂尖进入倒凹过深，调整基牙形态，减小倒凹深度，磨短卡臂尖。

（4）摘戴方法或方向错误，教会患者正确的摘戴方向和方法。

## 五、咀嚼功能差

1. 接触关系不良，有早接触和𬌗干扰者应调𬌗，个别牙开𬌗者应加高人工牙𬌗面或重新排牙。

2. 人工牙𬌗面平坦、牙尖斜度小、形态差可修改𬌗面形态，增加排溢沟。

## 六、咬腮、咬舌或咬唇

### 1. 覆盖过小

应调磨下后牙颊尖的颊斜面或下前牙切端唇斜面，加大人工牙的覆盖。

### 2. 颊脂垫肥厚

加大人工后牙的覆盖，加厚颊侧基托。

### 3. 舌体肥大

磨除部分人工牙舌面，或将人工牙向颊侧排列。

**4.后牙殆平面过低**

抬高后牙殆平面。

**5.初戴不适应**

嘱咐患者进食时小张口、慢咀嚼，用双侧后牙同时咀嚼食物。

## 七、食物嵌塞

（1）义齿人工牙与相邻基牙间隙过大，去除基牙邻面过大的倒凹，义齿重衬或重新制作；

（2）基托不密合或卡环臂与基牙不密贴，重衬或调改卡臂。

## 八、义齿折断

**1.基托折裂、折断**

（1）断端无缺损、对合好

1）将义齿洗净拭干，准确对合断端并用502胶粘固；

2）在义齿基托的组织面涂分离剂、灌注石膏；

3）石膏模型硬固后将义齿取下，将基托断端磨成较宽的斜面，再将义齿断开的各部分在石膏模型上复位。

4）将自凝树脂粘固于断端之间并恢复基托外形，待树脂硬固后，将义齿取下并打磨抛光。

5）或用基托蜡恢复折断处的基托外形，装盒后用热凝树脂修补。

（2）断端有缺损或不能对合复位

1）将义齿断开的部分戴入口内后制取印模。

2）将义齿固定在印模内并灌制石膏模型。

3）同（1）的3）~5）。

**2.卡环、殆支托折断**

（1）将义齿上残留的卡环、支托和连接体去除。

（2）用蜡封闭缺损处，将义齿戴入口内。

（3）制取印模，将义齿翻到石膏模型上。

（4）在模型上制作卡环或支托，用自凝或热凝树脂固定。

**3.人工牙折断、脱落**

（1）磨除残留的人工牙和部分基托。

（2）选择颜色、形状和大小合适的人工牙，经磨改以适合缺牙间隙。

（3）先用自凝树脂单体溶胀基托和人工牙在粘接面，再用自凝树脂粘固。

（4）调殆并磨光。

**4.添加义齿部件**

（1）将义齿戴入口内并制取印模。

（2）将义齿翻到石膏模型上。

（3）在模型上制作需添加的卡环、支托、基托及人工牙等部件，用自凝或热凝树脂粘固。

**5.加高人工牙的咬合**

（1）将人工牙𬌗面磨粗糙，并在对颌牙的𬌗面涂分离剂；在人工牙𬌗面加自凝树脂，将义齿戴入口内进行正中及侧方咬合，直至树脂硬固。

（2）或先在人工牙𬌗面加蜡取𬌗记录，然后根据蜡𬌗记录用蜡恢复人工牙的高度和𬌗面形态；再经装盒，用热凝树脂充填，加高咬合。

**6.基托重衬**

（1）直接法

1）将义齿组织面均匀磨除一层，使之表面粗糙。

2）在口内（余留牙和黏膜处）和义齿（磨光面和人工牙处）涂分离剂，同时在义齿组织面涂自凝单体使表面溶胀。

3）将调拌好的自凝树脂涂布于义齿组织面。

4）将义齿戴入口内，使卡环、支托等完全就位，做功能整塑，至树脂初步硬化但尚有弹性时从口内取出。

5）待树脂完全硬固后，去除进入倒凹的部分并磨光。

6）将义齿重新戴入口内，使其完全就位并进行调𬌗。

（2）间接法

1）将义齿组织面均匀磨除一层，使之表面粗糙。

2）在义齿组织面加调拌好的印模材料。

3）将义齿戴入口内，使卡环、支托等完全就位并做功能整塑，至印模材硬固后取出。

4）去除多余的印模材，将义齿直接装盒。

5）开盒后去除义齿组织面的印模材料，充填热凝树脂。

6）进行热处理，打磨和抛光。

# 第四节　全口义齿修复后可能出现的症状及处理

初戴全口义齿或戴用一段时间后，由于各种原因可能出现问题或症状，要及时进行修改，以便保护口腔组织的健康和功能的恢复。因此，全口义齿戴用后，应定期复查，以便及时发现问题，进行修改。

## 一、疼痛

疼痛可出现在颞下颌关节、咀嚼肌或牙槽嵴及口腔前庭软组织。

### （一）颞下颌关节、咀嚼肌疼痛

#### 1.垂直距离过高或过低

患者戴义齿后，感到下颌牙槽嵴普遍疼痛或压痛，不能坚持较长时间佩戴义齿，面颊部肌肉酸痛，上腭部有烧灼感，而口腔黏膜无异常表现，这种情况多由于垂直距离过高或过低所致。

修复方法：对于垂直距离过高者，当前牙覆𬌗不大时，可重新排列下颌后牙降低垂直距离，或重新做全口义齿。垂直距离过低者，则需重新制作全口义齿。

#### 2.咬合干扰

正中关系不正确，肌接触位与人工牙牙尖交错位不一致。

修复方法：可调整正中𬌗以获得稳定的正中关系；如果调整仍不能获得稳定的正中𬌗，或导致垂直距离的明显改变，则需要重新制作义齿。

### （二）牙槽嵴及口腔前庭软组织疼痛

1.咬合问题可造成义齿承托区疼痛，这种情况下单纯用调改义齿基托组织面的方法根本不能解决问题。因此一旦出现义齿承托区痛，就一定要检查咬合。

修复方法：检查正中、前伸及侧方平衡𬌗，去除早接触点。也可在口内取下正中𬌗蜡记录，将上下颌义齿固定在𬌗架上，进行选磨调𬌗。

2.在牙槽嵴上有骨尖、骨棱；上颌隆突、上颌结节的颊侧、下颌舌隆突等处骨质隆起，有组织倒凹的区域；下颌舌骨嵴处由于覆盖的黏膜较薄，受力后容易造成组织压伤，义齿在戴上或取下时，义齿基托边缘常造成倒凹区黏膜的擦伤。由于取印模时压力不均匀或模型有破损，常可造成软组织损伤。

修复方法：利用压痛指示剂来准确定位，并作相应缓冲。在压伤部位相应的基托组织面进行缓冲处理。

3.基托边缘伸展过长或边缘过锐，系带部位基托缓冲不够，在移行皱襞、系带部位可造成软组织红肿、破溃或组织损伤，严重时黏膜呈灰白色。在上颌义齿后缘过长、下颌义齿远中舌侧边缘过长时，由于组织被压伤，常可发生咽喉痛或吞咽时疼痛的症状。

修复方法：将过长、过锐的边缘磨短和圆钝，症状即可减轻，但不宜磨除过多，以免破坏边缘封闭。印模不准或义齿变形亦可造成疼痛，若不能通过调改解决时，需要返工重做义齿。

## 二、义齿固位不良

### （一）患者口腔条件差

牙槽嵴因吸收变得低平，黏膜较薄，唇、颊向内凹陷，舌变大，唾液量不足或大量黏稠唾液，与对颌牙弓相对而言牙弓过小（多见于上颌牙槽嵴严重吸收，人工牙排在牙槽嵴的唇颊侧）等等。

修复方法：在这种情况下，需要患者坚持戴用义齿，适应和学会使用义齿后，义齿固位会逐渐加强。另有一些则需要在修复之前制定治疗计划时应考虑施行外科手术处理。

### （二）义齿本身的问题

1.当口腔处于休息状态时，义齿容易松动脱落。这是由于基托组织面与黏膜不密合或基托边缘伸展不够，边缘封闭作用不好造成。

修复方法：采用重衬或加长边缘的方法解决。

2.当口腔处于休息状态时义齿固位尚好，但张口说话、打呵欠时义齿易脱位。这是由于基托边缘过长、过厚，唇、颊、舌系带区基托边缘缓冲不够，影响系带活动；人工牙排列的位置不当，排列在牙槽嵴顶的唇颊或舌侧，影响周围肌肉的活动；义齿磨光面外形不好等。

修复方法：磨改基托过长或过厚的边缘、缓冲系带部位的基托，形成基托磨光面应有的外形，或适当磨去部分人工牙的颊舌面，减小人工牙的宽度等。

3.义齿固位尚好，但在咀嚼食物时义齿容易脱位。是由于咬合不平衡、牙尖有干扰，使义齿翘动，破坏了边缘封闭造成的。

修复方法：选磨调𬌗，消除早接触和𬌗干扰，建立平衡𬌗。

## 三、咬颊或咬舌

1.后牙缺失时间过久，两颊部软组织松弛、向内凹陷，或舌体变大而造成咬颊或咬舌现象。

修复方法：经过戴用一段时间后，常可自行改善。必要时可加厚颊侧基托，将颊部组织推向外侧。

2.义齿制作原因：造成咬颊的原因是上下后牙的颊侧覆盖较小或无覆盖，垂直距离恢复过低也可造成颊部组织内陷而发生咬颊；造成咬舌的原因则是上下后牙的舌侧覆盖过小，或无覆盖。

修复方法：若因覆盖不足咬颊，可先用红膏加在义齿基托边缘，加厚的基托把颊部组织向外推，如果这种方法有效，再把红膏换成基托树脂。此外还可以通过调𬌗，主要是调磨下颌后牙颊尖颊斜面，加大后牙的颊侧覆盖。若因垂直距离太低而咬颊时，要考虑升高垂直距离，重做下颌或全口义齿。对于因覆盖不足咬舌的情况，要调磨上颌后牙舌尖的舌斜面以加大舌侧覆盖。

## 四、食物滞留于义齿颊侧

由于义齿颊侧基托磨光面外形呈"凹"面，不利于颊部软组织发挥对基托磨光面的自洁作用所致。

修复方法：修整义齿颊侧基托磨光面外形。

## 五、咀嚼功能不好

1.因义齿固位不良、疼痛而引起（详见本节一、二部分）。

2.人工牙𬌗面形态不佳，上下颌牙齿接触面积小，或在调磨咬合过程中，磨去了应有的尖、凹的解剖形态。

修复方法：通过调𬌗增加咬合接触面积、形成尖、凹解剖外形和食物排溢沟。

3.垂直距离低，患者感觉咀嚼慢，咬合无力。

修复方法：取正中𬌗记录，将上、下颌义齿按正中𬌗记录固定在𬌗架上重新排牙。

## 六、恶心

部分患者在初戴义齿时，常出现恶心，甚至呕吐。常见的原因是由于上颌义齿后缘伸展过长或义齿基托后缘与口腔黏膜不密合。由于唾液刺激黏膜而发痒，引起恶心。上下前牙接触而后牙颊尖没有接触，义齿后端翘动而刺激黏膜，也会使患者感到恶心。上颌义齿后缘基托过厚，下颌义齿远中舌侧基托过厚而挤压舌也可引起恶心。更年期的患者也容易出现恶心作呕的症状。

修复方法：应根据具体情况，调磨基托后缘，修改上下颌义齿基托的厚度。如后缘与黏膜不密合，可用自凝树脂重衬，改善上颌义齿后缘封闭效果；通过调𬌗，消除早接触点，增加义齿稳定。

# 第三十章 正 畸

## 第一节 牙列拥挤

牙列拥挤是由于牙弓内间隙不足而出现的牙齿唇（颊）舌向错位或扭转，可能影响到牙弓形态及咬合关系。前牙拥挤较后牙拥挤常见，单纯的牙列拥挤较多见，也可伴随其他错𬌗畸形如上颌前突、下颌前突或开𬌗等出现。

【诊断标准】

### 一、临床表现

牙列拥挤首先表现为个别牙或多个牙呈各种方向错位，如唇（颊）舌向、近远中向、高位、低位、转位、易位和斜轴等。错位牙可呈单一错位，也可以同时有几种错位。牙列拥挤可能破坏牙弓的正常形态或上下颌牙弓关系，表现为牙弓形态不规则或不对称、前牙覆𬌗覆盖异常。后牙拥挤错位可能表现为反𬌗、锁𬌗。单侧拥挤时中线常偏向拥挤侧。牙列拥挤可单独出现在上颌或下颌，如上、下颌牙弓间隙均不足时，则上、下颌均可出现拥挤。

前牙拥挤不同程度地影响美观。严重的错位牙可刺激唇、颊、舌引起不舒适感或局部溃疡。牙齿拥挤错位，不易保持口腔清洁，常引起龋病和牙周病。

### 二、牙列拥挤的分度

根据拥挤度分为三级。

1.轻度拥挤（Ⅰ度）：牙列拥挤程度 ≤ 4mm。

2.中度拥挤（Ⅱ度）：4mm< 牙列拥挤程度 ≤ 8mm。

3.重度拥挤（Ⅲ度）：牙列拥挤程度 >8mm。

### 三、模型分析

模型分析是诊断牙列拥挤的重要手段。通过模型分析可以得出牙列的拥挤程度。

**1.局部测量法**

当个别牙错位时，可测量个别错位牙冠的近远中宽度与两邻牙之间的宽度之差，即拥挤度。

### 2.牙弓测量法

当多数牙拥挤时，可测量牙弓应有长度（牙齿的近远中宽度之和）和牙弓现有弧形长度之差，即拥挤度。

### 3.基骨测量

测量基骨的长度和宽度。

### 4.Bolton指数

可对上下颌前牙和前后牙进行比率分析，进而确定患者是否存在上下颌牙弓牙冠宽度的不协调。

### 5.Moyers预测法

可对混合牙列进行牙列拥挤度的预测。

## 四、X线检查

可拍摄全口曲面断层片，必要时拍摄根尖片。

【治疗原则】

牙列拥挤矫治的原则是应用各种正畸手段减少牙量、增加骨量，使牙量骨量趋于协调，同时兼顾牙颌面的协调和美观。在制定矫治方案时，要根据拥挤程度、牙弓突度、牙体健康状况、牙颌面的生长发育、面部协调性以及患者的配合情况等，选择正确的矫治方法。

## 一、轻度拥挤的矫治可采用扩大牙弓、邻面去釉的方法。

### （一）扩大牙弓

#### 1.推磨牙向远中

在第二恒磨牙未萌出前，第一恒磨牙可向远中移动3~6mm。常用的矫治器有口外弓、摆式矫治器、唇挡等，或借助微螺钉种植体支抗远中移动磨牙。

#### 2.牙弓宽度扩展

根据不同畸形表现，可使用扩大牙弓或基骨宽度的方法，常用的有分裂基托扩弓器、四角圈簧扩弓器、螺旋扩弓器等。

#### 3.切牙唇向开展

使用固定矫治器，在磨牙近中弯制垂直开大曲，或将垂直曲置于需要开展的部位，以扩大牙弓。

### （二）邻面去釉

在上颌前牙区和上下后牙区，一般每颗前牙邻面釉质可以去除0.25mm，不超过0.5mm。在下颌前牙区，由于切牙近远中径小，邻面去釉的程度较小。对于存在明显患龋倾向和牙釉质发育不良的患者，不适合进行邻面去釉。

## 二、中、重度拥挤的矫治

中度拥挤多为可拔可不拔的边缘病例，应全面测量分析后再决定矫治方案，原则是能不拔牙时尽可能不拔牙。重度拥挤一般采用减数治疗。通常选择的拔牙部位是前磨牙，多采用左右对称、上下协调减数，以保持牙颌面的协调美观。使用固定矫治器矫治，应首先排齐、整平牙列，之后关闭剩余的拔牙间隙，建立中性尖牙、第一恒磨牙关系和正常的前牙覆𬌗、覆盖。

## 三、保持

在牙列拥挤得到矫治后，需要进行保持。固定矫治器治疗后，通常选择Hawley保持器进行保持。开始6~12个月内患者需全天24小时戴用保持器，吃饭时取下。以后6个月只在晚上戴，之后6个月改为隔日晚上戴，并逐渐减少戴用时间，至牙齿位置及咬合关系稳定后可停戴保持器。成人正畸患者一般需要终生保持。

## 四、其他

1.可摘矫治器吃饭时应取下，应注意不可损坏或使附件变形并保持清洁。
2.采用固定矫治器治疗，应注意勿咬硬食和黏性食物，并保持口腔卫生。

# 第二节　牙列间隙

牙列间隙是指在牙弓内牙齿间存在间隙。多数情况下牙齿排列较整齐，表现为牙列中有间隙。间隙可以在局部出现，亦可散在分布。临床上，牙列间隙不如牙列拥挤多见。

【诊断标准】

## 一、临床表现

局部间隙多在上中切牙之间、畸形侧切牙区或缺牙部位。上中切牙间隙常伴有上唇系带附着过低或过宽，有时在上中切牙区有多生牙。由于牙齿形态异常导致局部间隙，如侧切牙呈锥形过小牙。牙齿数目异常表现为缺牙或多牙，较常发生先天缺牙的牙依次为下颌侧切牙、上颌侧切牙、下颌第二前磨牙、上颌第二前磨牙以及第三磨牙。通常牙齿排列整齐，有时牙齿可以出现近远中向、唇（颊）舌向等错位现象。

散在的牙列间隙可以出现在上颌、下颌或上下颌均出现。上下颌前牙区的散在间隙，多伴有吐舌习惯。一般情况下，面部外形不受影响。

## 二、模型分析

### 1.局部测量法

用分规测量间隙的近远中宽度，即局部间隙的大小。

### 2.牙弓测量法

当出现散在间隙时，可测量牙弓现有弧形长度和牙弓应有弧形长度（牙齿的近远中宽度之和），两者之差，即间隙之总和。

## 三、X线检查

可拍摄全口曲面断层片，检查是否有多生牙、埋伏牙或先天缺失牙。必要时拍摄CT以确定埋伏牙的位置。

【治疗原则】

牙列间隙的矫治主要是如何能消除牙列内的间隙，使牙量骨量趋于协调。应分析间隙属可关闭还是不可关闭的间隙，两者的矫治方法不一样。

### 1.病因治疗

根据不同情况，可做上唇系带修整术、多生牙的拔除和不良口腔习惯的破除。

### 2.矫治方法

（1）可关闭间隙的矫治方法：由上述局部因素造成的间隙，在去除病因后，一些替牙期的间隙能自行调整。若仍存在间隙则必须使用矫治器治疗，可以使用活动矫治器，加附簧关闭间隙。若为恒牙期，可以使用固定矫治器。

（2）不可关闭间隙的矫治方法：因先天缺牙、牙量小和大舌等因素造成的间隙，不能用矫正方法关闭时，可先通过正畸治疗集中间隙，之后进行修复治疗。

### 3.保持

用矫治器关闭间隙后，往往需要进行长期或永久保持。

# 第三节  前牙反𬌗

前牙反𬌗为常见的错𬌗畸形，可有个别前牙反𬌗及多数前牙反𬌗。可出现在乳牙期、替牙期和恒牙期，临床表现为下切牙位于上切牙的唇侧，形成不同程度的反覆𬌗和反覆盖。前牙反𬌗对口腔功能、颜面美观和心理健康有较严重的影响，并且随着患者年龄增长症状逐渐加重，因此倍受重视。

【诊断标准】

## 一、临床表现

可单纯表现为前牙反𬌗，而后牙关系正常，面部外形无明显异常。严重者，除前牙反𬌗外，还有后牙为近中错𬌗和面中1/3发育不足，下颌前突等畸形。按致病机制分为三型。

**1.牙源型**

多为局部障碍引起，表现为单纯性前牙反𬌗，反覆盖较小，磨牙关系为中性或开始近中。下颌大小形态正常，上下颌骨关系正常，颜面基本正常。

**2.功能型**

由不良哺乳姿势、𬌗干扰等引起的下颌功能性过度前伸和前牙反𬌗，下颌大小和形态正常，下颌能后退至前牙切对切关系，又称为假性下颌前突。

**3.骨骼型**

多由遗传和疾病等因素所致，上下颌骨关系异常，上颌发育不足、下颌发育过度。除前牙反𬌗外，前牙反覆盖大，磨牙为近中关系，并有颌骨畸形，下颌前突且不能后退，颏部明显前突，侧面观呈凹面型，可伴有面部偏斜。

## 二、X线检查

可拍摄全口曲面断层片和头颅定位侧位片，分析颅颌面结构，从而了解畸形的严重程度。必要时应拍摄头颅定位正位片及颞下颌关节片。

【治疗原则】

矫治原则是及早去除病因，早期矫治，以利于颌面部向正常方向发育。

**1.病因治疗**

包括纠正不良的哺乳姿势，早期破除口腔不良习惯，乳牙早失的间隙保持，乳尖牙磨耗不足的适当调磨和腺样体、扁桃体疾患的治疗等。

**2.矫治器治疗**

（1）上颌𬌗垫式活动矫治器：适用于乳牙期、替牙期牙源型前牙反𬌗。其牙𬌗垫应包括所有后牙𬌗面，咬合时切牙分开1mm，在上颌前牙舌侧放置舌簧。

（2）下颌前牙塑料联冠斜面导板矫治器：适用于乳前牙反𬌗和上切牙舌向错位，反覆𬌗深、反覆盖小的病例。

（3）下颌𬌗垫式活动矫治器：适用于下颌前牙有散在间隙而上颌前牙牙轴基本正常的病例，应用双曲唇弓关闭下颌前牙间隙达到矫治前牙反𬌗目的。

（4）功能性矫治器：适用于乳牙期、替牙期的功能性反𬌗和轻度骨骼型前牙反𬌗，如Frankel Ⅲ型矫治器。

（5）上颌前方牵引器：用于上颌发育不足、位置后缩的骨骼型前牙反𬌗，可在替牙期或恒牙初期使用。前方牵引常与快速腭开展联合使用。

（6）固定矫治器：方丝弓和细丝弓矫治器均可用，用于恒牙期前牙反𬌗的病例，治疗中要使用Ⅲ类颌间牵引。

（7）正畸和正颌外科联合治疗：用于成年人严重骨骼型前牙反𬌗的矫治。

## 三、其他

1.戴𬌗垫矫治器时，吃饭时坚持戴用矫治效果更好，待反𬌗解除建立正常覆𬌗时，应及时调磨𬌗垫，以利于后牙建𬌗。

2.个别牙反𬌗矫治后，大多不需进行保持。对于其他类型的反𬌗，应根据情况进行适当的保持。

3.许多前牙反𬌗患者需要进行双期矫治，故疗程较长。

# 第四节　前牙深覆盖

前牙深覆盖是指上颌前牙切缘至下颌前牙唇面的最大水平距离大于3mm者。前牙深覆盖是上下颌牙弓近远中关系的异常，大多发生于替牙期和恒牙早期。可单纯为前牙深覆盖、磨牙关系正常，也可表现为后牙远中𬌗，并伴有前牙深覆𬌗，即典型的安氏Ⅱ类1分类错𬌗。

【诊断标准】

## 一、临床表现

因畸形程度不同，前牙深覆盖可伴有上颌前突、远中错𬌗。按病因机制可以分为三型。

**1.牙源型**

其上下颌骨之间与颅面关系一般正常，磨牙关系为中性𬌗。前牙深覆盖主要是由上颌前牙唇向错位或下颌前牙舌向错位引起，无明显的骨骼异常。

**2.功能型**

因神经肌肉反射引起的下颌功能性后缩，也可以由𬌗因素所致。上颌发育一般正常，下颌在牙尖交错位时被迫处于后缩的位置，形成磨牙远中关系、前牙深覆盖。当前伸下颌至中性𬌗关系时，其上下颌牙弓矢状关系能协调。

### 3.骨骼型

由于上下颌骨发育异常而导致上下颌为远中错𬌗关系，后牙为远中关系，ANB角通常大于5°。

## 二、前牙深覆盖的分度

可分为3度。

### 1.Ⅰ度深覆盖

上颌前牙切缘至下颌前牙唇面的最大水平距离为3~4mm。

### 2.Ⅱ度深覆盖

上颌前牙切缘至下颌前牙唇面的最大水平距离为5~8mm。

### 3.Ⅲ度深覆盖

上颌前牙切缘至下颌前牙唇面的最大水平距离为8mm以上，严重者可达10mm以上。

## 三、X线检查

拍摄全口曲面断层片和X线头颅定位侧位片，分析颅面结构和面部高度等。

【治疗原则】

矫治原则应及早去除病因，解除牙列不齐，减少前牙深覆盖，矫正后牙的远中𬌗关系。

### 1.病因治疗

包括破除各种不良习惯，去除上颌牙弓内多生牙，治疗呼吸道疾病等。病因治疗后，替牙期的前牙深覆盖有可能自行调整，否则需进行矫治器治疗。

### 2.矫治器治疗

（1）活动矫治器：如因不良习惯导致前牙唇向移位并有间隙或是拔除多生牙后产生的间隙，在破除不良习惯后，可用双曲唇弓内收上颌牙弓前段，矫正深覆盖。

（2）功能性矫治器：适用于上颌骨发育基本正常、下颌处于远中后缩位的生长发育期的青少年患者，常用的功能性矫治器有Activator、FrankelⅡ型矫治器、Twinblock矫治器和Herbst矫治器等。

（3）固定矫治器：对于侧貌较好、轻度的前牙深覆盖可以不拔牙矫治。矫治严重的前牙深覆盖时常需采用减数治疗，减小覆盖、排齐牙列、调整后牙𬌗关系。如果前牙覆盖很大，需要大范围的切牙内收，可以配合使用口外弓或微螺钉种植体以增强支抗。

（4）正畸和正颌外科联合治疗：适用于成年人因严重的骨骼畸形所造成的深

覆盖。

（5）肌功能训练：训练下颌前伸肌，以巩固咬牙合关系。

## 三、其他

1.由于前突的上颌前牙容易导致外伤，因此建议早期矫治前牙深覆盖。

2.深覆盖固定矫治时拔牙模式是多种多样的，应根据具体情况选择适宜的拔牙模式。

# 第五节　后牙反𬌗

后牙反𬌗可发生在乳牙期、替牙期或恒牙期。后牙表现为反覆𬌗、反覆盖关系，可表现为个别后牙反𬌗，也可为多数后牙反𬌗。后牙反𬌗可发生在单侧，也可发生在双侧。

【诊断标准】

## 一、临床表现

1.个别后牙反𬌗，多数由局部因素造成，如乳磨牙早失或滞留，导致后继恒牙错位，上后牙舌向错位，下后牙颊向错位，局部常呈现拥挤、间隙不足的现象。

2.单侧后牙反𬌗，常伴前牙反𬌗，其下颌切牙中线、颏部及下颌骨多偏向反𬌗侧，导致面部左右不对称。下颌张闭口运动时出现偏斜。反𬌗程度越严重，对咬合的锁结作用及对咀嚼功能的影响越大，对颌骨发育及关节的影响也越大。

3.双侧后牙反𬌗，多见于口呼吸及腭裂的患者。其上颌牙弓及上颌骨宽度的发育多受限，表现为上颌牙弓狭窄，面部狭长，但面部基本对称。

## 二、X线检查

可摄全口曲面断层片和X线头颅定位正位、侧位片。通过X线头颅定位正位片测量，可以了解面部不对称的程度。

【治疗原则】

矫治原则：应及早去除病因，纠正后牙反𬌗，建立正常的咬合，纠正下颌偏斜。

**1.病因治疗**

早期治疗乳牙龋，防止乳牙早失、纠正偏侧咀嚼，破除口呼吸习惯，以减少后牙反𬌗的发生。

**2.矫治器治疗**

（1）单侧𬌗垫矫治器：用于一侧后牙反𬌗的矫治。在正常𬌗的一侧后牙上做𬌗垫，在反𬌗侧的上颌后牙腭侧安放双曲舌簧。也可用于个别后牙反𬌗的治疗，置舌簧于反𬌗的上颌牙齿腭侧。

（2）上颌扩弓矫治器：用于双侧后牙反𬌗的矫治。通常使用分裂基托扩弓器、四角圈簧扩弓器、螺旋扩弓器等。

（3）固定矫治器：适用于各种类型的后牙反𬌗。固定矫治器可以扩大上牙弓或缩窄下牙弓，配合颌间交互牵引解除后牙反𬌗，也可和上颌扩弓装置联合使用。

3.肌功能训练：可配合舌上抬训练和嚼肌、颞肌的训练。

4.其他：𬌗垫式矫治器在反𬌗解除后，需要调磨𬌗垫。在矫治过程中，可配合牙尖的调磨，以利在反𬌗矫治后建𬌗。

# 第六节　锁　𬌗

锁𬌗是后牙的一种错𬌗畸形，上颌个别后牙或多数后牙被锁结在下后牙的颊侧，或是下颌个别后牙或多数后牙被锁结在上后牙的颊侧，为锁𬌗畸形。由于上下颌后牙缺乏正常的𬌗关系，其咀嚼功能很差。

**【诊断标准】**

## 一、临床表现

多见于恒牙𬌗。可表现为个别牙的锁𬌗，如双尖牙的锁𬌗，第二恒磨牙的锁𬌗更为多见。锁𬌗有两种：

**1.正锁𬌗**

是上后牙舌尖的舌斜面与下后牙颊尖的颊斜面相咬合，𬌗面无咬合接触。个别后牙正锁𬌗及单侧多数后牙的正锁𬌗在临床较为多见。

**2.反锁𬌗**

是上后牙颊尖的颊斜面与下后牙舌尖的舌斜面相咬合，𬌗面无咬合接触。在临床上较少见。

## 二、X线检查

可摄全口曲面断层片和根尖片，了解牙周及恒牙胚的情况。必要时拍摄颞下颌关节片。

**【治疗原则】**

矫治原则是尽早解除锁𬌗关系，达到正常咬合。如有牙列拥挤时，则先拓展间隙。

**1.个别牙正锁𬌗的矫治**

采用单侧𬌗垫活动矫治器,并在上下颌锁𬌗牙上制作带环,在上颌带环颊面和下颌带环舌面各焊牵引钩,用橡皮圈做上下牙颌间交互牵引。

**2.单侧上下第二磨牙正锁𬌗的矫治**

临床上多见,如果同侧上颌第三磨牙发育正常且即将萌出,在一些情况下,也可设计将正锁𬌗的第二磨牙拔除,使第三磨牙在萌出时自行调位至拔牙隙,并与下第二磨牙建立正常的𬌗关系。

**3.一侧多数后牙正锁𬌗的矫治**

多见于下颌牙弓狭窄而上颌后牙颊向错位不明显。替牙期患者可采用下颌单侧𬌗垫矫治器,在锁𬌗侧的舌侧放双曲舌簧进行矫治。恒牙期患者可采用固定矫治器,同时可配合下颌扩大牙弓装置或微螺钉种植体支抗直立下后牙。

**4.双侧多数后牙正锁𬌗的矫治**

多见于下颌牙弓明显狭窄,两侧下后牙严重舌倾。可采用固定矫治器,配合微螺钉种植体支抗直立双侧下后牙。对于上下颌颌骨宽度不调,而后牙无明显颊舌向倾斜的病例,需配合正颌外科手术治疗。

**5.其他**

(1)由于锁𬌗牙无𬌗接触,其牙尖未经正常的生理磨耗,故在锁𬌗矫治后,需调磨锁𬌗牙的牙尖,以利于建𬌗,必要时在调磨后局部可进行涂氟防龋。

(2)当锁𬌗牙无足够间隙时,首先需开拓间隙,严重拥挤时,还需配合减数治疗。

# 第七节　深覆𬌗

深覆𬌗是上、下颌牙弓垂直关系的异常,常伴其他错𬌗畸形。前牙覆𬌗超过正常,即上颌前牙切缘盖过下颌前牙牙冠长1/3或下颌前牙咬合于上颌前牙舌侧切1/3以上者。

【诊断标准】

## 一、临床表现

根据上颌前牙唇倾度有三种不同类型:

**1.上颌前牙唇倾度正常**

多见于替牙期和恒牙早期。面部一般无畸形,严重深覆𬌗时,面下1/3稍显短,可有下切牙轻度拥挤、舌倾。

**2.上颌前牙唇倾**

临床上常表现为深覆𬌗合并深覆盖，即典型的安氏Ⅱ类1分类错𬌗。

**3.上颌前牙直立或内倾**

前牙覆盖可减少至1mm，伴上颌前牙拥挤、内倾，呈严重闭锁𬌗，可咬伤上颌前牙舌侧或下颌前牙唇侧龈组织，后牙为中性𬌗或远中𬌗，下颌牙弓Spee曲线增大，有时上颌牙弓补偿曲线呈反向弧形。面部外形尚好，可呈方面形，面下1/3高度降低，下颌角明显突出，下颌平面角常为低角型。

## 二、深覆𬌗的分度

根据覆𬌗程度将深覆𬌗分为3度。

**1.Ⅰ度**

上颌前牙牙冠覆盖下颌前牙牙冠的1/3以上至1/2处，或下颌前牙咬在上颌前牙舌侧切1/3以上至1/2处。

**2.Ⅱ度**

上颌前牙覆盖下颌前牙冠长的1/2以上至2/3处，或下颌前牙咬在上颌前牙舌侧切1/2以上至2/3处。

**3.Ⅲ度**

上颌前牙牙冠完全覆盖下颌前牙牙冠，甚至咬在下颌前牙唇侧龈组织上或下颌前牙咬在上颌前牙舌侧龈组织或硬腭黏膜上。

## 三、检查

可拍摄全口曲面断层片和X线头颅定位侧位片，必要时做肌功能检查。

**【治疗原则】**

**1.Ⅰ型深覆𬌗**

即前牙牙槽骨或颌骨高度正常，而后牙牙槽骨或颌骨高度不足的治疗。矫治原则为升高后牙及牙槽高度。替牙期患者采用上颌平面导板或平面导板加𬌗垫矫治器，𬌗垫从最后一个牙齿开始逐个磨去，直至该牙建𬌗。恒牙初期患者可以采用固定矫治器配合平面导板进行矫治。对后牙颌骨高度不足的成人患者，生长发育已基本停止，必要时可用修复方法加高后牙以恢复颌间高度，其高度必须在息止颌位的颌间间隙之内。

**2.Ⅱ型深覆𬌗**

即前牙牙槽骨或颌骨高度过大，而后牙牙槽骨高度正常的治疗。矫治原则为降低前牙及牙槽高度。

（1）活动矫治器治疗：适合替牙期患者，可在唇弓上焊接爪簧压低上颌前牙。

（2）固定矫治器治疗：适合恒牙期前牙牙槽高度过大患者，用固定矫治器压低上下颌前牙，打开前牙咬合。对于前牙牙槽骨或颌骨高度过大，存在露龈微笑的患者，采用头帽J钩或微螺钉种植体支抗压低上颌前牙以改善露龈微笑。

（3）正畸-正颌外科联合治疗：适合前牙颌骨高度严重过大的成人患者。

**3.Ⅲ型深覆𬌗**

即前牙牙槽骨或颌骨的高度过大，而后牙牙槽骨或颌骨的高度不足的治疗。矫治原则为降低前牙及牙槽高度、升高后牙及牙槽高度。其方法基本上是联合Ⅰ型和Ⅱ型的矫治方法。

**4.病因治疗**

注意儿童时期因患全身慢性疾患所致的颌骨发育不良，多数乳磨牙或第一恒磨牙的早失，需早期进行龋病治疗。纠正口呼吸、吮吸等口腔不良习惯，从而减少或减轻深覆𬌗的发生。

**5.其他**

深覆𬌗矫治后需要垂直方向的保持。通过压低前牙矫正的病例，可用带平面导板的上颌Hawley保持器进行保持，前4~6个月应全天戴用。

# 第八节　开　𬌗

在正中𬌗位时，上下颌部分牙齿在垂直向无咬合接触，称为开𬌗畸形。在临床上较少见。可见于乳牙期、替牙期和恒牙期，但多见于恒牙期。

【诊断标准】

## 一、临床表现

开𬌗可以分为三度。

**1.Ⅰ度开𬌗**

上下牙垂直分开在3mm以内。

**2.Ⅱ度开𬌗**

上下牙垂直分开3~5mm。

**3.Ⅲ度开𬌗**

上下牙垂直分开5mm以上。

开𬌗的范围有小有大。有的只有前牙开𬌗，有的只有后牙局部开𬌗，有的前后牙均有开𬌗。严重时只有最后一对磨牙有𬌗接触。严重的开𬌗患者面下1/3过长，下颌角钝，上下唇常不能闭合，影响咀嚼功能、语音功能以及面部外形，甚至导致牙周疾患及上呼吸道感染。

## 二、开𬌗的分型

### 1. 牙性开𬌗

主要为牙齿及牙槽骨的问题，即前牙萌出不足或前牙唇倾，前牙牙槽发育不足或（和）后牙萌出过长、后牙牙槽发育过度。面部无明显畸形，颌骨发育正常。

### 2. 骨性开𬌗

除牙齿及牙槽的问题外，主要表现为颌骨发育异常，下颌升支短、下颌角大、角前切迹深、下颌平面陡，下颌呈顺时针旋转生长，严重者呈长面综合征表现，可能伴有上下颌前牙及牙槽的代偿性增长。

## 三、检查

拍摄全口曲面断层片和X线头颅定位侧位片，必要时可拍颞下颌关节片和测定血钙。

【治疗原则】

开𬌗矫治的总体原则是去除病因，根据开𬌗形成的机制、患者年龄等因素采用适合的方法，通过对前后段牙及牙槽垂直向及水平向的调整，达到解除开𬌗的目的。

### 1. 病因治疗

破除口腔不良习惯，如吐舌、舔牙、伸舌、吮拇指和咬唇，纠正吐舌吞咽，可以使用说服教育的方法或戴用破除不良习惯矫正器。破除不良习惯后，开𬌗有可能自行调整。若患儿有佝偻病，应先治疗。若因第三磨牙阻生而造成的开𬌗，应先拔除再行矫治。

### 2. 矫治器治疗

（1）肌功能训练：进行紧咬牙训练、舌上抬训练以巩固咬合关系。

（2）𬌗垫式活动矫治器和头帽颏兜垂直牵引：对后牙牙槽过高、处于生长期的开𬌗患者有效。

（3）固定矫治器：适于恒牙期牙性或轻度骨性开𬌗患者。使用固定矫治器，如多曲方丝弓技术（MEAW），进行上下颌间垂直牵引，以升高前牙及牙槽高度，有时也可压低后牙及牙槽高度。种植体支抗是目前压低磨牙最有效的正畸手段，必要时可配合使用微螺钉种植体支抗压低后牙，解除前牙开𬌗。

（4）正畸和正颌外科手术联合治疗：适用于成人严重的骨性开𬌗。

### 3.其他

（1）开𬌗患者由于牙齿长期处于无咬合状态，正畸加力后容易发生牙根吸收，因此矫治中要随时拍X线片观察。

（2）骨性开𬌗患者在保持阶段应继续紧咬牙训练，以加强垂直方向的保持。

# 第九节　唇腭裂正畸

唇腭裂是口腔颌面部最常见的先天发育畸形，患病率为0.182%。患者在唇腭裂一系列手术后经常存在比较严重的错𬌗畸形、颌面发育障碍、语音、口颌功能障碍及心理问题。唇腭裂患者错𬌗畸形的患病率较高，并且均较严重，常见的畸形有前牙反𬌗、后牙反𬌗、牙列拥挤、上颌发育不足及面中部凹陷等。

【诊断标准】

## 一、临床表现

### 1.单纯的唇裂或腭裂

存在唇裂或腭裂，一般没有明显的颌骨畸形。

### 2.单侧完全性唇腭裂

一侧存在唇裂、牙槽裂和腭裂，上颌骨无裂隙的一侧多较大或偏离中线。

### 3.双侧完全性唇腭裂

前颌骨明显前突，远离上颌颊侧骨段的前缘。颊侧骨段本身可处于后缩位或向面中线塌陷。面部外形明显畸形。

## 二、检查

1.婴儿时期仅做口腔及面部外形检查。

2.进入乳牙𬌗及之后各牙龄阶段，均可进行口腔检查、模型测量分析、全口曲面断层片和X线头颅定位侧位片的检查。

【治疗原则】

唇腭裂的治疗是由多学科、多专业共同参与的团队工作，包括了一组有顺序的治疗，称为唇腭裂序列治疗。正畸治疗贯穿序列治疗的始终。唇腭裂的序列治疗包括：

### 1.第一阶段的治疗

（1）婴儿期整形治疗　适于颌骨有明显移位的完全性唇腭裂患儿，使移位的前颌骨及上颌骨侧段复位。整形治疗常用的矫治器是上颌整形腭护板及弹力带或医用防敏胶布。可在出生后1个月之内戴入整形腭护板。戴后每周复诊1次，必要时进行调磨或更换。对双侧唇腭裂患者，需加弹力带使前突的前颌骨逐渐压入，弹力带的力量应该非常轻柔，通常戴用6~8周即可完成移位颌骨的改形。

（2）唇裂修补术 在婴儿3~6月（单侧唇裂）或6~8月（双侧唇裂）时做第一次唇裂修补术。

（3）腭裂修补术 在1岁半之前，1岁左右进行。腭裂关闭后，可不再戴腭护板。

（4）语音训练 在2.5~3岁之间作初步的语言发展评估。

**2.第二阶段的治疗**

经第一阶段治疗后，患儿仍会有错𬌗畸形存在，治疗措施如下：

（1）在唇腭裂修补术后，患儿1岁后，每6个月复诊1次，观察牙齿及颌骨的发育情况。还应定期去儿童口腔科或者预防科进行涂氟、龋齿和牙周病的治疗。

（2）在乳牙期，主要是观察上颌的生长发育，注意保持口腔卫生。对功能性前牙反𬌗应早期矫正，常使用活动矫治器和简单固定矫治器，治疗原则是不做复杂的长期治疗，以免对𬌗颌面的发育产生不良影响。

（3）在替牙期，应用上颌前方牵引矫治器促进上颌骨的发育。牙弓狭窄者可进行扩弓矫治。在9~12岁，当尖牙牙根发育形成1/2~3/4时，可实施二期骨移植修补牙槽骨，以利于裂隙处尖牙的萌出。

（4）在恒牙初期，唇腭裂患者在恒牙期常存在牙列拥挤、前牙反𬌗，可以应用固定矫治器进行扩弓治疗，排齐牙列，纠正反𬌗，对上颌牙弓的减数应慎重，避免造成面中部后缩塌陷。对于严重的前牙反𬌗，需要观察并等待生长发育完成后行正颌外科手术治疗。

（5）在恒牙期，对于存在缺失牙、继发唇鼻畸形的患者，需要进行缺失牙修复和软组织二期修复。对牙颌畸形严重者，上颌骨严重发育不足、面形较差，应在生长发育基本完成后行正畸-正颌外科联合治疗，在正颌外科手术前、后一般需要进行术前、术后正畸治疗。

# 第十节 阻塞性睡眠呼吸暂停低通气综合征的正畸治疗

阻塞性睡眠呼吸暂停低通气综合征（obstructive sleep apnea syndrome，OSAS）是一种患病率较高并且具有潜在致死性并发症的疾患，多数患者存在上气道狭窄等形态异常，睡眠过程中反复出现上气道阻塞、呼吸暂停和低氧血症。临床上绝大多数呼吸暂停患者同时伴有低通气，近年来学者们多采用"阻塞性睡眠呼吸暂停低通气综合征（obstructive sleep apnea and hypopnea syndrome，OSAHS）"这一概念。

**【诊断标准】**

## 一、临床表现

### 1.睡眠打鼾

是患者最常见的表现之一。单纯鼾症，俗称打呼噜，其鼾声较柔和且均匀，无睡眠呼吸暂停，或呼吸暂停低通气指数不超过5次/小时。而OSAHS患者鼾声响亮，且应呼吸暂停持续及间隔时间不一，鼾声频率和间隔也不同。

### 2.白天睡眠情况

患者白天嗜睡。

### 3.睡眠中异常表现

中、重度OSAHS患者频繁地以较大喘气或呻吟结束一次呼吸暂停，并伴有频繁翻身，反复觉醒。

### 4.晨起异常表现

晨起困难，醒后自觉睡眠不足或乏力。

### 5.智力与性格影响

OSAHS患者注意力不能集中，记忆力下降。因长期日间嗜睡可致性情冷漠、压抑、敏感等，直接影响日常工作和生活。

### 6.泌尿及性功能表现

夜间遗尿，性欲减退。

### 7.心脑血管系统疾病

OSAHS患者易伴发右心室肥大、肺性高血压、夜间心肌缺血、心肌梗死、中风，甚至猝死。

## 二、辅助检查

### （一）多导睡眠图监测

当每晚7小时睡眠出现30次以上呼吸暂停和低通气，或者呼吸暂停低通气指数超过5次/小时，即可诊断为睡眠呼吸暂停低通气综合征。以阻塞性呼吸暂停为主的睡眠呼吸暂停低通气综合征称为OSAHS。

### （二）影像学检查

X线头颅定位侧位片、CT扫描、核磁共振影像技术分析上气道及其周围结构。

**【治疗原则】**

OSAHS的治疗分手术和非手术两大类。

### 1.手术治疗

手术治疗的目的在于消除或减轻使上气道阻塞的各种异常解剖或病理因素，增加上气道的稳定性。常用的手术方法有扁桃体、腺样体切除术、鼻腔手术、舌成形术、悬雍垂腭咽成形术及正颌外科手术。

**2.非手术治疗**

非手术治疗包括治疗相关的内科疾患，持续气道正压通气、口腔矫治器等主动治疗措施，以及患者减肥，调整睡眠体位，戒酒烟等支持措施。

（1）内科持续气道正压通气治疗 用于单纯鼾症和轻、中、重度OSAHS患者，能够同时纠正睡眠时的呼吸暂停和夜间低氧血症。此法是目前治疗OSAHS最有效的非手术方法。

（2）口腔矫治器治疗 口腔矫治器是治疗单纯鼾症和轻、中度OSAHS患者的首选方案，对于重度OSAHS患者则疗效很差。口腔矫治器也适用于无法耐受持续气道正压通气治疗或经手术治疗后复发的患者。根据其作用部位，分为以下三种：

①下颌前移类矫治器：即作用于下颌并使下颌前伸的矫治器，是临床上使用最多的口腔矫治器。通过戴用矫治器，将下颌在睡眠时固定于向下、向前的位置，扩大并稳定上气道，从而改善通气功能。目前常用的有阻鼾器（snoreguard）、改良功能矫治器、改良牙齿正位器等下颌前伸器；②舌牵引器：适用于因颞下颌关节疾病和Ⅲ类错𬌗、下颌难于前移的OSAHS患者。该矫治器直接作用于舌体，利用真空负压原理将舌尖吸附其中；③软腭矫治器：主要针对软腭产生的鼾声，但舒适度较差，患者不易适应。

# 第三十一章　牙科治疗焦虑与恐惧

## 第一节　牙科治疗焦虑与恐惧的概念与评估

### 一、概念

牙科治疗焦虑（dental anxiety）和牙科治疗恐惧（dental fear），是指患者在牙科治疗过程中（包括治疗前、治疗中和治疗后）的一种紧张、害怕和恐惧的状态，进而造成依从性差，以及治疗后不愿复诊等问题。患者有时会表现出一些生理或行为的异常，例如心跳加快、血压异常、出冷汗等，以及对疼痛过于敏感、恶心、不愿甚至不能配合治疗等。

成人和儿童对于牙科治疗的焦虑与恐惧往往表现不同，成人可以表现为紧张、焦虑和不愿接受治疗，儿童更多表现为恐惧、哭闹和不能配合。

### 二、相关评估方法

#### 1.牙科焦虑与恐惧的评估

对于成人牙科焦虑与恐惧的评估，可以使用改良牙科焦虑量表（modified dental anxiety scale，MDAS）（表31-1）和牙科恐惧量表（dental fear scale，DFS）（表31-2），前者可以方便地评估患者看牙过程中的焦虑和恐惧程度，后者不但可以评估患者的恐惧程度，还可以对原因进行分析，但条目比MDAS要多。

对于儿童的恐惧程度，常用的评估量表是儿童恐惧量表——牙科分量表（表31-3）。

表31-1　改良牙科焦虑量表（中文版）

| |
| --- |
| 1.如果您明天要去看牙医，您会感到 |
| 轻松，有点紧张，紧张，焦虑，很焦虑，出汗甚至有点恶心 |
| 2.当您在口腔科等待就诊时，你会感到 |
| 轻松，有点紧张，紧张，焦虑，很焦虑，出汗甚至有点恶心 |
| 3.当您坐在牙科诊椅上等待治疗，牙医正在准备钻针，这时你会感到 |
| 轻松，有点紧张，紧张，焦虑，很焦虑，出汗甚至有点恶心 |

4.您去洗牙，牙医正在准备洗牙用的器械，您会感到

轻松，有点紧张，紧张，焦虑，很焦虑，出汗甚至有点恶心

5.牙医正准备给您的上面一颗后牙的牙床上打麻药，您会感到

轻松，有点紧张，紧张，焦虑，很焦虑，出汗甚至有点恶心

轻松——1分

有点紧张——2分

紧张——3分

焦虑——4分

很焦虑，出汗甚至有点恶心——5分

引自：杨少清.改良牙科焦虑量表及牙科焦虑病因的研究；学位论文，1994，29-30

### 表31-2　牙科畏惧调查量表（中文版）

1.您是否曾因害怕牙科治疗而推迟复诊

　①从来没有；②很少这样；③有时候会；④经常这样；⑤总是这样

2.您是否曾因害怕牙科治疗而取消复诊

　①从来没有；②很少这样；③有时候会；④经常这样；⑤总是这样

3.当您在看牙时，您有没有感到肌肉紧张

　①从来没有；②很少这样；③有时候会；④经常这样；⑤总是这样

4.当您在看牙时，您有没有感到呼吸加快

　①从来没有；②很少这样；③有时候会；④经常这样；⑤总是这样

5.当您在看牙时，您有没有感到出汗增加

　①从来没有；②很少这样；③有时候会；④经常这样；⑤总是这样

6.当您在看牙时，您有没有感到恶心或者呕吐

　①从来没有；②很少这样；③有时候会；④经常这样；⑤总是这样

7.当您在看牙时，您有没有感到心跳加快

　①从来没有；②很少这样；③有时候会；④经常这样；⑤总是这样

8.当您与医师约诊时有没有感到紧张和害怕

　①有；②轻微的紧张和害怕；③有一点紧张和害怕；④比较紧张和害怕；⑤非常紧张和害怕

9.当您走进牙科诊室时有没有感到紧张和害怕

　①有；②轻微的紧张和害怕；③有一点紧张和害怕；④比较紧张和害怕；⑤非常紧张和害怕

10.当您在候诊室等待就医时有没有感到紧张和害怕

　①有；②轻微的紧张和害怕；③有一点紧张和害怕；④比较紧张和害怕；⑤非常紧张和害怕

11.当您躺在牙科治疗椅上准备接受治疗时有没有感到紧张和害怕

　①没有；②轻微的紧张和害怕；③有一点紧张和害怕；④比较紧张和害怕；⑤非常紧张和害怕

12.您对牙科诊室里的气味有没有感到不舒服

　①有；②很轻；③有一点；④比较不舒服；⑤非常不舒服

13.当您看到牙科医师并准备交谈时有没有感到紧张和害怕

①有；②轻微的紧张和害怕；③有一点紧张和害怕；④比较紧张和害怕；⑤非常紧张和害怕

14.当您看到准备给您打麻醉的针头时有没有感到紧张和害怕

①没有；②轻微的紧张和害怕；③有一点紧张和害怕；④比较紧张和害怕；⑤非常紧张和害怕

15.当麻醉针头注入您的口腔时有没有感到紧张和害怕

①有；②轻微的紧张和害怕；③有一点紧张和害怕；④比较紧张和害怕；⑤非常紧张和害怕

16.当您看到钻牙的机器时有没有感到紧张和害怕

①有；②轻微的紧张和害怕；③有一点紧张和害怕；④比较紧张和害怕；⑤非常紧张和害怕

17.当您听到钻牙机器的钻动声音时有没有感到紧张和害怕

①没有；②轻微的紧张和害怕；③有一点紧张和害怕；④比较紧张和害怕；⑤非常紧张和害怕

18.当医师用牙钻钻您的牙齿时有没有感到紧张和害怕

①没有；②轻微的紧张和害怕；③有一点紧张和害怕；④比较紧张和害怕；⑤非常紧张和害怕

19.当医师用器械检查或清洗您的牙齿时有没有感到紧张和害怕

①没有；②轻微的紧张和害怕；③有一点紧张和害怕；④比较紧张和害怕；⑤非常紧张和害怕

20.总的来说，您在看牙时的紧张或害怕程度是

①有；②很轻；③有一点；④比较紧张和害怕；⑤非常紧张和害怕

引自：梁焕友，彭助力，潘集阳，等.牙科畏惧调查（DFS）量表中文版的研制与评价.中山大学学报（医学科学版），2006，27（2），240-244.

### 表31-3　儿童恐惧量表，牙科分量表（中文版）

| 一点也<br>不害怕 | 有一点害怕 | 比较害怕 | 相当害怕 | 非常害怕 |
| :---: | :---: | :---: | :---: | :---: |
|  |  |  |  |  |
| 1 | 2 | 3 | 4 | 5 |

牙医

医师

打针

牙医检查口腔

不得不张着嘴

牙医碰触你

牙医看着你

牙医钻牙

看见牙医钻牙

牙医钻牙的噪音

牙医将器械放入你口中

透不过气

不得不去医院

穿白大衣的人

牙医清洁你的牙齿

中国医学科学院北京协和医院提供

### 2.疼痛和不适感的评估

评估患者对于治疗过程中疼痛和不适的感受，成人可以用数字评分法（numeric rating scale，NRS），年龄过小的儿童可以采用面部表情评分法（faces pain scale，FPS），NRS是一个从0~10的点状标尺，0代表不疼，10代表疼痛难忍，由患者选一个数字描述治疗过程中的疼痛（图31-1）。面部表情评分法可由5种面部表情构成，适合评估无法确切理解言语含义的低龄儿童，程度从无痛到疼痛剧烈。由患儿选择图像来反映不适感的程度（图31-2）。

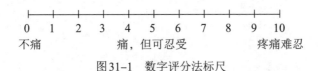

0　1　2　3　4　5　6　7　8　9　10

不痛　　　　　痛，但可忍受　　　　疼痛难忍

图31-1　数字评分法标尺

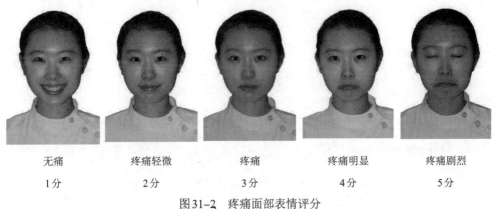

| 无痛 | 疼痛轻微 | 疼痛 | 疼痛明显 | 疼痛剧烈 |
| 1分 | 2分 | 3分 | 4分 | 5分 |

图31-2　疼痛面部表情评分

中国医学科学院北京协和医院提供

### 3.对于镇静状态和配合程度的评估

镇静程度和意识状态的评估有很多种量表，比较适合口腔门诊患者使用的是The Observer's Assessment of Alertness/ Sedation Scale，OAA/S（表31-4）和Ramsay评分（表31-5）。

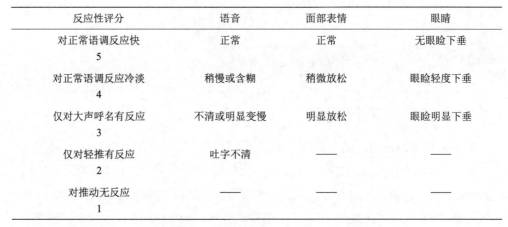

**表31-4　OAA/S清醒/镇静观察者评价量表**

| 反应性评分 | 语音 | 面部表情 | 眼睛 |
|---|---|---|---|
| 对正常语调反应快 5 | 正常 | 正常 | 无眼睑下垂 |
| 对正常语调反应冷淡 4 | 稍慢或含糊 | 稍微放松 | 眼睑轻度下垂 |
| 仅对大声呼名有反应 3 | 不清或明显变慢 | 明显放松 | 眼睑明显下垂 |
| 仅对轻推有反应 2 | 吐字不清 | —— | —— |
| 对推动无反应 1 | —— | —— | —— |

注：其中5分无镇静，2~4分镇静满意，1分镇静过度
引自：朱也森，姜红.口腔麻醉学.北京：科学出版社，2012

**表31-5　Ramsay镇静评分**

| 临床表现 | 评分 |
|---|---|
| 不安静、烦躁 | 1分 |
| 安静合作 | 2分 |
| 嗜睡，能听从指令 | 3分 |
| 睡眠状态，但可唤醒 | 4分 |
| 呼吸反应迟钝 | 5分 |
| 深睡状态，呼唤不醒 | 6分 |

注：其中1分无镇静，2~4分镇静满意，5~6分镇静过度
引自：朱也森，姜红.口腔麻醉学.北京：科学出版社，2012

评价治疗过程中儿童的配合程度和总体疗效评估可以选择Frankle量表（表31-6）和Houpt量表（表31-7）。

**表31-6　Frankle治疗依从性评价量表（中文版）**

| 评分 | 评价 | 描述 |
|---|---|---|
| 1分 | 完全拒绝 | 拒绝治疗；用力哭闹；极度恐惧；有明显拒绝治疗的动作或言语及表情 |
| 2分 | 相对拒绝 | 可以接受治疗但不情愿；有不明显拒绝治疗情况出现 |
| 3分 | 相对配合 | 可以接受治疗，表现谨慎小心；不能完全主动配合 |
| 4分 | 完全配合 | 主动接受治疗，与医师关系融洽；能够积极参与到治疗过程中 |

中国医学科学院北京协和医院提供

表31-7　Houpt治疗全过程依从性评价量表（中文版）

| 评分 | 描述 |
|---|---|
| 1分 | 完全失败：治疗过程根本无法进行 |
| 2分 | 部分完成：治疗过程被打断，只有部分治疗完成 |
| 3分 | 勉强完成：治疗过程被打断，最终治疗得以完成 |
| 4分 | 完成：治疗过程虽困难但得以不间断完成 |
| 5分 | 顺利完成：治疗过程只有轻微的哭闹和反抗 |
| 6分 | 非常顺利：治疗过程顺利，没有哭闹也没有反抗 |

注：北京协和医院提供

#### 4.离院标准

对于进行镇静和全身麻醉的患者，清醒离院评价可以采用改良Addrete离院标准（表31-8）。

表31-8　改良Aldrete离院评分系统

| 改良Aldrete离院评分系统 | |
|---|---|
| 离院标准 | 分数 |
| 意识水平 | |
| 清醒，定向力好 | 2 |
| 轻微刺激即可唤醒 | 1 |
| 只对触觉刺激有反应 | 0 |
| 肢体活动 | |
| 各肢体能完成指令运动 | 2 |
| 肢体活动减弱 | 1 |
| 不能自主活动 | 0 |
| 血流动力学稳定 | |
| 血压波动<基础平均动脉压值的15% | 2 |
| 血压波动在基础平均动脉压值的15%~30% | 1 |
| 血压波动>基础平均动脉压值的30% | 0 |
| 呼吸稳定 | |
| 可深呼吸 | 2 |
| 呼吸急促但咳嗽有力 | 1 |
| 呼吸困难且咳嗽无力 | 0 |
| 血氧饱和度 | |
| 吸空气时能维持血氧饱和度>90% | 2 |
| 需鼻导管吸氧 | 1 |
| 吸氧时血氧饱和度<90% | 0 |

| 改良 Aldrete 离院评分系统 | |
|---|---|
| 离院标准 | 分数 |
| 术后疼痛 | |
| 无或轻微不适 | 2 |
| 中至重度疼痛需用静脉止疼药物控制 | 1 |
| 持续严重疼痛 | 0 |
| 术后恶心呕吐 | |
| 无或轻度恶心，无呕吐 | 2 |
| 短暂呕吐或干呕 | 1 |
| 持续中至重度恶心呕吐 | 0 |
| 总分 | |
| 总分大于 12 分，且单项没有低于 1 分的情况可以离院 | |

引自：北京市同仁医院麻醉科李芸，译

White PF，Song D.New criteria for fast-tracking after outpatient anesthesia: a comparison with the modified Aldrete' sscoring system.AnesthAnalg，1999，88（5）：1069-1072

# 第二节　控制牙科治疗焦虑与恐惧的常用方法

## 一、局部麻醉（local anesthesia）

在口腔治疗过程中，口腔医师可以通过在局部注射麻醉药物，消除治疗中的局部痛觉，这是口腔治疗的特点，大部分治疗过程中的疼痛问题都可以通过局部麻醉技术解决。

## 二、无痛局部麻醉注射（painless local anesthesia injection）

在进行局部麻醉注射时，通过采用预麻醉和慢速给药等方式，可以达到注射过程基本无痛，无痛局部麻醉注射技术对于缓解患者看牙时的紧张情绪，非常有效，尤其是对于儿童患者，无痛局部麻醉注射技术往往是保证患儿配合治疗的关键措施。

## 三、轻度镇静（minimal sedation）

轻度镇静是指通过药物抑制患者的精神状态，期间患者保持意识清醒，对言语指令反应正常，尽管认知功能和协调性可能受到影响，但心肺功能不受干扰。常用的轻度镇静方法有儿童口服药物镇静技术和笑气氧气混合镇静技术等。

434

## 四、中度镇静（moderate sedation）

中度镇静是指通过药物控制患者的精神状态，期间在有或没有轻度触觉刺激的条件下，患者对言语指令可以做出有意识的反应，呼吸可能受到一定抑制，但不需要气管插管等专门的措施来维持气道通畅，自主呼吸正常，心血管功能多数情况下不受干扰。

## 五、深度镇静（deep sedation）

深度镇静是一种药物诱导的意识抑制状态，患者不易被唤醒，但可以对重复性或疼痛刺激做出反应。维持自主换气的能力可能受到影响，患者可能需要辅助措施维持气道通畅，自主换气可能不充分。心血管功能多可维持。

## 六、滴定技术（titration）

逐渐增加药物剂量直到起效。

除了上述介绍的方法以外，对于绝大多数牙科治疗焦虑的患者，都应该实施一定非药物的治疗措施，例如和患者充分的交流、实施脱敏治疗或心理暗示等心理疗法，以及涉及儿童专门的行为疗法等。

对于极度恐惧、治疗时间长、操作复杂并且其他方法无法完成治疗的成人或儿童患者，也可以采用全身麻醉的方法治疗，全麻下牙科治疗，会给口腔医师提供很多的治疗便利，尤其是治疗儿童患者时，可以极大提高治疗效率，但全麻后也会给咬合调整等需要患者配合的操作造成不便。

# 第三节 常用治疗技术操作规范

## 一、无痛局部麻醉技术

**【适应证】**
（1）口腔门诊各类产生疼痛的有创操作。
（2）诊断性局部麻醉。

**【非适应证】**
（1）拟使用的局部麻醉药物过敏。
（2）因解剖结构或炎症等局部因素无法实施局部麻醉的情况。

**【操作流程及方法】**
（1）根据患者治疗所需时间及全身情况，选择合适的麻醉药物，目前国内常用的有加肾上腺素或不加肾上腺素的利多卡因、加肾上腺素的阿替卡因和加肾上腺素或不加肾上腺素的甲哌卡因。

（2）根据治疗内容，选择合适的麻醉方法，常用的有表面麻醉、黏膜下浸润麻醉、间板麻醉、各类阻滞麻醉、髓腔内麻醉、骨内麻醉和牙周膜麻醉等。

（3）实施有效的表面麻醉，选择口腔专用的表面麻醉药物，干燥需表面麻醉的位点，涂布表面麻醉药物，固定表面麻醉药物并保持足够时间，一般应大于2分钟。需要注意的是，如果牙周治疗前进行表面麻醉，应尽量将表面麻醉药物涂布至龈沟内，如涂布到口腔面的游离龈或附着龈，较厚的角化层会降低麻药扩散速度和深度，表面麻醉效果差。

（4）根据不同的麻醉方法，选择合适的器械和设备，例如实施牙周膜表面麻醉时，应该使用专用的给药针头；实施牙周膜麻醉、间板麻醉和腭侧黏膜下浸润麻醉等阻力较大的麻醉技术时，应采用口腔专用局部麻醉注射推麻仪，保证缓慢均匀给药，减弱或消除因给药压力产生的痛感。

（5）实施预麻醉技术，在麻醉进针的过程中，尽量先推注麻药，麻醉进针通道，再进针，消除注射过程中疼痛。

（6）评估麻醉效果，针对麻醉不足或麻醉失败的情况，进行补充麻醉，常用的补充麻醉技术有髓腔内麻醉、牙周膜麻醉和骨内麻醉，需要指出的是，近年来因为特殊局部麻醉设备的应用，像牙周膜麻醉和骨内麻醉也可以作为初始麻醉技术来应用了。

**【注意事项】**

（1）尽量选择麻醉范围合适而用药少的麻醉技术，例如如果掌握了无痛局部麻醉注射方法，对于乳牙的麻醉可以选择间板麻醉，既不会造成术后唇部麻木及咬伤，又可同时麻醉唇颊侧和舌腭侧的附着龈，避免上橡皮障时产生疼痛，间板麻醉的麻药用量也小于唇颊侧黏膜浸润，但对于无痛注射的要求要高于后者，否则会对患儿造成较剧烈的刺痛感。

（2）选择麻醉技术时要注意麻醉的持续时间，尤其对于儿童患者，持续时间过长，容易造成术后不适或自伤。简单根管操作时间短，可以选择局部黏膜下浸润或牙周膜麻醉，复杂根管如预判操作时间超过40分钟，尽量选择阻滞麻醉避免实施补充麻醉时造成组织的二次损伤。

（3）上颌牙神经的麻醉失败往往由于唇颊侧骨板过厚或注药位点过低，补充麻醉可以选择腭侧给药或加深注药位点。

（4）下牙槽神经阻滞麻醉因神经走行变异或目标区多神经支配失败率较高，必要时可以采用Gow-Gates法下颌神经阻滞麻醉或牙周膜麻醉等方法替代，另外增加麻药剂量也可有效提高成功率，例如由1.5~2.0ml提高至2.5~3.0ml。

（5）行阻滞麻醉时因进针路径较长，更应注意采用边进针边给药的方法消除注射过程疼痛。

## 二、口服药物镇静技术

通过口服药物镇静技术可以达到减轻患者紧张情绪，配合口腔治疗的目的，口服药物镇静理论上可以达到任何镇静程度，目前国内口腔治疗中主要用于儿童患者，控制在轻度或中度镇静程度，常用药物为咪达唑仑。

【适应证】

（1）对口腔治疗感到恐惧的儿童患者。

（2）不愿或不能配合口腔治疗的儿童患者。

（3）配合笑气吸入镇静使用。

【非适应证】

（1）患者有系统疾病无法使用相关口服药物。

（2）不能配合口服药物的患者。

（3）需长时间治疗的患者。

【操作流程及方法】

（1）术前评估，无相关禁忌证，制定口腔治疗方案。

（2）术前准备，告知监护人术前准备事项，必要时空腹。

（3）口服镇静药物，达到药物起效时间后，患儿感到精神放松，能够配合治疗即可，无需较深程度镇静，必要时，在不引起儿童强烈反应的情况下可以使用束缚装置。

（4）治疗过程中需密切观察并评估患者的镇静程度。

（5）治疗过程中需密切观察和监测患儿生命体征变化。

（6）治疗结束后需留观至符合离院标准后方可离院。

【注意事项】

（1）口服药物不同患者反应差别大，建议初诊时采用较低剂量，效果不好时可以复诊加量，即分次就诊滴定给药，不建议追加给药，例如单独采用咪达唑仑口服镇静，建议初始剂量0.4mg/kg，最大剂量1.0mg/kg，总剂量不超过15mg。

（2）单一口服药镇静对比复合口服给药更容易预测镇静程度，更安全。

（3）控制治疗过程中的疼痛是口服给药镇静的关键，建议提前进行表面麻醉，并采用无痛局部麻醉注射技术完成局部麻醉。

（4）咪达唑仑的顺行性遗忘效果对于儿童口腔治疗来说是正向作用，尤其是给药后仍不愿配合的患儿。

### 三、笑气氧气吸入镇静技术

笑气吸入镇静技术是口腔门诊治疗应用最早的镇静措施，如今采用的笑气氧气混合镇静技术安全性更高、操作更方便。

【适应证】

（1）因害怕、焦虑而不愿或不能配合口腔治疗的患者。

（2）牙周洁治等需要提供一定镇痛效果的口腔操作。

（3）咽部反射敏感，不能完成口腔治疗的患者。

（4）配合口服药物镇静使用。

【非适应证】

（1）有腔隙病状的患者，如肺气肿、鼻窦炎，中耳疾患和肠梗阻的患者。

（2）患有急性上呼吸道感染的患者。

（3）患有肺纤维化等阻塞性呼吸系统疾病的患者。

（4）有严重药物依赖及精神异常的患者。

（5）无法鼻呼吸的患者。

【操作流程及方法】

（1）了解、评估患者是否适合使用笑气氧气镇静，除评估适应证和禁忌证以外，还应了解患者是否对使用笑气有恐惧心理，是否有幽闭恐惧症等心理疾患，尤其是如果使用笑气后觉得有窒息的感觉，则不适合使用。

（2）检查气体压力、阀门及管路连接以及废气排除装置是否正常，为患者挑选合适鼻罩，并保证鼻罩没有气体泄露。

（3）给患者吸纯氧气，并根据气囊变化确定气体流量，与患者沟通，教会患者鼻呼吸及如何用手势与医师沟通镇静程度是否合适。

（4）选择5%或10%的笑气浓度为初始浓度，根据患者的反应，每2~3分钟增加5%或10%，直至患者感到舒适放松，可以接受治疗为止，即达到理想镇静程度，术中根据治疗情况或患者要求，可以增减笑气浓度，例如局部麻醉注射前，可以短暂增加笑气浓度到50%或以上，利用笑气的止痛作用减少注射过程中的疼痛，局部麻醉注射完成后，再降低至前期浓度。牙周洁治时，对于前牙等敏感牙位，也可以短时增加笑气浓度。

（5）治疗结束后，停止笑气并给纯氧气灌洗3~5分钟。

（6）休息30分钟后符合离院标准即可离院。

【注意事项】

（1）口腔治疗时采用的笑气氧气混合镇静技术一般由口腔医师实施，为保证安全，建议使用口腔治疗专用设备，同时控制镇静程度不超过中度镇静，大部分时间为轻度镇静。

（2）即使患者保持清醒，呼吸循环功能正常，长时间高浓度的笑气镇静依然可能会造成躁动、术后恢复时间长等副作用，所以在保证患者能够有效克服焦虑情绪和配合治疗的情况下，应尽量降低笑气浓度。

（3）为保证长期暴露于笑气环境中的医护人员的健康，使用笑气时应注意预防漏气和笑气废气的清除。

### 四、口服药物复合笑气氧气吸入镇静技术

通过复合口服和笑气氧气镇静两种方式，在口服药物镇静的基础上，达到更深的镇静程度，从而达到消除患者恐惧、配合治疗的目的。

【适应证】

（1）口服药物镇静初次给药后，未达到理想镇静程度。

（2）符合口服药物镇静条件，但单纯口服药物镇静后仍无法配合的患儿。

（3）单纯口服药物镇静，因体重过大，总剂量超过安全标准的患儿。

【非适应证】

参见口服药物镇静技术及笑气氧气吸入镇静技术

【操作流程及方法】

（1）术前评估，除外相关非适应证，制定口腔治疗计划，与监护人协商镇静需求。

（2）术前准备，告知患者术前准备事项，建议就诊时空腹。

（3）复合镇静技术一般要达到中度镇静状态才能满足临床治疗配合需求，但又需尽量避免镇静程度过深而出现呼吸抑制等问题，所以密切观察患儿，通过笑气浓度增减调节镇静程度非常重要。

（4）治疗过程中需密切观察并评估患者的镇静程度。

（5）治疗过程中需密切观察和监测患者生命体征变化。

（6）治疗结束后需留观至符合离院标准后方可离院。

【注意事项】

（1）复合镇静技术中，口服药物可以单独使用咪达唑仑，也可以复合使用其他药物，单独口服咪达唑仑更容易判断镇静状态及预期，更为安全。

（2）笑气氧气吸入镇静为在口服镇静基础上施加的镇静，应该严格实施滴定操作，不宜过高，一般在30%左右，不超过50%。

（3）实施笑气镇静时，患儿往往不能配合自愿吸入，需采取一定强制措施，容易从口腔产生笑气泄露，要注意使用橡皮障封闭口腔及口鼻附近的废气清除。

## 五、静脉清醒镇静技术

通过静脉给药的方式，可以达到消除患者紧张情绪，配合口腔治疗的目的。此技术相比口服药物更容易控制镇静程度，一般轻度或中度镇静程度即可达到治疗效果，如需达到深度镇静程度，需经过严格培训方可实施。

【适应证】

（1）对口腔治疗感到极度恐惧的成人患者。

（2）不愿使用笑气氧气混合镇静技术的牙科治疗恐惧患者。

（3）因呼吸系统问题不能使用笑气氧气混合镇静技术的牙科治疗恐惧患者。

【非适应证】

患者有严重的系统疾病，经评估有较高镇静风险。

【操作流程及方法】

（1）术前评估，无严重系统性疾病，制定口腔治疗计划，评估患者镇静需求。

（2）术前准备，告知患者术前准备事项，建议就诊时空腹。

（3）静脉给药容易控制镇静程度，待患者感到精神放松，能够配合治疗即可，无需较深程度镇静。

（4）治疗过程中需密切观察并评估患者的镇静程度。

（5）治疗过程中需密切观察和监测患者生命体征变化。

（6）治疗结束后需留观至符合离院标准后方可离院。

【注意事项】

（1）静脉给药容易达到较深镇静程度，更容易镇静过度，一般保持轻度镇静到中度镇静即可，如果达到了深度镇静的程度，应采取停药或拮抗措施，必要时可以暂时停止口腔治疗，待患者清醒后再继续治疗。

（2）国内口腔医师目前最常用的静脉镇静药物是咪达唑仑，可以每次给1.0~2.0mg，间隔3~5分钟，达到镇静程度即可操作，如随着治疗时间延长，镇静程度不足，可以增加给药，每次1mg，根据操作时间、患者体重以及患者对咪达唑仑的反应不同，给药剂量也不同，一般总剂量4~6mg左右，最大总剂量不能超过15mg。也有医师使用右美托咪定，特点是对呼吸抑制较弱，但镇静程度较深时，可以产生循环抑制。

（3）如使用丙泊酚、依托米脂等药物时，镇静过深的风险相对较大，应由麻醉医师或经严格培训后使用。

## 六、儿童不插管麻醉以及全麻下口腔治疗技术

前者保留患儿自主呼吸，后者需鼻插管，两者为配合治疗，均需患者失去意识，具体操作规范参见相关麻醉专业指南。

# 第三十二章 口腔颌面医学影像诊断

## 第一节 牙及牙周疾病

### 一、龋病

**【诊断标准】**

（1）浅龋：局限于牙釉质的低密度凹陷缺损区，边缘不光滑。

（2）中龋：龋损已达到牙本质浅层，表现为贯穿釉质的硬组织缺损区，呈圆弧形或三角形。

（3）深龋：X线片可见到较大龋洞，超过牙本质厚度1/2，龋洞底与髓室接近；若龋洞与髓室间有一薄层清晰的牙本质影像，则提示尚未穿髓。X线检查尚可明确是否伴有根尖病变。

（4）根面龋：根面边缘不清的浅碟状硬组织缺损。

（5）继发龋：在高密度充填体的窝洞边缘出现牙硬组织破坏形成的不规则密度减低区，边缘不光滑。

（6）由于高密度牙尖釉质影像的遮盖，致X线片不能显示仅发生于釉质的𬌗面龋；此外，受投照原因影响，仅从X线片确定龋洞深度及是否穿髓可能存在误差。

### 二、牙髓病

X线检查仅对牙髓钙化和牙内吸收有诊断价值。

**（一）牙髓钙化**

**【诊断标准】**

（1）牙髓钙化有两种形式：髓石和弥漫性钙化。

（2）前牙髓石呈条状或针状致密影充满于髓室或根管，其周围有线状低密度影环绕；后牙髓石为圆形或卵圆形致密影，游离于髓室内或附着于髓室壁。

（3）弥漫性牙髓钙化表现为正常髓室及根管影像消失，无法辨别髓腔界限。

**（二）牙内吸收**

**【诊断标准】**

（1）患牙的髓腔影像局部扩大，呈圆形或卵圆形低密度透射影，边界清楚；发生于根管者表现为粗细不匀、沿根管走行的透射影；髓室壁或根管壁变薄。

（2）可伴有根尖吸收和根尖周感染，甚至发生折断。

## 三、根尖周病

### （一）慢性根尖周炎

#### 1.慢性根尖脓肿

【诊断标准】

急性根尖周炎早期X线检查无骨质破坏征象，有时可见牙周膜影像略增宽。随病情发展，可见患牙根尖部有不规则弥散性骨质破坏区，边界不清。慢性根尖脓肿则表现为患牙根尖区边界清楚、边缘不光滑的低密度透射区，密度不均匀，根尖区骨硬板消失。周围骨质可有增生硬化。

#### 2.根尖周肉芽肿

【诊断标准】

病原牙的根尖、根侧或根分叉有圆形或椭圆形的低密度透射影，形态规则且边界清晰；其直径多不超过1cm，可有或无密质骨白线包绕。病变区周围骨质多正常。

#### 3.根尖周囊肿

【诊断标准】

病原牙根尖区的圆形或卵圆形、边缘清晰锐利的低密度透射影，囊肿边缘有薄层致密的骨白线包绕；病原牙根尖位于囊腔中。当囊肿继发感染时，此致密白线消失。

#### 4.致密性骨炎

【诊断标准】

（1）多见于青年人，下颌第一磨牙多见。

（2）患牙根尖区骨质密度增高，骨小梁增多增粗，骨髓腔变窄甚至消失；与正常组织无明显分界。

（3）根尖部牙周膜间隙增宽，根尖无增粗膨大。

### （二）牙骨质增生

【诊断标准】

（1）常见于龋病、牙周病及存在咬合创伤的牙。

（2）牙骨质沉积致牙根变粗增大；或表现为牙根尖球状增生。

（3）有时可见牙周膜间隙消失。

### （三）牙骨质–骨结构不良

【诊断标准】

X线表现分三期；

（1）早期病变表现为根尖区圆形或类圆形低密度透射影，骨硬板及牙周膜间隙消失。

（2）第二期病变表现为透射区内点状或小片状钙化影。

（3）成熟期病变表现为根尖区团块状钙化影像，通常与牙根无粘连，边缘可见线样低密度影包绕。

（4）本病早期病变应与慢性根尖肉芽肿鉴别，本病常为多发，以下切牙多见，患牙活力存在。

## 四、牙发育异常

### （一）畸形中央尖（central cusp deformity）

【诊断标准】

（1）多发生于前磨牙，X线表现为𬌗面牙本质结节状突起，髓腔直达牙冠部甚至高出𬌗面。

（2）中央尖磨损或折断易继发牙髓感染，表现为髓腔粗大，牙根发育不全，根尖孔扩大呈喇叭口状，常伴有根尖周骨质吸收、破坏。

### （二）牙内陷

【诊断标准】

（1）多见于上颌侧切牙，包括畸形舌侧尖、畸形舌侧窝、牙中牙。

（2）X线片上牙多呈圆锥状，牙根正常或变粗大。

（3）若舌隆突特别突起，在舌面可见致密的高起的小牙尖，为畸形舌侧尖；如果舌隆突异常突起，同时在舌侧窝处有纵行透射影，则为畸形舌侧窝；当舌侧窝向髓腔深入过深，在牙中央形成一类似小牙的结构，称为"牙中牙"。

### （三）融合牙

【诊断标准】

（1）完全性融合牙显示牙冠和牙根融合形成一个巨大畸形牙。

（2）不完全融合牙则为牙冠或牙根发生融合，仅牙冠融合可表现为两个根管，牙根融合则表现为一个粗大根管。

### （四）牙数目异常

#### 1.额外牙

【诊断标准】

X线检查可确定额外牙的数目、位置、形态及与邻牙的关系。位于上颌中切牙之间的额外牙常需用定位摄片法或锥形束CT确定其位置及其与邻牙关系。

#### 2.先天缺牙

【诊断标准】

多发生于恒牙列，可以是任何一个牙的缺失，个别牙先天缺失常为对称性。全口多数牙缺失或无牙畸形常伴有外胚叶来源的组织发育不全。此外，因缺乏咬合功能刺激而表现为牙槽嵴低平。

### （五）釉质发育不全

【诊断标准】

1.可累及个别牙、部分牙甚至全口牙。

2.患牙釉质较正常牙薄，在X线片上显示牙冠部密度减低，牙冠磨耗变短小，与邻牙接触点消失。

3.严重者可显示釉质大部分缺损。

4.牙根、牙周膜间隙、骨硬板、髓室等无异常改变。

### （六）遗传性乳光牙本质

【诊断标准】

1.牙冠严重磨耗，变短小，邻牙间隙增大。

2.牙本质在髓腔侧异常形成致髓室和根管部分或全部闭塞，牙根短而尖细；此特点为与牙釉质发育不全的鉴别点。

### （七）阻生牙

【诊断标准】

1.以下颌第三磨牙阻生最为常见。

2.X线片可确定阻生牙的位置、阻生方向、牙根数目和形态及其与邻牙、邻近解剖结构的关系。

## 五、牙周炎

【诊断标准】

1.主要表现为牙槽骨吸收、牙槽嵴顶及骨硬板模糊、消失、牙槽嵴高度降低。

2.牙槽骨吸收有三种基本类型：水平型牙槽骨吸收、垂直型牙槽骨吸收、混合型牙槽骨吸收。

3.牙槽骨吸收的程度分为轻度、中度和重度，常以牙槽骨的高度与牙根长度的比例来表示。轻度：牙槽骨吸收≤根长1/3；中度：牙槽骨吸收在根长1/3~1/2之间；重度：牙槽骨吸收至＞根长1/2。

## 六、牙外伤

### （一）牙脱位

【诊断标准】

（1）完全脱位指牙从牙槽窝脱出，造成牙缺失。

（2）不完全脱位，如为𬌗向脱位，显示牙周膜间隙增宽，患牙向𬌗面伸长；如为嵌入性脱位，则牙周膜间隙变窄或消失，牙冠低于正常邻牙的殆平面。

### （二）牙折

【诊断标准】

（1）由直接外力所致，可分为冠折、根折和冠根联合折。

（2）冠折造成硬组织缺损，根折的诊断必须通过X线检查。

（3）牙折线表现为不整齐如锯齿状的细线状透射影，折断牙表面的连续性中断。

（4）陈旧性牙折可见断端因吸收而变光滑，线状裂缝宽而整齐；有时可见牙根部分或完全吸收。

## 七、牙根折裂

【诊断标准】

（1）指既无外伤史又无龋病、只发生于后牙牙根的一种特殊类型的折断。

（2）X线多表现为纵形折裂线，早期仅见根管局部或全部变宽，晚期则见牙根自牙颈部以下纵行裂开，外侧折断片移位。

（3）牙根折裂常伴有弧形或楔形牙槽骨吸收。

# 第二节　颌面骨炎症

## 一、牙源性化脓性颌骨骨髓炎

### （一）牙源性中央性颌骨骨髓炎

【诊断标准】

（1）骨髓炎发病约10天后才可出现X线片异常改变。

（2）病变初期，X线表现为骨小梁结构模糊不清，以后可出现斑片状密度减低影，边界不清，可累及密质骨。密质骨外可有致密的线条状影像，为线状骨膜反应。

（3）慢性期X线表现为骨质破坏和骨硬化区同时存在，骨破坏区中可有死骨形成，死骨形成为骨髓炎特征性影像学表现。广泛的骨质破坏及大块死骨形成可导致病理性骨折。

（4）病变修复期表现为骨小梁变粗、数目增多，但排列与正常组织不同且较致密，颌骨发生畸形。

（5）CT图像表现为松质骨内低密度透射影，密质骨破坏、骨膜成骨和死骨形成，病变区颌周软组织肿胀。

### （二）牙源性边缘性颌骨骨髓炎

**【诊断标准】**

X线表现以骨质增生为主。升支侧位片示弥漫性的骨密度增高，其中可见局限性的骨质破坏灶。升支切线位片可见骨密质外有骨质增生，升支外侧密质骨无明显破坏。CT横断面图像较普通X线平片能更清楚地显示密质骨破坏和骨膜成骨。

## 二、婴幼儿颌骨骨髓炎

**【诊断标准】**

（1）一种非牙源性化脓性炎症，多为血源性感染，上颌骨多见。

（2）病变早期X线片观察骨质病变困难，其原因是婴幼儿颌骨钙化程度低，骨质疏松以及颌骨有发育不同阶段的牙胚。

（3）晚期颌骨骨质破坏较广泛，表现为不规则骨质密度减低，可伴有死骨形成、牙胚移位。

（4）CT检查有助于明确骨质破坏范围及显示死骨，尤其是病变累及筛窦及形成眶内脓肿者。

## 三、Garré骨髓炎

**【诊断标准】**

（1）一种非化脓性骨髓炎，好发于儿童和年轻成人。

（2）常见病因是根尖周感染，常与下颌第一磨牙龋齿有关。

（3）X线表现特点是骨膜新骨形成，典型者为骨膜层状成骨呈葱皮样改变；随病变进展，层状骨膜成骨可融合形成团块状新生骨。

（4）松质骨正常或密度增高，也可在硬化骨质中有低密度透射影。

（5）应与尤因肉瘤鉴别：两者好发年龄相同，均表现为颌骨膨隆和骨膜成骨；尤因肉瘤骨膜成骨多为日光放射状且边缘不整，伴有边界不清的溶骨性病变；而Garré骨髓炎骨膜成骨多为层状或葱皮状，成骨边缘较整齐，骨质破坏较局限。

## 四、下颌骨弥漫性硬化性骨髓炎

**【诊断标准】**

（1）由颌骨低毒性感染引起，无脓肿及瘘管形成，无死骨形成。

（2）早期表现为骨质密度减低区与硬化期混杂存在，病变区界限不清。

（3）随病变进展，病变区骨质密度弥漫性增高，密质骨与松质骨没有明确界限，颌骨膨隆。

（4）应与骨纤维异常增殖症鉴别：两者均可表现为下颌骨弥漫性密度增高影

像，骨纤维异常增殖症通常发生于青少年期，颌骨无痛性膨大，X线片呈典型的毛玻璃样密度，颌骨沿外形膨大，密质骨变薄但连续；下颌骨弥漫性硬化性骨髓炎有反复发作的肿胀和疼痛症状，X线片可见骨膜成骨。

## 五、颌骨放射性骨坏死

【诊断标准】

（1）颌骨放射性骨坏死：下颌骨多于上颌骨，下颌骨后部多于前部。

（2）放射性龋好发于牙颈部，易形成颈部环状龋，牙冠折断后遗留残根。

（3）牙及牙周组织病变X线表现为牙周膜影增宽、骨硬板密度减低和牙槽突吸收。

（4）颌骨病变表现为骨质呈弥漫性疏松，进而有不规则破坏，呈斑点状、虫噬状改变；病变边界多不清楚；破坏范围较大者可发生病理性骨折。

（5）可形成大小不等、形状不一的死骨且不易分离。

（6）很少发生骨膜成骨。

（7）颌骨放射性骨坏死需与恶性肿瘤局部复发鉴别，后者骨质破坏进展迅速，且骨质破坏不局限于照射野内；临床和CT检查均可发现软组织包块。

## 六、颌骨化学性坏死

### （一）颌骨砷毒性坏死

【诊断标准】

与牙髓失活剂（三氧化二砷）使用不当有关，X线表现为牙槽突或根尖周骨质破坏，边界不清，可有死骨形成。

### （二）颌骨双膦酸盐相关骨坏死

【诊断标准】

（1）其发生与双膦酸盐类药物种类、给药途径和用药时间有关。

（2）与双膦酸盐相关的X线表现包括局部骨硬化、骨硬板和下颌管壁增厚以及密质骨沉积导致的颌骨膨隆。

（3）合并感染者则表现为骨质破坏、死骨形成和骨膜成骨。

（4）病变可累及多个象限，影像学改变可以出现在尚无死骨暴露的区域。

（5）CT扫描有助于发现小块死骨、口腔上颌窦瘘和骨膜成骨。

## 七、牙源性上颌窦炎

【诊断标准】

（1）根尖片和锥形束CT可见病原牙根尖周骨质破坏或牙槽骨吸收达根尖下；

锥形束CT可以清楚显示牙槽窝与上颌窦底相通、窦内黏膜肥厚或窦内有断根遗留。

（2）华特位片显示患侧上颌窦密度弥漫性增高或黏膜肥厚致气腔缩小，窦壁骨质无破坏。

### 八、颌面骨结核

**【诊断标准】**

（1）颌面部结核分为原发性和继发性两类，多数口腔结核病变继发于体内其他部位的结核病变。

（2）口腔黏膜或牙龈结核累及颌骨者表现为局部骨质破坏，可有细小死骨。

（3）经拔牙创感染者表现为拔牙创不愈，牙槽窝骨质密度减低，边界不清。

（4）经血行感染引起的颌面骨继发性结核多见于下颌角及颧颌缝，后者病变多侵犯颧颌缝的下半部。

（5）结核性骨髓炎以骨质破坏为主，病变区界限不清；无病原牙，骨质破坏常远离牙根；可形成死骨，病变累及密质骨时可有骨膜成骨。

### 九、颌骨放线菌性骨髓炎

**【诊断标准】**

（1）主要临床表现是硬性软组织包块、多发性窦道和不同程度开口受限；肉芽组织或排出的浆液性液体中含有黄色颗粒样物质，称为"硫黄颗粒"。

（2）X线表现为颌骨骨质破坏及周围骨质反应性增生硬化，骨破坏区表现为大小不等的低密度透射影，其周围骨质呈反应性增生，骨膜可明显增厚。

## 第三节　口腔颌面部囊肿、肿瘤和瘤样病变

### 一、口腔颌面部囊肿

**（一）残余囊肿**

**【诊断标准】**

在拔牙后的牙槽窝周围或下方颌骨内出现低密度小圆形囊性影像。

**（二）含牙囊肿**

**【诊断标准】**

（1）颌骨中类圆形透射影，边缘光滑，单囊多见，密质骨可膨胀变薄；囊腔内可含有发育不同阶段的牙；所含牙一般朝向囊腔，囊壁通常包绕于所含牙的冠根交

界处。

（2）囊肿内的牙易被推移位，发生在上颌后牙区的含牙囊肿还可使所含牙投影于上颌窦内，CT冠状面图像有助于鉴别。

### （三）面裂囊肿

【诊断标准】

**1.属发育性囊肿**

**2.鼻腭管囊肿**

位于颌骨中线，左、右中切牙牙根之间或后方，呈心形或圆形低密度透射影；中切牙牙根可被推移位，但牙周膜和骨硬板的连续性存在。

**3.球上颌囊肿**

表现为位于上颌侧切牙与切牙之间的倒梨形透射影，边界清楚，牙髓活力正常，牙根受压被分开。

### （四）皮样和表皮样囊肿

【诊断标准】

（1）皮样和表皮样囊肿源于胚胎上皮剩余。表皮样囊肿囊壁较厚，内含皮肤及其附件，表皮样囊肿的囊壁不含皮肤附件。

（2）B超声像图表现为病变边界清楚，囊壁回声较明显，内部可见散在的强弱不一的光点。

（3）CT平扫：囊肿呈圆形或卵圆形，边缘光滑；多数表现为较低密度（水或脂肪密度），其内容物为液态脂类物质和胆固醇；少数为等或高密度，与内容物是角化物、出血和钙化有关。

（4）增强扫描：皮样和表皮样囊肿病变均无强化。

### （五）腮裂囊肿和甲状舌管囊肿

【诊断标准】

（1）鳃裂囊肿属鳃裂畸形。来源于第一鳃裂的病变位于下颌角以上及腮腺区；第二鳃裂来源的病变位于肩胛舌骨肌水平以上；第三和第四鳃裂来源的病变位于颈根部。

（2）甲状舌管囊肿好发于1~10岁儿童，常见于颈正中线自舌盲孔至胸骨切迹的任何部位，以舌骨上下最为多见。

（3）囊肿感染或破溃后可形成瘘，瘘道造影可鉴别完全瘘和不完全瘘，并可显示瘘口位置、走向及其与周围组织关系。

（4）B超声像图上两类囊肿均显示为边缘光滑的椭圆形液性暗区，内部回声较少呈不均匀，近囊壁处为实性低回声，近中央处多为液性暗区。

（5）CT平扫两类囊肿表现为圆形或卵圆形的低密度影，囊壁薄而光滑，囊内液体的CT值为0~20HU；有感染者CT值大于20HU，囊壁密度与周围软组织相似，故常显示不清。增强CT扫描示囊壁呈轻度环形强化，囊液无增强。

（6）平扫MRI上，鳃裂囊肿和甲状舌管囊肿的囊壁信号在T1和T2加权像表现为略低于或等于周围肌肉组织信号；继发感染时囊壁信号在T2加权像上有所增高，囊壁不均匀增厚。囊液在T1加权像上呈低信号，继发感染时信号可增高；在T2加权像囊液一般表现为均匀高信号。

## 二、口腔颌面部良性肿瘤和瘤样病变

### （一）成釉细胞瘤
**【诊断标准】**

（1）成釉细胞瘤X线表现多样，主要分为单房型和多房型，其中以多房型多见。

（2）多房型表现为分房大小不等，相互重叠；各房呈圆形或椭圆形低密度透射影，分隔清晰锐利；单房型则表现为单房状密度减低影像，边缘呈分叶状，有切迹；蜂窝型呈基本相同的小分隔，间隔粗糙，多与多房型或单房型的大房同时存在。切迹一般多见于成釉细胞瘤。

（3）颌骨膨胀以向唇颊侧为主，肿瘤部分边缘增生硬化；肿瘤可向牙根之间的牙槽骨生长或突入其间。

（4）肿瘤可含牙或不含牙，邻牙被肿瘤推压而移位，牙根呈锯齿状或截断状吸收。

（5）肿瘤内罕见钙化。

（6）CT和MRI可清晰显示病变的密度或信号及颌骨的膨胀方向，但在显示成釉细胞瘤与牙槽骨、牙根和牙的关系方面不如普通X线检查。

### （二）牙源性角化囊性瘤
**【诊断标准】**

（1）牙源性角化囊性瘤显著的临床特点是其潜在的侵袭性、复发率高及多发性的倾向。

（2）X线表现有单囊和多囊，单囊多见，多囊者囊腔大小相近。

（3）下颌骨病变常沿颌骨长轴生长，膨胀不明显；如有颌骨膨胀，常向舌侧。

（4）牙根吸收少见，多呈斜面状。

（5）CT和MRI图像呈圆形或类圆形改变，具有典型的囊壁和囊液密度和信号。

（6）可为多发性，多发性角化囊性瘤如同时伴有皮肤基底细胞痣或癌及其他异常者，称为多发性基底细胞痣综合征或痣样基底细胞癌综合征。

### （三）骨化纤维瘤

**【诊断标准】**

（1）X线平片病变以高低密度混合表现为主；部分病变以低密度表现为主，间有少量钙化或骨化。病变内部的异常高密度成分的形态变化多样，可为纤细和粗糙的线隔，或为点状或斑片状高密度影。

（2）病变边界清晰、颌骨呈局部膨胀性改变，下颌骨病变可引起邻牙和下颌管移位，下颌骨病变骨密质虽可变形移位，但其完整性尚存。

### （四）牙源性钙化上皮瘤（calcifying epithelial odontogenic tumor）

（1）又名Pinborg瘤，较少见。

（2）X线表现为颌骨内不规则形低密度透射区，其内含有不同形态的钙化物，病变区与周围正常骨组织有或没有清晰界限。

### （五）牙源性腺样瘤

**【诊断标准】**

（1）上颌多于下颌，尖牙区是好发部位。

（2）X线平片表现为单囊低密度病变，边缘光滑；其内可见多数粟粒状钙化点。肿瘤内常有未萌出牙；以单尖牙最多见。

### （六）牙源性钙化囊性瘤

**【诊断标准】**

（1）以往曾被称为牙源性钙化囊肿或Gorlin囊肿。

（2）颌骨内病变X线表现多为界限清楚的单房透射影，其内可含牙并见大小不等的钙化点或钙化团块。

（3）牙齿移位及牙根吸收较常见。

（4）骨外病变可见颌骨的浅碟状吸收，邻牙可有移位。

### （七）牙瘤

**【诊断标准】**

（1）组合性牙瘤多见于前牙区，混合性牙瘤多位于前磨牙和磨牙区。

（2）组合性牙瘤表现为多数大小不等、形态不定的小牙堆积在一起，恒牙常因肿瘤阻挡而不能萌出。混合性牙瘤表现为相当于牙齿硬组织密度的团块状影像，无法分出牙形态，边缘光滑，周缘有清晰的条带状低密度包膜影包绕，可见颌骨膨胀。

（3）若牙瘤与囊肿同时存在，则称为囊性牙瘤。

### （八）牙源性黏液瘤

**【诊断标准】**

（1）X线片显示为多房密度减低影，分隔细而不规则，分房形态各异，以网格状多见。

（2）具有局部侵蚀性，肿瘤可穿破密质骨突入周围软组织，边缘欠光滑整齐。

（3）CT可以显示纤细的骨隔。

### （九）成牙骨质细胞瘤

【诊断标准】

多见于下颌第一磨牙区，病变为团块状密度增高区，边界清晰；病变常附着于牙根部，肿瘤周边可见低密度结缔组织包膜影；可伴有牙根吸收或牙根与肿瘤融合。

### （十）骨瘤

【诊断标准】

（1）松质型骨瘤表现为圆形或半圆形的骨性突起，基底较宽，边缘光滑。

（2）密质型骨瘤多表现为团状高密度影，分叶状，边缘光滑。

（3）无骨吸收和骨膜反应。

### （十一）颌骨中心性血管瘤

【诊断标准】

（1）为颌骨高流速血管畸形，多为先天性病变。

（2）颌骨溶骨性改变是颌骨中心性血管瘤的主要X线改变。X线平片表现为骨小梁减少或消失，可见不规则的单房或多房低密度区，多房者分隔纤细，呈网状、蜂窝状或皂泡状。邻牙受压移位，牙根可有吸收。

（3）发生于下颌骨者，可见下颌管和下颌孔明显扩大。

（4）颈动脉血管造影表现为颌骨内的异常血管团，供应动脉增粗及回流静脉提前显示等。

### （十二）颌面部软组织血管瘤

【诊断标准】

（1）根据组织学和临床表现特点，血管瘤分为毛细血管瘤、海绵状血管瘤和蔓状血管瘤。

（2）在B超声像图上，海绵状血管瘤表现为枝条或网状液性暗区或为蜂窝状多囊状肿物；静脉石表现为强光团影；彩色多普勒血流显示囊内有片状低速静脉血。蔓状血管瘤常呈迂曲的多囊或管状液性暗区；彩色多普勒血流显示病变区内有囊管样高速动脉血。

（3）平扫CT，毛细血管瘤和海绵状血管瘤常为软组织结节、条索增生或肿块表现，海绵状血管瘤中可见高密度静脉石影；因两种病变均属于低血流病变，增强CT多数病变仅有轻度增强。蔓状血管瘤或动静脉畸形属于高血流病变，增强CT病变区内多有粗大或迂曲扩张的血管影像。

（4）MRI图像，毛细血管瘤和海绵状血管瘤的形态表现和CT相似，T1加权像病变多呈低或等信号，T2加权像病变以高信号表现为主。海绵状血管瘤内尚可显示圆形低信号静脉石影。

### （十三）淋巴管瘤

【诊断标准】

（1）根据组织学和临床表现特点，可分为毛细管型、海绵型和囊型。

（2）B超声像图上，毛细管型淋巴管瘤多为边界不清的实性占位，内有多个小液性暗区分布。囊性水瘤为边界清晰的液性暗区。

（3）CT平扫和MRI上，毛细血管型和海绵型淋巴管瘤表现为软组织结节、条索增生或肿块表现，与相同类型的血管瘤表现相同。囊肿型淋巴管瘤在CT平扫上多为单囊状水样密度肿物表现；CT增强其囊壁可出现强化征象。MRI，囊性水瘤T1加权像表现为低或中等信号，T2加权像为均匀高信号。

### （十四）神经纤维瘤

【诊断标准】

（1）是一种起源于神经母细胞的良性肿瘤，多发性神经纤维瘤又称为神经纤维瘤病。

（2）颌面部软组织的神经纤维瘤多为大小不等的软组织增生或肿块。位于颈动脉间隙者，可呈梭形。

（3）B超声像图，病变常为中等或暗淡光点，弥漫性病变多境界不清。

（4）平扫CT上病变与周围组织分界欠清晰，部分区域的CT值可接近于水，增强CT病变可有不均匀强化表现。

（5）神经纤维瘤病尚可在CT上显示颅骨缺损和脊柱发育异常。

### （十五）神经鞘瘤

【诊断标准】

（1）B超声像图颈上部神经鞘瘤多为实性、低或中等回声，边界清晰，包膜反射光带完整。

（2）平扫CT肿瘤为圆形或梭形软组织肿块影像，在较大的病变中可见液化和坏死，增强CT示肿瘤实性部分多有不同程度强化，囊变和坏死部分无强化。MRI检查神经鞘瘤的信号分布较均匀，T1加权像为等信号，T2加权像为高信号。

（3）发生在颈鞘附近者可致颈部血管和咽旁间隙移位。

### （十六）颈动脉体瘤

【诊断标准】

（1）B超声像图为低回声实性肿块，边界清晰，可有包膜反射光带，内部有较强的中等回声光点，并可见颈动脉窦及其分支呈管状液性暗区。

（2）CT平扫病变表现为位于颈动脉分叉处的软组织肿块，边缘光滑。增强CT病灶强化明显，颈内、外动脉间距增宽。

（3）MRI检查，病变在T1加权像表现为等信号，在T2加权像表现为高信号。

## 三、口腔颌面部恶性肿瘤

### （一）原发性骨内鳞状细胞癌

**【诊断标准】**

（1）X线片上表现为颌骨内虫噬状骨质破坏区，边界不清；病变继续进展则可侵犯密质骨和周围软组织。若病变已侵犯颌骨外软组织，则很难根据X线检查判断其原发部位。

（2）应与牙源性颌骨骨髓炎鉴别：两者均可有骨质破坏，颌骨骨髓炎病程较长且有病原牙，骨质破坏多以病原牙为中心，可有不同程度骨膜成骨及骨质增生，并可有死骨形成；原发性骨内癌一般无新骨反应性增生和死骨形成。

### （二）骨肉瘤

**【诊断标准】**

（1）好发年龄10~30岁，X线表现分为成骨型、溶骨型和混合型。

（2）骨质结构改变：病变早期，成骨区骨小梁增生变粗，骨髓腔变窄，病变早期，溶骨区骨小梁排列紊乱，破坏吸收，病变与正常组织分界不清；混合型骨肉瘤成骨性和溶骨性表现可出现在同一病灶中。病变累及牙支持组织时，牙周膜间隙增宽，牙槽骨破坏，甚至出现"牙浮立"征象。随着病变的发展，骨质破坏更为明显，尤其是溶骨性病变，病变区可为斑片状、虫噬状，也可为大片溶骨性破坏。

（3）瘤骨形成是成骨型骨肉瘤重要标志之一，自普通X线片和CT片上，瘤骨表现为斑片状或日光放射状，前者可见于肿瘤中心区或周围软组织区，后者一般由肿瘤中心区向外伸展。呈长短粗细不齐的骨针状。

（4）骨膜反应呈层状和袖口状，后者指增生特别迅速的骨膜反应，被肿瘤突破并破坏，其残端投影呈袖口状时称为Codman三角。

（5）软组织肿块形成时，普通X线检查仅表现为软组织弥漫性肿大，CT检查可以清晰显示病变范围及内部细节。

### （三）软骨肉瘤

**【诊断标准】**

（1）发病年龄多在30岁以下。

（2）颌骨破坏在普通X线片上表现为密度减低区，边缘模糊，其内有斑片状高密度钙化或骨化影。

（3）CT平扫可见软组织包块中有斑点状或不规则的钙化或骨化影；增强扫描

示肿瘤实质区有强化表现，而黏液区无增强。

### （四）尤因肉瘤

【诊断标准】

（1）好发于30岁以下男性。

（2）X线表现以溶骨破坏为主，边缘模糊，密质骨吸收中断；病变周缘可见新骨增生，可表现为放射状骨针或葱皮样骨膜反应。

（3）平扫CT可见骨破坏区或骨膜反应周围有软组织包块，增强CT示肿块实质区有增强，而坏死区仍为低密度。

（4）应与Garré骨髓炎鉴别，详见Garré骨髓炎章节。

### （五）颌骨转移性恶性肿瘤

【诊断标准】

（1）X线表现分为成骨型、溶骨型和混合型，以溶骨型多见，混合型病灶则同时具有溶骨和成骨破坏特征。

（2）溶骨型表现为骨质破坏呈虫噬状，边缘不规则，无硬化及骨膜反应。

（3）成骨型者常呈斑点状和团块状密度增高影像，有时骨膜下有大量新骨形成。前列腺、乳腺和鼻咽癌的颌骨转移可有成骨表现。

（4）核素扫描对转移性肿瘤具有较高的诊断价值。骨显像可较X线平片检查早3~6个月显示全身骨骼转移性病变，患有转移性骨肿瘤者可出现多处放射性浓聚区。

（5）颌骨转移灶一般出现在下颌骨后部，可能与血管走向和红骨髓容量有关。

### （六）牙龈癌

【诊断标准】

（1）病变早期显示为牙槽突吸收，易误诊为牙周炎；继续发展则呈扇形骨质破坏区，边缘整齐或凹凸不平，病变周缘骨质可有硬化。

（2）CT和MRI检查表现为不规则形软组织增生和异常信号。

### （七）上颌窦癌

【诊断标准】

（1）窦腔密度增高和软组织肿块形成，窦壁骨质破坏，边缘不规则。

（2）CT检查可直接显示病变的内部结构细节、上颌窦各壁破坏情况及其对邻近组织的侵犯。

### （八）舌和口底癌

【诊断标准】

CT显示的舌和口底区鳞癌多为软组织异常增生和肿块形成，有时平扫CT片上病变与周围组织密度相等，不易区分；增强扫描肿块多有强化表现，进而显示病变与周围组织的分界。应注意邻近组织受累情况及颈部淋巴结转移情况。

**（九）恶性淋巴瘤**

**【诊断标准】**

（1）为头颈部常见恶性肿瘤之一，其构成比仅次于头颈部鳞癌。

（2）一般分为两类：霍奇金病和非霍奇金淋巴瘤。

（3）X线平片检查仅适用于颌骨或伴颌骨侵犯的恶性淋巴瘤，其主要表现为颌骨破坏吸收。

（4）软组织恶性淋巴瘤的检查以CT和MRI为主，结外型恶性淋巴瘤多表现为软组织肿块；恶性淋巴瘤CT和MRI的主要特点是病灶的多发性。

（5）平扫CT病变一般与周围软组织密度相等，注入造影剂后可有增强。病变多为实质性，少有液化坏死灶，病变边缘与周围组织分解不清。结内型病变的直径一般大于1cm，灶内可有液化坏死，平扫CT常呈低密度改变，注入造影剂后可有边缘环形增强。MRI检查T1加权像病变信号等或高于肌组织，T2加权像多为高信号。

# 第四节　颌面骨骨折

骨折指骨结构的连续性完全或部分断裂。对于颌面骨骨折而言，主要分为牙槽突骨折、上颌骨骨折、下颌骨骨折、颧骨颧弓骨折四类。

## 一、牙槽突骨折

**【诊断标准】**

X线片显示为上颌或下颌牙槽突不规则、不整齐的低密度线条状影像，呈横行、斜行或纵行，常伴有牙损伤及牙齿移位。

## 二、下颌骨骨折

**【诊断标准】**

（1）好发部位是颏部、颏孔区、下颌角及髁突。

（2）单纯颏部正中骨折一般不发生移位；若颏部骨折为斜向，则较长骨折段因受颏舌肌和颏舌骨肌牵拉而向下、后、内移位；可伴一侧或双侧髁突的间接骨折。

（3）单侧颏孔区骨折时长骨折段向下、后、内侧移位，且常伴有对侧下颌角、升支或髁突的间接骨折。

（4）下颌角骨折多发生在第三磨牙的远中。

（5）髁突骨折以曲面体层片检查最为常用，下颌开口后前位可显示髁突内、外方向移位情况。随着CBCT应用愈发广泛，使用CBCT或螺旋CT能够更好地显示骨折情况。

### 三、上颌骨骨折

**【诊断标准】**

**（一）X线表现分为三型**

（1）Le Fort Ⅰ型骨折线从梨状孔下部，经牙槽突基底部，向后至上颌结节呈水平状延伸至翼板。

（2）Le Fort Ⅱ型骨折线从鼻骨通过眶内下、眶底、经眶下缘、颧骨下方向后达翼板。

（3）Le Fort Ⅲ型骨折线横过鼻背、眶部，经颧骨上方达翼突。

（二）上颌骨骨折常波及上颌窦，表现为窦腔密度增高。

（三）鼻骨骨折常常累及上颌骨额突，需要多加注意。

（四）螺旋CT三维重组图像可以立体地显示骨折线走行及骨折块的移位情况。

### 四、颧骨、颧弓骨折

**【诊断标准】**

（1）颧骨骨折常在骨缝处裂开，主要涉及的骨缝为颧颞缝、颧额缝、颧颌缝，也可呈嵌入性或粉碎性骨折，多伴有上颌窦外侧壁骨折及眶外壁骨折。

（2）颧弓骨折以颧弓中段多见，三线骨折常呈"M"型。

### 五、鉴别诊断

颌面部骨折的鉴别诊断主要分为两个方面，一方面是与正常的骨缝进行鉴别，另一方面是与骨内的血管相鉴别。

骨缝：对于颧骨颧弓骨折而言，需与颧颞缝、颧额缝、颧颌缝等骨缝鉴别，不要误将正常的骨缝认为是骨折。对于上颌骨额突的骨折，需与鼻骨骨折相鉴别，勿把鼻骨与上颌骨额突间的骨缝错认为是骨折。

血管：对于上颌骨骨折尤其是上颌窦壁的骨折，由于上颌窦壁内走行的血管也会造成局部骨壁中断，需与骨折相鉴别。

## 第五节　系统病在口腔及颅颌面骨的表现

### 一、朗格汉斯组织细胞增生症

朗格汉斯组织细胞增生症又称组织细胞增生症X，包括嗜酸性肉芽肿、汉－许－克病和莱特勒－西韦病。

**【诊断标准】**

（1）X线表现主要为骨骼系统的损害，好发部位为颅骨，其次为颌骨。

（2）颅骨损害多为穿凿样骨质缺损，为单发或多发。小的病灶可以增大、融合成较大的不规则骨缺损区，呈"地图样"破坏改变。

（3）颌骨改变分为牙槽突型及颌骨体型两类。牙槽突型病变从牙槽突开始，与牙周病骨质吸收类似。颌骨体型病变开始于下颌体或升支，以溶骨破坏为主，可以有颌骨膨隆、骨膜反应及密质骨断裂。

（4）肺部损害表现为肺门影增宽，肺纹理粗乱。

**【鉴别诊断】**

应与慢性颌骨骨髓炎鉴别，两者均有骨质破坏和骨膜成骨，而本病可表现为囊样骨质破坏区、很少发生骨质硬化反应且无死骨形成。

## 二、骨纤维异常增殖症

分为单骨性和多骨性两类，多骨性者同时合并有皮肤咖啡样色素沉着及内分泌疾病时，称为Albright综合征。

**【诊断标准】**

X线可为透射性改变，又称为囊样型：病变多表现为单房圆形或卵圆形密度减低区，具有硬化边缘或边界不清楚，逐渐移行至正常骨组织。

阻射型改变包括"橘皮样"型、毛玻璃型及硬化型。病变密度高于正常且均匀一致，逐渐移行至正常骨。硬化型表现为骨致密影像，上颌骨和颅底较常见。透射性及阻射改变可同时存在。

本病具有明显沿颌骨外形膨大的特点；当病变累及牙周组织时，常表现为牙周骨硬板模糊或消失，但牙周膜间隙存在。

## 三、外胚叶发育不全

分为多汗型与少汗型，区别主要为汗腺发育不同。口腔表现主要为乳牙和恒牙完全或部分性先天缺失。

**【诊断标准】**

（1）颌骨可见乳、恒牙胚完全缺失或恒牙胚完全缺失，而更常见多个乳、恒牙胚缺如。

（2）部分无牙患者，存在的牙常有形态异常，常见圆锥牙。

（3）先天性缺少牙胚、无牙槽突，颌骨体因缺少功能刺激发育不足，呈老年样萎缩、吸收，颞下颌关节可有畸形

## 四、颅骨锁骨发育不全

又称普遍性骨发育不全。是一种比较少见的颅骨、锁骨和颌面骨，偶尔也有长骨的先天性发育异常。

**【诊断标准】**

（1）牙异常是本病的突出特点。成牙活动增强但是萌牙受到抑制。常见为上下颌骨内埋伏多颗多生牙和牙根畸形。多生牙多位于上下颌前磨牙区。乳牙萌出及脱落延迟，恒牙萌出亦较晚或不萌。

（2）颌面骨异常。下颌骨升支常较窄，升支的前后缘常近乎平行。喙突尖而细长，常向后倾斜。乙状切迹常有深的"U"形弯曲。也可见下颌骨正中联合未骨性愈合。上颌骨发育不良，致下颌相对前突。额窦、上颌窦发育不全或完全未发育。

（3）鼻骨常有发育不全或缺失。

（4）头颅多为短头形，横径加大，颅壁菲薄，颅顶钙化不良，整个颅穹隆凸起，颅低硬化。囟门闭合延迟，颅缝不同程度增宽，期间可见出现大小不一的缝间骨。

（5）锁骨可完全缺如或部分发育，缺损部常出现于肩峰端，而胸骨端常发育良好。

# 第六节　唾液腺疾病

## 一、唾液腺结石病

**【诊断标准】**

（1）阳性唾液腺结石推荐使用X线平片或大视野锥形束CT，显示为单个或多个卵圆形或柱状高密度影像，大小不等，沿导管解剖走行及方向排列，有的可见层状改变，CBCT更易评估结石大小和精确定位。

（2）阴性唾液腺结石需用水溶性造影剂进行造影检查，在造影片上显示圆形或卵圆形充盈缺损，其远心端导管扩张；若唾液腺结石完全阻塞导管，则见导管中断，或其末端呈分叉状。

（3）阴性唾液腺结石易与造影过程中导管内混入的气泡混淆。

## 二、涎瘘

**【诊断标准】**

（1）管瘘在造影图像上表现为造影剂自主导管上瘘口外溢，其后方腺体不显影为完全管瘘；若后方腺体部分显影或正常显影，则为部分管瘘。

（2）腺瘘在造影图像上显示为导管系统完整，造影剂自腺体部外溢。

## 三、唾液腺炎症

### （一）慢性复发性腮腺炎

【诊断标准】

（1）造影表现为多数主导管无改变，少数扩张不整呈管炎改变。儿童期分支导管显示较少，典型表现为末梢导管呈点状、球状、腔状扩张；排空功能迟缓。

（2）病变可累及副腺体。

（3）儿童复发性腮腺炎者随年龄增长，末梢导管扩张数目逐渐减少。

（4）成人复发性腮腺炎要结合病史，临床表现和血清学检查与舍格伦综合征相鉴别。

### （二）慢性阻塞性唾液腺炎

【诊断标准】

造影检查表现为导管系统的扩张不整。病变从主导管开始扩张变形呈腊肠状，以后逐渐波及至叶间、小叶间导管。病变晚期，腺体内末梢导管也可呈不同程度扩张征象。

## 四、唾液腺肿瘤

【诊断标准】

### （一）超声表现

在评估唾液腺占位性病变时，超声检查应推荐为首选检查方法。良性肿瘤多呈圆形或类圆形，边界清楚光滑，内部回声均匀。恶性肿瘤形态不规则，边界不清楚，内部回声不均匀，可见多数簇状强回声或靶状回声，血流信号较多。

### （二）CT表现

良性肿瘤多呈圆形或类圆形，边界清楚，边缘光滑，密度均匀，增强扫描示密度增高；皮下脂肪层及咬肌筋膜等组织平面存在。恶性肿瘤形态不规则，界限不清楚，内部密度不均匀；皮下脂肪及腮腺咬肌筋膜平面消失，增强扫描时一般有明显强化。

### （三）唾液腺造影及X线平片表现

#### 1.良性肿瘤X线影像

主导管移位、拉长或被推成屈曲状；分支导管移位呈抱球状或线束状。腺泡充盈缺损区呈类圆形，边界较明显、整齐。下颌骨后缘可被压迫吸收呈边缘整齐的凹陷；压迫侧面则升支或下颌角变薄。

**2.恶性肿瘤X线影像**

主导管或分支导管排列扭曲、紊乱，或不规则扩张；主导管或叶间导管可突然中断；腺泡不规则充盈缺损，周围无移位的导管；造影剂外溢于导管系统或腺体之外。下颌骨局部溶骨性破坏、骨膜致密增厚。

**（四）磁共振成像表现**

磁共振成像在软组织肿物诊断中有明显优点，多用于观察肿瘤的范围、肿瘤与腮腺和周围其他解剖结构的关系等。不同的序列和配合增强扫描对肿物良恶性鉴别有一定帮助。

## 五、舍格伦综合征

**【诊断标准】**

腮腺造影表现分为四种类型：

（1）腺体形态正常，排空功能迟缓。

（2）腺体末梢导管扩张：①典型所见为主导管无改变，分支导管数目减少、变细，末梢导管不同程度扩张呈点状、球状或腔状；②有时主导管变粗呈腊肠状，或边缘不整齐，呈羽毛状、葱皮状。

（3）向心性萎缩，在造影片上仅见主导管及某些分支导管，周缘腺体组织不显影。

（4）肿瘤样改变，腺体内出现占位性病变改变，邻近的导管移位，似良性肿瘤改变；若造影表现为多处导管中断并伴有不规则的腺泡充盈缺损时，则提示恶性变的可能。

结合口干，眼干，腮腺肿胀及全身表现，怀疑为舍格伦综合征时建议患者去风湿免疫科明确诊断。

## 六、唾液腺良性肥大

**【诊断标准】**

在唾液腺造影片上腺体外形多正常，但体积明显增大，排空功能稍差。

# 第七节 颞下颌关节疾病

## 一、颞下颌关节紊乱病

**【诊断标准】**

**1.关节间隙改变**

常见的关节间隙改变包括整个关节间隙增宽、变窄以及关节前、后间隙的变化，分别表现为髁突在关节窝中的位置下移、上移及前、后移位。

**2.骨关节病表现**

为髁突或（和）关节结节、关节窝的骨质改变，如髁突前斜面模糊不清、髁突前斜面广泛破坏、髁突囊样变、髁突骨质增生、骨质硬化、髁突磨平变短及关节结节、关节窝硬化等。

**3.关节盘穿孔表现**

为关节造影显示关节上、下腔交通，将造影剂注入上腔或下腔时，关节上下腔同时显影。

**4.可复性盘前移位**

在关节造影侧位体层或许勒位闭口位片上，关节盘后带位于髁突横嵴的前方；在开口位片上显示为正常造影图像。目前多采用磁共振成像（MRI），质子或T2T1加权像显示关节盘最佳。闭口位时，关节盘后带后缘位于11：30时针位置之前，髁头不在关节盘中间带下方，前移位的关节盘通常伴有不同程度的变形。最大开口位时关节盘回复正常，关节盘中间带位于髁头和关节结节之间。

**5.不可复性盘前移位**

在关节造影侧位体层或许勒位闭口位片上，关节盘明显移位于髁突前斜面的前方；在开口位片上关节盘仍位于髁突的前方，并常见关节盘变形，类似一肿块压迫造影剂的影像。MRI检查，闭口位时，关节盘后带后缘位于11：30时针位置之前，髁头不在关节盘中间带下方，前移位的关节盘通常变形更明显，最大开口位时关节盘中间带仍位于髁头前方。

## 二、类风湿关节炎

【诊断标准】

（1）类风湿关节炎累及颞下颌关节初期可无阳性X线征。在病变活动期，关节腔有渗液时表现为关节间隙增宽；随病变进展，可出现骨质疏松，继而出现不同程度的骨质破坏。

（2）类风湿关节炎是一种全身性自身免疫性疾病，在与颞下颌关节紊乱病进行鉴别诊断时必须密切结合临床及其他关节的情况。

## 三、创伤性关节炎

【诊断标准】

（1）轻者可无异常X线改变。

（2）如关节腔有渗液或积血时，关节间隙增宽，磁共振T2图像示关节腔内高信号改变。

（3）若伴有髁突骨折，则可见骨折线。

## 四、化脓性关节炎

【诊断标准】

（1）早期可无异常骨质改变。

（2）关节腔积液时，关节间隙可增宽。病变进展，可有不同程度的骨质破坏。严重者可导致关节强直。

## 五、颞下颌关节肿瘤

### （一）髁突骨瘤及骨软骨瘤

【诊断标准】

（1）髁突有明确的骨性新生物，与髁突相连。

（2）骨性新生物可表现为中间髓质骨与髁突髓质骨相连，表面有密质骨覆盖；若骨性新生物为完全致密的骨性突起，则亦可称为骨疣。

### （二）滑膜软骨瘤病

【诊断标准】

（1）X线平片检查可见关节间隙增宽，关节间隙内可见多个游离体，髁突和关节窝骨质可伴有骨质破坏、硬化等。

（2）CT图像可以更清楚地显示关节游离体和髁突骨质改变情况。

（3）MRI检查可见关节囊扩张、增厚，关节内滑膜组织增生，其中含有数目不等点状低信号游离体影像。

### （三）颞下颌关节恶性肿瘤

【诊断标准】

（1）较为常见的是转移性肿瘤，表现为髁突骨质广泛破坏，一般无特征性改变。可同时伴有下颌角、升支乃至全身多部位的转移。

（2）原发性恶性肿瘤亦表现为不同程度骨质破坏，边界不规则且模糊不清；骨肉瘤可有瘤骨形成；软骨肉瘤除骨质破坏外，尚可在关节腔内形成斑片状高密度影。余绝大多数恶性肿瘤无瘤骨形成。

## 六、颞下颌关节强直

【诊断标准】

（1）纤维性强直：可见关节间隙模糊不清且密度增高，关节骨性结构可有不同程度破坏。

（2）骨性强直：表现为关节正常骨结构形态完全消失，而由一个致密的团块所代替。病变广泛者可累及乙状切迹、喙突和颧弓。

（3）儿童期发病可影响颌骨发育而致颌骨畸形，X线片可见下颌后缩畸形，角前切迹加深，喙突伸长。

（4）应与颌间瘢痕挛缩鉴别：颌间瘢痕挛缩者关节骨性结构及关节间隙无明显异常影像；颌间瘢痕有骨化者，在颅骨后前位片或CT上可见颌间间隙变狭窄，其中有密度增高的骨化影像。

## 七、颞下颌关节脱位

【诊断标准】

一般凭临床病史及检查即可确定诊断，许勒位片或CT矢状面闭口位图像示髁突脱出关节窝至关节结节前上方。

# 第三十三章　口腔病理诊断

## 第一节　活体组织病理检查常规

活体组织病理检查的主要目的为协助临床明确诊断、制定合理的治疗方案、客观判断预后，是口腔病理科的主要工作之一。

### 一、病理检查申请单和送检标本的接收、编号与登记

病理科在接收申请单及送检标本时应认真核对，及时编号与登记。凡有下列情况者，应及时与送检科室联系或退回：

1. 申请单与送检标本不符；
2. 盛标本的容器上无患者信息；
3. 申请单中的重要项目未填写，或填写过于简单而影响诊断；
4. 标本固定不良而致严重自溶、干缩、腐败者；
5. 标本过小，不能或难以制作切片；
6. 送检标本的主要病灶被事先挖取及其他可能影响病理检查的情况。

### 二、大体检查、取材与记录

原则上应有2人参加此操作，其中记录者应详细记录取材者的口头描述，并共同核对标本。标本的大体检查与描述、取材应由病理医师进行。检查标本一般要注意其大小、形状、表面和切面的颜色、质地以及病变部位、形态特点、病变与周围组织的关系等。所切取的组织块应有代表性。

### 三、脱水、透明、浸蜡

应保证各操作流程的规范性及试剂质量。

### 四、包埋、切片、染色、封片

应严格分件包埋，切勿包错。切片、裱片过程中要严格杜绝编号错误及组织碎屑污染。封片完毕后，经认真核对并加贴编号标签。

## 五、镜检

阅片时必须全面，不要遗漏病变。如发现下列情况，应及时与技术室人员联系并进行相应处理：

1. 切片内有明显污染组织；

2. 切片内容与送检组织不符；

3. 切片或染色质量差，必要时重新制片；

4. 为充分观察病变及明确诊断需要作深切、连切、特殊染色、免疫组化染色等。

## 六、签发病理报告书

病理报告书是病理医师签署的医学证明文件，必须慎重对待。

1. 病理报告书的主要内容包括：病理号、送检科室、患者姓名、性别、年龄、门诊号和/或住院号、标本取材部位、病理诊断及其他需要报告或建议的内容、报告医师签名（盖章）、报告时间。

2. 病理报告内容的表述和书写应准确和完整，用中文或者国际通用的规范术语。

3. 原始样品过小，或在采集过程中挤压严重，或取材代表性不够，可能影响诊断，需在报告中说明。

4. 病理报告书应在收到标本后5个工作日内发出，疑难病例和特殊标本除外。

5. 因补取材、深切、特染、脱钙、延长固定、会诊或作免疫组化而不能如期发出病理报告时，应口头通知临床科室或发出"迟发病理诊断通知单"。

## 七、病理诊断书的登记与归档

病理诊断应登记或保存副本并存档，便于查阅。病理切片与蜡块的存档时间应在10年以上。

## 八、会诊

病理科医师遇有疑难病例应在科内或同行间进行会诊。

# 第二节　术中冰冻病理检查常规

术中冰冻切片病理检查的目的有：确定病变的性质；手术切缘是否足够；送检标本中是否有病变存在；如果不继续进行手术，已送检的标本是否能满足病理常规检查的需要。

术中冰冻切片病理检查的时间短、制片难度较大、对诊断者的要求较高，其诊断的准确性低于常规石蜡切片诊断，两者可能出现不同的诊断意见，并有可能出现当时无法判断病变性质而须待石蜡切片等情况，应术前取得患者及家属的理解、同意并签字。

术中冰冻快速病理学检查的慎用范围是涉及严重致残的根治性手术切除的标本。需要此类手术治疗的患者，其病变性质宜于手术前通过常规活检确定。

术中冰冻快速病理学检查不宜应用的范围有：①疑为恶性淋巴瘤；②过小的标本（长径≤0.2cm者）；③术前易于进行常规活检者；④脂肪组织、骨组织和钙化组织；⑤需要依据核分裂象计数判断良、恶性的软组织肿瘤；⑥主要根据肿瘤生物学行为特征而不能依据组织形态判断良、恶性的肿瘤；⑦已知具有传染性的标本（例如结核病、病毒性肝炎、梅毒、艾滋病等）。

### 一、标本的接收及制片

术中送检新鲜组织应及时送达病理科，病理科接收标本，应首先核对患者基本信息并编号，主检者应记录大体形态及取材情况。技术人员在10~15分钟内完成单件标本制片（同时接收多件标本时，制片时间顺延），与主检者共同核对编号。

### 二、术中冰冻切片病理报告

单件标本应在送达后30分钟内发出冰冻切片病理报告书，也可采用传真或电话通知，诊断中遇特殊问题应及时与手术医师沟通。

### 三、冰冻切片剩余组织及未取材组织的处理

冰冻切片剩余组织，一律应作常规石蜡切片，以作对照。未制作冰冻切片的其他送检组织亦酌情取材作常规制片。

### 四、归档

冰冻切片相关资料（申请单、切片、冰冻切片诊断报告等）均应存档。

## 第三节　口腔黏膜疾病

### 一、口腔念珠菌病

口腔念珠菌病是由念珠菌感染所引起的口腔黏膜疾病，是人类最常见的口腔真

菌感染。

**【病理诊断标准】**

1.黏膜病变表现为亚急性或慢性炎症。

2.上皮表层水肿，角化层内中性粒细胞浸润，常形成微小脓肿。

3.角化层或上皮的外1/3可见菌丝，多与上皮表面垂直或呈一定角度，HE染色不甚清晰，PAS染色强阳性。

4.棘层增生，上皮钉突可呈圆形。

5.上皮下结缔组织内见大量淋巴细胞、浆细胞及中性粒细胞浸润，血管充血。

6.病变处涂片检查，可观察到菌丝及孢子。

## 二、天疱疮

天疱疮是一种少见而严重的皮肤黏膜疱性疾病，为自身免疫性疾病，上皮桥粒结构破坏，形成上皮内疱。临床上分为多种亚型，发生在口腔者主要为寻常型天疱疮。

**【病理诊断标准】**

1.上皮棘层松解，可见单个或成团的天疱疮细胞。

2.形成上皮内疱，疱底仍见有基底细胞附着于结缔组织上方。

3.固有层中等程度的炎细胞浸润，主要为淋巴细胞及少量的嗜酸性粒细胞。

4.直接免疫荧光染色，见上皮棘层呈网状荧光图形。

## 三、黏膜类天疱疮

黏膜类天疱疮是类天疱疮中较常见的一型，以水疱为主要表现，好发于口腔、眼结合膜等黏膜。属自身免疫性疾病，机体针对基底膜区不同的蛋白质产生自身抗体，形成基层下疱。

**【病理诊断标准】**

1.病损部位的上皮全层剥脱，形成基层下疱，上皮完整，无棘层松解。

2.疱底结缔组织表面平滑，无上皮细胞附着；有大量淋巴细胞、浆细胞及嗜酸性粒细胞浸润，胶原纤维水肿。

3.直接免疫荧光检查见上皮基底膜区呈翠绿色的荧光带。

## 四、白色海绵状斑痣

白色海绵状斑痣为常染色体显性遗传病，较少见。现在研究认为患者K4和（或）K13基因发生突变，导致棘细胞内角蛋白丝断裂，并聚集在细胞核周围。

**【病理诊断标准】**

1.上皮明显增生，表层为明显增厚而未脱落的不全角化细胞。

2.棘层细胞变化明显，体积增大，层次增多，部分细胞空泡性变，胞核固缩或消失，嗜酸性细胞质浓缩，聚集在细胞核周围。

3.基底细胞增多，但细胞分化良好。

## 五、扁平苔藓

扁平苔藓是一种较常见的皮肤黏膜病，主要病理表现为上皮基底层液化变性和固有层淋巴细胞浸润带。

**【病理诊断标准】**

1.上皮表层以不全角化多见。

2.棘层可增厚、萎缩或两者并存。上皮钉突不规则延长，有时呈锯齿状。

3.基底层细胞液化变性，有时甚至形成上皮下疱。

4.固有层内有密集的淋巴细胞浸润带，其浸润范围较局限，一般不累及黏膜下层。

5.上皮棘层、基底层或黏膜固有层可见圆形或卵圆形的胶样小体（colloid body），为上皮细胞变性而成。

## 六、盘状红斑狼疮

盘状红斑狼疮为自身免疫性疾病，主要累及皮肤和口腔黏膜，患者可能有关节疼痛表现，但内脏器官不会受累，属红斑狼疮亚型中最轻的一型，预后较好。

**【病理诊断标准】**

1.上皮过度角化，以正角化多见，粒层明显，有时可见角质栓塞；

2.棘层萎缩变薄，有时也可见上皮钉突增生、伸长。

3.基底层细胞液化、变性，上皮与固有层之间可形成裂隙，基底膜不清晰。

4.固有层密集的淋巴细胞浸润，并可混杂浆细胞等其他炎症细胞，炎症可波及黏膜下层。

5.毛细血管扩张、管腔不整，血管内可见玻璃样血栓，管周可见类纤维蛋白沉积及淋巴细胞浸润。

6.胶原纤维水肿、断裂。

7.直接免疫荧光检查可见基底膜区翠绿色的荧光带，又称为"狼疮带"。

## 七、口腔黏膜下纤维变性

口腔黏膜下纤维变性主要发生于东南亚国家与地区，我国湖南湘潭和台湾也是本病的高发区，常与嚼槟榔习惯有关。病变具有进展性和不可复性，WHO将其列为潜在恶性病变。

**【病理诊断标准】**

1.早期可见上皮下疱和过度角化，晚期则上皮明显变薄萎缩。

2.结缔组织内胶原纤维玻璃样变，血管和成纤维细胞明显减少，轻至中等程度的慢性炎症细胞浸润。

3.深层的肌组织渐进性萎缩，被致密的纤维所代替。

4.约7%~26%的活检病例中可见上皮异常增生。

## 八、口腔黏膜黑斑

口腔黏膜黑斑是发生于口腔黏膜的色素性病变，特点为上皮基底层色素过度沉着。

**【病理诊断标准】**

1.黑色素细胞数目一般无变化或轻度增加，单个散在分布于上皮与固有层交界处。

2.基底细胞层有显著的色素过度沉着。

3.结缔组织内常有噬黑色素细胞和轻度炎症细胞浸润。

## 九、口腔黏膜色素痣

口腔黏膜色素痣较少见，最常累及的部位是牙龈、腭。以黏膜内痣最多，其次是普通蓝痣，混合痣和交界痣相对较少。口腔黏膜色素痣的恶变非常少见，但是其临床表现有时类似黑色素瘤，应当取活检确诊。

**【病理诊断标准】**

1.痣细胞圆形或多角形，常呈巢状，可位于上皮和（或）结缔组织内。

2.黏膜内痣：痣细胞位于结缔组织内。

3.交界痣：痣细胞局限于上皮与结缔组织交界区。

4.混合痣：痣细胞同时存在于上皮和结缔组织内。

5.口腔蓝痣：主要位于黏膜固有层的中部或深部，痣细胞梭形或星形，呈灶性聚集。

## 十、舌淀粉样变

淀粉样变不是单一疾病，而是多种不同病变导致的蛋白质类物质在组织中异常沉积。最常见的是由单克隆浆细胞产生的免疫球蛋白轻链，其过量沉积导致原发性淀粉样变性，在多发性骨髓瘤患者中较常见。第2种属于急性期反应蛋白，在风湿性关节炎、炎症性肠病等慢性炎症状态下释放增加，引起继发性淀粉样变性。口腔淀粉样变最常见也最早出现的是舌淀粉样变。

**【病理诊断标准】**

（1）淀粉样物质沉积于黏膜的结缔组织乳头层及血管周围，在舌部也可累及肌层。

（2）HE染色淀粉样物质表现为粉染均质状，刚果红染色呈砖红色，PAS染色呈玫瑰红色，硫黄素T染色呈黄色荧光。

# 第四节　口腔颌面部肉芽肿性疾病

## 一、口面部肉芽肿病

口面部肉芽肿病的病变中形成非坏死性肉芽肿结节，引起口腔和面部软组织的慢性复发性无痛性肿胀，唇部为最常见的发病部位。只累及唇时称肉芽肿性唇炎，口面部肉芽肿病伴沟纹舌和面神经麻痹时称梅-罗综合征。

**【病理诊断标准】**

（1）黏膜固有层结缔组织中肉芽肿结节散在分布，多围绕血管，由淋巴细胞和上皮样组织细胞组成，偶尔可见多核巨细胞，还可见浆细胞和肥大细胞。

（2）固有层组织水肿，淋巴管扩张。

（3）有时病变中的肉芽肿结节不典型，仅表现为组织水肿及血管周围炎症。

## 二、嗜酸性淋巴肉芽肿

嗜酸性淋巴肉芽肿是一种主要发生于颌面部皮下组织、唾液腺及淋巴结的慢性炎症。病因不明，青壮年男性好发。多见于腮腺区，表现为缓慢增大的无痛性包块，皮肤可有瘙痒及色素沉着。血液中嗜酸性粒细胞增多，血清IgE水平多见升高。

**【病理诊断标准】**

（1）受累淋巴结和结外软组织内淋巴组织显著增生，并见大量嗜酸性粒细胞浸润。较多淋巴滤泡形成，其生发中心很明显，经常有血管长入，其中还可见嗜酸性粒细胞浸润及嗜酸性粒细胞小脓肿形成。滤泡间见弥漫分布的淋巴细胞、浆细胞、嗜酸性粒细胞和肥大细胞。

（2）病变中小血管增生比较明显，陈旧性病变常见血管周硬化。

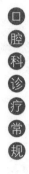
# 第五节　口腔癌与癌前病变

## 一、鳞状细胞癌

口腔黏膜鳞状细胞癌是发生于口腔黏膜的具有不同程度鳞状分化的上皮性侵袭性肿瘤，有早期、广泛淋巴结转移的倾向。其病理表现与其他部位的鳞状细胞癌基本一致。为了预测鳞状细胞癌的侵袭性，估计其预后和选择有效的治疗方法，常常对鳞状细胞癌进行分级。分级是一种主观评价法，世界卫生组织（WHO，2017）根据肿瘤的分化程度、细胞和细胞核的多形性以及细胞分裂活性等将口腔鳞状细胞癌分为高、中、低分化三级。

**【病理诊断标准】**

**1.一级**

高分化鳞状细胞癌，组织学和细胞学特点较接近于正常口腔黏膜鳞状上皮，含有数量不等的基底细胞和具有细胞间桥的鳞状细胞，角化明显，核分裂象少，非典型核分裂和多核细胞极少，胞核和细胞多形性不明显。

**3.二级**

中分化鳞状细胞癌，形态学表现介于高分化与低分化之间。与高分化者相比，角化较少，细胞及核的多形性较明显，核分裂较多，可见异常核分裂，细胞间桥不显著。

**4.三级**

低分化鳞状细胞癌，以不成熟的细胞为主，组织学和细胞学仅有少数特征类似于口腔黏膜的正常复层鳞状上皮。角化非常少，细胞间桥几乎不能发现，核分裂常见，异常核分裂易见。

## 二、疣状癌

疣状癌为一种高分化鳞状细胞癌亚型，特征为外生性、缓慢生长和边缘推进式破坏，转移发生晚或不转移。老年男性多见，多数发生于口腔颌面部，尤以下唇多见。

**【病理诊断标准】**

1.上皮明显增生，表面呈乳头状突起，可见角质栓塞。深层呈推进式侵犯间质，无边缘浸润。

2.鳞状上皮分化良好，明显角化，细胞缺乏显著的恶性改变，核分裂象少见，且仅位于基底层。

3.常见密集的淋巴细胞、浆细胞反应。

### 三、口腔黏膜白斑

口腔白斑是指口腔黏膜出现以白色为主的病损，临床和病理学不能诊断为其他任何疾病者。白斑为一临床名称，但病理学报告必须指出是否存在上皮异常增生（epithelial dysplasia）及其程度。白斑伴有上皮异常增生时，其恶变潜能随上皮异常增生程度的增加而增大。

**【病理诊断标准】**

**1.白斑伴上皮单纯增生**

上皮增生，表面过度正角化或过度不全角化，正角化者颗粒层明显；棘层增厚，上皮钉突伸长变粗；固有层和黏膜下层炎症细胞浸润；上皮层次清晰，无非典型细胞。

**2.白斑伴上皮异常增生**

除上皮过度角化外，还出现上皮细胞的形态异常，即非典型性，以及上皮结构的整体紊乱。具体表现包括：①基底细胞极性丧失；②滴状钉突；③核分裂象增加；④浅层核分裂象；⑤单个细胞成熟前角化（错角化）；⑥钉突内出现角化珠；⑦细胞间黏附下降；⑧细胞核大小不一；⑨细胞核形态异常；⑩细胞大小不一；⑪细胞形态异常；⑫核质比例增加；⑬异常核分裂象；⑭核仁增大、数量增加；⑮核深染。

## 第六节　唾液腺非肿瘤性疾病

### 一、黏液囊肿

黏液囊肿多见于小唾液腺，特别是下唇。分为外渗性和潴留性两种，前者常见。

**【病理诊断标准】**

**1.外渗性黏液囊肿**

唾液从受损伤导管渗漏至结缔组织内，黏液池被炎性肉芽组织和结缔组织包绕或局限，无上皮衬里，囊腔及囊壁内可见较多组织细胞吞噬黏液而形成的泡沫细胞。

**2.潴留性黏液囊肿**

少数情况下，导管阻塞，唾液潴留并致导管扩张而形成囊性病损，有上皮衬里，其上皮细胞常受压、变扁平，囊壁的炎症反应相对较轻。

## 二、唾液腺导管囊肿

唾液腺导管囊肿为来自唾液腺的有上皮衬里的囊腔。病因不明，可能与导管阻塞或发育异常有关，见于大唾液腺。

【病理诊断标准】

1.多为单囊，罕见多囊。

2.衬里上皮可表现为立方、柱状、鳞状、黏液细胞、透明细胞，可伴嗜酸细胞化生，可见局部上皮增生突入囊腔。

## 三、舌下囊肿

舌下囊肿特指发生于口底的黏液囊肿，黏液成分多来自舌下腺，少数可发生于颌下腺的导管。

【病理诊断标准】

1.结构与黏液囊肿相似，多为外渗性囊肿，无上皮衬里。

2.泡沫样组织细胞相对较多，炎症、充血明显。

## 四、舍格伦综合征

舍格伦综合征为自身免疫性疾病，主要累及唾液腺、泪腺而导致口干、眼干。组织学表现为良性淋巴上皮病。

【病理诊断标准】

1.基本组织学表现为淋巴细胞浸润腺体，腺泡破坏。

2.早期的淋巴细胞浸润围绕导管周围，以后扩散到腺泡组织。

3.唾液腺导管及其周围肌上皮细胞增生形成上皮肌上皮岛。

4.最终的严重病变为腺泡破坏，整个腺体被密集浸润的淋巴细胞替代，但淋巴细胞浸润仍局限在小叶内，小叶结构、小叶间隔并未破坏。

5.病变部位无纤维组织修复反应。

## 五、坏死性唾液腺化生

坏死性唾液腺化生为少见的、具有局部破坏性的瘤样病变，有自愈倾向。病因不明，多数认为是唾液腺组织缺血梗阻所致。其临床、病理均易与恶性病变相混淆。

【病理诊断标准】

1.小唾液腺慢性炎症，腺泡坏死。

2.导管鳞状化生、增生，某些表现类似鳞状细胞癌或黏液表皮样癌，但小叶结构尚存，可与癌鉴别。

3.表面黏膜鳞状上皮可见假上皮瘤样增生。

# 第七节　唾液腺肿瘤

## 一、腺泡细胞癌

腺泡细胞癌最常见于腮腺，可双侧发病。同时也是较常见于儿童及青少年的唾液腺恶性肿瘤。预后较好。

**【病理诊断标准】**

1.肿瘤边界尚清，甚至可有包膜，切面灰白、灰红色，实性，部分可见囊性变。

2.镜下形态多样：细胞可为浆液性腺泡样细胞、闰管样细胞、空泡样细胞、透明细胞、非特异性腺细胞；组织学结构可为实性型、微囊型、乳头囊状型、滤泡型等。

3.最具诊断意义的为腺泡样细胞，形态类似于唾液腺中的浆液性腺泡细胞，胞质中含丰富的嗜碱性颗粒，淀粉酶消化后PAS染色阳性。

## 二、黏液表皮样癌

黏液表皮样癌是最常见的唾液腺恶性肿瘤之一，也是20岁以下儿童和青少年最常见的唾液腺恶性肿瘤。根据组织学分级的不同（高、中、低分化），其恶性程度不同。

**【病理诊断标准】**

1.低度恶性肿瘤界限较清，但很少有包膜，切面灰色、黄白色，常见囊性变，甚至以囊性为主；高度恶性者呈浸润性生长，实性，囊腔极少。

2.肿瘤由三种细胞构成，即黏液细胞、表皮样细胞和中间细胞。

**3.组织学分级**

需综合考虑不同类型肿瘤细胞的比例、囊腔多少、细胞异型性、侵袭性、核分裂、坏死、神经和血管侵犯等。

**4.高分化肿瘤**

囊腔及黏液细胞较多，柱状的黏液细胞内衬于囊腔；细胞及核的异型性轻，核分裂少见；见宽大的、推进式边缘，浸润性不明显。

**5.低分化肿瘤**

由实性的表皮样细胞、中间细胞上皮岛构成，囊腔少；细胞异型性明显，核分裂多见；黏液细胞少见而散在；边缘常见条索状、巢状肿瘤上皮呈浸润性生长。

**6.中分化肿瘤**

形态学特征介于低度、高度恶性肿瘤之间。

## 三、腺样囊性癌

腺样囊性癌是最常见的唾液腺上皮性恶性肿瘤之一，显著特征为神经周围侵犯和血管侵犯，易局部复发和转移。

【病理诊断标准】

1.切面灰白色、浅褐色，质实，呈浸润性生长。

2.由导管上皮（腺上皮）和肌上皮分化的肿瘤细胞构成，构成三种组织学类型：筛状型、管状型、实性型。

3.多数肿瘤以肌上皮分化细胞为主，其形态较一致，细胞较小，立方形或多角形，细胞核呈有角状，深染，染色质均匀分布，胞质很少，核分裂罕见。

4.导管上皮细胞见于管状型、筛状型中，细胞立方形，类似闰管上皮。

**5.筛状型**

也称腺样型，为该肿瘤特征性的组织学类型，肿瘤性肌上皮细胞巢中因透明或嗜碱性黏液样物质、玻璃样嗜酸性物质聚积而出现大小不等的囊样腔隙。

**6.管状型**

由小腺管样结构、小的实性条索或巢组成，腺管结构内层为立方、柱状腺上皮，外周围以肌上皮样肿瘤细胞。

**7.实性型**

肿瘤性基底样细胞构成实性上皮巢或成片排列，细胞异型性、核分裂及坏死相对多见。此型预后较差。

## 四、多形性腺癌

多形性腺癌是以细胞形态的一致性、组织结构的多样性和浸润性生长为特征的唾液腺上皮性恶性肿瘤。几乎都发生于小唾液腺，最常见于腭部。该型肿瘤多数预后较好，局部复发率平均约19%，淋巴结转移率约9%~15%，很少远处转移，少数病例可发生高级别恶性转化。

【病理诊断标准】

1.肿瘤实性、边界尚清晰，但无包膜，切面黄褐色、分叶状。

2.镜下特征为细胞学的一致性、组织学的多样性以及浸润性生长方式。

3.肿瘤细胞形态一致，较小或中等大小，圆形或多角形，边界不清，胞质少至中等量，胞核染色质淡或轻度浓染，核仁不清楚或略增大，核分裂少见。

4.组织学上呈明显的多样性，常见结构包括：①小叶状或实性型；②乳头或囊性乳头状；③筛状，可类似腺样囊性癌；④小梁状或小导管样。

5.有时可见肿瘤细胞构成特征性的同心旋涡状、靶环状结构，围绕血管、神经，易误诊为腺样囊性癌。

6.肿瘤可表现为边界较为清楚，但至少可见部分区域呈浸润性生长。

## 五、上皮－肌上皮癌

上皮－肌上皮癌为较罕见的肿瘤，好发于老年人，最常见于大唾液腺。一般认为此瘤是低度恶性肿瘤，但呈浸润性生长，手术后复发并不少见，淋巴结和远处转移罕见。

【病理诊断标准】

1.一般边界较清楚，或见局部侵犯周围组织，无真性包膜。

2.组织学上，肿瘤由两种细胞构成，典型结构为"双层管样"，内层为腺上皮样单层立方细胞，胞质呈致密的细颗粒状，胞核圆、位于中心或基底部；导管中央有时可见黏液样物质；外层为单层或多层多边形肌上皮样细胞，胞质呈特征性透明状。

3.细胞核的异型性很轻，核分裂少见。

4.组织结构可为岛状、大巢状、片状，可见完全由透明细胞构成的实性区，约20%的病例可见乳头和囊性区。

5.不常见神经周围侵犯，侵犯血管更少见。

## 六、透明细胞癌

透明细胞癌为低度恶性唾液腺上皮性肿瘤，主要发生于小唾液腺，最常见于腭部。特征为形态单一、胞质透明、无肌上皮分化的肿瘤细胞，可伴间质玻璃样变性。

【病理诊断标准】

1.肿瘤最大径一般<3cm，边界不清，切面灰白色，可见浸润邻近组织。

2.肿瘤由单一的、有丰富透明胞质的多边形细胞构成，部分肿瘤中存在胞质呈淡嗜酸性的细胞区域。

3.细胞核圆形，位于细胞中心或略偏位，核仁较小或不明显。胞质PAS染色阳性，提示胞质内为糖原。

4.肿瘤细胞排列成片状、巢状、条索状，无导管结构。

5.有时可见细胞的多形性，但核分裂罕见。

6.间质多为玻璃样变性或硬化的胶原纤维，亦可见疏松的纤维黏液样间质。

## 七、基底细胞腺癌

基底细胞腺癌少见，大部分为原发恶性，部分可能来源于基底细胞腺瘤恶变。约90%的肿瘤发生于腮腺，有局部侵袭性，约三分之一的病例术后复发，但很少转移，罕见致死。

**【病理诊断标准】**

1.肿瘤无包膜，边界清楚或呈浸润性生长，切面灰白色或褐色。

2.肿瘤细胞呈基底细胞样，较小、深染，核质比例大。

3.细胞异型性一般不大，诊断癌的依据主要是肿瘤的浸润性生长及侵犯神经、血管。

4.组织结构可呈实性型、膜型、梁状型、管状型。细胞巢周边均可见基底样细胞呈栅栏状排列。

**5.实性型**

最常见，密集的肿瘤细胞形成巢状结构。

**6.膜型**

肿瘤细胞产生大量嗜酸性玻璃样物质，较厚地围绕在肿瘤细胞巢外周，或沉积于肿瘤细胞之间，有时形成筛状结构。

**7.梁状型和管状型**

呈条索状、腺管样结构。

## 八、皮脂腺癌

皮脂腺癌多发生于腮腺，患者常有疼痛，可伴面神经麻痹。

**【病理诊断标准】**

1.边界清楚，或有部分包膜，有推进性或局部浸润性边缘，切面黄色、白色、灰白色、粉白色等。

2.皮脂腺样细胞核深染，有丰富的透明至嗜酸性胞质。

3.细胞的多形性、非典型性程度不一，较皮脂腺瘤中明显。

4.肿瘤细胞排列成大巢状、片状。

5.可见鳞状分化的细胞，肿瘤细胞巢外周常见基底样细胞分化。

## 九、嗜酸细胞癌

嗜酸细胞癌罕见，最常见于腮腺，为高度恶性，常复发、转移。

**【病理诊断标准】**

1.肿瘤可边界较清楚或呈浸润性生长，切面灰褐色，见单个或多个结节，偶见坏死。

2.肿瘤细胞中等或较大；圆形、多边形；有嗜酸性颗粒状胞质；细胞多形性明显；胞核位于细胞中央，圆形、泡状，有大的、不规则核仁；核分裂常见，可见异常核分裂；

3.肿瘤细胞排列成片、巢、条索状，特征为侵犯周围组织，还可见血管、淋巴管、神经周围侵犯，灶性坏死。

## 十、唾液腺导管癌

唾液腺导管癌是恶性程度最高的唾液腺肿瘤之一，多见于50岁以上患者，男性较多见，最常见于腮腺。

**【病理诊断标准】**

1.肿瘤实性，伴多少不等的囊性成分；切面灰褐、灰白色；肿瘤浸润性生长，但也可见部分肿瘤边界较清楚；

2.细胞学、组织学上类似于乳腺高级别导管癌。

3.肿瘤细胞较大；有丰富的嗜伊红胞质，可呈颗粒状，可见顶浆分泌；细胞核大，有多形性，核仁明显，染色质粗；核分裂易见，或出现异常核分裂。

4.基本结构为大的导管样结构，还可形成筛状、实性、局部乳头状及"罗马桥样"结构，上皮巢中可伴粉刺样坏死。

5. 50%的病例见神经周围侵犯，并常见血管周围侵犯。肿瘤侵犯周围唾液腺组织是其典型特征。

## 十一、非特异性腺癌

非特异性腺癌是一类形成导管和/或腺样结构（伴有或不伴有囊腔形成）的唾液腺恶性肿瘤，但需要排除已知类型的唾液腺癌。此组织学类型涵盖了以往诊断为乳头状囊腺癌和黏液腺癌的肿瘤。

**【病理诊断标准】**

1.肿瘤切面质实，白色或黄白色，可见灶性坏死。

2.诊断时要先排除其他有腺腔结构的唾液腺肿瘤类型。

3.肿瘤特点为几种类型的肿瘤细胞形成多变的组织结构，其中均有腺腔、导管结构形成，还可见小的肿瘤细胞岛、条索、大的实性肿瘤细胞巢及少量乳头状、筛状结构，但无其他类型唾液腺癌的特征表现。

4.肿瘤细胞呈立方、柱状、多角形、透明细胞、嗜酸性细胞、黏液细胞等多种形态。

5.根据细胞的异型性对肿瘤进行分级。低度恶性肿瘤中肿瘤细胞核的大小、形态变化不大，核分裂少见，此时诊断恶性主要根据其侵袭性生长；中度恶性者，细胞核出现多形性，常见核分裂；高度恶性者细胞核大、异型性明显、见异常核分裂。

## 十二、肌上皮癌

肌上皮癌不常见，可来源于肌上皮瘤或多形性腺瘤的恶变，也可为原发恶性。肿瘤可呈低度、中度、高度恶性。

【病理诊断标准】

1.肿瘤无包膜，但可能有一定边界，切面灰白色、半透明、结节状；可伴坏死、囊性变。

2.细胞类型、组织结构与肌上皮瘤类似，但有细胞异型性及浸润性生长。

3.肿瘤细胞呈梭形、上皮样、浆细胞样、透明细胞样。

4.可形成实性、片状、梁状、网状结构。

5.可见小灶性鳞状化生、坏死。

6.肿瘤细胞间可见较多黏液样、玻璃样物质沉积。

7.可见神经周围、血管周围及血管、淋巴管内的侵犯。

## 十三、癌在多形性腺瘤中

绝大多数癌在多形性腺瘤中是由原本为良性的肿瘤转变而来，但少数年轻或病史较短的患者可能为原发恶性。

【病理诊断标准】

1.当多形性腺瘤肿块大、有显著的玻璃样变、伴灶性坏死时，应怀疑有恶变，要广泛取材。

2.肿瘤通常边界不清或有浸润，少数情况下边界可清，甚至有包膜；通常肿块质硬，切面白色、灰白色。

3.肿瘤特征为同时存在良性、恶性成分，两者的比例可变化很大，有时需广泛取材才能找到良性成分。罕见情况下，未见良性成分，但如果以前在相同部位有多形性腺瘤病史，则可以诊断癌在多形性腺瘤中。

4.文献报道，恶性成分最常见为低分化腺癌（唾液腺导管癌、非特异性腺癌等）和未分化癌，但任何类型的癌均可见到，如黏液表皮样癌、透明细胞癌、上皮-肌上皮癌、鳞状细胞癌、腺样囊性癌，有时可见不同类型的混合。

5.细胞及核的多形性、核分裂数量可以变化很大，浸润性生长是最可靠的诊断依据。

6.癌在多形性腺瘤中可分为非侵袭性、微侵袭性（恶性成分侵入包膜外≤1.5mm）、侵袭性（恶性成分侵入邻近组织>1.5mm）。前两组预后好，后一组预后差。

## 十四、淋巴上皮癌

淋巴上皮癌发病有明显的种族或地域倾向，北美因纽特人、中国南方人约占总患者的75%。绝大部分淋巴上皮癌为原发恶性，仅少数来自良性淋巴上皮病的恶变。地方性淋巴上皮癌与EB病毒相关。腮腺为最常见发病部位。该肿瘤在组织形态上与鼻咽癌非常相似，确诊前首先要排除鼻咽癌。

**【病理诊断标准】**

（1）肿瘤实性，边界尚清或呈浸润性生长，切面呈黄色或灰黄色，可伴灶性出血。

（2）肿瘤细胞较大，呈多边形或胖梭形；胞质丰富、嗜酸性淡染；胞核呈泡状、核仁明显。

（3）细胞不典型性的程度不一，部分肿瘤中细胞的多形性明显，见奇异形核；核分裂常见，有时见异常核分裂。

（4）肿瘤细胞形成大小不等的巢、片，与周围间质常界限不清。

（5）间质中有丰富的淋巴细胞、浆细胞浸润，可伴淋巴滤泡形成。

## 十五、分泌癌

分泌癌为低度恶性唾液腺肿瘤，好发于腮腺，组织学上相似于乳腺分泌癌，以往多诊断为腺泡细胞癌或腺癌。

**【病理诊断标准】**

（1）肿瘤一般界限不清，浸润性生长，质较韧，剖面灰褐色，偶见囊腔形成。

（2）肿瘤呈分叶状，有纤维间隔；细胞排列成微囊、实性、小管、滤泡、乳头囊状等不同结构，常见明显的腺腔内分泌物。

（3）肿瘤细胞胞质呈嗜酸性颗粒状或空泡状，不含嗜碱性酶原颗粒；细胞核小且均匀一致，核分裂象罕见。

（4）免疫组织化学染色，肿瘤细胞呈S100蛋白和乳球蛋白阳性，而DOG1一般为阴性。

（5）分子遗传学上，具有特征性染色体易位t（12；15）（p13；q25），导致

*ETV6-NTRK3* 基因融合。

## 十六、导管内癌

导管内癌的特征为肿瘤上皮细胞于囊腔内或导管内增殖，为罕见的唾液腺肿瘤，几乎均发生于腮腺，手术彻底切除后预后好，目前无淋巴结或远处转移的报道。

【病理诊断标准】

（1）肿瘤通常较小，无包膜，剖面呈单囊或多囊。

（2）根据肿瘤细胞的形态，可分为低度、中度和高度恶性三个级别。低度恶性者可见囊腔或导管内上皮增生，形成筛状和乳头结构；肿瘤细胞形态较一致，可为立方状、黏液细胞样，可见顶浆分泌及胞质内含铁血黄素沉积。中度和高度恶性者则表现为细胞异型性、坏死、核分裂象的增加。

## 十七、多形性腺瘤

多形性腺瘤是最常见的唾液腺肿瘤，约80%发生于腮腺，易复发，其组织学形态变化多样，具有多形性。

【病理诊断标准】

1.肿瘤通常边界清楚、圆形或椭圆形；包膜情况不定，可以有包膜、包膜不完整或无包膜；切面灰白色或灰褐色，黏液软骨样区可呈透明样外观；可见小的出血、囊性变、坏死灶；复发性肿瘤在软组织中常见多灶病变。

2.肿瘤由上皮和间叶样组织构成，细胞呈腺上皮样及肌上皮样分化。

3.腺上皮细胞低柱状、立方状或扁平状，胞质嗜酸性淡染，常构成腺管结构的内层，还可形成无导管的实性片状结构。

4.肌上皮细胞呈上皮样、梭形、浆细胞样或称玻璃样、透明细胞等，可呈一层或多层围绕于腺上皮周围构成腺管样结构，也可呈团块状、条索状、片状或弥散分布。

5.腺上皮细胞、肌上皮细胞均无明显异型性，核分裂少见。

6.间叶样成分实际上仍来源于肿瘤性肌上皮细胞，表现为黏液样、软骨样、玻璃样，多少不等，有时构成肿瘤的主体。

7.软骨样成分是多形性腺瘤中唯一相对特异的结构，在其他唾液腺肿瘤极少见。

## 十八、肌上皮瘤

肌上皮瘤最常见于腮腺，在某种程度上，可以认为它是一种肌上皮成分占绝大部分的多形性腺瘤亚型。

**【病理诊断标准】**

1.边界清楚或有包膜，切面实性，黄褐色、灰白色或褐色。

2.肿瘤性肌上皮细胞呈4种基本形态：梭形、上皮样、浆细胞样、透明细胞样。

3.肿瘤细胞多呈片状、束状、旋涡交错状排列。

4.常见灶性或广泛的黏液样成分，但无软骨样结构和骨样结构。

5.有的学者认为，当肿瘤中无导管结构时，才诊断肌上皮瘤；但也有学者认为，导管结构<5%时，即可诊断该瘤。

## 十九、基底细胞腺瘤

基底细胞腺瘤多见于大唾液腺，通常不复发，罕见恶变。

**【病理诊断标准】**

1.多数肿瘤边界清楚，有包膜；圆或卵圆形；大部分小于3cm；切面均质、实性，无坏死，灰白色至灰红色，少数可伴囊性变。

2.主要由基底样细胞构成，可见少量导管细胞。

3.根据组织学结构可分为四种基本亚型，即实性型、梁状型、管状型、膜型，少见的类型为筛状型。

4.实性型：最常见，肿瘤细胞形成大小、形态不同的实性上皮巢、宽条索、上皮岛，上皮巢外周细胞栅栏样排列。

5.梁状型：基底样细胞形成窄的条索、小梁状结构。

6.管状型：最少见，导管结构为其显著特征。

7.膜型：实性上皮巢、小梁外周特征性地围以一厚层嗜酸性、玻璃样的基底膜样物质，上皮巢内也可见多灶性的水滴状、小球型玻璃样物沉积。

8.重要组织学特征为不侵袭神经、血管周围、邻近唾液腺和结缔组织。

## 二十、Warthin瘤

Warthin瘤为常见的唾液腺肿瘤，仅次于多形性腺瘤。在多数报道中男性显著多于女性，几乎全部发生在腮腺区，常见多灶性、双侧性生长。肿瘤发生可能与吸烟、接触放射线史有关。

**【病理诊断标准】**

1.肿瘤多数有包膜；圆形或椭圆形；切面为褐色、灰红色实性或伴部分囊性；肿瘤常呈多灶性，大体检查时应注意是否有多个病灶；

2.肿瘤由不同比例的上皮和淋巴间质构成，上皮形成囊腔或腺管结构，并有乳头突向囊腔。

3.被覆囊腔、乳头的上皮为两层嗜酸性细胞，内层细胞高柱状，栅栏样排列，少量有纤毛。外层细胞立方形、多角形，胞质较少。两层细胞的胞质内含强嗜酸性颗粒，为肿瘤的典型特征。

4.淋巴间质为良性增生的淋巴组织，常伴淋巴滤泡形成。

5.有时肿瘤区域坏死，灶性鳞状化生，当鳞状化生较广泛，并伴明显坏死和炎症反应时，称梗死性Warthin瘤。

## 二十一、嗜酸性腺瘤

嗜酸性腺瘤较少见，主要发生于大唾液腺，年龄多为50~80岁，小于50岁的患者罕见。

【病理诊断标准】

1.多为单个、圆形、边界清楚，有包膜；切面棕褐色，多呈实性，可见囊性变。

2.肿瘤细胞大多数为亮细胞，呈立方形、低柱状、多边形，有丰富的颗粒状、嗜酸性胞质，胞核椭圆形、泡状，位于细胞中央。少量肿瘤细胞胞质较少，细胞核浓缩，为暗细胞。

3.肿瘤细胞排列成实性、小梁状、结节状，少见导管样、微囊结构。

4.约20%的肿瘤中肿瘤细胞可出现轻度异型性。

## 二十二、管状腺瘤

管状腺瘤少见，发病年龄多超过60岁，绝大部分位于小唾液腺，最常见于上唇，肿瘤的特点之一是可呈多发性、多灶性。

【病理诊断标准】

1.肿瘤边界清楚，有或无包膜；切面浅黄色至褐色。

2.镜下见，双层平行排列的柱状、立方形的肿瘤细胞形成条索状、分支状结构，或形成错综复杂、相互交织的网状结构，局部可见小管状、腺样结构。

3.肿瘤细胞胞质中等或丰富，嗜酸性，细胞核无明显异型性，核分裂罕见。

4.肿瘤间质为疏松的结缔组织，其特征为细胞成分少，血管丰富。

5.大的肿瘤结节外周可见数量不等、较小的肿瘤细胞巢，提示其为多灶性生长。

## 二十三、皮脂腺瘤

皮脂腺瘤罕见，约50%位于腮腺，其次为小唾液腺。

**【病理诊断标准】**

1.肿瘤多有包膜，或边界清楚，切面灰白色、粉白色、灰黄色。

2.典型的皮脂样细胞含大量细小的空泡状胞质，核固缩。

3.呈实性、实性和微囊混合、微囊性生长；多数表现为皮脂细胞巢和囊性结构的混合，皮脂细胞巢大小、形态、数量不等，常伴鳞状细胞分化。

## 二十四、皮脂淋巴腺瘤

皮脂淋巴腺瘤90%以上发生于腮腺区，多见于50~90岁的人。

**【病理诊断标准】**

1.多数有包膜，切面可呈实性、多囊性、单囊性。

2.多数肿瘤由大小不等的皮脂上皮巢和导管结构混合而成，背景为弥散的淋巴组织，可见淋巴滤泡。

3.少数肿瘤以淋巴成分为主，围绕导管样结构，其中仅见少量皮脂细胞。

4.少数情况下，组织学上类似淋巴上皮囊肿，但非角化的鳞状上皮衬里中可见分化良好的皮脂细胞。

## 二十五、非皮脂淋巴腺瘤

非皮脂淋巴腺瘤比皮脂淋巴腺瘤更为罕见，均发生于腮腺。

**【病理诊断标准】**

1.肿瘤有包膜或边界清楚，切面囊性或实性，黄色、灰黄色。

2.肿瘤上皮构成相互吻合的小梁状、有分支的巢状、囊性扩张的腺样结构，上皮巢周围有基底膜围绕。

3.间质由淋巴组织构成，有淋巴滤泡形成。

## 二十六、导管乳头状瘤

导管乳头状瘤是一组罕见的、有独特乳头状结构的唾液腺肿瘤。它们是与排泄管或小叶间导管有关、多见于小唾液腺的肿瘤，中老年常见。

**【病理诊断标准】**

1.内翻性导管乳头状瘤：绝大多数位于黏膜下，无包膜，呈圆球形，界限清楚，与表面黏膜上皮相连续。向结缔组织内增生的上皮形成宽大的乳头状突起，由鳞状细胞、基底样细胞构成，通常无角化，乳头表面可为立方或柱状上皮，整个上皮层内可散在单个或成簇分布的黏液细胞，乳头中心为纤细的纤维血管轴。

2.导管内乳头状瘤：为有包膜或边界清楚的单囊性肿块，多少不一、有分支的乳头状结构突向囊腔内，有纤细的纤维血管轴心，表面为1~2层柱状、立方状上皮细胞，囊腔内衬细胞与乳头表面被覆细胞的形态一致，常呈嗜酸性胞质，并可见多少不等的杯状黏液细胞。

3.乳头状唾液腺瘤：临床上常表现为外生性生长的乳头状肿块，肿瘤中可见腺上皮、鳞状上皮增生，见多个弯曲、扩张的囊腔和裂隙，无包膜，易被误认为浸润性生长。腔内见乳头状增生的上皮，乳头被覆2~3层细胞。肿瘤深部的乳头上皮细胞为柱状、立方、基底细胞样，乳头基底为基底样细胞，近腔面为低柱状细胞。越向病变表面，乳头上皮逐渐变为鳞状上皮。随着肿瘤生长，表面黏膜上皮逐渐呈乳头状、疣状，其中心含纤维血管性结缔组织轴心，类似于鳞状细胞乳头状瘤。

## 二十七、囊腺瘤

囊腺瘤是一种少见的良性唾液腺肿瘤，特征为多囊性生长，内衬上皮呈乳头状增生，常见嗜酸细胞分化。大小唾液腺均可发生，以腮腺、唇和颊黏膜多见。

【病理诊断标准】

1.囊腺瘤一般边界清楚，切面可见多个小囊，或单个较大的囊。

2.囊腔内常见乳头状突起，部分可有纤维血管轴心。上皮细胞多数为立方、柱状，有时见扁平细胞、嗜酸性细胞、黏液细胞、鳞状细胞、顶浆分泌细胞。有时上皮呈腺瘤样增生，形成灶性实性上皮团或有小腺腔。肿瘤细胞一般无异型性，核分裂罕见。

3.当囊腺瘤中有较多乳头状结构形成时，称乳头状囊腺瘤。

4.当肿瘤以黏液细胞、黏液成分为主时，称黏液性囊腺瘤。

# 第八节　牙源性肿瘤

## 一、成釉细胞癌

成釉细胞癌是一种少见的牙源性恶性肿瘤，具有成釉细胞瘤的某些组织学特征，但表现明显的分化不良、细胞异型性和核分裂增加。可以为原发，也可来源于成釉细胞瘤恶变。

【病理诊断标准】

1.整体上表现成釉细胞瘤的组织学特点，但具有恶性特征，如细胞多形性、核深染、核分裂、局部坏死及神经周围浸润等。

2.具有非典型性的肿瘤细胞排列成巢或较宽的条索状，还可形成分支并融合成网状；局部区域可见小灶坏死，也可出现更明显的中央粉刺样坏死；外周细胞可见呈极性排列或所谓的细胞核"极性倒置"。

## 二、非特异性原发性骨内癌

非特异性原发性骨内癌是原发于颌骨内、不能做其他分类的癌，与口腔黏膜没有原始联系，可能来源于牙源性上皮，也有些病例由牙源性囊肿或其他牙源性良性肿瘤恶变而来。

【病理诊断标准】

1.镜下一般表现为无角化的鳞状细胞癌，癌细胞排列成团块或丛状癌巢，癌巢的周边细胞呈栅栏状排列，核远离基底膜。

2.少数发生角化的鳞状细胞癌与发生于口腔黏膜的鳞状细胞癌难以鉴别，需结合临床和放射学检查来确诊。

## 三、牙源性透明细胞癌

牙源性透明细胞癌是一种少见的由空泡状或透明细胞为主组成的牙源性肿瘤，常穿破骨皮质向软组织浸润，约40%的病例可发生局部淋巴结或远处转移，也有致死病例报道。

【病理诊断标准】

1.肉眼见肿瘤无被膜，切面实性、色灰白，可浸润骨组织。

2.镜下见肿瘤由片状、岛状、条索状排列的上皮细胞构成。

3.肿瘤细胞多数胞质透明，PAS染色阳性；细胞边界明显；胞核位于细胞中心或偏向一侧，较深染，可见分裂象。

4.还可见少量基底样细胞，胞质少，弱嗜酸性，与透明细胞有形态上的过渡。

5.肿瘤中无腺样结构，无钙化物沉积。

## 四、牙源性影细胞癌

牙源性影细胞癌是指具有牙本质生成性影细胞瘤特征（包括含量不等的影细胞或发育不良的牙本质），又具有恶性细胞学特征和呈浸润性生长的肿瘤。

【病理诊断标准】

1.镜下可表现出牙本质生成性影细胞瘤的某些特征，如肿瘤上皮岛具有排列规则的基底细胞，并含数量不等的影细胞和中央的星网状细胞。

2.肿瘤表现细胞和胞核的多形性，核分裂象多见，有时可见肿瘤坏死以及周围组织侵犯。

3.肿瘤中还可见邻近上皮的牙本质样物质。

## 五、牙源性肉瘤

是指一组混合性牙源性肿瘤，上皮成分表现良性，但其间叶成分表现肉瘤的特征。其中最常见的是所谓成釉细胞纤维肉瘤，它类似于成釉细胞纤维瘤的组织结构，但间叶成分呈恶性表现。如肿瘤中形成牙本质样结构，则可称为成釉细胞纤维牙本质肉瘤，如形成釉质及牙本质样结构，称为成釉细胞纤维牙肉瘤。

【病理诊断标准】

1.肉眼见肿物无包膜，分叶状，质较软，剖面淡粉红色，无明显纤维束。

2.镜下见上皮成分较少，呈团块状或条索，上皮分化较好；间叶成分明显间变，细胞密集，呈多形性，瘤细胞大小不一，有核浓染、核异型，核分裂多见，可有瘤巨细胞。

## 六、成釉细胞瘤

成釉细胞瘤是一种较常见的牙源性上皮性肿瘤，约占牙源性肿瘤的60%以上。肿瘤内主要含成釉器样结构，但无釉质或其他牙体硬组织形成。多数发生于颌骨内。虽属良性肿瘤，但其生长具有局部侵袭性，术后复发率较高。

【病理诊断标准】

1.成釉细胞瘤组织学表现多样，有滤泡型、丛状型、棘皮瘤型、颗粒细胞型及基底细胞型等组织学亚型，但这些组织学分型与肿瘤的临床行为并无明确的相关关系。

2.2017年WHO新分类中，成釉细胞瘤这一名称被用于专指实性或多囊型成釉细胞瘤，即经典的骨内型成釉细胞瘤，另外单列了单囊型、骨外或外周型和转移性成釉细胞瘤三种类型，它们在临床表现和预后等方面均有不同，因此应采用不同的处置方法。

### （一）实性或多囊型成釉细胞瘤

实性型或多囊型成釉细胞瘤为发生于颌骨内的牙源性上皮性肿瘤，生长缓慢，但有局部侵袭性，如果切除不彻底，复发率很高，但是基本上没有转移的倾向。

【病理诊断标准】

1.剖面常见有囊性和实性两种成分，囊腔内含黄色或褐色液体，实性区呈白色或灰白色。

2.典型成釉细胞瘤的上皮岛或条索由两类细胞成分构成，一种为瘤巢周边的立方或柱状细胞，核呈栅栏状排列并远离基底膜，类似于成釉细胞或前成釉细胞；另一种位于瘤巢中央，排列疏松，呈多角形或星形，类似于星网状层细胞。

**3.滤泡型**

肿瘤形成孤立性上皮岛，其中央的星网状区常发生囊性变，囊腔增大时可将周围细胞压成扁平。

**4.丛状型**

肿瘤上皮增殖呈网状连接的上皮条索，其周边细胞呈立方或柱状，中心部类似于星网状层细胞。

**5.棘皮瘤型**

肿瘤上皮岛呈现广泛的鳞状化生，有时见角化珠形成，常出现在滤泡型成釉细胞瘤内。

**6.颗粒细胞型**

肿瘤上皮细胞发生颗粒样变性，细胞大，呈立方状、柱状或圆形；其胞质丰富，充满嗜酸性颗粒。

**7.基底细胞型**

肿瘤上皮密集成团或呈树枝状，细胞小而一致，缺乏星网状细胞分化，较少见，需与基底细胞癌和颌骨内腺样囊性癌相鉴别。

**8.角化成釉细胞瘤**

此型罕见，特点为肿瘤内出现广泛角化。

**（二）骨外型或外周型成釉细胞瘤**

是指发生于牙龈或牙槽黏膜而未侵犯颌骨的一类成釉细胞瘤亚型。

**【病理诊断标准】**

1.切面灰红色，坚实或海绵状。

2.组织学表现与骨内型成釉细胞瘤相同，可完全位于牙龈结缔组织内，与表面上皮无联系，也有些病变似乎与黏膜上皮融合或来源于黏膜上皮。

**（三）单囊型成釉细胞瘤**

临床和X线表现为单囊性颌骨改变，类似于颌骨囊肿，但组织学检查见囊腔衬里上皮表现成釉细胞瘤样改变，增生的肿瘤结节可突入囊腔内和（或）浸润纤维组织囊壁。

**【病理诊断标准】**

1.大体检查为囊肿样结构，通常附着于一未萌牙的釉牙骨质界处。囊肿壁内可含有一个或多个突向囊腔的增生结节，这些增生物和其他增厚的区域必须进行组织学检查。

2.依据组成成分和结构不同，单囊型成釉细胞瘤又可分为三种组织学亚型。

3.第Ⅰ型为单纯囊性型，囊壁仅见上皮衬里，表现成釉细胞瘤的典型特点，包括呈栅栏状排列的柱状基底细胞（核深染且远离基底膜）和排列松散的基底上细胞。

4.第Ⅱ型伴囊腔内瘤结节增殖，瘤结节多呈丛状型成釉细胞瘤的特点。

5.第Ⅲ型肿瘤的纤维囊壁内有肿瘤浸润岛，可伴或不伴囊腔内瘤结节增殖。

6.囊壁衬里上皮并非均一地表现成釉细胞瘤特点，局部区域可见较薄的、无特征的非角化上皮，伴感染区域上皮较厚，上皮钉突呈不规则状增殖。

7.在纤维囊壁内常可见程度不一的上皮下玻璃样变或透明带。

**（四）转移性成釉细胞瘤**

转移性成釉细胞瘤是指虽然发生转移，但原发灶和转移灶均表现良性组织学特点的成釉细胞瘤。原发肿瘤多为实性型，转移灶常发生于肺，其次为淋巴结和骨。

【病理诊断标准】

原发和转移病变均表现良性成釉细胞瘤的组织学特点，细胞无异型性。

## 七、牙源性钙化上皮瘤

牙源性钙化上皮瘤是有局部侵袭性的牙源性上皮性肿瘤，主要特征为肿瘤内出现淀粉样物质并可发生钙化。

【病理诊断标准】

1.病变区颌骨膨大，切面呈灰白或灰黄色，实性。

2.肿瘤由多边形上皮细胞排列成片状或岛状，偶呈筛孔状，常见清晰的细胞间桥。

3.瘤细胞边界清晰，胞质微嗜酸性，胞核圆形或卵圆形，核仁清楚。

4.有的胞核较大，可见双核或多核，核多形性明显，但核分裂罕见，可与恶性肿瘤相鉴别。

5.细胞之间常见特征性圆形嗜酸性均质物质，特殊染色（如硫代黄色T、刚果红等）证实为淀粉样物质，其内常发生同心圆状钙化。

## 八、牙源性腺样瘤

牙源性腺样瘤为良性牙源性上皮性肿瘤，其特征为形成导管样或腺样结构。

【病理诊断标准】

1.肿瘤较小，包膜完整；切面呈囊性或实性，实性部分呈灰白色，囊腔内可含牙。

2.镜下见肿瘤上皮可形成不同的结构，玫瑰花样结构及腺管样结构多见，上皮细胞之间以及玫瑰花样结构的中心部可见嗜酸性物质沉积，组成腺管样结构的立方状或柱状细胞核远离腔面。

3.梁状或筛状结构常位于肿瘤的周边部或实性细胞巢之间。

4.有时可见"牙源性钙化上皮瘤样区"。

5.肿瘤内有时还可见发育不良的牙本质或骨样牙本质。

## 九、成釉细胞纤维瘤

成釉细胞纤维瘤由类似牙乳头的牙源性外胚间充质和类似牙板和成釉器的上皮条索及巢团构成，不含牙硬组织。

**【病理诊断标准】**

（1）肉眼可见肿瘤在颌骨内呈膨胀性生长，有包膜而无局部浸润，切面呈灰白色，与纤维瘤相似。

（2）肿瘤由上皮和间充质两种成分组成。

（3）肿瘤性上皮呈条索状或团块状，其周边为立方或柱状细胞，中心部为少量星网状细胞。

（4）间叶成分为较幼稚的结缔组织，细胞丰富，呈圆形或多角形，类似牙乳头细胞。

（5）上皮与结缔组织之间有时可见狭窄的无细胞带，或呈玻璃样变。

## 十、混合型牙瘤

混合型牙瘤是一种瘤样畸形（错构瘤），其中见排列紊乱的釉质和牙本质，有时可见牙骨质。

**【病理诊断标准】**

（1）肿物内牙体组织成分（釉质、牙本质、牙骨质、牙髓）排列紊乱，相互混杂，而无典型的牙结构。

（2）发育期的混合性牙瘤，应注意与成釉细胞纤维瘤区别。

## 十一、组合型牙瘤

组合型牙瘤是一种瘤样畸形（错构瘤），形成数量不等的牙样结构。

**【病理诊断标准】**

（1）肿物由许多牙样结构所组成，其大体形态不同于正常牙，类似大小不等的畸形牙。

（2）每个牙样结构中釉质、牙本质、牙骨质和牙髓的排列方式类似正常牙。

## 十二、牙本质生成性影细胞瘤

牙本质生成性影细胞瘤是一种具有局部侵袭性的肿瘤，其特征为成釉细胞瘤样上皮岛，可见异常角化形成的影细胞，并伴有数量不等、发育不良的牙本质形成。

**【病理诊断标准】**

（1）在成熟的结缔组织间质中，可见牙源性上皮巢和成釉细胞瘤样上皮团块。

（2）病变内可见影细胞和钙化灶。

（3）如上皮基底层细胞转化为影细胞，基底膜可消失，影细胞突入纤维结缔组织内引起异物反应。

（4）间质内有发育不良的牙本质形成。

## 十三、牙源性纤维瘤

牙源性纤维瘤是一种少见的肿瘤，特征为成熟的纤维间质内包埋着数量不等、处于不活跃状态的牙源性上皮。

**【病理诊断标准】**

1.肿物有包膜，中等硬度，切面呈浅粉色。

2.肿瘤由细胞丰富的纤维性结缔组织构成，梭形的成纤维细胞形态、大小一致。

3.上皮丰富型肿瘤的胶原纤维之间散在着牙源性上皮岛或条索，类似牙周膜中的上皮剩余。

4.肿瘤中可见类似发育不良牙本质或牙骨质小体的钙化物。

5.有时肿瘤纤维成分中部分细胞可含嗜酸性颗粒，构成所谓牙源性纤维瘤的颗粒细胞变异型。

## 十四、牙源性黏液瘤/黏液纤维瘤

牙源性黏液瘤/黏液纤维瘤是一种发生于骨内的肿瘤，特征为大量黏液样基质内包埋着星形或梭形细胞。

**【病理诊断标准】**

1.肿瘤边界不清，剖面为灰白色，半透明，质脆，富有黏液。

2.瘤细胞呈梭形或星形，排列疏松，核卵圆形，染色深，偶见不典型核，但核分裂罕见。

3.瘤细胞间有大量淡蓝色黏液基质。

4.肿瘤内有时见少量散在的牙源性上皮剩余。

5.肿瘤内纤维成分多者，又称为黏液纤维瘤。

## 十五、成牙骨质细胞瘤

成牙骨质细胞瘤是一种以形成牙骨质样组织为特征的肿瘤，常与一颗牙的牙根相连。

【病理诊断标准】

1.肿瘤为圆形或结节状团块，有包膜，附着于一个或多个牙的牙根部，并被一层灰色或褐色的不规则软组织所包绕。

2.肿瘤由牙骨质样组织所组成，有的呈片状排列，类似于细胞牙骨质，可见较多嗜碱性反折线，有的呈圆形或卵圆形矿化团块，似牙骨质小体。

3.肿瘤边缘可见一层未矿化的组织，常呈放射状排列，并有呈一列或数列排列的成牙骨质细胞。

4.成牙骨质细胞有时大小不一，胞核浓染，但一般没有骨肉瘤中常见的核异型或核分裂。

# 第九节　颌骨囊肿

## 一、含牙囊肿

含牙囊肿是指囊壁包含一个未萌牙的牙冠并附着于该牙的牙颈部的囊肿。

【病理诊断标准】

1.肉眼见囊壁较薄，囊腔内含有牙冠，囊壁附着于牙颈部。

2.纤维结缔组织囊壁内衬较薄的复层鳞状上皮，仅由2~5列扁平或矮立方细胞构成，无角化，无上皮钉突，类似于缩余釉上皮。

3.纤维囊壁内炎症不明显，继发感染时，上皮可呈不规则增生，囊壁内见大量炎症细胞浸润。

4.约40%囊肿的衬里上皮可发生黏液化生，少数情况还可见皮脂腺细胞。

## 二、牙源性角化囊肿

牙源性角化囊肿是一种发生于颌骨内的牙源性囊肿，其特征为不全角化的复层鳞状上皮衬里，具有潜在的侵袭性和浸润性生长的生物学行为。

【病理诊断标准】

1.肉眼见囊肿壁较薄，囊腔内常含有黄白色发亮的片状物或干酪样物质。

2.衬里上皮为较薄的、厚度一致的复层鳞状上皮，常由5~8层细胞组成，一般无上皮钉突，上皮与纤维组织界面平坦，衬里上皮常与其下方的结缔组织囊壁分离。

3.上皮表面呈波浪状或皱褶状，表层呈不全角化。

4.棘细胞层较薄，与角化层的移行较突然，棘细胞常呈细胞内水肿。

5.基底层细胞为柱状或立方状，胞核深染且远离基底膜，呈栅栏状排列。

6.纤维性囊壁较薄，一般无炎症；合并感染时，增厚的囊壁内有大量炎症细胞浸润，上皮可发生不规则增生，出现上皮钉突，角化消失。

7.纤维组织囊壁内有时可见微小的子囊和（或）上皮岛。

## 三、牙源性钙化囊肿

牙源性钙化囊肿是一型单纯囊肿，其内衬上皮呈成釉细胞瘤样，并含影细胞。

【病理诊断标准】

1.病变呈囊性，衬里上皮的基底细胞呈立方状或柱状，胞核远离基底膜，其浅层由排列疏松的星形细胞构成，与成釉器的星网状层相似。

2.衬里上皮和纤维囊壁内可见数量不等的影细胞，圆形或卵圆形，细胞边界清楚，胞质红染，胞核消失而不着色，常有不同程度的钙化。

3.邻近上皮基底层下方可见带状发育不良的牙本质。

4.有些病例中见有广泛牙硬组织形成，类似于组合型或混合型牙瘤。

## 四、正角化牙源性囊肿

正角化牙源性囊肿是一种衬里上皮全部或大部分为正角化复层鳞状上皮的牙源性囊肿，以往曾作为牙源性角化囊肿的一种正角化变异型，但后来认为该型囊肿为独立疾病，刮治术后较少复发。

【病理诊断标准】

1.囊肿衬里上皮较薄，约5~8层细胞，表层正角化，其表面不呈波浪状，而是较厚的分层状，其下方见颗粒层。基底层细胞扁平或立方状，胞核不表现极性排列和核深染。

2.上皮钉突不显著，纤维囊壁常无炎症。

## 五、腺牙源性囊肿

腺牙源性囊肿是一种罕见的颌骨囊肿。

**【病理诊断标准】**

1.衬里上皮部分为复层鳞状上皮，在相当区域内，其表层细胞呈嗜酸性立方或柱状，常形成不规则的乳头状突起，含不同数量的纤毛细胞和产黏液细胞。

2.衬里上皮内常可形成隐窝或囊性小腔隙，内含黏液，内衬细胞类似于表层的嗜酸性立方细胞。

## 六、根尖周囊肿

根尖周囊肿是一种常见的炎症性牙源性囊肿，位于患牙的根尖部。

**【病理诊断标准】**

1.囊肿大小和囊壁厚薄不一，囊肿较小时可随拔除之残根或患牙一起完整摘除，为附着于患牙根尖部的软组织囊性肿物。

2.囊腔内衬无角化的复层鳞状上皮，厚薄不一，上皮钉突因炎性刺激而不规则增生、伸长，相互融合呈网状，上皮细胞间水肿及上皮内炎症细胞浸润，常导致上皮连续性中断。

3.纤维组织囊壁内炎症浸润明显，主要为淋巴细胞、浆细胞，混杂有中性粒细胞及泡沫状巨噬细胞。

4.囊壁内可见含铁血黄素和胆固醇结晶裂隙，裂隙周围常伴有多核巨细胞反应。

5.有时衬里上皮和纤维囊壁内可见透明小体，为弓形线状或环状的均质状小体，呈嗜伊红染色。

## 七、鼻腭管囊肿

鼻腭管囊肿来源于鼻腭管内的上皮剩余，为最常见的非牙源性颌骨囊肿。

**【病理诊断标准】**

1.鼻腭管囊肿的衬里上皮变异较大，可为复层鳞状上皮、含黏液细胞的假复层纤毛柱状上皮、立方上皮或柱状上皮。这些上皮类型可单独或联合存在，邻近口腔部的囊肿常内衬复层鳞状上皮，而近鼻腔部者常为呼吸性上皮。

2.结缔组织囊壁内可含有较大的血管和神经束，为通过鼻腭管的鼻腭神经和血管。

## 八、动脉瘤样骨囊肿

动脉瘤样骨囊肿主要发生于长骨及椎骨，发生于颌骨者以下颌多见，多累及颌骨后份。

【病理诊断标准】

1.肉眼可见多数大小不等的囊腔，呈蜂窝状或海绵状，腔内充有血液。

2.镜下见囊肿由许多充满红细胞的、大小不一的血窦或血腔构成，无衬里上皮或内皮细胞，腔内可有血栓形成和机化。

3.囊壁为纤维结缔组织，含毛细血管和大量成纤维细胞，出血灶附近有多核巨细胞，囊壁中常伴有类骨质或反应性新生骨。

4.有时在囊性病变的周围可见骨纤维结构不良、骨化纤维瘤或巨细胞肉芽肿等病变，可能是引起动脉瘤样骨囊肿的原发病损。

### 九、单纯性骨囊肿

单纯性骨囊肿是一种无内衬上皮的骨囊肿，又称外伤性骨囊肿、孤立性骨囊肿和出血性骨囊肿等。

【病理诊断标准】

1.肉眼见囊肿卵圆形或不规则，囊壁很薄。

2.囊壁由纤维结缔组织构成，厚薄不一，无上皮衬里。囊腔内含血凝物和肉芽组织。

# 第十节　颌骨的非牙源性肿瘤及瘤样病变

## 一、滑膜软骨瘤病

滑膜软骨瘤病是一种滑膜来源的良性结节性软骨增生，主要发生于关节。病变开始于滑膜靠近腔面的表层下结缔组织内，形成多个细胞丰富的软骨灶，随着疾病进展，软骨结节脱落进入关节腔成为游离体，有些软骨结节或游离体会钙化或骨化。颞下颌关节等小关节很少受累。

【病理诊断标准】

1.手术中可见关节腔内数个到数百个游离体，为发亮的蓝白色圆形、卵圆形或不规则小体，大小不等，切面呈软骨样硬度。

2.软骨结节由透明软骨组成，表面覆盖一层纤细的纤维组织，其内软骨细胞疏密不等，成群或呈岛状，瘤细胞团间有丰富的基质。

3.软骨细胞多数核固缩、深染，可有轻度异型性，如核大、泡状核、核仁明显、双核或多核等，但分裂象少见。

4.多数病例中可见局部少量弥散或点状钙化。

## 二、中心性巨细胞肉芽肿

中心性巨细胞肉芽肿为颌骨内的非肿瘤性、含有大量多核巨细胞的病变。

【病理诊断标准】

1.肉眼见病变导致颌骨膨隆，剖面灰白色或红褐色，可有出血、坏死和囊性变。

2.病变由纤维结缔组织构成，含有不规则分布的多核巨细胞，血管较丰富，常见出血。

3.多核巨细胞多在新生骨周围或围绕出血区呈灶性分布。

## 三、巨颌症

巨颌症是一种少见的常染色体显性遗传病，以颌骨受损为主要特征。

【病理诊断标准】

1.肉眼可见病变处骨组织被纤维结缔组织代替，质软，灰白色，有点状红褐色区。

2.镜下见骨组织被富于血管的纤维结缔组织代替，血管周围可有嗜酸性物质呈袖口状沉积。

3.可见较多多核巨细胞，特征性表现为围绕或紧贴血管壁，有的在血管腔内。

4.20岁以上的患者病变中纤维结缔组织增多，并可见新骨形成。

## 四、朗格汉斯细胞组织细胞增生症

朗格汉斯细胞组织细胞增生症是一组由朗格汉斯细胞过度增生形成的肿瘤性增生性病变。根据临床病理不同，可以将其分为三种类型：嗜酸性肉芽肿、汉-许-克病及勒-雪病，三者的发病年龄、病变部位和朗格汉斯细胞增生程度不同，临床表现差异较大。

【病理诊断标准】

1.肉眼见受累组织常呈红色，质地软，可伴有出血及坏死。

2.病变主要由增生的朗格汉斯细胞、淋巴细胞以及浸润的嗜酸性粒细胞和其他炎症细胞组成，还可见数目不等的泡沫细胞和多核巨细胞。

3.朗格汉斯细胞多呈灶状、片状聚集，细胞体积较大，胞质丰富，弱嗜酸性，细胞核呈圆形、椭圆形或不规则的分叶状，具有特征性的核沟和凹陷，核仁明显。

4.免疫组化染色见朗格汉斯细胞的胞质和胞核内呈CD1a、S-100蛋白阳性。

## 五、骨化纤维瘤

骨化纤维瘤为一种边界清楚、由富于细胞的纤维组织和表现多样的矿化组织构成的肿瘤。

**【病理诊断标准】**

1.肿瘤边界清楚，有包膜，剖面黄白色、实性。

2.肿瘤由富含成纤维细胞的结缔组织构成，其细胞丰富程度可有较大差异。

3.钙化结构多样，小梁状编织骨较常见，其周围可见一排成骨细胞围绕。

4.牙骨质小体样结构也较常见，呈圆形或卵圆形，周界光滑，无细胞，嗜碱性。

## 六、纤维结构不良

纤维结构不良是一种正常的骨组织被大量纤维结缔组织取代而形成的颌骨内增殖性病变。

**【病理诊断标准】**

1.肉眼见病变部位骨膨胀，骨髓腔被灰白色结缔组织代替，与正常骨组织界限不清。质地韧，或呈沙砾样。可有出血或囊性变。

2.镜下见疏松的细胞性纤维组织代替了正常骨组织，纤维组织背景下可见均匀分布、形态不一的编织状骨小梁。

3.幼稚的骨小梁彼此缺乏连接，无层板结构，纤细，弯曲呈弓形或分支状。

4.骨小梁周围往往缺乏成排的成骨细胞，可见纤维组织直接化骨。

5.骨小梁之间的胶原纤维排列疏松或呈旋涡状，成纤维细胞大小一致，呈梭形或星形，血管较丰富。

## 七、牙骨质-骨结构不良

牙骨质-骨结构不良是发生于颌骨承牙区的非肿瘤性病损，正常骨组织被纤维组织和化生性骨所取代。根据不同的临床表现形式分为三型：发生于下颌前部、仅累及少数牙时，称为根尖周牙骨质-骨结构不良；发生于颌骨后牙区的局限性病变称为局灶性牙骨质-骨结构不良；多发或多个象限颌骨受累称繁茂性牙骨质-骨结构不良。

**【病理诊断标准】**

1.各型牙骨质-骨结构不良均由富含细胞的纤维组织构成，其中含有层板骨和牙骨质样物质。

2.多数病变中的硬组织成分与受累牙牙根表面不融合，但与其周围的骨组织相连。

3.病变无包膜。

4.繁茂性牙骨质－骨结构不良可继发感染。

## 八、婴儿黑色素神经外胚瘤

婴儿黑色素神经外胚瘤见于1岁以下婴儿，常发生在上颌骨，表现为非溃疡性牙龈和骨内包块，常为黑色。

【病理诊断标准】

1.肉眼见肿物表面黏膜无溃破，边界不清，无包膜，切面呈灰或深黑色。

2.肿瘤由上皮样细胞和淋巴细胞样细胞组成，两种细胞可各自呈灶性聚集，但多是混杂在一起呈巢状，其中上皮样细胞排列成片状、索状、裂隙样或导管状，导管或裂隙内可含淋巴细胞样细胞。

3.上皮样细胞体积较大，呈立方状或多边形，核大而淡染，胞质丰富，含黑色素，也可以色素不明显。

4.淋巴细胞样细胞的变异较大，有些类似于小淋巴细胞，有些则胞核较大。

# 第十一节　口腔颌面部软组织肿瘤及瘤样病变

## 一、疣状黄瘤

疣状黄瘤是一种少见的良性增生性病变，可能与局部刺激有关。

【病理诊断标准】

1.肉眼检查见病损表面发白或微黄，呈隆起的疣状、颗粒状或发红的溃疡状，直径小于2cm，质较软。

2.镜下见黏膜表面上皮呈疣状并伴棘层细胞增生，上皮钉突伸长，黏膜乳头层内可见大量泡沫样黄瘤细胞聚集成片或呈簇状，细胞质内富含脂质，细胞核小、圆且居中。

## 二、牙龈瘤

牙龈瘤多指牙龈局限性慢性炎症性增生所形成的肿瘤样病损或对损伤的一种反应性增生。

【病理诊断标准】

1.根据病理表现的不同一般将其分为肉芽肿性、血管性、纤维性和巨细胞性龈瘤。现认为前两者在组织学上难以区分，而将其归为一类，称血管性龈瘤。

### 2.血管性龈瘤

肉眼检查包块呈紫红色，质软，常伴有溃疡和出血。显微镜下小血管或较大的薄壁血管丰富，血管内皮细胞增生，可呈条索状或实性片状，间质水肿，伴有多少不等炎症细胞浸润。

### 3.纤维性龈瘤

包块有蒂或无蒂，颜色与附近牙龈黏膜相同或发白，质地坚实。镜下由富于细胞的肉芽组织和增生的纤维组织构成，其间浸润的炎症细胞常以浆细胞为主，部分病例中见有钙盐沉着及化生性骨小梁。

### 4.巨细胞性龈瘤

包块有蒂或无蒂，暗红色，质地不硬。镜下所见类似颌骨内的巨细胞肉芽肿，富于血管和纤维结缔组织的间质内含有分布不均的多核破骨细胞样巨细胞，常呈灶状聚集于出血灶附近。

## 三、颗粒细胞瘤

颗粒细胞瘤在口腔常见于舌，女性较多见。

【病理诊断标准】

1.肿瘤体积通常较小，呈圆形或分叶状，无包膜，边界不清。表面颜色正常或略显苍白，切面均质，灰白或发黄，质硬。

2.瘤细胞较大，多边形；胞质丰富，内含大量小而规则的嗜伊红颗粒；细胞核小，圆形，多位于细胞中央。

3.瘤细胞排列紧密，形成不规则的巢状或条索状。

4.有时可见瘤细胞与横纹肌纤维联系紧密甚至延伸至肌鞘内。

5.肿瘤细胞呈S-100强阳性。

6.部分病例见肿瘤表面鳞状上皮呈假上皮瘤样增生，可能误诊为鳞状细胞癌。